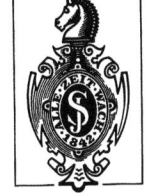

H. Heidmann · G. Blaumeiser · E. Ortseifen

Orthopädisch-rheumatologische Kurmedizin

Mit 52 Abbildungen

Springer-Verlag

Berlin Heidelberg New York
London Paris Tokyo
Hong Kong Barcelona
Budapest

Horst-Michael HEIDMANN, Dr. med., Arzt für Allgemeinmedizin
Physikalische Therapie
Sonnenfels 19c
W-5427 Bad Ems
Bundesrepublik Deutschland

Gerd BLAUMEISER, Dr. med., Arzt für Orthopädie, Sportmedizin
Physikalische Therapie
Mozartplatz 2
W-5400 Koblenz
Bundesrepublik Deutschland

Eberhard ORTSEIFEN, Klin. Psychologe (BDP)
Vor der Loos 4a
W-5427 Bad Ems
Bundesrepublik Deutschland

ISBN-13:978-3-642-76564-3

Die Deutsche Bibliothek – CIP-Einheitsaufnahme
Heidmann, Horst: Orthopädisch-rheumatologische Kurmedizin / H. Heidmann; G. Blaumeiser;
E. Ortseifen. – Berlin; Heidelberg; New York; London; Paris; Tokyo; Hong Kong; Barcelona; Budapest: Springer, 1992
  ISBN-13:978-3-642-76564-3   e-ISBN-13:978-3-642-76563-6
  DOI: 10.1007/978-3-642-76563-6

NE: Blaumeiser, Gerd; Ortseifen, Eberhard

Die Wiedergabe von Gebrauchsnamen, Handelsnamen, Warenbezeichnungen usw. in diesem Werk berechtigt auch ohne besondere Kennzeichnung nicht zu der Annahme, daß solche Namen im Sinne der Warenzeichen- und Markenschutz-Gesetzgebung als frei zu betrachten wären und daher von jedermann benutzt werden dürften.

Soweit in diesem Werk eine Dosierung bzw. eine Applikationsart angegeben ist, darf der Leser zwar darauf vertrauen, daß Herausgeber, Autoren und Verlag sich bemüht haben, daß diese Angaben auch dem aktuellen Wissensstand bei Fertigstellung des Manuskripts entsprechen. Dennoch ist jeder Benutzer aufgefordert, die Beipackzettel der verwendeten Präparate zu prüfen, um in eigener Verantwortung festzustellen, ob die dort aufgeführte Empfehlung für Dosierungen oder die Hinweise auf Kontraindikationen gegenüber den Angaben in diesem Buch abweichen.

Satz: K+V Fotosatz GmbH, W-6124 Beerfelden
19/3130-5 4 3 2 1 0 – Gedruckt auf säurefreiem Papier

Vorwort

Bis vor wenigen Jahren blieb die medizinische Fachliteratur zum Thema Kurortmedizin auf einige Standardwerke beschränkt. Inzwischen gibt es jedoch zahlreiche Veröffentlichungen zu den verschiedenen Teilgebieten der Balneologie und physikalischen Therapie, so daß es heute schwerfällt, dem an der Materie Interessierten überschaubare Empfehlungen zu geben. Selbst wenn man die Kurortmedizin eingrenzt und sie indikationsbezogen betrachtet, gibt es zu verschiedenen Behandlungs- und Therapieansätzen mitunter differente Vorstellungen und Lehrmeinungen, die aus unterschiedlichen Erfahrungen heraus erwachsen sind. Diese ergänzen sich zwar zum Großteil, zu einem geringeren Teil widersprechen sie sich auch, so daß eine eindeutige Orientierung zusätzlich erschwert ist.

Ziel der anschließenden Ausführungen ist es, die orthopädisch-rheumatologische Kurmedizin mit ihren diagnostischen Möglichkeiten und gängigen Behandlungsansätzen für den Klinikalltag in ballastfreier Form darzustellen. Daß dabei die Aufbereitung des Stoffes eine individuelle Färbung erhält, sehen die beteiligten Autoren als unvermeidlich an. Eine lückenlose Objektivierung der Materie bleibt weiterhin der schwer erfüllbare Wunsch wissenschaftlich tätiger Ärzte, wobei die Balneologie und die Kurortmedizin nach wie vor nicht nur an den Universitäten unzureichend vertreten ist, es fehlt auch an kontinuierlich arbeitenden Forschungsinstituten an den Kurorten selbst.

Ein inhaltliches Konzept für die Behandlung von orthopädisch-rheumatologischen Kurpatienten ist jedoch insofern notwendig geworden, als daß sich in den letzten Jahren mehr und mehr eine vernünftige Spezialisierung der Badekurorte angebahnt hat. So gibt es in der Bundesrepublik ca. 130 Kurkliniken, die ihren Behandlungsschwerpunkt fast ausschließlich in der Betreuung von Patienten mit Erkrankungen des Bewegungsapparats haben. Der Charakter eines modernen Kurortes wird heute nur noch selten durch seine „natürlichen Heilmittel", d. h. durch seine Quellen und durch das Klima geprägt. Oft sind für seine Spezifität und Geltung die nicht ortsgebundenen therapeutischen und diagnostischen Möglichkeiten mitentscheidend.

Dennoch bedeutet die Integration der Bäder- und Klimatherapie in einen Behandlungsplan, der alles beinhaltet, was den heutigen Stand der Therapie einer Krankheit umfaßt, eine wertvolle Bereicherung.

Trotz des oftmals selektierten Krankenguts ist jede Kurorttherapie aber nach wie vor als Ganzheitstherapie anzusehen, die Soma und Psyche des einzelnen Patienten umfassen muß.

An dieser Stelle soll nicht verschwiegen werden, daß die Bäder- und Kurmedizin auch gegenwärtig einer wechselhaften Kritik unterzogen und ihre Effektivität gelegentlich angezweifelt wird. Sowohl aus Ärztekreisen als auch aus dem Kreis der Versicherungen und der Laien kommen bisweilen entsprechende Einwände. Häufig vermißt man bei den Verfechtern und den Kritikern der Kurmedizin ausreichende Sachkenntnis und eigene Erfahrung. Zur Abwehr künftiger unqualifizierter Angriffe, aber auch um eine zukunftsorientierte Basis für die Heilbäder und Kurorte sicherzustellen ist es wichtig, Therapieangebote und Indikationspaletten für alle Beteiligten überschaubar zu machen.

Abschließend sei dem Springer-Verlag an dieser Stelle ausdrücklich Dank gesagt für die großzügige Unterstützung bei der Erarbeitung und Aufbereitung des Stoffs sowie all jenen Autoren, die im Laufe der Jahre ihr spezielles Wissen über die Kurortmedizin weitergegeben und somit am Werden dieses Buches ihren Anteil haben.

Bad Ems   H. HEIDMANN
                                                           G. BLAUMEISER
                                                           E. ORTSEIFEN

Inhaltsverzeichnis

1 Historische Aspekte der Balneologie und Kurortmedizin

E. ORTSEIFEN

Schon vor Beginn der Geschichtsschreibung und dem von uns überschaubaren Teil der kulturellen und zivilisatorischen Entwicklung des Homo sapiens hat der Mensch sich mit Heilquellen beschäftigt. Während für Kelten, Griechen und Germanen die kultisch-religiöse Bedeutung der Wasserquellen im Vordergrund stand, setzten sie die Römer bereits als echte Heilmittel ein.

Schon vor mehr als 2000 Jahren wurde ärztlicherseits der Besuch von Heilquellen empfohlen, insbesondere bei chronischen Erkrankungen, Lähmungen, Gicht, Haut- und Frauenleiden.

In den prunkvoll ausgestatteten Badeanlagen gab es Räume für kalte und warme Bäder, Schwitz- und Dampfbäder, Gemeinschaftsbecken und Gymnastiksäle. Auch in den eroberten Gebieten errichteten die Römer vielerorts Bäder, wie z. B. in Aachen, Badenweiler oder Wiesbaden. Während die Quellwasser zum Baden und Trinken verwendet wurden, bereitete man aus den Mineralschlämmen heilende Packungen. Der römische Geschichtsschreiber Plinius berichtet bereits über den Wert solcher Anwendungen bei schmerzhaften Gelenkleiden.

Zu den berühmtesten Badeorten des Altertums zählen Baiae (heute Baia) und Puteoli (heute Puzzuoli), mit ihren zahlreichen Thermen am Golf von Neapel gelegen, und natürlich die Quellen auf der Insel Ischia.

Nach dem Zerfall des römischen Weltreichs (5. Jh. n. Chr.) erlebte die Badekultur einen fast vollständigen Niedergang. Erst in den mittelalterlichen Städten des 11.–13. Jahrhunderts entstanden neue öffentliche Einrichtungen, bekannt als Badestuben, sowie der eigenständige Beruf des Baders.

Nachdem Savonarola 1434 in Padua sein Lehrbuch der Balneologie veröffentlicht hatte, erschien 1480 die erste deutschsprachige Badeschrift unter dem Titel: *Dieses puchlein saget uns von allen paden, die von natur heiß sein.* Sein Verfasser war der Nürnberger Meistersinger, Barbier und Chirurg Hans Foltz. In Reimform beschreibt er die medizinischen Indikationen als auch die örtlichen Vorzüge der damaligen Wildbäder.

Offensichtlich faßte man die Badekur zu jener Zeit vornehmlich als Hautreiztherapie auf und betrachtete das Erscheinen eines Hautausschlages (Badedermatitis) als durchaus erwünschte Reaktion des Körpers. Machte der Patient hingegen eine Trinkkur, so sollte mittels täglich getrunkener 3 l Mineralwasser eine innere Reinigung des Körpers erfolgen durch verstärkte Harnsekretion und Durchfälle.

In den öffentlichen Piszinen (Badebecken) jener Zeit gab es nur selten Geschlechtertrennung. Der lustbetonten Geselligkeit wurde mindestens ebenso gefrönt wie der Gesundheit. Auch sollen die Badenden im Wasser gegessen und getrunken und sich allerlei ausschweifendem Treiben hingegeben haben, weshalb die Obrigkeit alsbald strenge Reglementierungen des Badebetriebs erließ. Der italienische Arzt Bendinelli gilt im 15. Jh. als Begründer der chemischen Analyse von Heilquellen. In Deutschland hat J. Dryander aus Marburg im Jahre 1535 eine erste solche Untersuchung an der Heilquelle in Bad Ems durchgeführt. Van Helmont (1577–1644) konnte als erster Forscher nachweisen, daß in Quellwässern Kohlensäure und Eisen enthalten sind.

Im Gefolge des Dreißigjährigen Krieges (1618–1648) kam es durch Verwüstungen der Städte und ausgedehnte Syphilis- und Pestepidemien zu einem Niedergang des europäischen Badewesens. Dafür erlebte die Trinkkur großen Aufschwung, und Kurorte mit geeigneten Trinkquellen hatten nun Konjunktur, allen voran Bad Pyrmont, wo sich die fürstliche Gesellschaft traf. Aber auch Baden-Baden, Karlsbad oder Bad Schwalbach hatten einen guten Namen. In Aachen wirkte der Arzt F. Blondel (1613–1703). Seine Arbeiten zur Bäderbehandlung orthopädischer Erkrankungen können als wegweisend für die moderne Balneotherapie gelten. Gegen Ende des 18. Jahrhunderts trat dann das Wannenbad in den Vordergrund. Besonders in Salinenorten machte man die häufige Erfahrung, daß rheumatische Beschwerden durch Bäderkuren gebessert wurden. Kohlensäurehaltige Solbäder kamen nun immer häufiger zur Anwendung. Erwähnt werden muß auch die Hydrotherapie des Pfarrers Kneipp (1821–1897), der durch seine Wassergüsse Berühmtheit erlangte.

Schon damals sah man die Wirkungsweise balneologischer Therapie nicht nur als rein symptomatisch, sondern als kausal an, durch Stärkung der natürlichen Abwehr und der Heilungskräfte des Organismus. Diese werden aber nicht nur allein durch medizinische Anwendungen, sondern auch durch klimatische Einflüsse stimuliert. Bereits im Altertum empfahl Celsus bei Lungenkrankheiten einen Klimawechsel. In neuerer Zeit machte Leibniz (1646–1716) erstmals auf Zusammenhänge zwischen Wetter und Krankheit aufmerksam. Der bedeutendste Arzt der Goethezeit, C. W. Hufeland – der im übrigen 1815 eine Übersicht deutscher Heilquellen verfaßt hatte – empfahl exakte Temperatur- und Luftdruckmessungen, um klimatische Einflüsse auf den Menschen feststellen zu können. Für den gezielten Einsatz des Klimas zu Heilzwecken wurden Seebäder und Höhenluftkurorte gegründet. 1793 entstand das erste Seebad an der Ostseeküste in Heiligendamm, Norderney folgte 1797 als erstes Nordseebad. Die ersten Kurorte im Hochgebirge waren Interlaken und Davos.

Blickt man einmal über die eng umgrenzten Fachgebiete der Hydro- und Klimatherapien hinaus, so wird deutlich, daß viele Prinzipien der modernen Kurortmedizin bereits in der antiken Heilkunde beschrieben wurden.

Hierzu gehört neben der Verabreichung von Arzneien v. a. die Anleitung zu einer gesunden Lebensweise, *Diätetik* genannt. Danach *war und ist* die Lebensweise des Individuums, sein Gesundheitsverhalten, einer der wichtigsten Faktoren zur Vorbeugung und Verhütung von Krankheiten. Der antike Medicus empfahl seinen Patienten Mäßigung bei Speise und Trank, Ausgewogenheit von Bewegung und Ruhe, einen gesunden Rhythmus von Schlafen und Wachen, die Kontrolle der Körperausscheidungen und nicht zuletzt die Beherrschung der Leidenschaften. Die Verantwortung der Gesellschaft kommt gerade heute zum Tragen bei dem Gebot der Reinhaltung von Luft und Wasser. Es ist unschwer zu erkennen, daß in diesen 5 überlieferten Regeln zur Gesundheit ein großer Erfahrungsschatz enthalten ist, der seine Gültigkeit bis heute bewahrt hat.

Literatur

Amelung W (1972) Bäder- und Klimaheilkunde im Wandel der Zeiten. Z Angew Bäder-Klimaheilkde

Amelung W, Evers A (1962) Handbuch der Bäder- und Klimaheilkunde. Schattauer, Stuttgart

Benedum J (1985) Physikalische Medizin und Balneologie im Spiegel der Medizingeschichte. Z Phys Med Klim 14:141–159

Rudolph G (1982) Zwei Beiträge zur Geschichte der Balneologie. Meister, Kassel

Schmidt KL (1988) Kompendium der Balneologie und Kurortmedizin. Steinkopff, Darmstadt

2 Sozialmedizinische Bedeutung der Kurmedizin und ihre Rolle im heutigen Gesundheitswesen

H. HEIDMANN

2.1 Grundsätzliche Aspekte einer Kurortbehandlung

Die Heilbäder und Kurorte stellen (nach Schmidt-Kessen 1971) die 3. Säule unseres medizinischen Versorgungssystems dar, wobei sich insgesamt 4 Systeme voneinander unterscheiden lassen:

1) niedergelassene Ärzte,
2) Akutkrankenhäuser,
3) Heilverfahren in Bädern und Kurorten mit dem Schwerpunkt der Behandlung chronischer Erkrankungen, der Prävention und der Rehabilitation,
4) öffentliches Gesundheitswesen.

Jedes dieser Systeme hat unterschiedliche therapeutische Schwerpunkte und dient verschiedenen Aufgaben (s. 2.1.2).

Kur- und Heilmaßnahmen sind möglich
– im Rahmen der Leistungen der Rentenversicherungsträger zur Rehabilitation in Kur- und Spezialeinrichtungen (einschließlich Anschlußheilverfahren (AHB), Anschlußgesundheitsmaßnahmen (AGM) und
– als Badekuren nach dem Badearztvertrag.

Rentenneuregelungsgesetz und Sozialkuren

Mit dem Rentenneuregelungsgesetz von 1957 haben die sog. Sozialkuren zahlenmäßig deutlich zugenommen, sie werden von den Rentenversicherungsträgern der Arbeiter (LVA) und Angestellten (BfA) gewährt. Im Verlauf der letzten 35 Jahre hat sich die Zahl der Sozialkuren ungefähr verfünffacht; im Jahre 1954 führte die Rentenversicherung 148 000 Heilverfahren durch, 1988 waren es fast 742 000 (Angabe: Verband Deutscher Rentenversicherungsträger). Setzt man diese anscheinend hohe Zahl der gewährten Heilverfahren jedoch in Relation zu den derzeit rund 27 Mio. versicherten Arbeitnehmern in den alten westdeutschen Bundesländern, so haben nur rund 3% dieses Bevölkerungsanteils einmal oder wiederholt eine Kurortbehandlung ihrer Rentenversicherung in Anspruch genommen. Bei der Bundesversicherung für Angestellte (BfA), bei der etwa die Hälfte der Bürger versichert ist, mußten in den vergangenen Jahren durchschnittlich 15% vor Erreichung des gesetzlichen Rentenalters wegen Frühinvalidität einen Antrag auf Rente stellen. Über 70% dieser Frührentner waren nie zu einer Kur gewesen, 90% des Rests erst im Jahre der Rentenzahlung, also für eine Wiederherstellung der Erwerbsfähigkeit vermutlich zu spät (nach Angabe von Wadepuhl 1970).

Privatkuren

Neben den Kuren der Sozialleistungsträger bezeichnet man auch heute noch alle anderen Kuren als Privatkuren, wobei der private Kurpatient in der Regel jedoch einen Teil seiner Unkosten entweder von seiner Krankenkasse oder seiner Dienststelle als Beihilfe zurückerhält.

Kassenkuren

Nach § 23 Abs. 4 SGB V und § 40 Abs. 2 SGB V können die Krankenkassen Behandlungen in einer Kur- oder Spezialeinrichtung gewähren, um eine Krankheit zu heilen, zu bessern oder eine Verschlimmerung zu verhüten, wenn nach den für andere Träger der Sozialversicherung geltenden Vorschriften solche Leistungen nicht in Betracht kommen.

Die Kuren der Krankenkasse werden entweder als „Vorsorgekuren" (meist heilklimatischer Art) oder als „Rehabilitationskuren" nach einer überstandenen schweren Erkrankung durchgeführt. Die Behandlung erfolgt zur Besserung des jeweiligen Gesundheitszustands, gleichzeitig wird damit aber auch eine verbesserte Arbeitsfähigkeit mit Reduzierung der künftig anfallenden Arbeitsunfähigkeitszeiten bezweckt. Daneben gibt es Sonderkurformen (z. B. im Rahmen des Müttergenesungswerkes), für die eigene Regelungen gelten (vgl. §§ 24 und 41 SGB V).

Tabelle 2.1. Vereinfachte Übersicht über die Kurbedingungen und -ziele der gesetzlichen Renten und Krankenversicherung. (Mod. nach Thiedt 1986)

	Rentenversicherung	Krankenversicherung
Ursache der Krankheit/Behinderung (auch drohende Behinderungen)	Jede	Jede
Leistungsvoraussetzungen	Erheblich gefährdete oder geminderte Erwerbsfähigkeit und positive Erfolgsaussicht der Maßnahme	Behandlungsbedürftigkeit
Kurbehandlungsziele	Eingeschränkte Erwerbsfähigkeit wieder herstellen oder wesentlich bessern, Eintritt von BU/EU verhindern	Krankheit heilen, bessern oder Verschlimmerung verhüten
Besondere Bedingungen für die Rehabilitation	Vorleistungspflichtig bei medizinischen Leistungen	Vorrang hat die RV, wenn deren Voraussetzungen erfüllt sind
Rechtsvorschrift	§§ 1236ff. RVO	§ 40, Abs. 2 SGB V § 23, Abs. 4 SGB V

Rehabilitationskuren und ihre Voraussetzungen

Wesentliche Voraussetzung für die Gewährung einer Heilbehandlung durch die
Rentenversicherung ist, daß Berufs- oder Erwerbsunfähigkeit beim Versicherten drohen oder vorliegen, oder aber daß die Wiederherstellung der Berufs-
oder Erwerbsfähigkeit in absehbarer Zeit zu erwarten ist (s. Tabelle 2.1).

In den meisten Fällen stellen die Versicherten bei den Rentenversicherungsträgern selbst einen Antrag auf Heilbehandlung, die Hausärzte befürworten in
begründeten Fällen das entsprechende Begehren ihrer Patienten, und die zuständige Versorgungsanstalt überprüft die versicherungsrechtlichen Voraussetzungen und unterzieht den Versicherten zur Entscheidungsfindung einer ver-
trauensärztlichen Untersuchung.

Anteil einzelner Diagnosegruppen an medizinischen Rehabilitationsmaßnahmen

Während früher Herz-Kreislauf-Erkrankungen an der Spitze lagen, machen
heute mit ca. 45% die Behandlungen des Stütz- und Bewegungsapparats den
größten Anteil an bewilligten Rehabilitationsmaßnahmen aus (nach Angaben
– in % – des Verbandes Deutscher Rentenversicherungsträger 1989):

Erkrankungen	Männer	Frauen
Skelett/Muskeln/Bindegewebe	45,0	45,5
Kreislauf	19,1	8,5
Psychische Krankheiten	11,5	16,0
Stoffwechsel/Verdauung	8,4	5,8
Atmungsorgane	6,0	4,8
Neubildungen (Krebs)	4,7	13,1
Übrige Krankheiten	5,3	6,3
	100,0	100,0

Bei den Krankheiten der Bewegungsorgane stehen die degenerativen Erkrankungen ganz im Vordergrund. Sie machen bei den stationären Heilbehandlungen rund 90% aus. Dabei haben die Wirbelsäulensyndrome den größten Anteil, gefolgt von den Arthrosen. Der „harte Kern" der entzündlich rheumatischen Erkrankungen spielt demgegenüber statistisch gesehen mit ca. 1,5–2%
aller stationären Heilbehandlungen eine wesentlich geringere Rolle; ihre ökonomische Bedeutung ist jedoch enorm, denn sie machen bei den Erkrankungen des Stütz- und Bewegungsapparats rund 60% der Invaliditätsfälle aus.

Kosten medizinischer Heilverfahren

Die jährlichen Aufwendungen der Versicherungsträger für Heilverfahren zur
medizinischen Rehabilitation betragen rund 5 Mrd. DM (Angabe: Verband

Deutscher Rentenversicherungsträger 1989). Dieser Anteil macht jedoch nur etwa 3,2% der gesamten Beitragseinnahmen der Rentenversicherungsträger aus, bei den RVO und Ersatzkassen ist dieser Anteil mit 1,5–2% sogar noch niedriger.

Antragsverhalten der Versicherten

Angestellte und Arbeiter erhalten etwa gleich häufig eine Kur. Etwa 3% der Versicherten der Rentenversicherung der Arbeiter und 3% der Rentenversicherung der Angestellten gehen pro Jahr zur Kur. Der Anteil der Kurwiederholer an den Kurgängern eines Jahres beträgt knapp 40% (LVA wie BfA).

In den vergangenen Jahren wurde immer wieder deutlich, daß das Antragsverhalten der Versicherten konjunkturabhängigen Schwankungen unterliegt. Anfang der 80er Jahre war eine deutliche Rezession zu verzeichnen, seit 1984 ist jedoch wieder ein anhaltender Trend steigender Antragszahlen auf Maßnahmen zur medizinischen Rehabilitation festzustellen. In Zeiten wirtschaftlicher Unsicherheit nimmt die Bereitschaft offenbar ab, eingetretenen oder drohenden gesundheitlichen Schäden durch Kurmaßnahmen zu begegnen. Dabei spielt die sozialrechtliche Sorge um naheliegende Nachteile im Beruf offenbar eine größere Rolle als die Angst, drohenden Erkrankungen oder einer Frühinvalidität zu erliegen, insbesondere dann, wenn es keinen akuten Anlaß gibt und der Leidensdruck fehlt.

Ungezielt verordnete Kurbehandlungen sind als zusätzlicher Erholungsurlaub mit medizinischem Service jedoch von höchst zweifelhaftem Wert. Die moderne Kur der Sozialversicherungsträger ist eine verordnete Maßnahme, sie muß indiziert sein, und ihr Nutzen muß sich in einer Reduzierung der Zugänge für Erwerbs- und Berufsunfähigkeitsrenten widerspiegeln.

Eine der Zentralfragen der Kurortmedizin lautet daher: Wie steht es um das Verhältnis von Absicht und Wirkung bei dieser sozialen Gesundheitsmaßnahme, wie ist ihre Effizienz zu beurteilen? (Näheres dazu s. Kap. 6).

An dieser Stelle sei jedoch schon angemerkt, daß gezielt durchgeführte Heilmaßnahmen weniger Unkosten verursachen als jährliche Mehrausgaben für Frührentner und daß die Kosten für eine Kur zu den Einsparungen beim Krankengeld, Lohnausgleich sowie den Krankenhauskosten in einem günstigen Verhältnis stehen.

2.1.1 Organisationsformen kurortmäßiger Behandlungsmöglichkeiten

Nach organisatorischen Merkmalen unterscheidet man „geschlossene Kuren" von „freien Kuren".

Bei der „geschlossenen Kur" wird der Versicherte in einer speziellen Kurklinik oder in einem Sanatorium aufgenommen und steht unter ständiger ärztlicher Betreuung. Bei der „freien Kur" wählt der Patient sowohl seine Unterkunft am Kurort selbst, ebenso seinen behandelnden Badearzt, der die Kurmittelverordnung nach Vorlage eines Badearztscheins vornimmt.

Verschiedene Behandlungseinrichtungen

Die Unterbringung in Kurpensionen oder -heimen im Rahmen einer „freien Badekur" ist eher eine unspezifische, roborierende Gesundheitsmaßnahme; die mehr spezialisierte Rehabilitationsbehandlung findet in der Regel in geeigneten Kurkliniken statt, sofern der Versicherte aufgrund seiner Behinderung und seines allgemeinen Gesundheitszustands noch kurfähig ist.

Das Angebotsspektrum der Rentenversicherungsträger kann sich auf verschiedene Einrichtungen beziehen, die jeweils einen unterschiedlichen Spezialisierungsgrad aufweisen:

Organisationsstrukturen kurörtlicher Behandlungsmaßnahmen

	Kurfähigkeit eines Patienten vorhanden	
	Geschlossene Kur	Freie Kur
Unterbringung in:	– Sanatorium – Kurklinik – Schwerpunktklinik	– Freie Unterkunft am Kurort – Kurpension
Ärztliche Betreuung:	Ständig	Nur fakultativ
Falls nicht mehr kurfähig: Rheumafachklinik, Krankenhaus		

Dabei stellt die Kurklinik nach der bisherigen Entwicklung und vom Bedarf her den Prototyp der medizinischen Rehabilitationseinrichtungen in der Rentenversicherung dar. Sie ist über das allgemeine Basisprogramm hinaus für die speziellen Rehabilitationsaufgaben bei mittel- bis schwergradigen Gesundheitsstörungen und Behinderungen ausgerichtet, und zwar in der Regel für eine Diagnosengrundgruppe.

Sie muß deshalb über entsprechend hochwertige diagnostische und therapeutische Einrichtungen und qualifiziertes Fachpersonal verfügen. Ambulante Behandlungen am Kurort werden nicht von den Rentenversicherungsträgern veranlaßt. Insbesondere zur Behandlung des entzündlichen Rheumatismus ist sowohl für die Diagnostik als auch für die Therapiedurchführung und -überwachung ein höherer Spezialisierungsgrad einer Behandlungseinrichtung notwendig. Schwerere Fälle mit einem hohen Behinderungsgrad sowie Patienten, die nicht kurfähig sind, oder solche, die möglicherweise sogar rheumachirurgisch versorgt werden müssen, gehören in eine Rheumafachklinik. Solche Kliniken, die meist einen Krankenhausstatus haben, befinden sich nicht selten in einem Kurort. Die Mehrzahl der Rheumatiker benötigt jedoch nicht den großen klinischen Aufwand, unnötige Schonung ist für sie schädlich, unnötige Therapie zumindest teuer.

Nach dem Grad der Regelmäßigkeit und Intensität der ärztlichen Betreuung unterscheiden sich also die Organisationsformen der Behandlung am Kurort, wobei Übergänge natürlich fließend sind.

Krankenkassenkuren können, da sie in erster Linie präventiven Charakter haben, sowohl als stationäre Heilverfahren, aber auch als „offene Badekuren" verordnet werden. In ihrer Effektivität unterscheiden sich beide Kurarten bei dieser Indikationsstellung nicht wesentlich voneinander, wie Nachuntersuchungen ergaben (Feiereis 1977). In ihrer Wirksamkeit anders zu beurteilen sind jedoch stationäre Heilverfahren, die ausgesprochenen Rehabilitationscharakter haben.

Hier bieten die diagnostischen und therapeutischen Möglichkeiten einer indikationsorientierten Kurklinik mehr an Besserungschancen als eine ambulante Badekur, die sich oftmals nur auf die Verabfolgung physikalisch-balneologischer Kurmittel beschränkt.

Die medizinischen Gutachter der Sozialversicherungsträger sind schon bei der Erstuntersuchung nach Antragstellung eines Versicherten angehalten, den passenden Rahmen für eine geplante Gesundheitsmaßnahme abzustecken.

Als Sonderform einer stationären Kurortbehandlung sind die sog. Anschlußheilverfahren (AHB) anzusehen. Sowohl die Kassen als auch die Rentenversicherungen kommen hier als Kostenträger in Frage, wobei es sich um eine Rehabilitationsmaßnahme handelt, die sich unmittelbar an einen Aufenthalt im Akutkrankenhaus anschließt (Näheres dazu s. Kap. 14).

2.1.2 Aufgaben und Zielsetzungen für eine zeitgemäße Kurortbehandlung

Unter einer zeitgemäßen Kurorttherapie versteht man eine am Kurort durchgeführte klassische Behandlung mit Medikamenten, physikalischer Therapie, ggf. auch diätetischen Maßnahmen, die mit der Anwendung von „natürlichen ortsgebundenen Hilfsmitteln" kombiniert und durch gesundheitsbildende Maßnahmen ergänzt wird.

Zwischen einer Kurbehandlung, einer ambulanten hausärztlichen Patientenbetreuung und einer akutklinischen Versorgung bestehen also in mehrfacher Hinsicht grundsätzliche Unterschiede, die beachtet werden müssen, wenn man Möglichkeiten und Zielsetzungen einer stationären Heilbehandlung richtig beurteilen will.

Die verschiedenen medizinischen Versorgungssysteme

Das System der niedergelassenen Ärzte und das des Akutkrankenhauses stellen vorwiegend krankheitszentrierte, damit kurative Versorgungssysteme für Patienten eines bestimmten Einzugsgebiets dar. Im kurörtlichen Heilverfahren besteht eine Präselektion von Patienten, die aufgrund der Indikation des Kurortes oder der Fachrichtung der Kurklinik zur Behandlung kommen. Im System der niedergelassenen Ärzte herrscht das Therapieprinzip der Pharmakotherapie vor. Im Akutkrankenhaus liegt der Behandlungsschwerpunkt in erster

Linie darin, Krankheitsherde zu beseitigen, gestörte Organfunktionen zu steuern oder gar zu ersetzen sowie Verletzungen oder andere vital bedrohliche Zustände medikamentös oder operativ zu behandeln. Hierfür ist oft eine maximale Schonung (Bettruhe) erforderlich. Pathogenetische Maßnahmen und Überlegungen stehen solange im Vordergrund therapeutischer Bemühungen, bis der Krankheitsprozeß beherrscht ist. Dabei kommen z. T. hochspezialisierte Techniken in der Diagnostik und Therapie zur Anwendung. Der Genesungsprozeß wird in der Akutbehandlung als notwendige Konsequenz des überwundenen Krankheitsprozesses angesehen, wobei Fragen des Restleistungsvermögens oder Gesichtspunkte umweltbezogener Anforderungen an den Patienten nach Entlassung aus dem Krankenhaus, also Aspekte der sozialen Integration, in der Regel unberücksichtigt bleiben. Das Resultat dieser medizinischen Bemühungen ist keineswegs immer ein leistungsfähiger Mensch!

Über das Krankenschicksal und den Krankheitsverlauf entscheiden jedoch nicht nur die prognostischen Kriterien der Krankheit selbst oder die Qualität der ärztlichen Behandlung, sondern auch das Ausmaß der Restgesundheit als „Fundus der Abwehr- und Selbstheilungskräfte" sowohl im somatischen als auch im psychischen Bereich. Selbstheilungskräfte können jedoch aktiviert und Restgesundheit trainiert werden durch ein systematisiertes Regulations- und Funktionstraining im Rahmen einer Kurortbehandlung. Die hierfür erforderliche Diagnostik verlagert ihren Schwerpunkt auf die Beurteilung verbliebener Organfunktionen und -leistungen, im Rahmen der Therapie werden Behandlungsprinzipien der Übung und Aktivierung mit dem Ziel einer Besserung der körperlichen Regulation und der psychischen Stabilisierung favorisiert.

Die Kurortmedizin besitzt ihren Schwerpunkt also auf der Basis einer Reiz-/Reaktions- und Adaptationstherapie.

Ziele einer Behandlung chronischer Erkrankungen am Kurort

- Verbesserung der Regulations- und Leistungsfähigkeit,
- Besserung kranker und Stärkung gesunder Funktionen,
- Verbesserung der Ruhefähigkeit durch Entspannungstherapie,
- Einstellung auf eine medikamentöse Basis- und Langzeittherapie,
- Einübung eines der Krankheit angepaßten Verhaltens,
- Korrektur krankheitsbedingter sozialer Fehlanpassungen.

Die Erfolge, die sich hierbei erzielen lassen, sind sicherlich langsamer fortschreitend und weniger spektakulär als die Therapieerfolge der Pharmakologie oder der operativen Medizin. Auf der anderen Seite kann die kurative Medizin jedoch oftmals fortgeschrittene Organschäden nicht mehr oder nur noch unzureichend beheben, ihre immensen Kosten stehen statistisch gesehen sogar in einem Mißverhältnis zu den angestrebten Langzeiterfolgen und belasten in unvertretbarer Weise die Kostenträger.

Kosten-Nutzen-Aspekte der kurativen Medizin

Unser medizinisches Versorgungssystem verschlingt derzeit mit allen Nebenkosten in Forschung und Verwaltung ca. 10% unseres Sozialprodukts. Im Jahre 1988 waren es bereits 277 Mrd. DM (Angabe: Statistisches Bundesamt). 58 Mrd. DM als Teil der Gesamtsumme hiervon wurden für die Akutbehandlung und -versorgung von Patienten ausgegeben, von denen ca. 60% trotz intensiver Diagnostik und Therapie bereits 1 Jahr später verstorben waren. Diese Erkenntnis führt zwangsläufig zu einer Schwerpunktverlagerung von der Akutmedizin hin zur Präventivmedizin, die den Patienten als handelndes Subjekt mit seinen Umweltbezügen in den Mittelpunkt ihere Bemühungen stellt, um ihn zu motivieren, die als schädlich erkannten individuellen und kollektiven Risikofaktoren durch Verhaltensänderung abzubauen.

Allgemeine präventive und rehabilitative Aspekte

Unbestritten ist, daß in den Ländern der westlichen Welt eine Korrelation zwischen Prävention (Lebenserwartung), nicht aber zwischen der Lebenserwartung und therapeutischen Variabeln besteht. So bedeutet eine Bypassoperation oder eine Herzschrittmacherimplantation für einen durch Risikofaktoren belasteten Patienten im eigentlichen Sinn keine Verlängerung seiner Lebenserwartung, sondern bestenfalls eine Rückgängigmachung der durch die Risikofaktoren sonst bedingten Verkürzung seiner Lebenserwartung.

Die z. T. illusionären Erwartungen an die kurative Medizin haben jedoch in breiten Bevölkerungsschichten zu einer Minderung der individuellen Verantwortung für die eigene Gesundheit geführt. Nachdem die Infektionserkrankungen durch die Erfolge der modernen Medizin, der Hygiene und durch die verbesserten Lebensbedingungen zurückgedrängt werden konnten, haben verhaltensabhängige chronische Krankheiten als „Zivilisations- und Wohlstandskrankheiten" zugenommen. Die meisten dieser „Zivilisationserkrankungen" haben multifaktorielle, d. h. vielfach verkettete Ursachen. Sie sind z. T. durch gesundheitsschädliches Verhalten der betroffenen Patienten selbst, aber auch durch technisch-zivilisatorische Umwelteinflüsse bedingt.

Abbau von Risikofaktoren

Vorrangiges Ziel einer Verhaltensänderung muß daher sein, daß Patienten im Rahmen einer Kurortbehandlung ihre individuellen Risikofaktoren wie Rauchen, Alkoholkonsum, Bewegungsmangel, Fehlernährung und Übergewicht mit den Folgen von Herz-Kreislauf-Erkrankungen und Stoffwechselstörungen, Bluthochdruck sowie Störungen des psychosozialen Gleichgewichts aus eigener Motiviation heraus ausschalten.

Arzt und Psychologe sind dabei Wegweiser, d. h. sie bieten im Rahmen eines Heilverfahrens Hilfe zur Selbsthilfe an. Psychologische Therapieformen und die Einrichtung von Beratungsstellen und Instanzen für die Diät, Lebensführung und gesundheitliche Aufklärung werden deshalb heutzutage allgemein als Voraussetzung für eine effektive Kurortbehandlung angesehen.

Der Kurerfolg von Patienten mit primär orthopädisch-rheumatologischen Beschwerden muß sich neben der Funktionsverbesserung und Schmerzlinderung
der Wirbelsäule und der betroffenen Gelenke auch daran messen lassen, in
welchem Umfang es gelingt, die in Maß und Zahl zu bestimmenden Risikofaktoren auszuschalten.

Nur hierdurch kann einer drohenden Multimorbidität wirksam entgegenge-
wirkt werden.

Eine Kur bedeutet also auch einen Lernprozeß für neue und gesündere Verhaltensweisen, wobei durch sog. Gesundheitsseminare das Ziel verfolgt wird,
den Versicherten zu motivieren, Gesundheit als eigenverantwortliche Aufgabe,
d. h. als eine Aufgabe der Selbstdisziplin und Selbstüberwindung zu begreifen
(vgl. 5.2). Im Rahmen einer solchen Zielsetzung gilt die Kur als Modell einer
präventiv wirksamen Lebensführung auch im Sinne der Zweit- und Drittprävention im Rahmen der Rehabilitation.

Hilfen beim Abbau von gesundheitsriskanten Verhaltensweisen

Da es erfahrungsgemäß einem Teil der Patienten nur schwer möglich ist, ihr
bisheriges Verhalten im Hinblick auf ein erstrebenswertes gesundes Leben ohne
weiteres und ohne Leidensdruck zu ändern, kommt der Verhaltenstherapie im
Rahmen der Gesundheitserziehung eine bedeutsame Rolle zu. Die Verhaltenstherapie ist heute in Form der *Richtlinien für die Gesundheitserziehung in den
Heilbädern und Kurorten*, herausgegeben vom Deutschen Bäderverband, dem
Verband Deutscher Rentenversicherungsträger, der Bundesvereinigung für Gesundheitserziehung und der Deutschen Gesellschaft für Ernährung, verbindli-
che Grundlage für die Gesundheitserziehung in den Heilbädern und Kurorten.

Neben der Fortsetzung einer eingeleiteten medikamentösen Basis- und
Langzeittherapie und der notwendigen ambulanten physikalischen Therapie
spielen Eigenverantwortlichkeit und Motivation von Patienten auch im Rahmen der Kurnachsorge (ambulante Rheumatherapiegruppen, Behindertensport) eine wichtige Rolle, da Funktionsverluste bei ausreichender Eigenaktivi-
tät reduziert oder auch vermieden werden können (vgl. 6.4).

Erwerbs- und Leistungsfähigkeit als Ziele der Behandlung am Kurort hängen aber nicht nur vom körperlichen Zustand des Kranken, sondern auch von
seinem Krankheitsbewußtsein, seinem Befinden, seiner Einstellung zur Arbeit
und dem Grad seiner Integration in die Gesellschaft ab. In diesem Rahmen hat
die Sozialmedizin in den letzten Jahren im Rahmen der Heilverfahrensmedizin
zunehmende Bedeutung erlangt, insbesondere durch ihre Forschungsergebnis-
se, die zeigen, daß auch gesellschaftliche Verhältnisse eine wesentliche Bedingung für Gesundheit und Krankheit darstellen. Nach neueren Untersuchungen
werden z. B. gesundheitsriskante Verhaltensweisen (wie Rauchen, Alkoholkonsum, viel Essen usw.) etwa in jedem 4. Fall zur situativen Bewältigung emotionaler Spannungen in psychosozialen Belastungssituationen benutzt. Gesund-

heit kann jedoch erhalten, verbessert und wiederhergestellt werden, wenn das Restleistungsvermögen des Organismus eines Kranken oder eines noch eben Gesunden mit der ökologischen Valenz der Umweltanforderungen in ein Gleichgewicht gebracht werden kann.

Die Gesundheitspflege allgemein ist also ein wichtiger Bestandteil auch von primär orthopädisch-rheumatologisch ausgerichteten Kurkliniken, die darüber hinaus diagnosen- und stadienabhängige Therapieprogramme für ihre Patienten anbieten.

Einige Grundprinzipien einer Kurbehandlung

Eine Kurortbehandlung darf nicht mißverstanden werden als eine Art sozialer Verwöhnung, die quasi als Entschädigung für ein chronisches Leiden von den Sozialversicherungsträgern gewährt wird; sie soll vielmehr die eingeschränkte Lebensqualität steigern und zu einer verbesserten sozialen Anpassung führen. Hierzu gehört in vielen Fällen auch eine sozialmedizinische Beurteilung des verbliebenen Restleistungsvermögens, die der behandelnde Arzt am Kurort vornehmen muß. Insbesondere aber gilt es, krankheitsbedingten sozialen Fehlanpassungen entgegenzusteuern. Individuell abgestimmte Informationen müssen dabei dem Patienten mit auf den Weg gegeben werden, die ihn in die Lage versetzen, mit seiner chronischen Krankheit oder einer bleibenden Behinderung besser als bisher zurecht zu kommen. Dabei kann die Beratungshilfe des Arztes wesentlich zur richtigen Weichenstellung im oft schwer überschaubaren Netz der sozialen Sicherung beitragen. Alle temporär in einer Kur gewonnenen Funktionsverbesserungen, insbesondere bei chronischen Erkrankungen, bedürfen allerdings auch einer Stabilisierung und Sicherung des Behandlungsergebnisses durch ergänzende Maßnahmen am Wohnort. Eine Kurortbehandlung darf auch nicht zu spät angesetzt werden (wenn bereits alle anderen Maßnahmen versagt haben). Ein Training chronisch geschwächter Funktionen muß sowohl beim Kranken, aber auch bei dem noch eben Gesunden zum Tragen kommen, gibt es doch im Vorfeld von Erkrankungen schon mannigfache Funktionsstörungen auch ohne organischen Krankheitsbefund und ohne Krankheitsbewußtsein des Betroffenen.

Verschiedene Schwerpunkte der Kurortmedizin

Ein Schwerpunkt der Heilverfahrensmedizin liegt also im Bereich der Prävention, wobei es hier um die Früherkennung und -behandlung drohender Erkrankungen geht („Erstprävention").

Bei der „Zweitprävention" geht es um die Verhütung bzw. Vermeidung von Rückfällen bei schon bestehenden chronischen Leiden. Der weitgehend wiederhergestellte Patient soll dabei mit den ihm verbliebenen Funktionen seine Behinderung kompensieren lernen, damit Rezidive der Grunderkrankungen weniger häufig auftreten.

Der zweite Schwerpunkt ist die Rehabilitation (vgl. auch 2.5.2), wobei hier weniger eine „Restitutio ad integrum", sondern vielmehr eine „Restitutio ad integratem" angestrebt wird.

Anpassungsverbesserungen an die Forderungen des Berufs, der Familie und der Gesellschaft sollen dabei im Ablauf einer Erkrankung bei noch geschwächten Funktionen erzielt, vorhandene Funktionsreserven mobilisiert und ein angepaßtes Verhalten an die chronische Krankheit eingeübt werden.

Prävention und Rehabilitation dienen also in erster Linie einer verbesserten Konditionierung des Menschen; die Kursituation fördert die Auseinandersetzung mit seiner Erkrankung; die Freistellung vom Beruf ermöglicht ihm die Arbeit an seiner Gesundheit; Kurmilieu und Gesundheitsbildung in Gruppen begünstigen Verhaltensänderungen, und einige in der Kur erlernte Heilmethoden kann er später im häuslichen Milieu zur Pflege seiner Gesundheit weiterführen. Die Kur ist so gesehen ein wertvolles Vorsorge- und medizinisches Versorgungssystem und gewinnt zunehmend an Bedeutung, da im Rahmen des allgemeinen Strukturwandels von Erkrankungen die chronisch Kranken, die Langzeitpatienten und die Mehrfachgeschädigten zahlenmäßig zunehmen und hierdurch ganzheitsmedizinische Aspekte immer mehr in den Vordergrund einer adäquaten Behandlung rücken. Dabei kann sich die Kurmedizin in zunehmendem Maße bei der Erfüllung ihrer Aufgaben und Zielsetzungen auf eine umfassende wissenschaftliche Forschungsarbeit stützen (vgl. 2.3.1).

2.1.3 Indikationen und Kontraindikationen zur Durchführung einer Kurbehandlung bei Erkrankungen des Bewegungsapparates

Indikationen und Kontraindikationen einer Kurortbehandlung bei rheumatischen Erkrankungen hängen von der Infrastruktur und Tradition des Badekurortes, aber hauptsächlich von dem Ausprägungsgrad des Krankheitsbildes ab. Die mögliche progrediente Verschlechterung der Lebensqualität, insbesondere bei den entzündlich-rheumatischen Erkrankungen, ist allgemein bekannt. Daher gilt es, das ganze Spektrum der Behandlungsmöglichkeiten für diese Krankheitsgruppe zu mobilisieren, wobei gerade am Kurort für Rheumakranke therapeutische Möglichkeiten zur Verfügung stehen, die es für viele Patienten wohnortnah in dieser Form kaum gibt. Hinzu kommt, daß am Kurort allein schon die Entlastung von Aufgaben und die freie Wahl von Aktivitäten therapiewirksam sein können. Für die Beurteilung von Chancen und Gefahren von Heilverfahren muß man unterscheiden zwischen konventionellen Kurbehandlungen, die sich im wesentlichen auf die Abgabe von natürlichen ortsgebundenen Heilmitteln in Form von Mineral- und Peloidbädern und -packungen beschränken, und Rehabilitations- und Rheumazentren in Kurorten, in denen ein komplexes Heilverfahren unter Beibehaltung und Neufestsetzung der medikamentösen Versorgung des Kranken und unter Einbeziehung umfassender Rehabilitationsmaßnahmen durchgeführt wird.

Eine weitere Indikation zur Kurbehandlung stellt auch die Schädigung der Bewegungsorgane dar, bei denen ein Rehabilitationserfolg als Dauerzustand nur durch wiederholte Heilbehandlungen aufrechterhalten werden kann.

Letztlich kommen auch solche Fälle für eine Kurortbehandlung in Betracht, bei denen als Folge eines Unfalls oder einer vorangegangenen Operation

Krankheits- und stadienabhängige Voraussetzungen für ein kurörtliches Heilverfahren

Keine Indikation (wegen Dominanz medizinischer Behandlungsstrategien): – rheumatisches Fieber beim Jugendlichen, – akute Stadien oder Krankheitsschub einer entzündlichrheumatischen Erkrankung, – fortgeschrittene Stadien der Kollagenosen mit Organ- oder Systemkomplikationen, – akute mikrobiell bedingte Arthriden.	*Keine Indikation (wegen intensiver Behandlungs- und Pflegenotwendigkeit):* – kompliziertere Fälle mit höherem postoperativem Behinderungsgrad (spezialisiertes Rehazentrum), – Endstadien einer chronischen Polyarthritis – bettlägerige Pflegefälle

Kurortbehandlung bei Erkrankungen des Bewegungsapparats

Indikation: – degenerative Gelenk- und Wirbelsäulenerkrankungen, – unkomplizierte Verlaufsformen des entzündlichen Rheumatismus, – leichtere posttraumatische oder postoperative Zustände nach Wundheilung und knöcherner Konsolidierung, – Weichteilrheumatische Erkrankungen, – neurologische Schäden, postoperative neurologische Störungen, – Initialstadium der Kollagenosen	*Kontraindikationen der Kurorttherapie allgemeiner Art:* – Infekte, – schwere Herz- und Lungenerkrankungen sowie andere schwere Organschäden (Leber und Niere), – nicht geheilte Operationswunden, – Beinulzera, – großflächige entzündliche Hautaffektionen, – dekompensierte arterielle Hypertonie

Beschwerden im Bereich der Wirbelsäule oder der Gelenke aufgetreten sind, oder Patienten, bei denen durch Unfalleinwirkung rheumatische Leiden verschlimmert wurden oder operative Eingriffe nicht zu dem gewünschten Ziel führten.

Was die *Indikation von seiten des Patienten* betrifft, so ist die Diagnose allein noch keine ausreichende Begründung für ein stationäres Heilverfahren, da eine Therapie am Kurort an bestimmte Bedingungen geknüpft ist. Sie ist dann indiziert, wenn

- die Möglichkeiten wohnortnaher ambulanter Leistungen nicht ausreichen und eine Krankenhausbehandlung noch nicht angezeigt ist,
- die Rehabilitationsmaßnahmen unter besonderen klimatischen Bedingungen und/oder Einbeziehung ortsgebundener Kurmittel erforderlich sind,
- die vorübergehende völlige Herauslösung aus dem persönlichen Umfeld sinnvoll ist,
- Patienten wegen zu großer örtlicher Entfernung ein Therapiezentrum nicht ambulant nutzen können.

Grundsätzlich sind alle Krankheitszustände, die durch ortsgebundene Kurmittel, aber auch aufgrund der Allgemeinwirkung einer Kurbehandlung erfahrungsgemäß eine Verbesserung oder Stabilisierung ihres Zustandsbildes erfahren, kurbehandlungsfähig.

Das Stadium der Erkrankung, der Allgemeinzustand des Patienten und seine Einstellung zur Gesundheit spielen dabei eine wesentliche Rolle.

Zur Kurfähigkeit eines Patienten gehört, daß er aufgrund möglicher anderer Begleiterkrankungen noch bis zu einem gewissen Grad belastbar sein muß; außerdem soll das erkrankte Organsystem gegenüber dem verabfolgtem Reiz noch reaktionsfähig sein.

Die natürlichen Heilmittel wirken grundsätzlich über mechanische, thermische und chemische Immediateffekte sowie − bei iterativer, d. h. kurmäßiger Anwendung − als eine Form der unspezifischen Reiz-, Regulations- und Adaptationstherapie.

Grundsätzliches zur Kurorttherapie der chronischen Polyarthritis (CP)

Die Kurfähigkeit von CP-Patienten hängt vom Behinderungsgrad und der klinischen Aktivität der Erkrankung ab. Inaktive Fälle sind sicher kurfähig; bei aktiven Krankheitsstadien besteht das Risiko in der Auslösung von Exazerbationen des Krankheitsprozesses im Sinne von starken Badereaktionen, die von Schubsituationen nicht abgrenzbar sind. Bei der balneophysikalischen Therapie des chronischen Polyarthritikers müssen daher folgende Grundsätze beachtet werden (nach Knüsel 1988a):

1) Individuelle Anpassung an
   - Krankheitsstadium,
   - Entzündungsaktivität,
   - Funktionsklasse,
   - Allgemeinzustand,
   - Lebensalter,
   - Nebendiagnosen.
2) Je akuter die Entzündung, um so schonender die balneophysikalische Therapie.
3) Die balneophysikalische Therapie muß sich in den komplexen Gesamtbehandlungsplan der CP einfügen.
4) Aus dem großen verfügbaren Arsenal
   - die richtige Maßnahme auswählen,
   - zum richtigen Zeitpunkt anwenden,
   - korrekt dosiert applizieren.

Auch eine unterstützende höhenklimatische Behandlung kann eine zusätzliche Rolle spielen; der Einfluß von Wetter und Klima auf die Beschwerden der Rheumatiker ist allgemein bekannt. Die Durchführung einer Basistherapie (Resochin, Goldsalze, D-Penicillamin) ist nicht als Kontraindikation anzusehen, ebenso die Ausdehnung des Gelenkbefalls, wenn in einer spezialisierten Kurklinik geeignete Behandlungsmöglichkeiten vorhanden sind. Sofern kein hoher Behinderungsgrad vorliegt, werden auch längerdauernde Bäderapplikationen und eine intensive Bewegungstherapie von „ausgebrannten Fällen" einer chronischen Polyarthritis in der Regel gut toleriert.

Grundsätzliches zur Kurortbehandlung der Spondylitis ankylosans (M. Bechterew)

Weniger Probleme als die stadien- und aktivitätsabhängigen Verlaufsformen einer rheumatoiden Arthritis macht die Kurortbehandlung der Spondylitis ankylosans (M. Bechterew), sofern sie ohne periphere Gelenkbeteiligung vorliegt. Die beim Wirbelsäulenbefall hauptsächlich ossifizierenden Prozesse sprechen gut auf eine balneologische Behandlung an. Hauptziel ist hier neben der Dämpfung des Entzündungs- und Schmerzgeschehens v. a. eine intensive Förderung oder Verbesserung der Bewegungsfunktion. Ein moderner Kurort beschäftigt heutzutage für die Behandlung von Bechterew-Patienten mindestens einen Sportlehrer, dem Spezialschwimmen für Rheumakranke und Rheumasport geläufig sind. Durch regelmäßige Kuren (alle 3 Jahre) gelingt es in sehr vielen Fällen, arbeitswillige Patienten bis ins hohe Lebensalter arbeitsfähig zu erhalten. Die Behandlung sollte schon frühzeitig im Stadium der Iliosakralgelenkarthritis beginnen. Die Diagnose wird jedoch häufig erst mit einer gewissen Latenz nach Krankheitsbeginn gestellt.

Da es sich um eine kausal nicht behandelbare Erkrankung handelt, ist für die Behandlung progredienter Verlaufsformen entscheidend, daß eine zunehmende Einsteifung der Wirbelsäule in günstiger Haltung unter Vermeidung einer zunehmenden Kyphosierung erfolgt!

Grundsätzliches zur Kurortbehandlung bei degenerativen Erkrankungen

Die Behandlung degenerativer Gelenk- und Wirbelsäulenerkrankungen ist eine Domäne der physikalischen Therapie und der kombinierten Kurorttherapie. Da es sich hierbei meist um ältere Menschen handelt, liegt in vielen Fällen eine Multimorbidität vor (s. auch Kap. 13). Man findet nämlich häufig bei Patienten höheren Lebensalters mit degenerativen Gelenk- oder Wirbelsäulenerkrankungen zusätzlich noch eine behandlungsbedürftige kardiovaskuläre oder pulmonale Erkrankung; deren Beachtung ist wichtig, weil deshalb die Intensität und Dosierung der balneologischen Maßnahmen zu reduzieren ist, diese manchmal auch eine Kontraindikation darstellen. Die degenerativen Veränderungen können zu anhaltenden Schmerzen, passageren Reizzuständen, Funktionseinschränkungen und zu Störungen der Statik und infolgedessen zu einer Minderung der körperlichen Leistungsfähigkeit führen.

Ähnliches gilt für die Affektionen der Wirbelsäule und die damit zusammenhängenden Krankheitsbilder wie vertebragene Syndrome, primäre und sekundäre Ischialgien, Fehlhaltungen und für die mit letzteren verbundenen pseudoradikulären Syndrome. Viele dieser Fälle werden ambulant behandelt. Für chronische Verlaufsformen ist eine komplexe Kurortbehandlung nach wie vor die Therapie der Wahl. Sie bildet ein wesentliches Element zur Verminderung des Arbeitsausfalls sowie zur Verzögerung einer drohenden Invalidität (s. auch 6.1).

2.2 Wirkungen einer orthopädisch-rheumatologischen Kurortbehandlung

2.2.1 Allgemeine Kurorteffekte und Kurortmilieu

Im Rahmen einer 4–6wöchigen Kur lassen sich sowohl subjektive wie auch objektive allgemeine Kureffekte beobachten, die je nach Krankheitsausprägung und Persönlichkeit des Patienten variieren.

Allgemeine subjektive Kurorteffekte

Der Milieu- und Klimawechsel im Rahmen einer zeitlich vorgegebenen Entlastungssituation in der Kur bedeutet unter ganzheitlichen Aspekten für den Patienten eine besondere therapeutische Chance. Er wird dabei aus dem konflikt- und streßbesetzten Alltagsleben herausgelöst, was seine Bereitschaft fördern kann, sich Gesundheitsaspekten zu öffnen. Für viele Kurpatienten bedeutet Erholung und Entspannung wieder die Möglichkeit, sich auf die natürlichen Lebensbedürfnisse zu konzentrieren. Dazu gehören u. a. Selbstreflexion, das Finden einer sozialen Rolle außerhalb des bisherigen sozialen Umfelds, die Neu- oder Wiederentdeckung kultureller Interessen, ggf. auch kreativer Fähigkeiten. Nicht selten werden derartige Wünsche nach langer Zeit erst wieder im Rahmen einer Kur wahrgenommen und realisiert. Bedürfnisse und Zielsetzungen sind individuell verschieden. Während für den einen die Bewußtmachung seiner Probleme, eine Analyse seines bisherigen Lebens und eine mögliche Neuorientierung im Vordergrund stehen, sind für den anderen Ablenkung und Zerstreuung, kulturelle Selbstentfaltung und Entspannung von größerer Bedeutung. Insbesondere bei vorangegangenen oder aktuellen psychischen Belastungssituationen sind für den Erfolg von Kuraufenthalten nicht nur die medizinischen Anwendungen von Bedeutung. Psychologische Faktoren spielen eine große Rolle! Der „Tapeten- und Ortswechsel", die „neue Beheimatung" am Kurort, ein „Kurschatten" sowie das vorübergehende Freisein vom „täglichen Einerlei", von berufs- und familiären Verpflichtungen gehören hierzu.

Der Kurarzt ist jedoch angehalten, die mögliche Gefahr einer Krankheitsfixierung oder -aggravierung bei besonders strukturierten Patienten nicht zu übersehen, die durch den Wunsch nach Aufrechterhaltung oder Wiederholung einer solchen Entlastungssituation bedingt sind! Selbstbestimmungs- und Kommunikationseffekte sind wesentliche Faktoren einer Badekur. Im Wechsel mit den verordneten Anwendungen, Gesundheitsseminaren und festgelegten Essens- und Schlafenszeiten können Freizeitaktivitäten eigenverantwortlich ergriffen werden. Hierzu zählen z. B. Musikveranstaltungen, Theater- und Vortragsprogramme, die am Kurort in aller Regel angeboten werden. In diesem Rahmen kommt es nicht selten zu ungeplanten und spontanen Kontakten sowie Sozialbeziehungen der Kurenden untereinander. Dabei werden Isolations- und Regressionstendenzen reduziert, insbesondere bei den Patienten, bei denen der Genesungseffekt durch einschneidende soziale Ereignisse wie z. B. Ehescheidung, drohende Arbeitslosigkeit etc. beeinträchtigt ist. Gerade in diesen Fällen sind ein Gedanken- und Erfahrungsaustausch oft sehr hilfreich und können zu einer psychischen Stabilisierung des Betroffenen beitragen.

Kurmilieu

Jeder Kurort hat ein für ihn charakteristisches Kurmilieu, das u. a. durch die Ästhetik des Kurparks, der Bäderarchitektur sowie durch die Unterhaltungsmöglichkeiten am Kurort geprägt ist. Kultur- und Natureffekte gehen ebenfalls von diesem Kurortmilieu aus; sie können zu einer Auflockerung und Anhebung der Gemüts- und Bewußtseinslage führen. Sie stellen damit einen nicht zu unterschätzenden psychologischen Faktor im Rahmen der Heilbehandlung dar. Ein stationäres Heilverfahren oder eine Anschlußheilbehandlung in einem stillgelegten Trakt eines Akutkrankenhauses andernorts haben deshalb nicht den gleichen Effekt!

„Ebensowenig wie eine Kur einfach eine Verlagerung der physikalischen Therapie an einen Kurort ist, wird die Verlagerung der Balneotherapie an den Wohnort dadurch zu einer Kur" (zit. nach Schmidt 1989). Diese Tatsache ließ sich bereits auch wissenschaftlich untermauern. Steiner (zit. nach Schmidt 1983) bewies, daß die Behandlung von Polyarthritiskranken am Kurort wirkungsvoller ist als eine intensive Bewegungstherapie und eine Behandlung mit chemischen Mitteln am Wohnort.

Subjektive Kureffekte beinhalten also:
- Entlastungseffekte,
- Kommunikationseffekte,
- Freizeiteffekte,
- Selbstbestimmungseffekte,
- Natur- und Kultureffekte.

Allgemeine therapeutische Kategorien

In Abhängigkeit von der Lage und dem Klima eines Badekurortes kommt es zu einer Neuorientierung des Gesamtorganismus, insbesondere zu zahlreichen Umstimmungsprozessen des vegetativen Nervensystems. Für viele Patienten stellt die Anfangszeit eine deutliche Umstellungsphase dar. Symptome wie Kopfschmerzen, Verdauungs- und Einschlafstörungen, Unruhe etc. werden nicht selten als Eingangsreaktionen beobachtet, die in der Regel jedoch im Verlauf einer Kur wieder verschwinden.

Interessant ist die Tatsache, daß ein Großteil der Effekte einer Badekur weitgehend unabhängig von der Wahl und der Kombination der verordneten Kurmittel auftritt!

Diese Beobachtung war vielfach Anlaß für die Vermutung, daß eine Bäder- und Klimakur generell eine völlig unspezifische Allgemeinbehandlung darstellt, bei der Art und Kombination kurmäßiger Behandlungsansätze letztlich nur eine untergeordnete Rolle für den Verlauf und den Erfolg darstellen. Demzufolge treten im Verlauf einer Kurbehandlung noch andere Effekte auf, die weitgehend therapieunabhängig als „generalisierte Hintergrundreaktionen" aufgefaßt werden müssen (Näheres hierzu s. 2.2.2).

Chronobiologische Aspekte

Der Einfluß des biologischen Tagesrhythmus auf die Wirkung von Medikamenten und physiologischen Organfunktionen ist heute weitgehend bekannt. Auch die individuelle Reizempfindlichkeit gegenüber balneophysikalischen Verordnungen unterliegt tageszeitlichen Schwankungen. Die vasokonstriktive Reaktion auf Kältereize ist z. B. aufgrund der Thermoregulation in den frühen Morgenstunden am stärksten (Hildebrandt 1983). Hinzu kommt, daß auch einige Krankheiten mit einer Störung der Tagesrhythmik einhergehen können. Im Rahmen einer Kurbehandlung müssen daher Gesichtspunkte, die für die rhythmische Ordnung des Gesamtorganismus relevant sind, mitberücksichtigt werden, wenn man eine Adaptation an Normalfunktionen erreichen will. Solche Aspekte spielen eine wichtige Rolle und erklären mitunter auch das Auftreten von „Kurkrisen" während eines Kurverlaufs.

2.2.2 Wirkprinzipien einer Kurbehandlung bei Erkrankungen des Bewegungsapparates

Die Wirkung einer Bäder- und Kurortbehandlung beruht einerseits auf dem Therapieeffekt der am Kurort möglichen Spezialtherapie, andererseits aber auch auf unspezifischen Wirkprinzipien. Beide Anteile lösen Therapieeffekte und komplexe Reaktionsprozesse aus, die sich in ihren Wechselbeziehungen ergänzen (s. Abb. 2.1). Sie sind ausschlaggebend für den Erfolg einer Kurortbehandlung.

Bädereffekt

Unter den speziellen Therapieanwendungen hat der Bädereffekt eine große Bedeutung. Seine thermische und mechanische Wirkung ist unbestritten. Für die Behandlung orthopädisch-rheumatischer Erkrankungen besteht heute jedoch weitgehende Übereinstimmung darin, daß der chemischen Zusammensetzung des Wassers – entgegen früheren Ansichten – keine wesentliche Bedeutung mehr beizumessen ist. Die perkutane Resorption von Badeinhaltsstoffen ist, von wenigen Ausnahmen (z. B. CO_2, Rn) abgesehen, so gering oder verzögert, so daß in der Regel keine effektive pharmakodynamische, sondern höchstens langfristig eine intrakutane Reizwirkung erwartet werden kann. Bäderserien bewirken jedoch tiefgreifende Umstimmungen im Gesamtorganismus, die den zugrundeliegenden Krankheitsprozeß zu beruhigen vermögen (Näheres hierzu s. 3.3.4).

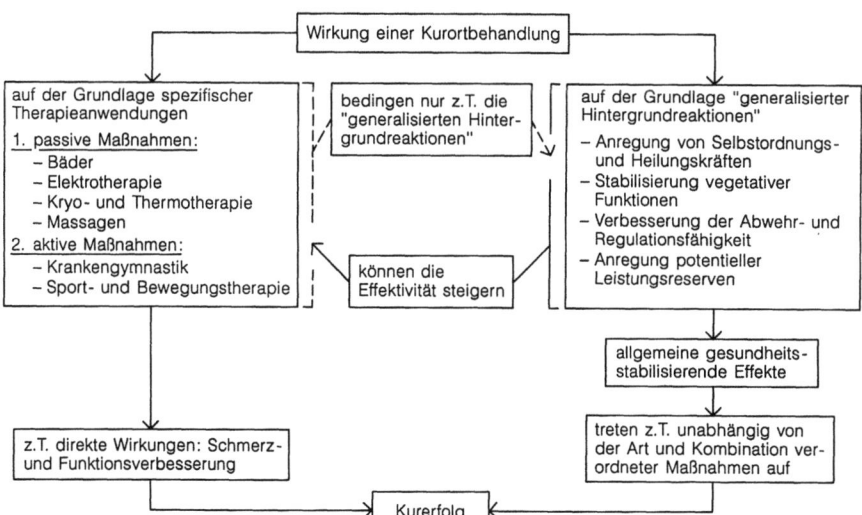

Abb. 2.1. Wechselseitige Beeinflussung verschiedener Wirkkomponenten im Rahmen einer Kurbehandlung (Ablaufschema)

Andere vorwiegend passive Therapiemaßnahmen

Bei chronischen Leiden sind hier vornehmlich die Wirkungen der Thermotherapie mit ihrem hyperämisierenden und muskelrelaxierenden Effekt zu nennen, ebenso die Kryotherapie bei Zuständen mit akut entzündlichen Krankheitserscheinungen (vgl. 3.3.3). Eine tonusregulierende, stoffwechselverbessernde, aber auch analgetische und atrophieverhindernde Wirkung auf die Muskulatur können elektrotherapeutische Maßnahmen leisten (vgl. auch 3.3.5). Massagen sollen Muskelverspannungen beseitigen und die Gewebstrophik verbessern. Außerdem tragen sie zur Schmerzlinderung bei und führen zu einer psychischen Entspannung (vgl. 3.3.2).

Aktive Therapiemaßnahmen

Ein wesentlicher kurtherapeutischer Ansatz bei orthopädisch-rheumatischen Leiden stellt der funktionsverbessernde, kräftigende, stabilisierende und detonisierende, aber auch die Koordination der Bewegung fördernde Effekt der Bewegungstherapie im Wasser oder im Trockenen dar. Sporttherapeutische Maßnahmen wie Schwimmen, Jogging oder ein sensomotorisches Training sollten – bei entsprechend belastbaren Patienten – ebenfalls in die Kurbehandlung eingezogen werden. Während krankengymnastische Übungsprogramme in erster Linie auf eine verbesserte Bewegungsfunktion abzielen, verbessern sporttherapeutische Maßnahmen eher die Koordination und die Geschicklichkeit, aber auch die Ausdauer der Bewegungen (s. Tabelle 2.2; vgl. auch 4.6).

Medikamentöse Therapiemaßnahmen

Grundsätzlich sind im Rahmen einer Kurortbehandlung auch ausreichende Bedingungen gegeben, eine schon begonnene medikamentöse Therapie fortzusetzen oder zweckmäßig neu einzusetzen. Bei den degenerativen Gelenk- und

Tabelle 2.2. Intensität kurtherapeutischer Reize (*von oben nach unten* zunehmend). (Mod. nach Tilscher u. Eder 1986)

	Balneotherapie	Thermotherapie	Bewegungs-therapie	Massagen
(Reizintensität)	Ansteigende Teilbäder	Wärmelappen	Passives Üben	Teilmassagen
	Kneippgüsse Teil-/Vollgüsse	Infrarotlichtbestrahlung	Hockergymnastik	Lymphdrainage
	Medizinische Bäder	Kurz- und Mikrowellen	Isometrische Gymnastik	Vollmassagen
	Überwärmungsbäder	Fango- und Moorpackungen	Lockerungsgymnastik	Intensive Bindegewebsmassage
	Thermalkurort	Heißluft	Widerstandsübungen	Unterwassermassage

Wirbelsäulenerkrankungen wird als Behandlungsziel eine symptomatische Schmerzreduzierung angestrebt, bei vielen entzündlich-rheumatischen Erkrankungen kommt es zusätzlich noch auf den protektiven Langzeiteffekt einer medikamentösen Begleittherapie an (z. B. Basistherapeutika bei Patienten mit chronischer Polyarthritis s. auch 3.2).

Generalisierte Hintergrundreaktionen

Nicht geringer als die erwähnten speziellen Therapieanwendungen sind die unspezifischen Wirkungen einer Kurortbehandlung einzuschätzen. Im Gegensatz zu einer ambulanten oder akutklinischen Behandlung kommt es durch die intermittierenden Kurmittelanwendungen zusammen mit den Milieu- und Klimafaktoren zu autonomen Reaktionen im vegetativen Nervensystem und damit zu Umstimmungsreaktionen im Organismus. In diesem Rahmen können häufige zivilisatorische Fehlanpassungen zurückgebildet sowie Selbstordnungs- und Heilungskräfte angeregt werden, die zu einer Korrektur pathologischer Funktionen und zu einer Steigerung der Funktionsökonomie führen. Bei günstigen, ausreichend langen Kurverläufen wird eine Normalisierung und Stabilisierung vegetativer Parameter beobachtet; emotionell sinkt die Reizbarkeit, was die Schmerzverarbeitung (positiv) verändern kann.

Adaptationswirkungen

Die von Hildebrandt (Marburg) entwickelte Theorie über die Adaptationswirkung einer klima- und balneotherapeutischen Behandlung stellt einen bedeutenden Fortschritt in der Kurforschung der letzten Jahrzehnte dar.

Es ist seit längerem bekannt, daß die Reaktion auf einen balneotherapeutischen Reiz dem Wirkungseffekt einer ganzen Serie von Reizen während einer Kur nicht gleichkommt. So kann man bei der Reizbeantwortung einzelner therapeutischer Applikationen in der Regel mit Reaktionen von mehrstündiger Periodendauer rechnen, die dann jedoch rasch abklingen. Unter permanenter oder serienmäßiger Reizbelastung können die periodischen Reaktionen jedoch länger andauern und damit eine nachhaltigere Wirkung hervorrufen. Die Reaktion der biologischen Regulationssysteme auf physiotherapeutische Reize ändert sich phasenmäßig, um sich schließlich auf ein höheres Niveau einzustellen. Komplexe Reizbelastungen und intermittierend wiederholte Reizanwendungen im Rahmen einer Behandlungsserie werden insbesondere dort wirksam, wo krankhafte Prozesse mit Adaptationsverlust oder Fehladaptation einhergehen. Dabei kann die Besserung der Funktion eines physiologischen Systems mit der Besserung der Funktion anderer Systeme parallel laufen, auf welche der Behandlungsreiz nicht unmittelbar wirkt.

Normalisierung von Funktions- und Koordinationsleistungen

Dieser Prozeß ist gekennzeichnet durch ein Zustreben einzelner Zustandsgrößen (z. B. Herz-Kreislauf-Parameter) auf einen Zielbereich, der einem durch-

schnittlich gesundem Kollektiv entspricht. Mit der Normalisierung von Funk-
tionsgrößen kommt es zu einer verbesserten Regulations- und Kompensations-
fähigkeit potentieller gesundheitlicher Störeinflüsse; die körperliche Leistungsfähigkeit von Patienten mit Erkrankungen des Bewegungsapparats kann hierdurch zunehmen. Dies ist dann nicht das Resultat einer gezielt eingesetzten
Funktionstherapie, sondern vielmehr Folge der reaktiven Anregung von Selbst-
ordnungsleistungen und -kräften. Im Rahmen einer Kurortbehandlung werden
üblicherweise auch Anpassungsprozesse optimiert. Die dabei erzielbare Leistungssteigerung kommt sowohl dem gesunden wie auch dem kranken Organismus als unspezifischer Effekt zugute.

Verbesserung der Abwehr- und Regulationsfähigkeit

Ferner können sich im Rahmen einer Kurortbehandlung die Abwehr- und Re-
gulationsfähigkeiten verbessern und eine Normalisierung der Gewebefunktion
und -trophie bewirken. Mögliche weitere Angriffspunkte in diesem Zusammenhang zeigt nachfolgende Übersicht. Die Normalisierung der oben genannten Funktions- und Koordinationsleistungen wird somit gefördert.

*Wirkkomponenten der Balneotherapie bei entzündlich-rheumatischen
Erkrankungen* (mod. nach Schmidt 1984)

---

1) Allgemeine Angriffspunkte:
- Gefäßsystem,
- Immunsystem,
- vegetatives Nervensystem,
- Stoffwechsel.

2) Lokale Angriffspunkte am Entzündungsprozeß:
- Zellen- und Zellfunktionen,
- Freisetzung von Lysosomen und lysosomalen Enzymen,
- Entstehung und Freisetzung von Entzündungsmediatoren,
- Wirksamkeit von Enzymen, Mediatoren und Modualtoren,
- pathogenetisch verantwortliche Immunreaktionen,
- regenerative Prozesse.

Reaktive Periodik

Ein weiterer allgemeiner Kureffekt besteht in der sog. reaktiven Periodik. Umfangreiche Untersuchungen haben inzwischen belegt, daß eine etwa 7tägige Periodik (Zirkaseptanperiodik) charakteristisch für eine schrittweise einsetzende
Verbesserung der meisten Kompensations-, Adaptations- und Selbstheilungs-
prozesse ist.

Der Nachweis von allgemeinen Kurwirkungen in Form von Normalisierung, Regularisierung und reaktiver Periodik kann als Beweis für die Wirksamkeit von Kuren angesehen werden.

Diese allgemeinen Therapieprinzipien zeigen, daß gerade die vegetative Gesamtumschaltung als generalisierte Hintergrundreaktion die Voraussetzung dafür darstellt, daß zusätzlich durchgeführte lokale und funktionelle Maßnahmen eine gesteigerte Wirkung haben.

Zweck der Kurortbehandlung ist also die Ergänzung und Festigung der mit anderen Methoden durchgeführten Behandlung durch Anregung potentieller Leistungsreserven, Training der Regulationsmechanismen und Stabilisierung autonomer Reaktionen.

Eine solche Therapie am „umgetopften Kranken" (Jordan 1964) verbessert v. a. die Restgesundheit.

Stellenwert allgemeiner Effekte und Wirkungskomplexe

„Trotz aller modernen Spezialisierungsversuche bleibt der unlösliche Komplex von klimatischen Bedingungen, psychosozialen Milieufaktoren und den mehr oder weniger gezielten Einwirkungen der verschiedenen Kurmittelanwendungen eine überwiegend umfassend wirkende Therapie" (Hildebrandt u. Jungmann 1985). Eine genaue Analyse sämtlicher Effekte und Wirkungskomplexe einer Kur ist daher zum jetzigen Zeitpunkt noch nicht möglich; sie bleibt eine Aufgabe für die künftige Kurforschung. Die Kenntnis dieser allgemeinen Kureffekte beinhaltet jedoch eine weitgehende Korrektur der früheren Meinung, nach der das „ortsspezifische Kurmittel" oder die gezielt eingesetzte schmerz- und funktionsorientierte physikalische Maßnahme allein für den Kurerfolg verantwortlich sind. So gesehen wurde die Bedeutung der spezifischen Kurmittel in früheren Jahren sicherlich überbewertet, und Anschauungen, welche das Kurmittel analog einem Pharmakon betrachten, sind nach neueren Erkenntnissen als weitgehend obsolet zu betrachten.

Die kombinierte Kurorttherapie ist in ihren Effekten auch von einem Zeitfaktor abhängig, der ganz ähnlich wie bei einem sportlichen Training berücksichtigt werden muß. Nicht ein oder zwei Dauerläufe, sondern nur ein konstantes Lauftraining über mehrere Wochen kann die Kondition nachhaltig verbessern. Ähnliches gilt für die Funktionsverbesserung des Bewegungsapparats bei chronisch rheumatischen Erkrankungen durch wassergymnastische Übungen, funktionelle Bewegungstherapien, Massagen, Packungen und Bäder.

Rahmenbedingungen einer Kurortbehandlung

Damit die hier dargestellten Wirkungen auch zum Tragen kommen, ist eine Mindestbehandlungsdauer notwendig. Die Dauer einer Kurortbehandlung beträgt heute durchschnittlich 3–4 Wochen. Kürzere Behandlungen, wie sie aus ökonomischen Erwägungen immer wieder durchgeführt werden, sind wertlos oder haben lediglich Feriencharakter. Zudem soll eine Kurbehandlung früh einsetzen, da die Chronizität eines Leidens um so weniger eintritt, je früher die Abwehrkräfte aktiviert werden! Sie ist relativ streng ärztlich zu führen und zu kontrollieren, die Behandlungen müssen dem Krankheitszustand des Patienten, seinem Alter, aber auch seinem Behinderungsgrad angepaßt sein. Auf Perioden intensiver Belastung müssen entsprechende Ruhe- und Erholungspausen folgen. Der größte Feind einer korrekten Kurortbehandlung von Patienten mit Erkrankungen des Bewegungsapparats ist die Polypragmasie im Sinne einer zwar wohlgemeinten, aber inadäquaten Therapieverordnung.

2.3 Stellenwert der Kurmedizin in der medizinischen Gesamtversorgung

2.3.1 Zur Situation des Kurwesens in der heutigen wissenschaftlichen Medizin

In einer Epoche, in der z. T. hochtechnisierte Verfahren in der Diagnostik und Therapie angewandt werden und die Pharmakotherapie spektakuläre Erfolge aufweisen kann, ist man es gewohnt, Behandlungsansätze danach zu beurteilen, wie rasch sich deutliche bzw. „meßbare" Effekte ergeben.

Zweifel am Nutzen einer Bäder- und Kurorttherapie können aber nur dann aufkommen, wenn man versucht, diese nach pharmakotherapeutischen Grundsätzen zu bewerten. Die Gesundheitseffekte einer Kur treten nämlich erst mit einer Latenz in Form eines stufenweisen Anstiegs der allgemeinen Leistungs- und Widerstandsfähigkeit, Funktionsverbesserung der Organsysteme sowie in einer verbesserten Homöostase in Erscheinung. Obwohl die Kurmedizin zu jenen Gebieten der Heilkunde gehört, die sich in den letzten Jahren besonders intensiv entwickelt haben, fristet sie gegenüber der klassischen Schulmedizin immer noch ein Schattendasein. Die Fortschritte auf dem Gebiet der Kurforschung in den letzten Jahrzehnten festigen jedoch zunehmend die Position der Balneologie und physikalischen Medizin sowohl als Behandlungsmethoden wie auch als klinische Disziplin.

In diesem Rahmen wurden immer mehr Erkenntnisse darüber gewonnen, wie physiologische und pathologische Wirkungen verschiedener Energieformen sich ausnehmen, wenn sie am Menschen therapeutisch zur Anwendung gelangen.

Die Bädertherapie ist die einzige physiologische Methode zur Provokation von gesundheitsfördernden Reaktionen und damit unersetzlich in den 3 Phasen der ärztlichen Behandlung: Prophylaxe, Therapie und Rehabilitation.

Das Erkennen der ökologischen Krankheitsursachen erhöhte ebenfalls die Bedeutung einer Kurortbehandlung. Die Komplexibilität der Heilverfahrensmedizin erweist sich formalwissenschaftlich als nur schwer zugänglich. Empirische Elemente überwiegen nach wie vor. Die Kurmedizin läßt sich daher nur zum Teil mit den Kriterien der somatischen Medizin wissenschaftlich begründen, zum anderen Teil stellt sie aber auch eine psychologisch und sozialmedizinisch begründete Gesundheitsmaßnahme dar. Dabei sind Kurerwartungen, Kurziele, Kurformen und Kurwirkungen vielfältig und z. T. auch widersprüchlich miteinander verknüpft. Im Selbstverständnis der Mediziner dominiert immer noch die Medizin als angewandte Naturwissenschaft. Die medizinische Ausbildung an den Universitäten in Balneologie und physikalischer Medizin ist daher spärlich und führt im Einzelfall auch dazu, daß sich der niedergelassene Arzt im Zweifelsfall gegen diese Therapieform entscheidet, und zwar aus einer Überzeugung, die aus weitgehender Unkenntnis erwächst.

Je mehr sich die Schulmedizin in eine Fächerspezialisierung aufgliedert, je stärker die Technisierung ihrer einzelnen Subdisziplinen fortschreitet, desto mehr gebührt der Kurmedizin im Rahmen unseres Gesundheitssystems unter ganzheitlichen Gesichtspunkten Beachtung.

Nicht in der Konkurrenz mit der Pharmakotherapie oder der modernen biomedizinischen Technik, sondern in Präventions- und Rehabilitationsaufgaben liegt die Hauptbedeutung der Kurmedizin.

Die Kurforschung muß daher davon ausgehen, daß die Balneologie ein Ergänzungs- und Kontrastprogramm zur klinischen Medizin liefert, welches nicht nur naturwissenschaftlich, sondern v. a. auch sozialmedizinisch betrachtet werden muß. Eine Behandlung unter diesen Gesichtspunkten stellt keine pseudoklinische Methode dar: Kurbehandlungen haben sich seit Jahrhunderten bei der Behandlung chronischer Krankheiten bewährt. Insbesondere die Rheumakuren haben eine lange Tradition (s. auch Kap. 1).

Die medizinische Effizienz einer Kur ist inzwischen durch zahlreiche Statistiken belegt worden (vgl. dazu auch Kap. 6). Die inzwischen von verschiedenen Autoren nachgewiesene Abnahme der Arbeitsunfähigkeitstage in den Jahren nach einer Kurbehandlung sowie die Reduzierung der Neuzugänge bei den Berufs- und Erwerbsunfähigkeitsrenten unterstreicht eindrucksvoll die gesundheitspolitische Relevanz dieses medizinischen Sektors. Die Heilverfahrensmedizin stellt deshalb einen Hauptpfeiler unseres medizinischen Versorgungssystems dar und ist in ihrem Aufgabenbereich auf verschiedenen Ebenen mit den anderen Versorgungssystemen verknüpft (Abb. 2.2).

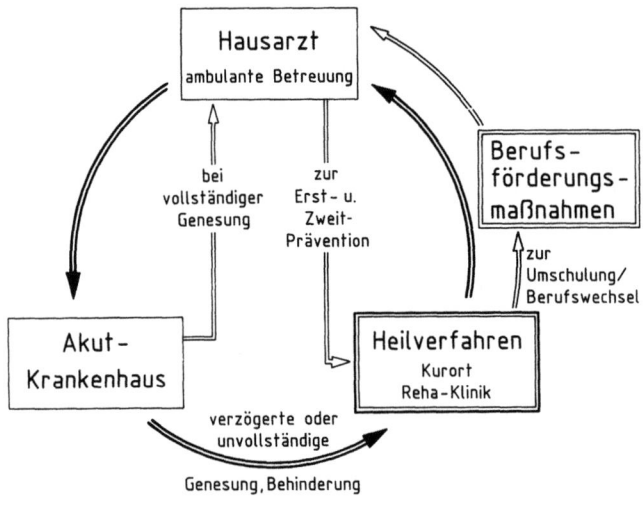

pathogenetisch orientierte   hygiogenetisch orientierte
(Krankheits-bezogene)   (Gesundheits-bezogene)

Maßnahmen   **Maßnahmen**

Ausschaltung der Krankheitsherde   Rekonvaleszenz, Schonung
Korrektur gestörter Funktionen   Leistungssteigerung
Ersatz ausgefallener Funktionen   Leistungserprobung
                                   Gesundheitserziehung ggfl. Umschulung

Abb. 2.2. Stellung der Kurortmedizin in der Gesamtmedizin. (Aus Amelung u. Hildebrandt 1985)

Die Weiterentwicklung der traditionellen Kurmedizin wird heute in zunehmendem Maß durch die medizinische Forschung bestimmt. Viele der modernen Sanatorien und Kurkliniken haben inzwischen hinsichtlich ihrer apparativen Ausrüstung den neuesten technischen Stand erreicht und übertreffen darin manche Schwerpunktklinik. Ferner verfügen die westdeutschen Heilbäder und Kurorte insgesamt über eine Bettenzahl, die vergleichbar ist mit derjenigen aller Akutkrankenhäuser (Schmidt-Kessen 1971).

Wenngleich der Schwerpunkt einer Kur nicht in der Diagnostik, sondern in der Therapie liegt, so ist eine phasengerechte Krankheitsbehandlung ohne eine breite diagnostische Basis, die sich an schulmedizinischen Prinzipien orientiert, nicht mehr möglich.

In einem aktuellen Projekt („Kurforschung 2000") wird seit 1990 auf Initiative der gesetzlichen Krankenversicherung (GKV) hin und im Auftrag des Deutschen Bäderverbandes e.V. eine groß angelegte Forschungsbedarfsanalyse zu Kuren durchgeführt; ihr Ziel ist es, auch unter Einbeziehung der Universitäten und mit Unterstützung aller gesellschaftlichen Gruppen, die das Kurwesen tragen, künftige Forschungsprioritäten zu ermitteln, um eine verbesserte Beurteilung des Kurwesens in der Öffentlichkeit und bei den politischen Entscheidungsträgern zu erreichen. Hiervon sind zusätzliche Gesichtspunkte zu erwarten, die der Gesundheitsvorsorge, Gesundheitsförderung und Rehabilitation von Versicherten dienen.

2.3.2 Vorkommen und Kosten rheumatischer Erkrankungen

In den westlichen Bundesländern gibt es ca. 1,7 Mio. Rheumatiker (Last 1971). Laut Mikrozensus des Statistischen Bundesamtes soll es sogar über 12 Mio. Rheumakranke geben, wenn man die degenerativen Gelenk- und Wirbelsäulenerkrankungen und die weichteilrheumatischen Syndrome hinzuzählt. Diese Daten beruhen jedoch auf Schätzungen, denn rheumatische Erkrankungen stellen eine sehr heterogene Gruppe von Krankheiten dar und präsentieren sich in sehr unterschiedlichen Ausprägungsgraden. Hierin liegt auch heute noch die Hauptschwierigkeit, wirklich zuverlässiges Datenmaterial über das Vorkommen und die Verbreitung dieser Krankheitsgruppe in unserer Bevölkerung zu ermitteln. Auch die Daten des Mikrozensus liefern lediglich Anhaltspunkte, sind aber keine verläßliche Grundlage.

Fest steht jedoch, daß es im Rahmen von Erkrankungen des Bewegungsapparats jährlich zu etwa 15 000 – 20 000 Invalidisierungen kommt (Last 1971). Rund 8% der Gesamtanzahl aller Krankheitstage, das sind über 9 Mio. Arbeitsunfähigkeitstage pro Jahr entfallen auf Rheumaerkrankungen und belasten das Volksvermögen der BRD (ohne die neuen Bundesländer) mit ca. 150 Mio. DM. Die Arbeitsunfähigkeitstage pro Fall liegen durchschnittlich zwischen 20 – 30 Tagen pro Jahr. Als Ursache der Fehlzeiten infolge von Arbeitsunfähigkeit liegen die Erkrankungen des Bewegungsapparats bei Männern derzeit an 4. Stelle und bei Frauen bereits an 2. Stelle. Die jährlichen Gesamtkosten betragen rund 4 Mrd. DM, wenn man die Kosten wegen Arbeitsunfähigkeitstagen, ambulanten Behandlungen, Kur- sowie Krankenhausaufenthalten addiert. Das Gesamtvolumen der Verschreibungen (Arznei- sowie Heil- und Hilfsmittel) aller Ärzte bei der Therapie von Erkrankungen des Bewegungsapparats liegt etwa bei 1,2 Mrd. DM jährlich (Henke 1986). Größenordnungsmäßig belaufen sich die finanziellen Gesamtaufwendungen sogar auf ca. 10 – 11 Mrd. DM/Jahr, wenn man die indirekten Morbiditätskosten wegen Berufs- und Erwerbsunfähigkeitsrenten hinzuzählt. Diese Zahlen sprechen für sich selbst. Sie dokumentieren eindrucksvoll die gesundheitsökonomische Bedeutung orthopädisch-rheumatischer Erkrankungen. Dahinter stehen jedoch Einzelschicksale der Erkrankten mit ihren Leiden und Sorgen, die im Rahmen ihrer chronischen Erkrankung oftmals einen deutlichen Verlust an Lebensqualität hinnehmen müssen.

2.4 Wichtige sozialmedizinische und volkswirtschaftliche Aspekte von Erkrankungen des Bewegungsapparats

2.4.1 Zur ökonomischen Bedeutung rheumatischer Erkrankungen für die Rentenversicherungsträger

Die ökonomische Bedeutung von Erkrankungen des Bewegungsapparats für die Arbeiterrenten- und Angestelltenversicherungen dokumentierte sich im Umfang sowohl der Renten- als auch der Rehabilitationsleistungen. Im Jahre

1988 haben die Träger der gesetzlichen Rentenversicherung rund 330 000 stationäre Maßnahmen zur medizinischen Rehabilitation von Versicherten mit rheumatischen Leiden finanziert (Angabe: Verband Deutscher Versicherungsträger 1989). In diesem Rahmen wurden Kuren und Anschlußheilbehandlungen (AHB) durchgeführt. AHB schließen sich unmittelbar an einen Krankenhausaufenthalt an und dienen der möglichst raschen Wiedereingliederung ins Erwerbsleben. Degenerativ-rheumatische und entzündlich-rheumatische Erkrankungen machen durchschnittlich ein Drittel aller AHB-Maßnahmen aus. 1988 betrug die Gesamtanzahl aller Anschlußheilverfahren 68 000.

Berufs- und Erwerbsunfähigkeitsrenten

Seit Jahren machen Erkrankungen des Bewegungsapparats durchschnittlich 24% aller Rentenzugänge wegen Berufs- und Erwerbsunfähigkeit (BU und EU) aus. Degenerative WS-Veränderungen sowie Bandscheibenschäden und sog. Postnukleotomiesyndrome verursachen allein über die Hälfte aller BU- und EU-Zugänge innerhalb dieser Diagnosegruppe. Die Anzahl der BU- und EU-Zugänge/Jahr liegt bei den entzündlich-rheumatischen Erkrankungen zwar niedriger, dafür ist jedoch das Rentenzugangsalter der betroffenen Versicherten durchschnittlich niedriger (z. B. beim M. Bechterew im Mittel um 50 Jahre), so daß bei normalerweise nicht eingeschränkter Lebenserwartung von einer längeren Rentenlaufzeit auszugehen ist (nach Kaufman 1987). Auch bei den berufsfördernden Maßnahmen in Form von Ausbildung oder Umschulung liegen die Erkrankungen der Bewegungsorgane weit an der Spitze. Außerordentlich schwierig ist die Ausgabenschätzung für BU- und EU-Renten, und zwar deshalb, weil die individuelle Rentenhöhe in Abhängigkeit von den Beitragszeiten und anderen Variablen differiert, und weil eine diagnosegruppenbezogene Zuordnung für vorzeitige Rentenzugänge immer nur für ein laufendes Jahr, nicht aber für den Rentenbestand statistisch ermittelt wird.

Gesamtgrößenordnung finanzieller Aufwendungen

Aufgrund von Hochrechnungen für Rehabilitations- und Rentenleistungen können die Gesamtaufwendungen der Rentenversicherungen für Versicherte mit orthopädisch-rheumatischen Erkrankungen in den westlichen Bundesländern jedoch auf etwa 6 – 6,5 Mrd. DM jährlich geschätzt werden. Der Gesamtbestand von BU- und EU-Rentenempfängern mit chronischen Gelenk- und Wirbelsäulenerkrankungen beträgt ungefähr 600 000.

Die hier skizzierten Größenordnungen zeigen, daß die rheumatischen Erkrankungen auch aus der Perspektive der Rentenversicherungsträger zu den „teureren Volkskrankheiten" gehören. Sie stellen in zunehmendem Maße bei sich verändernder Altersstruktur der Bevölkerung eine Herausforderung zur weiteren Verbesserung der präventiven, kurativen und rehabilitativen Möglichkeiten dar.

2.4.2 Arbeitsmedizinische Aspekte bei rheumatisch erkrankten Kurpatienten – Wiedereingliederung in den Arbeitsprozeß

Der Kurarzt wird immer häufiger im Verlauf einer Rehabilitation auch mit arbeitsmedizinischen Problemen konfrontiert, die eine Fortbildung auf diesem Gebiet ratsam erscheinen läßt. Beim Krankengut orthopädisch-rheumatisch betroffener Kurpatienten ist es unerläßlich, das Krankheitsbild auch unter dem Blickwinkel der typischen beruflichen Belastungen zu sehen.

Nicht wenige Beschwerden sind vorwiegend beruflich verursacht oder werden in ihrer Intensität durch ungünstige Arbeitsplatzbedingungen unterhalten. Im Rahmen der Eingangsuntersuchung muß daher auch eine spezielle Arbeitsanamnese erhoben werden, um zum Zeitpunkt der Entlassung auch eine Beurteilung des verbliebenen Leistungsvermögens im Erwerbsleben treffen zu können (s. hierzu 2.6.3).

Bei den Patienten selbst werden häufig als Entstehungsursachen und Verschlimmerungsgründe Einflüsse vermutet, die im Zusammenhang mit Arbeitsverrichtungen stehen. Arbeitsmedizinische Aspekte müssen dabei zum einen die mögliche Ätiologie, eine Aggravation bzw. die Zunahme von Beschwerden aufgrund der Erwerbsarbeit berücksichtigen, andererseits aber auch erkrankungsbedingte Funktionsbeeinträchtigungen bei der Arbeit erfassen! Dies ist insbesondere dann von Bedeutung, wenn bei einem Patienten eine Arbeitseignungseinschränkung vorliegt, deren Ausmaß Arbeitsunfähigkeit, Berufs- und letzten Endes auch Erwerbsunfähigkeit bedingen kann. Auch Arbeitsanpassungsmöglichkeiten an die Funktionsbeeinträchtigung bei Kurpatienten mit orthopädisch-rheumatischen Leiden müssen in diesem Zusammenhang diskutiert werden.

Untersuchungen über mögliche Einflußfaktoren

a) Patienten mit chronischer Polyarthritis (CP)

Im Rahmen der rheumatoiden Arthritis ist die oft geäußerte Vermutung des verursachenden Einflusses von Witterungs- und Klimaparametern nicht haltbar. So erkrankten z. B. Dockarbeiter in England nach einer von Partridge u. Duthie 1968 publizierten Studie seltener als Büroangestellte. Weber und Gießereiarbeiter erkranken nicht häufiger als nach den Ergebnissen von Untersuchungen der Normalbevölkerung zu erwarten ist (Lawrence 1966). Bei Bergleuten wurden zwar vermehrt Rheumafaktoren festgestellt, jedoch nicht eine größere Häufigkeit von CP-Erkrankungen (Fritze et al. 1971). Weitere Studien dieser Art belegen, daß es für eine berufliche Verursachung bislang keinen gesicherten Anhalt gibt. Allerdings fand man Anfang der 80er Jahre heraus, daß über das Verbleiben von CP-Patienten im Arbeitsleben ebensosehr die Arbeitsbedingungen bei Ausbruch der Erkrankung wie die Merkmale der Erkrankung selbst entscheidend waren. Eine unselbständige berufliche Stellung und eine geringe Autonomie am Arbeitsplatz waren (statistisch) eng mit einem Ausscheiden aus dem Arbeitsleben verbunden.

b) Patienten mit Spondylitis ankylosans

Auch die Spondylitis ankylosans (M. Bechterew) ist ätiologisch noch ungeklärt. Eine Verursachung durch akute oder chronische Traumaeinwirkungen, Überlastungen der Wirbelsäule sowie Arbeitsumweltfaktoren kommen nicht in Betracht (Behrendt u. Behrendt 1971). Sicher ist jedoch eine Verstärkung der Beschwerden durch chronische Überforderung oder Erschütterung der Wirbelsäule anzunehmen.

c) Patienten mit degenerativen Veränderungen

Die degenerativen Gelenk- und Wirbelsäulenveränderungen machen am häufigsten arbeitsmedizinische Probleme. Statische Fehl- und Überlastungen können im Einzelfall als mögliche Ursache in Frage kommen, besonders bei biomechanisch ungünstigen Gelenkfehlstellungen, letztlich ist aber die Ätiologie auch dieser Erkrankungsgruppe noch nicht völlig geklärt. Entscheidend für die Pathogenese von Arthrosen ist jedoch offensichtlich ein Mißverhältnis zwischen Belastung und Belastbarkeit des Gelenkknorpels.

Beschwerdeintensivierende Arbeitsbedingungen

Monotone Gelenk- und Wirbelsäulenstellungen bei gleichzeitig einwirkenden Belastungsmomenten wirken sich nicht selten beschwerdeverstärkend aus. In Abhängigkeit vom Ausmaß arthrotischer Veränderungen der unteren Extremitäten ist gelegentlich eine Arbeitseignung für dauerhaftes Stehen oder häufiges Treppensteigen auszuschließen. Auch das Heben und Tragen schwerer Lasten, Arbeiten auf Gerüsten sowie Gehen auf unebenem Boden können deutlich erschwert sein. Bei Bewegungseinschränkungen infolge einer Schultergelenkarthrose sind dem Erkrankten häufig Überkopfarbeiten, aber auch Arbeiten, die mit Rotationsbewegungen des Armes verbunden sind (schaufeln, sägen, feilen etc.), auf Dauer nicht mehr zumutbar.

Bei den häufig auftretenden Funktionsstörungen der LWS sind Arbeiten in gebückter Körperhaltung oder solche, die ständige Haltungskorrekturen im Stehen erfordern, ungünstig. Der Umfang der Leistungseinschränkungen am Arbeitsplatz wird jedoch von der Gesamtfunktionseinschränkung bestimmt. Ein rechtzeitiger Arbeitsplatzwechsel ist nicht selten erforderlich, um eine Verschlimmerung des Leidens zu verhüten.

Eine dauerhafte schwere oder aufgehobene berufliche Leistungsfähigkeit sollte jedoch erst nach Ausschöpfung aller therapeutischen und rehabilitativen Möglichkeiten angenommen werden. Gerade hierin liegt eine wesentliche Aufgabe von stationären Heilverfahren, die das Ziel einer Funktionserhaltung oder -verbesserung des Stütz- und Bewegungsapparats anstreben.

Neben den möglichen Arbeitseinflüssen ist zu bedenken, daß nicht selten andere Faktoren, wie z. B. Übergewicht und eine damit verbundene Mehrbelastung von gewichttragenden Gelenken, für die weitere Krankheitsprognose bedeutsamer sein können als Arbeitsbelastungen.

Der Zusammenhang zwischen Arbeitsbelastung und Krankheitsmanifestation ist noch am ehesten bei den sog. weichteilrheumatischen Syndromen gegeben, wobei statische Muskelbelastungen, Zwangshaltungen und Bewegungsmonotonien besonders im Zusammenhang mit Streßsituationen eine Manifestation bewirken können. Eine Verschlimmerung bestehender Beschwerden durch diese Faktoren ist mit Sicherheit möglich (s. hierzu auch Kap. 9).

Arbeitsmedizinisch relevante Konsequenzen

Um die Schwierigkeit einer Adaptation an die Arbeitsplatzbedingungen eines Rheumatikers mit Funktionsbeeinträchtigungen zu reduzieren, muß eine frühzeitige Diagnose und sachgerechte Therapie sichergestellt werden, um ein Verbleiben im Arbeitsprozeß zu ermöglichen. Im Einzelfall sind auch rechtzeitige Umschulungsmaßnahmen in Betracht zu ziehen. Ein Kurpatient muß daher bei der Abschlußuntersuchung vor Entlassung hinsichtlich seiner Arbeitsfähigkeit richtig eingeschätzt werden; diese Einschätzung ist definitionsgemäß auf den zuletzt ausgeübten Beruf bezogen.

Unter anderem erweist sich der Wert von stationären Heilverfahren in einer deutlichen Abnahme der Arbeitsunfähigkeitstage in der Zeit nach einer Kur, was u. a. Evers u. Schmidt 1978 durch eine Studie bei 461 Patienten mit degenerativen Rheumaerkrankungen belegen konnten (Abb. 2.3).

2.5 Orthopädisch-rheumatologische Kurmedizin im Rahmen der Prävention und Rehabilitation

2.5.1 Epidemiologie und Prävention rheumatischer Erkrankungen

Chronische Polyarthritis (CP)

In Übereinstimmung mit der klinischen Erfahrung erkranken Frauen ca. 2- bis 3mal häufiger als Männer an einer CP. Die Prävalenz dieser Erkrankung nimmt mit steigendem Lebensalter zu und erreicht in der Gruppe der über 65jährigen für beide Geschlechter ihr Maximum.

Die Inzidenz (Zuwachsrate) beträgt jährlich ca. 0,8 – 1%. Verschiedene Bevölkerungsstatistiken belegen, daß die rheumatoide Arthritis überall in der Welt etwa gleich häufig vorkommt. Die meisten Untersucher stimmen auch darin überein, daß die Erkrankung in allen sozialen Schichten etwa gleich häufig vertreten ist. Schon um die Jahrhundertwende war man auf die familiäre

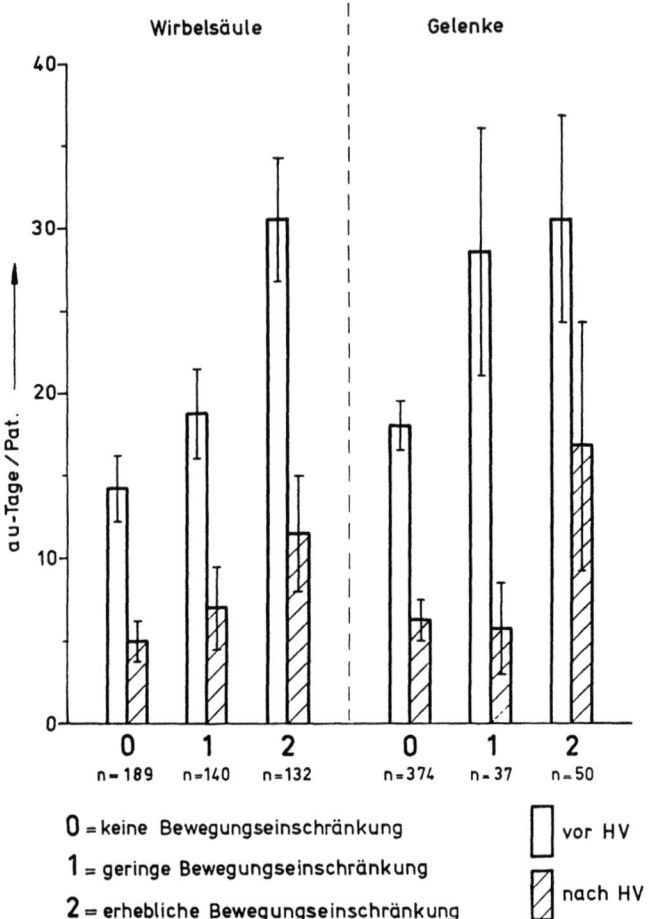

Abb. 2.3. Abnahme der Arbeitsunfähigkeitstage nach dem Heilverfahren (*HV*) bei degenerativen Erkrankungen der Wirbelsäule und der Gelenke in Abhängigkeit von der Bewegungseinschränkung bei Beginn der Kur. (Nach Evers u. Schmidt 1978)

Häufung der CP aufmerksam geworden; neuere Untersuchungen belegen jedoch, daß nur bei den seropositiven und progredienten Verlaufsformen sich eine signifikante Häufung bei Verwandten 1. Grades nachweisen läßt. Aus Ergebnissen von vergleichenden Zwillingsstudien kann abgeleitet werden, daß die familiäre Häufung der seropositiven CP genetisch bedingt ist; bei den seronegativen Fällen läßt sich hingegen eine solche familiäre Häufung nicht feststellen.

Spondylitis ankylosans (M. Bechterew)

Die Spondylitis ankylosans wurde bislang epidemiologisch weniger intensiv untersucht als die chronische Polyarthritis. Auch hier besteht eine Differenz nach dem Geschlecht: Männer erkranken häufiger als Frauen. Das Manifestationsalter liegt in der Regel vor dem 35. Lebensjahr. Nicht nur rassische Differenzen (Afroamerikaner und Farbige erkranken seltener!) in der Häufigkeit der Spondylitis ankylosans, sondern auch die Ergebnisse verschiedener Familien- und Zwillingsstudien belegen einen starken genetischen Faktor bei der Ätiologie dieser Erkrankung.

Degenerative Gelenk- und Wirbelsäulenerkrankungen

Was die degenerativen Wirbelsäulenleiden betrifft, so ließen sich bislang keine geographischen Unterschiede im Vorkommen nachweisen. Osteochondrosen und Spondylosen kommen in verschiedenen Bevölkerungsstichproben etwa gleich häufig vor. Unterschiede im Ausprägungsgrad und der Häufigkeit sind überwiegend beruflich bedingt oder besonderen Umwelt- oder Lebensgewohnheiten zuzuschreiben. Bei den degenerativen Verschleißerkrankungen großer Extremitätengelenke wie Knie und Hüften nimmt die Prävalenz verständlicherweise mit steigendem Lebensalter zu. Genetische Faktoren können im Einzelfall eine Rolle spielen, z. B. bei anlagebedingten anatomischen Dysplasien.

Problem der Krankheitsprävention

Bei chronisch-entzündlichen Rheumaerkrankungen gibt es bislang keine sicheren Anhaltspunkte für die Möglichkeit einer gezielten Prävention, bei den nichtentzündlichen Rheumaformen nur spezielle Ansätze im Einzelfall (z. B. Umstellungsosteotomien bei Gelenkfehlstellungen). Eine primäre Prävention ist daher auch im Rahmen einer Rheumakur nicht möglich; hingegen sind eine Zweit- und Drittprävention möglich im Sinne einer rechtzeitigen Verhinderung ungünstiger Krankheitsverläufe bei bereits Erkrankten. Hier muß sich die Prävention nicht nur auf den somatischen Bereich, sondern v. a. auch auf den Sektor der psychosozialen Probleme erstrecken!

2.5.2 Rehabilitation am Kurort

Die Geschichte der Rehabilitation von Patienten mit orthopädisch-rheumatischen Leiden ist mit der Geschichte des Bäder- und Kurwesens weitgehend identisch (vgl. auch Kap. 1).

Die Mehrzahl der medizinischen Rehabilitationseinrichtungen befindet sich traditionsgemäß in Heilbädern und Kurorten und kann damit die ortsgebundenen Heilmittel und die kurörtliche Infrastruktur, insbesondere auch im Freizeitbereich, in das Rehabilitationskonzept mit einbeziehen.

Rehabilitation wird nach einer Definition der WHO von 1967 verstanden als „die Gesamtheit der Aktivitäten, die nötig sind, um dem Behinderten bestmögliche körperliche, geistige und soziale Bedingungen zu sichern, die es ihm erlauben, mit seinen eigenen Mitteln einen möglichst normalen Platz in der Gesellschaft einzunehmen".

Rehabilitation bedeutet also Hilfe zur Selbsthilfe, sie erfordert deshalb auch eine ausreichende Motivation und Mitwirkung des Rehabilitanten. Aufgabe der Rentenversicherungsträger ist es, nach dem Grundsatz „Rehabilitation geht vor Rente" eine drohende Erwerbs- oder Berufsunfähigkeit eines Versicherten durch Einleitung eines geeigneten Heilverfahrens möglichst zu vermeiden. Dies hat natürlich auch ökonomische Relevanz, da hierdurch die Zahl von Beitragszahlern größer gehalten und die der Zahlungsempfänger reduziert werden kann. Dies ist der Grund, warum alle Sozialversicherungsträger daran interessiert sind, eine geminderte Leistungsfähigkeit des Versicherten so rasch und gründlich wie möglich zu beseitigen. Das bedeutet übrigens keineswegs, daß solche Bestrebungen nicht auch im Interesse des Patienten selbst lägen!

Procedere

Der Vertrauensarzt der Rentenversicherung entscheidet im Antragsverfahren, ob infolge einer Krankheit, eines Gebrechens oder einer Schwäche die Erwerbsfähigkeit eines Versicherten bedroht oder gemindert ist. Insbesondere chronische und langwierige Krankheitsverläufe bei Patienten mit Erkrankungen des Bewegungs- und Stützapparats, die mit den Mitteln der naturwissenschaftlich orientierten Medizin allein nicht ausreichend bewältigt werden können, legen einen Rückgriff auf bereits vorhandene Strukturen in Kurorten nahe.

Im Gegensatz zur Prävention, die noch Gesunde betrifft, die unter dem Einfluß von Risikofaktoren stehen, stellt die Rehabilitation am Kurort eine gezielte Bemühung um einen bereits Erkrankten dar.

Zwischen Prävention und Rehabilitation bestehen jedoch fließende Übergänge, wobei es im übrigen bislang nicht ausreichend definiert ist, wann die Erwerbsfähigkeit eines Versicherten soweit bedroht oder gemindert ist, daß eine Indikation für ein Heilverfahren zweifelsfrei vorliegt. In diesem Entscheidungsprozeß ist der Versicherte unmittelbar miteinbezogen. Er stellt in der Regel seinen Antrag zur Gewährung einer Kur selbst, somit liegt es auch in seinem Ermessen, ob er seine Berufs- oder Erwerbsfähigkeit bedroht sieht.

    Wiederholungskuren sind frühestens nach 3 Jahren möglich. Die Dreijahresfrist braucht jedoch nicht eingehalten zu werden, wenn der Versicherte berufs- oder erwerbsunfähig ist, wenn BU bzw. EU in absehbarer Zeit zu erwarten oder eine vorzeitige Maßnahme aus gesundheitlichen Gründen dringend erforderlich ist.

Auch nach dem Gesundheitsreformgesetz von 1989 verlangt die von der Sozialversicherung getragene stationäre Kur nur eine geringe Selbstbeteiligung (10 DM/Kalendertag); unter bestimmten Voraussetzungen kann diese Selbstbeteiligung sogar entfallen. Sämtliche anderen Kosten werden von der Rentenversicherung getragen, der Arbeitgeber des Versicherten ist während dieser Zeit zur Lohn- und Gehaltsfortzahlung verpflichtet.

Mögliche versicherungsrechtliche Konsequenzen

Ob nach Abschluß eines Heilverfahrens ein Berentungsfall eintritt, beurteilt nicht mehr der Kurarzt selbst, sondern ein Rentengutachter, in der Regel ein Arzt, der dem Gutachterdienst einer Landesversicherung oder der BFA angehört. Aufgrund des rentenärztlichen Gutachtens entscheidet der Versicherungsträger dann im Einzelfall über die Rentengewährung im Rahmen eines „Feststellungsverfahrens".

Die Krankenkasse als alternativer Kostenträger

Nach § 40, Abs. 2 SGB V gewährt auch die Krankenversicherung Behandlung, Unterkunft und Verpflegung, wenn diese erforderlich sind, um eine Krankheit zu heilen, zu bessern oder eine Verschlimmerung zu verhüten. Sie ermöglicht somit auch eine Behandlung in einer Kureinrichtung, wenn nicht ein Anspruch auf entsprechende Leistungen bei anderen Rehabilitationsträgern besteht. Zielgruppe sind in erster Linie nichtberufstätige Menschen wie z. B. Hausfrauen und ältere Menschen.

Die offenen Badekuren werden für die Mitglieder von Krankenkassen als „ambulante Vorsorgekuren" oder als „ambulante Rehabilitationskuren" durchgeführt. Die Kosten für die ärztliche Behandlung werden voll übernommen. An den Kurmittelkosten beteiligt sich der Versicherte mit 10%. Zu den übrigen Kosten (Unterkunft, Verpflegung, Fahrtkosten) gewährt die Kasse derzeit einen Zuschuß von 15 DM pro Kurtag.

Konzeption einer Rehabilitationskur

Die Konzeption der modernen medizinischen Rehabilitation unterscheidet sich wesentlich von überkommenen Vorstellungen von der „Kur" als einer urlaubsmäßigen, angenehm geselligen Alltagsunterbrechung mit Inanspruchnahme vorwiegend passiv erlebter Anwendungen natürlicher Heilmittel. Sie ist vielmehr eine aktiv vom Patienten mitzugestaltende, von Motivation und Eigenverantwortung getragene Gesundheitsmaßnahme. Ein moderner Kurmittelverordnungsplan berücksichtigt daher schwerpunktmäßig aktivierende und trainierende Behandlungsansätze. Ein Beispiel für kurtherapeutische Verordnungsmöglichkeiten zeigt Abb. 2.4.

Kurmittelverordnung

Name: _____

Vorname: _____

geb.: _____

Station: _____

	Anzahl pro Woche
1. Gruppenbehandlungen	
Atemgymnastikgruppe: Bronchitis □, Asthma □, Überblähung □	
Gymnastik (Leistungsgruppe L □, M □, Sch □)	
Ausdauer- und Ergometertraining	
Autogenes Training	
Raucherentwöhnung □, Gewichtsreduktion □	

2. Massagen und krankengymnastische Einzelbehandlung	
Medizinischer Befund _____	
Teilmassage der/des _____	
Thoraxklopfmassage (mit Lagerungsdrainage)	
Bindegewebsmassage	
Unterwasserstrahlmassage	
Krankengymnastische Einzelbehandlung	
Sonstiges: _____	

	Dauer	Temp.	
3. Medizinische Bäder und Packungen			
Mediz. Ganzbad mit Zusatz von _____			
Mediz. 3/4-Halb-Bad mit Zusatz von _____			
Sitzbad mit Zusatz von _____			
Stangerbad			
Hauffe-Armbad			
Packungen mit Fango der/des _____			
Ganz-3/4-Packung nach Prießnitz			

4. Kneippanwendungen	
Wechselarmbäder/Wechselfußbäder	
Güsse: Vollguß; Schulter-Arm-Thorax; Knie-Schenkel; re/li/bds.	
Blitzguß (Wechsel-kalt-heiß)	
Thoraxauflage (Heiße Rolle)	
Wassertreten	

5. Elektrotherapie	
Medizinischer Befund _____	
Kurzwelle – Mikrowelle – Reizstrombehandlung	
Heißluftbehandlung Sonstiges: _____	

6. Besondere Anwendungen	
Schwimmen/Bewegungsbad	
Wassergymnastik	
Sauna	

7. Psychotherapie, Beratung □, Diagnostik □	

_____   _____
                                 Unterschrift des Arztes

Abb. 2.4. Kurmittelverordnungsplan einer orthopädisch-rheumatologisch ausgerichteten Kurklinik

Es wird im Rahmen einer Kurortbehandlung eine Rekonditionierung des Patienten angestrebt, die nicht nur auf die Wiederherstellung der Arbeitsfähigkeit abhebt, sondern ihn auch wieder befähigen soll, seine Rolle im familiären und sozialen Umfeld in bestmöglicher Weise wieder zu übernehmen. Neben den balneophysikalischen Maßnahmen kommt daher einer begleitenden psychosozialen Therapie die Aufgabe zu, dem Patienten Hilfen zu vermitteln, mit denen er auch ohne Resignation mit seiner Behinderung leben kann.

Individuelle Abstimmung der Kurmittelverordnungen

Die meisten orthopädisch-rheumatischen Erkrankungen haben unterschiedliche Verlaufsformen und präsentieren sich in differenten Krankheitsstadien, so daß ein fixierter und genormter Rehabilitationsplan nicht möglich ist. Das breite Spektrum der Therapiemöglichkeiten verlangt daher die Feststellung des Funktionsspielraumes und des möglichen Therapieziels. Ein wesentliches Element bilden bei der Kurmittelverordnung neben der oftmals notwendigen medikamentösen Begleittherapie dosiert aufbauende und sich ergänzende Übungsbehandlungen zum Training der verbliebenen und zur Steigerung kompensatorischer Funktionen, sowohl im körperlichen und sensorischen wie im psychischen Bereich.

Wichtige Rehabilitationsaspekte bei der Behandlung chronischer Erkrankungen

— Verbesserung des eigenverantwortlichen Umgangs mit dem chronischen Leiden und der Restgesundheit,
— Funktionsverbesserung durch körperliches Training zur Aktivierung von Leistungsreserven,
— Änderung der Somatisierungstendenz und -logik bei Patienten mit psychosomatischen Krankheitsanteilen.

Kurtherapeutische Behandlungsansätze kommen nur bei leichteren und mittleren Behinderungs- und Beschwerdegraden in Frage, bei denen der Patient noch kurfähig ist. Diese Fähigkeit liegt für zahlreiche Behinderungsgruppen oftmals nicht vor; in diesen Fällen ist die Durchführung komplex integrierter Rehabilitationsverfahren in speziell hierfür ausgerichteten Rehakrankenhäusern oder Rehaabteilungen größerer Krankenhäuser notwendig. Dies gilt insbesondere für Schwer- und Schwerstbehinderte sowie für Multimorbide, primär bettlägerige Patienten.

Das Rehabilitationsteam

Das Rehabilitationsteam einer entsprechend indikationsorientierten Kurklinik besteht aus orthopädisch und rheumatologisch spezialisierten Ärzten, die zugleich ausreichende Erfahrungen in der balneophysikalischen Therapie haben, den Krankenschwestern, Sportlehrern und Krankengymnast(inn)en sowie den

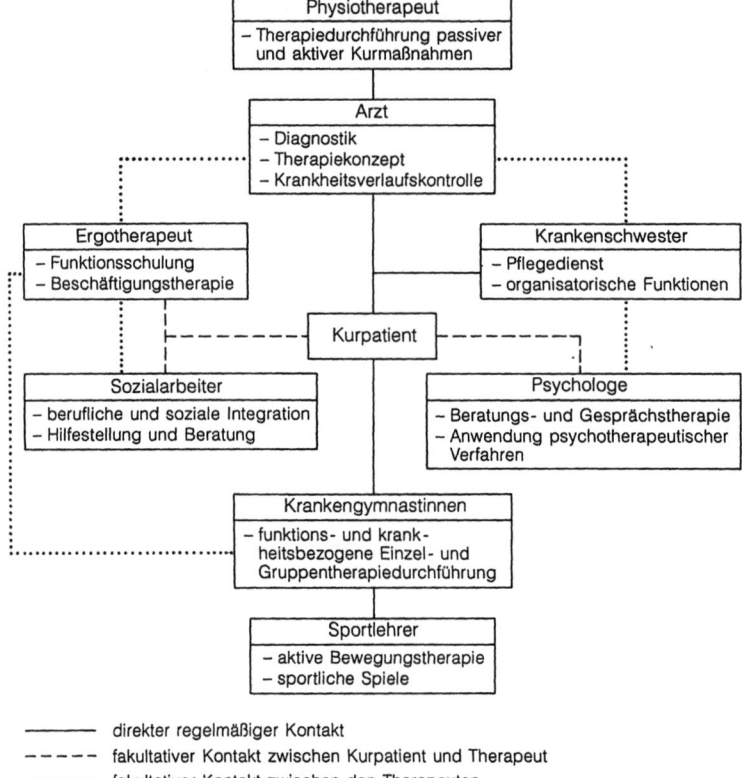

Abb. 2.5. Interaktionen des Rehabilitationsteams im Rahmen einer Kur

Physiotherapeuten (medizinischen Bademeistern und Masseuren). Wichtig sind auch 1 oder 2 Psychologen; fakultativ gehören zum Team auch 1 Ergotherapeut sowie 1 Sozialarbeiter.

Ein solches Team zeichnet sich durch vielfältige therapeutische Interaktionen aus, wobei jedes Mitglied seine fachliche Kompetenz zur Verfügung stellt (Abb. 2.5).

Die Rehabilitation am Kurort ist eine interdisziplinäre Aufgabe!

Der Kurpatient bildet in diesem Team das wichtigste Mitglied; ohne seine aktive Mitwirkung kein Therapieerfolg! Die Teamangehörigen müssen Teilentscheidungen unter Berücksichtigung des Gesamttherapiekonzepts anerkennen, gemeinsam erarbeitete Entschlüsse akzeptieren und sich auch bedingt gegenseitig vertreten können, sofern dies ihre Fachkompetenz erlaubt und es die Situation erfordert. Alle Beteiligten müssen sich also einem ständigen Lernprozeß unterziehen, damit die Rehabilitation am Kurort zu einem kollegial und partnerschaftlich geprägten Prozeß wird. Teils mit, teils ohne Patienten sollten gegenseitige Konsultationen bei Bedarf und kurze Besprechungen im Team regelmäßig, mindestens einmal wöchentlich, zur Klärung anstehender Therapieprobleme stattfinden.

Rehabilitation bei rheumatischen Erkrankungen (nach Schmidt 1977)

Die Voraussetzungen eines guten Rehabilitationserfolgs sind abhängig von der
1) Krankheit des Patienten:
   – Dauer der Erkrankung,
   – Stadium und Funktionsklasse,
   – Muster des Gelenk- und Wirbelsäulenbefalls,
   – Verlaufscharakter und Progredienz,
   – Art und Ausmaß bleibender Funktionsbehinderungen,
   – Entzündliche und immunologische Aktivität,
   – Allgemeinzustand,
   – Verträglichkeit von Medikamenten;
2) Persönlichkeit des Patienten:
   – Lebensalter,
   – Intelligenz und Bildung,
   – Motivation;
3) persönlichen und beruflichen Umwelt des Patienten:
   – Verständnis und Unterstützung durch die Familie,
   – Verständnis und Hilfe seitens des Arbeitgebers,
   – Art der speziellen Berufstätigkeit,
   – Möglichkeit von Berufsberatung und ggf. Umschulung,
   – Sozialfürsorge,
   – allgemeine Wirtschafts- und Arbeitsmarktlage,
   – spezielle wirtschaftliche Situation des Patienten.

Schäden des Stütz- und Bewegungsapparats mit funktionellen Einschränkungen und möglichen sozialen Beeinträchtigungen fordern im Rahmen einer Kurortbehandlung einerseits eine ätiologisch orientierte Diagnose und Therapie, andererseits ist gerade die Berücksichtigung der Lebensumstände eines Patienten in Familie, Beruf und Gesellschaft als weiterer wichtiger Gesichtspunkt zur Erhaltung der Lebensqualität erforderlich. Die Leistungen der Rentenversicherungsträger umfassen daher neben den medizinischen auch berufliche sowie soziale Maßnahmen.

2.6 Kuren und Heilverfahren aus der Sicht der Sozialleistungsträger

2.6.1 Leistungen der Rentenversicherungsträger zur medizinischen, beruflichen und sozialen Rehabilitation

Im Rahmen der Rentenversicherung werden medizinische, berufliche und ergänzende Leistungen (z. B. Übergangsgeld) zur Rehabilitation gewährt. Die versicherungsrechtlichen und medizinischen Voraussetzungen sind in § 1236 RVO geregelt, darüber hinaus gibt es zahlreiche Sonderfälle und Ausnahmen. Grundsätzlich hat die medizinische und/oder berufliche Rehabilitation Vorrang vor einer Berentung. Zwei formale Gesichtspunkte sind wesentlich:

1) *Rehabilitationsbedürftigkeit*
   Mindestvoraussetzung für eine Rehamaßnahme der Rentenversicherung ist die erheblich gefährdete Erwerbsfähigkeit eines Versicherten;
2) *Rehabilitationsprognose*
   Die Rehamaßnahme muß Aussicht auf Erfolg haben. Nur wenn eine solche Maßnahme die Erwerbsfähigkeit voraussichtlich bessern oder wiederherstellen bzw. den Eintritt von BU und EU abwenden kann, wird sie genehmigt. Die erforderliche günstige Prognose erklärt, warum ein Rehaantrag bei einem bettlägerigen Rheumatiker im fortgeschrittenen, schon pflegebedürftigen Krankheitsstadium trotz medizinischer Notwendigkeit abgelehnt werden muß. Den Antrag würde man nach § 1241 Abs. 3 RVO in einen Rentenantrag umdeuten. Die Durchführung der notwendigen Heilmaßnahme wäre dann Sache der Krankenversicherung.

Berufliche Rehabilitation

Die berufliche Rehabilitation hat das Ziel, einen Versicherten bei medizinischer Notwendigkeit und Erfolgsaussicht möglichst auf Dauer beruflich einzugliedern. Hierfür steht eine breite Palette von Maßnahmen zur Verfügung, die Umschulung ist dabei ein relativ seltener Spezialfall.

a) Berufsfördernde Leistungen und Maßnahmen

Berufsfördernde Leistungen zur Rehabilitation (nach § 1237 RVO) sind insbesondere:

– Hilfen zur Erhaltung oder Erlangung eines Arbeitsplatzes,
– Berufsfindung, Arbeitserprobung und Berufsvorbereitung,
– berufliche Anpassung durch Ausbildung, Fortbildung und Umschulung,
– sonstige Hilfen zur Eingliederung auf dem allgemeinen Arbeitsmarkt oder in einer Werkstätte für Behinderte.

Berufsfördernde Leistungen können nur für einen begrenzten Zeitraum (in der Regel nicht länger als 2 Jahre) gewährt werden; sie sind immer dann angezeigt, wenn medizinische Rehabilitationsmaßnahmen allein nicht ausreichen oder aufgrund des Leidens nicht geeignet sind, das Rehabilitationsziel zu erreichen. Zu den sonstigen Maßnahmen zählen z. B.

– innerbetriebliche Umsetzung auf einen anderen Arbeitsplatz,
– Arbeitsplatzbeschaffung zusammen mit dem Arbeitsamt.

Für die Entscheidung, welche Möglichkeit im Einzelfall in Betracht kommt, gelten der erlernte Beruf und die zuletzt ausgeübte Tätigkeit als Ausgangspunkte. Ziel ist eine vollschichtige Dauerbeschäftigung! Dabei müssen die körperliche und psychische Eignung, die Vorbildung und die Vermittlungsaussichten berücksichtigt werden. Der Kurentlassungsbericht muß daher den Anstoß und eine medizinische Grundlage für notwendige berufsfördernde Maßnahmen geben. Dazu gehört ein detaillierter Befund des Leistungsbildes eines Versicherten (s. auch 2.6.3).

b) Medizinische Maßnahmen zur Rehabilitation

Die medizinischen Maßnahmen zielen darauf ab, eingetretene Funktionseinschränkungen sowie Störungen und Beeinträchtigungen bei den Verrichtungen des täglichen Lebens – einschließlich derjenigen im Berufs- und im gesellschaftlichen Leben – zu beseitigen bzw. den Patienten bei deren Bewältigung zu unterstützen. Hierzu gehören:

– ambulante ärztliche und krankengymnastische Behandlungen,
– die Verordnung von Heil- und Hilfsmitteln (z. B. Prothesen, Stockstützen etc.),
– stationäre Behandlungen in Kur- und Spezialeinrichtungen.

c) Leistungen zur allgemeinen sozialen Eingliederung

Diese Hilfen beziehen sich auf das Umfeld des Patienten, auf den privaten Haushalt und das Leben in der Gemeinschaft. Unter anderem kommen in Betracht:

– Hilfen zur Erleichterung der Besorgung des Haushalts,
– Hilfen zur Verbesserung der wohnungsmäßigen Unterbringung, ggf. auch Wohnungsumbauten,
– Hilfen zur Freizeitgestaltung und zur Teilnahme am gesellschaftlichen und kulturellen Leben.

d) Ergänzende Leistungen

Aus dem Katalog der ergänzenden Leistungen sind hervorzuheben:

– Geldleistungen (Übergangsgeld, ggf. Beiträge zur Kranken- und Arbeitslosenversicherung),
– Behindertensport.

Aufgabe der Geldleistungen ist es, den Versicherten und seine Familie in der Durchführung von Rehamaßnahmen wirtschaftlich abzusichern; Zweck des Behindertensports ist es, durch angemessene körperliche Aktivitäten, die auf die Behinderung und den Allgemeinzustand des Versicherten abgestimmt sind, das Rehabilitationsziel zu erreichen oder zu sichern.

Die aufgeführten Rehaleistungen (a–d) können je nach den Umständen allein, in Kombination nebeneinander, nacheinander oder wiederholt in Betracht kommen. Notwendig ist eine gute Koordination auf der Grundlage eines an die individuellen Bedürfnisse angepaßten Rehabilitationsplanes. Rehaleistungen werden jedoch nur gewährt, wenn der Versicherte einen Antrag gestellt hat und wenn bestimmte versicherungsrechtliche Voraussetzungen erfüllt sind. Diese sind für die Gewährung der medizinischen Leistungen nicht identisch mit denen für die Gewährung der berufsfördernden Leistungen:

Formale Voraussetzungen für unterschiedliche Leistungen der Rentenversicherungsträger zur Rehabilitation

Versicherungsrechtliche Voraussetzungen für medizinische Leistungen zur Rehabilitation	Versicherungsrechtliche Voraussetzungen für berufsfördernde Leistungen zur Rehabilitation
Nachweis einer Mindestzeit (6 Monate) einer versicherungspflichtigen Beschäftigung und Beitragsentrichtung innerhalb der letzten 24 Kalendermonate	Versicherungszeit (von 180 Kalendermonaten) zum Zeitpunkt der Antragstellung erfüllt
oder:	oder:
Versicherungszeit (von 180 Kalendermonaten) zum Zeitpunkt der Antragstellung erfüllt	Bezug einer Rente wegen Berufs- oder Erwerbsunfähigkeit

2.6.2 Rechtsgrundlagen und -begriffe in der Sozialmedizin

Der Entlassungsbericht einer Rehaklinik hat neben der Funktion eines Arztbriefes auch die eines Gutachtens für die Rentenversicherung. Der Kurarzt muß daher die Grundlagen des Sozialversicherungsrechts sowie Begriffe der sozialen Sicherung soweit kennen, daß er die Tragweite seiner Aussagen übersieht.

Die Begriffe „Krankheit" und „Arbeitsunfähigkeit" gehören in das Krankenversicherungs-, der Begriff der Behinderung in das Schwerbehindertengesetz, der Begriff „Erwerbsfähigkeit" in das soziale Entschädigungsrecht, in das Recht der Unfallversicherung sowie in das Rehabilitations- und Rentenrecht.

Krankheit im Sinne der RVO ist ein von der Norm abweichender Körper- oder Geisteszustand, der die Notwendigkeit einer ärztlichen Behandlung und/oder einer Arbeitsunfähigkeit zur Folge hat.

Unter Behinderung („disability") versteht man eine erhebliche und langzeitige Minderung des Funktionsvermögens, die sowohl die Folge einer Schädigung („impairment") als auch einer fehlerhaften Anpassung an diese Schädigung sein kann. Behinderung bezeichnet also nicht nur eine Minderung der Arbeits- und Erwerbsfähigkeit, sondern betrifft die Person mit all ihren Funktionen körperlicher, geistiger und emotionaler Natur im persönlichen wie auch gesellschaftlichen Leben. Der Grad der Behinderung (GdB) wird auch nicht allein nach medizinischen Aspekten, sondern unter Berücksichtigung der verbliebenen Berufs- und Beschäftigungsmöglichkeiten geschätzt.

Erwerbsfähigkeit ist die Fähigkeit eines Versicherten, sich unter Ausnutzung der Arbeitsgelegenheiten, die sich ihm nach seinen Kenntnissen und seinen körperlichen und geistigen Fähigkeiten anbieten, einen Erwerb zu verschaffen.

Ist die Erwerbsfähigkeit erheblich gefährdet, so dient eine Kurortbehandlung der Beseitigung dieser Gefährdung. Eine solche Gefährdung wird angenommen, wenn die gesundheitlichen Beeinträchtigungen und die damit verbundenen Funktionseinschränkungen mit Wahrscheinlichkeit in absehbarer Zeit zu einer Minderung der Leistungsfähigkeit im Erwerbsleben führen.

Der Grad der Behinderung (GdB) beschreibt die Einschränkung der vollen Leistungsfähigkeit eines Versicherten im Erwerbsleben. Ein Anerkennungsantrag nach dem Schwerbehindertengesetz wird durch das zuständige wohnortnahe Versorgungsamt bearbeitet.

Die Anerkennung als Schwerbehinderter (GdB von 50% oder mehr) kann eine entscheidende Hilfe für den Patienten darstellen. Eine solche Einstufung beinhaltet einen erhöhten Kündigungsschutz am Arbeitsplatz sowie die Möglichkeit eines vorzeitigen Ausscheidens aus dem Arbeitsleben.

Die Rückkehr eines Schwerbehinderten an seinen alten Arbeitsplatz ist immer dann möglich, wenn die Behinderung die berufliche Arbeit nicht wesentlich einschränkt.

Arbeits-, Berufs- und Erwerbsunfähigkeit

Die 3 Rechtsbegriffe, mit denen der sozialmedizinisch tätige Arzt ständig konfrontiert wird, sind: Arbeitsunfähigkeit (AU), Berufsunfähigkeit (BU) und Erwerbsunfähigkeit (EU). Wenn bestimmte versicherungsrechtliche Voraussetzungen (z. B. Beiträge, Wartezeiten) erfüllt sind, dann begründen diese 3 Arten von Unfähigkeit finanzielle Leistungen an den Versicherten, die Lohnersatzfunktion haben und seine materielle Existenz sichern sollen.

Arbeitsunfähig (AU) ist, wer infolge Krankheit weder seine vor der Unterbrechung ausgeübte noch eine ähnlich geartete Beschäftigung oder Tätigkeit ausüben kann.

Wer arbeitsunfähig ist, hat einen Anspruch auf Lohnfortzahlung bzw. Krankengeld (§ 44 SGBV).
Nach 18 Monaten AU in 3 Jahren wegen derselben Krankheit wird die Krankengeldzahlung eingestellt (§ 48 SGBV).

Berufsunfähigkeit (BU) liegt vor, wenn die Erwerbsfähigkeit eines Versicherten aus medizinischen Gründen auf weniger als die Hälfte der Erwerbsfähigkeit eines Gesunden mit ähnlicher Ausbildung und gleichwertigen Kenntnissen und Fähigkeiten abgesunken ist (§ 1246 RVO).

Wer auf eine sozial zumutbare Tätigkeit verwiesen werden kann, ist nicht berufsunfähig und bekommt keine Rente. Berufliche Qualifikation und Verweisbarkeit sind im Gesetz nicht inhaltlich definiert und erfahren durch die Rechtsprechung ständig weitere Interpretationen. Die BU-Rente beträgt 2/3 der EU-Rente.

Erwerbsunfähig (EU) ist ein Versicherter, wenn er aus gesundheitlichen Gründen auf absehbare Zeit eine Erwerbstätigkeit in gewisser Regelmäßigkeit nicht mehr ausüben oder nicht mehr als nur geringfügige Einkünfte durch eine Erwerbstätigkeit erzielen kann (§ 1247 RVO).

Nicht erwerbsunfähig ist, wer eine selbstständige Tätigkeit ausübt. Die Frage der Verweisbarkeit stellt sich bei der Erwerbsunfähigkeit nicht. Besteht begründete Aussicht, daß eine Berufs- oder Erwerbsunfähigkeit in absehbarer Zeit behoben sein kann, so wird eine Zeitrente (§ 1276 RVO) gewährt, andernfalls eine Dauerrente.
Die Begriffe Arbeitsunfähigkeit und Berufs-/Erwerbsunfähigkeit unterscheiden sich maßgebend in 3 Aspekten:

1) Zeitdauer
Die Arbeitsunfähigkeit ist ein vorübergehender Zustand (Tage, Wochen, Monate), die Berufs-/Erwerbsunfähigkeit besteht längerfristig (Monate, Jahre) oder auf Dauer.
2) Berufsschutz
Die Arbeitsunfähigkeit bezieht sich auf die zuletzt ausgeübte Erwerbstätigkeit. Die Berufsunfähigkeit bezieht sich auf alle vergleichbaren Beschäftigungen, die eine ähnliche Ausbildung und gleichwertige Kenntnisse voraus-

setzen. Die Erwerbsunfähigkeit bezieht sich auf den allgemeinen Arbeitsmarkt. Rechtsrelevant ist in der Rentenversicherung die letzte pflichtversicherte Beschäftigung, selbst wenn sie – z. B. bei einer Hausfrau – 20 Jahre zurückliegt.

3) Arbeitsmarkt
Für die Arbeitsunfähigkeit spielt die Lage am Arbeitsmarkt keine Rolle. Bei der Berufsunfähigkeit muß das Angebot an Arbeitsplätzen für eine eventuelle Verweisungstätigkeit berücksichtigt werden. Erwerbsunfähigkeit wegen verschlossenem Arbeitsmarkt kann bestehen bei sehr gravierenden qualitativen Einschränkungen des Leistungsvermögens oder wenn aus medizinischen Gründen eine Teilzeitarbeit (untervollschichtig) erforderlich ist und der Versicherte keinen geeigneten Arbeitsplatz hat oder findet.

Eine (nicht zu behebende) Arbeitsunfähigkeit hat also nicht zwangsläufig die Berufs- oder Erwerbsunfähigkeit zur Folge.

2.6.3 Sozialmedizinische Beurteilung im Rahmen einer Kur durch Erstellung eines Leistungsbildes

Das System der gegliederten sozialen Sicherung erfordert vom Arzt am Ende einer Kurortbehandlung eine sozialmedizinische Beurteilung des Versicherten. Dabei kommt es sowohl im Bereich der Krankenversicherung als auch der Rentenversicherung darauf an, die Leistungsfähigkeit in der letzten beruflichen Tätigkeit oder auch auf dem allgemeinen Arbeitsmarkt zu bewerten und den Verlust an Lebensqualität zu beschreiben, der durch vorhandene Funktionseinschränkungen bedingt ist.

Diese sozialmedizinische Beurteilung des Kurarztes beinhaltet die Darlegung des medizinischen Sachverhalts mit dem hieraus resultierenden positiven oder negativen Leistungsbild; juristische Entscheidungen oder Konsequenzen (z. B. über eine vorliegende Berufs- oder Erwerbsunfähigkeit) dürfen nicht vorweggenommen werden. Diese sind Aufgabe der Sozialbehörde, die im Einzelfall aus der sozialmedizinischen Beurteilung entsprechende Rechtsfolgen ableitet. Dabei beinhaltet die Beurteilung der Leistungsfähigkeit im Erwerbsleben u. a. folgende Feststellungen:

- die Fähigkeit eines Versicherten, seine zuletzt ausgeübte Tätigkeit unter Berücksichtigung des verbliebenen Restleistungsvermögens zu verrichten,
- welche Art von Tätigkeiten bei reduzierter Belastbarkeit auf dem allgemeinen Arbeitsmarkt noch ausgeübt werden kann,
- ob überhaupt noch eine Tätigkeit verrichtet werden kann,
- Beginn und voraussichtliche Dauer einer bestehenden Leistungseinschränkung,
- Beschreibung einer Änderung (Besserung oder Verschlechterung) einer bereits festgestellten Leistungsminderung.

Beschreibung von Arbeitsmerkmalen

Eine differenzierte Beurteilung des Restleistungsvermögens eines Kurpatienten muß auch quantitative Aspekte des Erwerbslebens mitberücksichtigen. Hierzu gehören insbesondere die Beurteilung unterschiedlicher Schweregrade einer Arbeit, von Arbeitsabläufen und Arbeitszeiten. Die körperliche Beanspruchung am Arbeitsplatz läßt sich in die Kategorie leichte, mittelschwere, schwere und schwerste körperliche Arbeit klassifizieren.

Hierbei werden Heben und Tragen unterschiedlich schwerer Lasten ebenso wie körperliche Beanspruchung durch bestimmte Arbeitshaltungen (wie gebückt, liegend, kniend etc.) in der Beurteilung berücksichtigt.

Mittelschwere Arbeiten sind z. B. Heben und Tragen mittelschwerer Lasten in der Ebene (10−15 kg) oder Hantierungen, die den gleichen Kraftaufwand erfordern.

Schwere Arbeiten beinhalten das Tragen von 20−40 kg schweren Lasten oder eine vergleichbare Körperbeanspruchung (z. B. Schaufeln, Graben oder Hacken).

Schwerste Arbeiten sind gekennzeichnet durch das Heben und Tragen von Lasten über 50 kg oder durch die Verrichtung von schweren Arbeiten in angespannter Körperhaltung.

Weiterhin muß die Fähigkeit eines Versicherten, seinen Arbeitsplatz zu erreichen (die sog. Wegefähigkeit) in die Beurteilung einbezogen werden. Einschränkungen hierbei können sowohl durch eine Gehbehinderung als auch durch eine mangelnde Fähigkeit, am öffentlichen Verkehr teilzunehmen, bedingt sein. Auch die Arbeitszeit ist ein Arbeitsmerkmal. Bezüglich der zeitlichen Verfügbarkeit des Leistungsvermögens eines Versicherten muß das zeitliche Durchstehvermögen sowohl im zuletzt ausgeübten Beruf als auch auf dem allgemeinen Arbeitsmarkt beurteilt werden.

Der Kurarzt muß daher eine dem individuellen Fall angemessene Einstufung des Gesamtleistungsvermögens nach folgendem Stufenschema vornehmen:

Stufenschema für die Beschreibung des Gesamtleistungsvermögens
(nach Kaufmann 1986)

Leistungsfähigkeit nicht oder leichtgradig eingeschränkt:	vollschichtig
Leistungsfähigkeit mittelgradig eingeschränkt:	halbschichtig bis untervollschichtig
Leistungsfähigkeit schwergradig eingeschränkt:	2 Stunden bis unterhalbschichtig
Leistungsfähigkeit aufgehoben:	unter 2 Stunden bzw. keine Arbeiten.

Hier eröffnet sich für den Arzt ein Ermessungsspielraum, da es oft schwierig ist, eine definitive Einschätzung des beruflichen Leistungsvermögens ohne Arbeitsbelastungserprobung zu treffen. Zudem läßt die Beschreibung von Funktionseinschränkungen auf noch verbliebene Leistungsfähigkeiten keine unmittelbaren Rückschlüsse zu. Dennoch muß am Ende der Kurortbehandlung versucht werden, jene Funktionsverluste, die durch längere Untätigkeit oder gar durch mangelnde Motivation des Versicherten bedingt sind, von den eigentlichen Krankheitsfolgen zu differenzieren. Auf dem Hintergrund der aufgeführten qualitativen und quantitativen Arbeitsmerkmale muß der Kurarzt schließlich zu einer zusammenfassenden Beurteilung des Leistungsvermögens seines Patienten auf der Grundlage eines individuell ermittelten positiven und negativen Leistungsbildes kommen.

Negatives und positives Leistungsbild

Das negative Leistungsbild beschreibt die Arbeitsmerkmale eines Versicherten, die aufgrund einer festgestellten Funktionseinschränkung künftig nicht mehr erfüllt werden können. Im allgemeinen wird dabei die Leistungsfähigkeit für eine spezielle Berufstätigkeit eher eingeschränkt sein als für den allgemeinen Arbeitsmarkt.

Entscheidender als das negative Leistungsbild ist jedoch das positive Leistungsbild, weil es Grundlage für die Beurteilung der weiteren Einsatzfähigkeit in der bisherigen Tätigkeit, die Auffindung einer geeigneten Verweisungstätigkeit oder die Beurteilung geeigneter Arbeitsförderungsmaßnahmen ist. Der Arzt muß sich darüber bewußt sein, daß seine Untersuchung im Rahmen der Kurortbehandlung ein Momentbild erfaßt, daß er aber seine sozialmedizinische Beurteilung auf dem Hintergrund der im Arbeitsleben geforderten Dauerbelastungen bewerten muß. Dabei sollen die sozialmedizinischen Aussagen so formuliert sein, daß sie möglichst problemlos in Verwaltungsentscheidungen der Sozialversicherungsträger umgesetzt werden können.

Literatur

Amelung W, Hildebrandt G (1985) Balneologie und medizinische Klimatologie, Bd 1–3. Springer, Berlin Heidelberg New York Tokyo

Behrend T, Behrend B (1971) Untersuchungen über Aethiologie und Pathogenese von Erkrankungen des rheumatischen Formenkreises bei Arbeitnehmern. ASA 8:192

Behrend T, Lawrence JS (1977) Epidemiologie der rheumatischen Erkrankungen. In: Blohmke M (Hrsg) Handbuch der Sozialmedizin, Bd 2. Enke, Stuttgart, S 103–128

Belart W (1989) Rehabilitation und Sozialmedizin. In: Miehle W et al. (Hrsg) Rheumatologie in Praxis und Klinik. Thieme, Stuttgart, S 6.106–6.111

Blohmke M (1986) Sozialmedizin. Enke, Stuttgart, S 73–74

Brennecke R, Greiser E, Paul HA, Schach E (1981) Datenquelle für Sozialmedizin und Epidemiologie. Medizinische Informatik und Statistik, Bd 29. Springer, Berlin Heidelberg New York

Bundesarbeitsgemeinschaft für Rehabilitation (Hrsg) (1984) Die Rehabilitation Behinderter. Dt Ärzteverlag, Köln

Delius L (1976) Das Kurwesen. In: Blohmke M, Ferber C von, Kisker KP, Schäfer H (Hrsg) Handbuch der Sozialmedizin, Bd 3. Enke, Stuttgart, S 651–674

Dirnagel K, Drexel H (1960) Vergleichende Untersuchungen über die Wirkung von Kuren mit Moorbreibädern, Moorschwebstoffbädern und Wasserbädern. Arch Phys Ther 12:495–508

Evers A, Schmidt M (1978) Erfolg von Heilverfahren bei degenerativen rheumatischen Erkrankungen. Z Angew Bäder-/Klimaheilkd 25:355–368

Feiereis H (1977) Beurteilung von Heilverfahren aus klinischer, gerichtsärztlicher und psychosomatischer Sicht. Öff Gesundheitsw 39:203–213

Fellmann N (1978) Die Kurortbehandlung der Erkrankungen des Bewegungsapparates. Orthopäde 7:254–258

Ferber L (1976) Kur und Rehabilitation. In: Blohmke M, Ferber C von, Kisker KP, Schäfer H (Hrsg) Handbuch der Sozialmedizin, Bd 3. Enke, Stuttgart, S 676–698

Fritze E, Gundel E, Reisch A, Rox J (1971) Zur Bedeutung in der Berufsarbeit gelegener Einflüsse für Aethiologie und Pathogenese entzündlich rheumatischer Erkrankungen. ASA 8:197

Gross D (1977) Die physikalische Therapie im modernen Kurort. Z Angew Bäder-/Klimaheilkd 24:360–366

Günther R (1975) Die Stellung der Balneotherapie im Rahmen von Rehabilitationsverfahren. (Vortrag, gehalten auf der Jahrestagung des Österreichischen Heilbäder- und Kurortverbandes am 23. 10.)

Henke KD (1986) Die direkten und indirekten Kosten von Krankheiten in der BRD im Jahre 1980. In: Henke KD, Metze I (Hrsg) Finanzierung im Gesundheitswesen, Bd 10:209–262

Hildebrandt G (1983) Heilverfahren im Rahmen der Rehabilitation. Heilbad u. Kurort 35:249–258

Hildebrandt G, Jungmann H (1985) Die Kurortbehandlung. In: Deutscher Bäderverband e.V. (Hrsg) Deutscher Bäderkalender. Flöttmann KG, Gütersloh, S 17–20

Jochheim KA (1989) Aufgaben und Probleme der Rehabilitation in der modernen Medizin. In: Schmidt KL (Hrsg) Kompendium der Balneologie und Kurortmedizin. Steinkopff, Darmstadt, S 441–449

Jordan H (1964) Grundriß der Balneologie und Balneobioklimatologie. Thieme, Leipzig

Junghans WH, Schulze E (Hrsg) (1962) Handbuch der Bäder- und Klimaheilkunde. Schattauer, Stuttgart

Kaufmann FW (1986) Rehabilitation. In: Verband Deutscher Rentenversicherungsträger (Hrsg) Leitfaden für die sozialmedizinische Begutachtung in der gesetzlichen Rentenversicherung. Fischer, Stuttgart New York, S 103–132

Kaufmann FW (1987) Zur ökonomischen Bedeutung rheumatischer Erkrankungen für die Rentenversicherung. In: Krasemann E, Laaser U, Schach E (Hrsg) Sozialmedizin, Schwerpunkte Rheuma und Krebs. Springer, Berlin Heidelberg New York Tokyo, S 69–75

Kirschner C (1986) Aufgaben und Chancen der Kurortmedizin. Heilbad u. Kurort 38:422–423

Kleinert E (1985) Möglichkeiten und Zielsetzungen moderner Therapien im Rahmen der Kur. Heilbad u. Kurort 37:268–271

Knüsel O (1988a) Grundlagen und Möglichkeiten der Balneotherapie rheumatischer Erkrankungen. In: Schmidt KL (Hrsg) Kompendium der Balneologie und Kurortmedizin. Steinkopff, Darmstadt, S 369–379

Knüsel O (1988b) Die kurörtliche Rehabilitation beim entzündlichen Rheumatismus. Heilbad u. Kurort 39:286–290

Last G (1971) Sozial- und arbeitsmedizinische Aspekte rheumatischer Erkrankungen. Z Therapie 9:167

Last G (1978) Einführung in die Sozialmedizin. Urban & Schwarzenberg, München Wien Baltimore, S 304–306

Lawrence J (1966) Rheumatism in cotton operatives. Br J Industr Med 23/42

Magyarosy J (1977) Kureffekte, dargestellt an Längsschnittuntersuchungen in bayerischen Heilbädern. Z Angew Bäder-/Klimaheilkd 24:115–120

Mathies V (1977) Rheumatische Erkrankungen aus arbeitsmedizinischer Sicht. In: Colloquia rheumatologica Geigy. Banaschewski, München-Gräfelfing, S 60–64

Partridge R, Duthie J (1968) Rheumatism in foundry workers. Br J Ind Med 23:42

Rehabilitationsabteilung Landesversicherung Baden (1988) Leitfaden zum Reha-Entlassungsbericht. Karlsruhe

Richtlinien (1976) für die Gesundheitserziehung in den Heilbädern und Kurorten. Deutscher Bäderverband, Bonn

Schäfer H, Blohmke B (1978) Sozialmedizin. Thieme, Stuttgart, S 351–363

Senn E (1988) Stellenwert der Kurortmedizin im Rahmen der Rehabilitation als Ergänzung zur wohnortnahen Versorgung. Heilbad u. Kurort 40:227–228

Schipperges H (1986) Kurort und Rehabilitation – Lethargie oder Aufwind? Heilbad u. Kurort 38:118–123

Schmidt KL (1977) Rehabilitation bei rheumatoider Arthritis und ankylosierender Spondylitis. Prüfung der Voraussetzungen. Rehabilitation (Stuttg) 16:65

Schmidt KL (1978) Kurortindikation rheumatischer Erkrankungen und Prinzipien der Kurorttherapie. Krankenhausarzt 51:69–80

Schmidt KL (1984) Differenzialindikationen der Balneotherapie bei rheumatischen Erkrankungen, Internist Welt 7:222–229

Schmidt KL (1989) Die Bedeutung der natürlichen Heilmittel aus der Sicht des Klinikers und Hochschullehrers. Z Phys Med Baln Med Klim 18:204–205

Schmidt-Kessen W (1971) Welche Zukunft hat die Balneologie? Z Angew Bäder-/Klimaheilkd 18:14

Schmidt KL (1983) Podiumsdiskussion auf dem 78. Deutschen Bädertag in Bad Orb. Deutscher Bäderverband e.V. (Hrsg), Bonn (Schriftenreihe)

Schmidt-Kessen (1989) Aktueller Stellenwert der Balneo- und Klimatherapie in der Rheumatologie. Z Phys Med Baln Med Klim 18:209–214

Schneider J, Goecke C, Zysno E (1988) Praxis der gynäkologischen Balneo- und Physiotherapie. Hippokrates, Stuttgart

Stoyke B (1987) Kongressdiskussion Deutscher Bädertag. Heilbad u. Kurort 39:17–21

Strabuznynski P (1987) Rolle und Bedeutung der Kurmedizin in der modernen Heilkunde. Heilbad u. Kurort 10:282–285

Schwartz FW, Kerek-Boden HE, Schach E, Schach S, Wagner P (1987) Vorkommen und Kosten rheumatischer Erkrankungen. In: Krasemann E, Laaser U, Schach E (Hrsg) Sozialmedizin, Schwerpunkte Rheuma und Krebs, Springer, Berlin Heidelberg New York Tokyo, S 20–26

Tiedt G (1986) Leistungen zur Rehabilitation – zusätzliche Leistungen. In: Verband Deutscher Rentenversicherungsträger (Hrsg) Leitfaden für die sozialmedizinische Begutachtung in der gesetzlichen Rentenversicherung. Fischer, Stuttgart New York, S 15–36

Tilscher H, Eder M (1986) Lehrbuch der Reflextherapie. Springer, Heidelberg Berlin New York Tokyo

Wadepuhl H (1970) Die Heilbäder und Kurorte in der modernen Industriegesellschaft. Heilbad u. Kurort 22:2

Wadepuhl H (1978) Die Kur geht vor Rente. Z Angew Bäder-/Klimaheilkd 25:369–375

Wagner HG (1985) Versuch der Beurteilung von Moorbadekuren aus der Sicht eines Heilbades. In: Goecke L, Lüttig G (Hrsg) Wirkungsmechanismen der Moortherapie. Hippokrates, Stuttgart, S 303–310

Verband Deutscher Rentenversicherungsträger (1984) Info Nr. 6/89

3 Diagnostische und therapeutische Verfahren unter kurmedizinischen Bedingungen in Orthopädie und Rheumatologie

H. HEIDMANN

3.1 Diagnostik – Möglichkeiten und Grenzen

Der sinnvolle Einsatz verschiedener kurtherapeutischer Verfahren im Rahmen eines individuell abgestimmten Behandlungskonzepts setzt wie jede andere Therapie eine differenzierte Diagnostik voraus. In aller Regel ist der Kurpatient bereits vordiagnostiziert, so daß die Eingangsuntersuchung vorrangig der Erkennung von Funktionsdefiziten dient, derentwegen er zur Kur gekommen ist und einer gezielten Therapie zugeführt werden soll. In erster Linie geht es also um die Ermittlung der Belastbarkeit zur Festlegung und Anpassung der Kurmaßnahmen, um diese in der richtigen Weise zu dosieren und Über- oder Unterforderungen zu vermeiden. Für die Funktionsdiagnostik gilt deshalb:

„Soviel wie nötig und so wenig wie möglich."

Die Diagnostik darf daher nicht als das Wichtigste einer Kurmaßnahme mißverstanden werden; der Schwerpunkt der Kurmedizin liegt im Unterschied zur Akutmedizin eindeutig auf therapeutischem Gebiet. Dennoch müssen vorgetragene relevante Gesundheitsstörungen im Einzelfall auch durch geeignete Zusatzuntersuchungen weiter abgeklärt werden. Der Umfang der differentialdiagnostischen Bemühungen bemißt sich jedoch hauptsächlich nach der Bedeutung für die Beurteilung der Leistungsfähigkeit eines Versicherten und nicht etwa nach den diagnostischen Indikationsschwerpunkten des Hauses.

Die wichtigste Diagnose in der Sozialmedizin ist diejenige, deren Folgen das Leistungsvermögen am stärksten beeinträchtigt. Das muß nicht immer die pathophysiologisch wichtigste Diagnose sein!

Der Bezug zur Leistungsfähigkeit sollte stets durch eine epikritische Diagnosewertung für die Sozialversicherungsträger deutlich werden. Eine formale Diagnosenauflistung ohne Beurteilung der zugehörigen Funktionsstörungen ist unzureichend. Die Diagnose einer chronischen Polyarthritis kann z. B. in ihrer sozialmedizinischen Relevanz alle Bereiche von voller bis aufgehobener Leistungsfähigkeit umfassen.

Die Diagnose hat also für die Sozialversicherungsträger folgende Bedeutung:

- sie ist für die Indikation einer Kurortbehandlung notwendig;
- sie dient der Dokumentation;
- sie ist eine Kurzformel zur Beschreibung einer Krankheit oder Behinderung;
- sie spielt im Einzelfall eine Rolle für versicherungsrechtliche Konsequenzen.

Anamnese

Wertvolle Hinweise zur Bewertung der Beschwerdeangaben und zur Diagnose selbst liefert oftmals schon eine differenzierte Anamnese. Diese setzt sich zusammen aus dem Erinnerungsvermögen des Untersuchten und der ärztlichen Kunst, dieses zu verwertbaren Aussagen zu bringen über:

- Art und erstmaliges Auftreten von Beschwerden,
- Dauer der Symptome und Krankheitsverlauf,
- längere ambulante ärztliche Behandlungen oder Krankenhausaufenthalte,
- Lokalisation und Intensität von Schmerzen oder Behinderungen.

Insbesondere bei den entzündlich-rheumatischen Erkrankungen gehören zur Vorgeschichte:

- Schilderung von Krankheitsschüben,
- Beschreibung des Befallsmusters von Gelenkveränderungen,
- Mitteilung eines möglichen Gelenkneubefalls als wichtiges Kriterium der Progredienzbeurteilung.

Auch Hinweise für mögliche viszerale Organmanifestationen bei einigen Rheumaerkrankungen müssen erfaßt und ggf. differentialdiagnostisch abgeklärt werden. Im Rahmen der bisherigen medikamentösen Behandlung interessiert insbesondere auch das Verhältnis von Wirkung und Nebenwirkung eingenommener Medikamente, bei Patienten mit rheumatoider Arthritis in diesem Rahmen die Beurteilung der Verträglichkeit und Effektivität früher eingesetzter Basistherapeutika (Goldsalze, DPA etc.). Bei den Kuren der Sozialversicherungsträger spielt zudem die Sozialanamnese eine wichtige Rolle. Sie klärt relevante, mit der Berufsfähigkeit des Versicherten zusammenhängende Fragen, soll aber auch zugleich Auskunft über die Sozialbeziehungen des Versicherten außerhalb des Berufslebens geben. Die Anamneseerhebung bietet im Rahmen der Interaktion zwischen Arzt und Kurpatienten sowohl die Gelegenheit, eine ausreichende Vertrauensbasis zu schaffen, sie kann darüber hinaus auch manche technische Untersuchung einsparen.

3.1.1 Klinische Untersuchung – Funktionsprüfung der Gelenke und der Wirbelsäule

Vor der klinischen Untersuchung sollte der Kurarzt Vorbefunde des Hausarztes oder Gutachters gelesen haben, wobei die mitgeteilten Diagnosen Schwerpunkte der eigenen Funktionsuntersuchung zum Zeitpunkt der Aufnahme markieren. Dabei entspricht die Befunderhebung im einzelnen einer sorgfältigen körperlichen Untersuchung, die möglichst objektivierbare und reproduzierbare Daten liefern und bewußt schwierige, technisch aufwendige und kostspielige Untersuchungsmethoden ausklammern soll. Unabhängig vom Beschwerde- und Krankheitsbild des Patienten werden regelmäßig nachfolgende Funktionsuntersuchungen durchgeführt:

- Blutdruck- und Pulsmessung,
- Thoraxuntersuchung mit Auskultation der Lunge und des Herzens,
- Abdomenuntersuchung mit palpatorischer Größenbestimmung von Leber und Milz,
- Überprüfung der Klopfschmerzhaftigkeit beider Nierenlager,
- sorgfältige Suche nach vergrößerten Lymphknoten,
- Untersuchung von Wirbelsäule und Gelenken,
- Analyse von Gangbild und Haltung,
- arterieller Gefäßstatus, wenigstens mit Auskultation beider Karotiden,
- genaue Beschreibung von Hautveränderungen,
- orientierende Untersuchung der Sinnesorgane,
- neurologische Basisuntersuchung,
- Beschreibung der geistigen und psychischen Verfassung.

Bei orthopädisch-rheumatologisch zu behandelnden Kurpatienten dominiert naturgemäß die klinische Funktionsdiagnostik der Bewegungsorgane. Sie stellt eine quantitative und qualitative Analyse von Funktionsstörungen der Gelenke und der Wirbelsäule mit ihren Folgen für den Patienten dar. Sie schließt damit zwangsläufig eine Beurteilung des Behinderungsgrades, der Adaptationsmöglichkeiten sowie der Belastbarkeit für die kurtherapeutischen Maßnahmen ein.

Allgemeines zum Untersuchungsgang

Bei der *Untersuchung der Gelenke* sind folgende Gesichtspunkte zu beachten:

- Gelenkfehlstellungen und -deformitäten,
- Funktion bei aktiver und passiver Beweglichkeitsprüfung,
- Gelenk- und Bandinstabilitäten,
- periartikuläre Befunde mit typischen Schmerzpunkten,
- synovitische Gelenk- und Kapselschwellungen,
- Befallmuster pathologischer Gelenkveränderungen,
- Ruhe- und Bewegungsschmerzen, evtl. Registrierung von Aggravationszeichen.

Bei der *Untersuchung der Wirbelsäule und des Beckens* ist besonderes Augenmerk zu legen auf:

- Wirbelsäulenform und Thoraxasymmetrien,
- Bewegungsausmaß und gestörter Bewegungsablauf,
- Fehlstatik und Schonhaltungen,

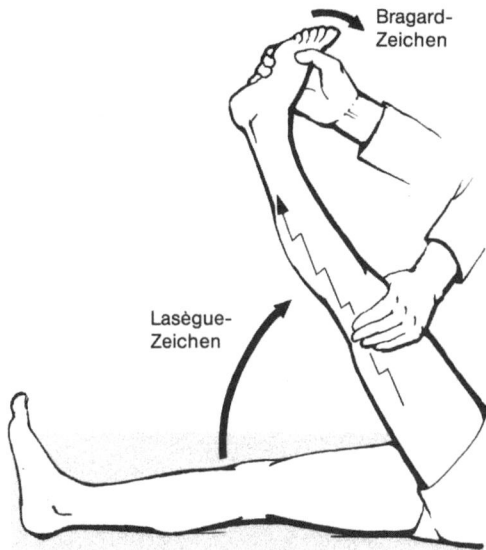

Abb. 3.1. Nervendehnungsschmerz (Lasègue-Zeichen). (Aus Frisch ³1987)

– Klopf- und Druckschmerzhaftigkeit einzelner WS-Abschnitte,
– Beckenstellung, Feststellung einer eventuellen Beinlängendifferenz,
– Lockerungen oder segmentale Blockierungen,
– Zustand der Muskulatur einschließlich Testung der Ischiokrualmuskulatur,
– Überprüfung von Nervendehnungsschmerzen (Abb. 3.1).

Bei der klinischen Untersuchung des Bewegungsapparats ist es zweckmäßig, sich an ein bestimmtes Schema zu halten, damit nichts vergessen und ein rationelles Arbeiten möglich wird. Die Untersuchung beginnt mit der Inspektion im Stehen und Gehen, anschließend folgt die manuelle Untersuchung der Gelenke und der Wirbelsäule im Liegen auf harter flacher Unterlage. Für die Messung der Gelenkfunktion hat sich dabei die sog. *Neutralnullmethode* bewährt.

Bei der Neutralnullmethode werden alle Gelenkbewegungen von einer einheitlich definierten Nullstellung aus gemessen, die der Gelenkstellung entspricht, die ein gesunder Mensch in aufrechtem Stand mit hängenden Armen und nach vorn gehaltenen Daumen und parallelen Füßen einnehmen kann.

Die Untersuchung im Liegen umfaßt u. a. auch eine orientierende neurologische Basisuntersuchung mit Prüfung der Muskeleigenreflexe, Angaben zur Sensibilität sowie der Erfassung von motorischen Störungen. Beschwerdeabhängig wird auch eine segmentale Funktionsprüfung der Wirbelsäule vorgenommen (Abb. 3.2).

Im Anschluß hieran erfolgt eine Funktionsprüfung der Wirbelsäule im Stehen, eine Ganganalyse sowie die Beurteilung der Muskulatur. Die Prüfung der

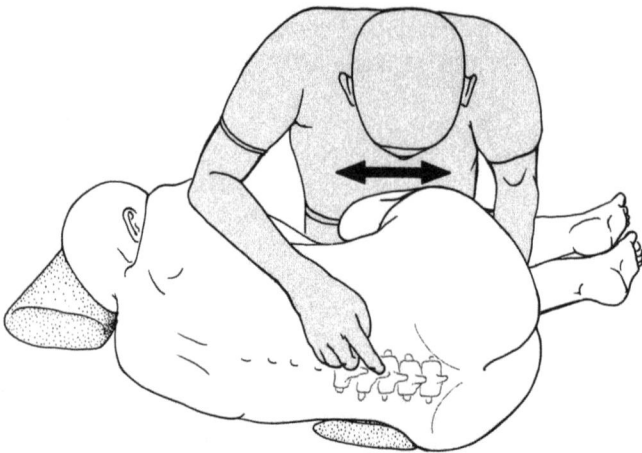

Abb. 3.2. Segmentale Untersuchung der Lendenwirbelsäule (Ante- und Retroflexion). (Aus Heiperts u. Schmitt [2]1984)

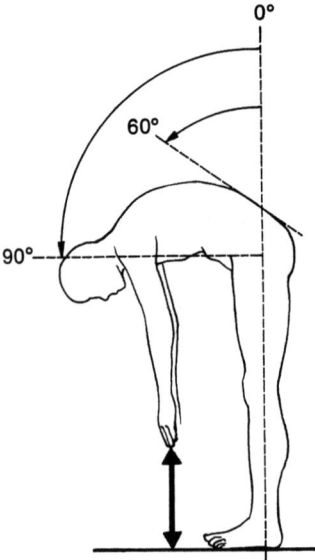

Abb. 3.3. Vorbeugefähigkeit der Brust- und Lendenwirbelsäule und FBA. (Aus Heiperts u. Schmitt [2]1984)

Flexion von BWS und LWS erfolgt durch die Messung des Finger-Boden-Abstands (FBA), das sog. Schober-Zeichen gibt Auskunft über die Beweglichkeit der Lendenwirbelsäule (Abb. 3.3).

Weitere wichtige Meßgrößen sind die Atembreite, das Ausmaß der Lateroflexion der LWS und HWS sowie das Ausmaß der Rotationsbewegung der HWS.

Spezielle Aspekte zum Untersuchungsgang

Die *Inspektion* beginnt mit der Beurteilung der Haltung des stehenden Patienten. Diese Beurteilung ist ein wichtiger Teil der Rückenuntersuchung. Die Haltung ist sowohl von konstitutionellen Faktoren als auch von der aktuellen Leistungsfähigkeit abhängig. Nach Wagenhäuser (1973) müssen morphologisch statische Elemente (die Haltungsstruktur) von funktionell dynamischen Elementen (die Haltungsleistung) unterschieden werden. Die Haltungsbeurteilung sollte daher grundsätzlich zwischen der Form und der Haltungsleistungsfähigkeit differenzieren. Bei der Beurteilung der Wirbelsäulenform geht man grundsätzlich von der Beckenstellung sowohl in der Frontal- als auch in der Sagittalebene aus. Relative und absolute Beinlängendifferenzen sind zu berücksichtigen. Die Schiefhaltung ist stets von der Skoliose zu trennen.

Bei einer Skoliose handelt es sich neben der Seitverbiegung der Wirbelsäule immer zusätzlich noch um eine Wirbelkörpertorsion.

Diese ist bei der Anteflexion anhand der Rippenbuckel- und Lendenwulstbildung erkennbar. Bei der seitlichen Beurteilung der Wirbelsäulenform wird durch die Inspektion die Form des Rückens erfaßt (z. B. Rundrücken, Flachrücken etc.). Wichtig ist bei dieser Beurteilung auch die Berücksichtigung der Beckenstellung, da ein gekipptes Becken zwangsläufig eine vermehrte Lendenlordosierung und umgekehrt ein aufgerichtetes Becken mit einer Abflachung der LWS-Lordose verbunden ist. Bei der Beurteilung des Gangbildes sollte immer auch auf das sog. Trendelenburg-Zeichen wie auch auf die Beinachsen geachtet werden.

Das Trendelenburg-Zeichen ist positiv, wenn die schwungseitige Hüfte durch eine Schwäche der Glutealmuskulatur nicht angehoben wird.

Die Inspektion umfaßt ferner die Beurteilung der Schulterkonturen, die Entwicklung der Schultergürtelmuskulatur sowie die Thoraxform.

Die *Palpation* orientiert nicht nur über den Schmerzort, mit einem geschulten Tastgefühl kann auch der Zustand der Muskulatur (Kontrakturen, Myogelosen) differenziert werden. Palpatorisch werden sowohl die Dornfortsätze der Wirbelsäule zur Beurteilung des Lig. interspinale wie auch die Iliosakralgelenke überprüft. Dabei dient das sog. Menelksche-Zeichen zur Feststellung einer möglichen Affektion der Iliosakralgelenke.

Bei der Überprüfung der Wirbelsäulenbeweglichkeit werden die von dem Patienten selbsttätig ausgeführten Bewegungen bei der Flexion, Extension, Seitneigung und Rotation gemessen. Deutliche Bewegungsdefizite sind differentialdiagnostisch aufschlüsselungspflichtig (z. B. Ausschluß eines M. Bechterew), Abweichungen vom Mittelwert einer normalen Wirbelsäulenbeweglich-

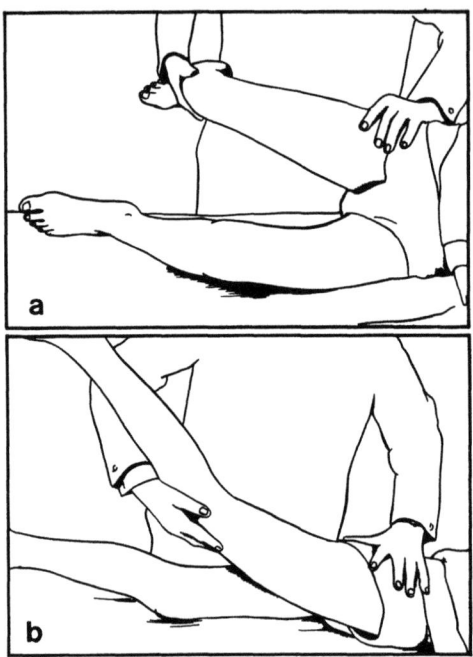

Abb. 3.4. Menelle-Handgriff zur Feststellung einer entzündlichen Affektion der Iliosakralgelenke. Die Untersuchung wird entweder in Seiten- oder in Bauchlage durchgeführt. (Aus Kalden 1986)

keit sind aber auch konstitutions- und altersbedingt. Eine Unterscheidung zwischen den Bewegungen im Schultergürtel und Schultergelenk ist insbesondere für die differentialdiagnostischen Überlegungen wichtig, da deutliche Einschränkungen der Schultergelenkbewegungen teilweise durch Schultergürtelbewegungen kompensiert werden können. Kombinationsbewegungen von Schultern und Armen (Schürzengriff, Nackengriff) geben dabei orientierend einen wichtigen Aufschluß über mögliche Einschränkungen der Bewegungsfunktion.

Spezielle Aspekte bei der Untersuchung von Extremitätengelenken

Bei der Prüfung der Beweglichkeit von Extremitätengelenken müssen immer beide Seiten gemessen und miteinander verglichen werden. Die Flexions-/Extensionsprüfung der Hüften wird entweder in Rücken- oder in Seitenlage durchgeführt. Die Grenze der Flexionsfähigkeit eines Hüftgelenks wird erreicht, wenn das Becken mit der Beugebewegung mitgeht (Fixierung des Beckens mit der Hand!). Auch bei der Prüfung der Extension in Rückenlage ist eine Fixierung des Beckens in Normalstellung eine wichtige Voraussetzung für die richtige Beurteilung.

Die Flexion einer Hüfte wird bei gebeugtem Knie gemessen (Entspannung der ischiokruralen Muskeln), die Extension bei gestrecktem Kniegelenk (Entspannung des M. quadriceps femoris).

Ab- und Adduktion werden in der Regel in Streckstellung des Kniegelenks, Außen- und Innenrotation in Rückenlage bei einer Beugung des Kniegelenks von 90° beurteilt. Dabei dient der Unterschenkel quasi als Zeiger des ermittelten Bewegungsausmaßes.

Bei der Untersuchung der Kniegelenke spielen insbesondere die Inspektion und Palpation eine wichtige Rolle. Dies trifft in erster Linie für die Feststellung von Achsenabweichungen und lokalen Schwellungen zu. Ein intraartikulärer Erguß ist z. B. durch das „Tanzen der Patella" festzustellen, wobei mit der einen Hand des Untersuchers der Recessus suprapatellaris, mit der anderen Hand der übrige Gelenkraum durch Druck auf die Patella komprimiert wird.

Flexion und Extension eines Kniegelenks werden in Rückenlage bei leicht gebeugtem Hüftgelenk überprüft. Bei der Bändertestung unterscheidet man zwischen der einfachen Testung der Kollateralbänder und einer Prüfung der Rotations- oder Komplexinstabilität. Von den vielen klinischen Meniskuszeichen, die es gibt, seien hier nur die Steinmann-Zeichen I und II erwähnt.

Bei einer Läsion des medialen Meniskus kommt es zu Schmerzen im medialen Gelenkspalt bei plötzlicher Außenrotation am leicht gebeugten Knie (*Steinmann I*), oder es zeigt sich ein Druckschmerz, der beim Strecken des Knies nach vorn wandert, beim Beugen nach hinten (*Steinmann II*).

Bei der Untersuchung der Hand- und Fingergelenke vermitteln Inspektion und Palpation ebenfalls wichtige Aufschlüsse über die verschiedenen Ursachen pathologischer Veränderungen. Bei der Palpation werden die Fingergelenke auf Kapselkonsistenz hin untersucht, wobei sich eine fluktuierende Synovialitis (bei chronischer Polyarthritis, CP) von einer knöchernen Verdickung (Fingerpolyarthrosen) leicht differenzieren läßt (Abb. 3.5).

Ein Querdruckschmerz der Metakarpophalangialgelenke (MCP) gilt als typisches Frühzeichen einer initialen CP ebenso wie eine schmerzhafte Volarflexions- oder Dorsalextensionseinschränkung eines Handgelenks oder ein druckdolenter Processus styloideus ulnae. Deviations- und Subluxationsfehlstellungen sind als klinische Befunde eines schon fortgeschrittenen Krankheitsstadiums anzusehen und damit bereits durch einfache Blickdiagnostik feststellbar.

Grenzen diagnostischer Zielsetzungen am Kurort

Die hier geschilderten Untersuchungsgesichtspunkte sind das Ergebnis von Einzeluntersuchungen, sie geben daher noch keinen ausreichenden Überblick über die Leistungsfähigkeit des Bewegungsapparats als Ganzes. Die Ergebnisse der klinischen Untersuchung müssen im Rahmen einer Kurortbehandlung oftmals durch weiterführende technische Untersuchungen ergänzt und objektiviert werden. Differentialdiagnostische Bemühungen haben jedoch in der Kurmedizin dort ihre Grenzen, wo eine ausreichende Beurteilung des Leistungsver-

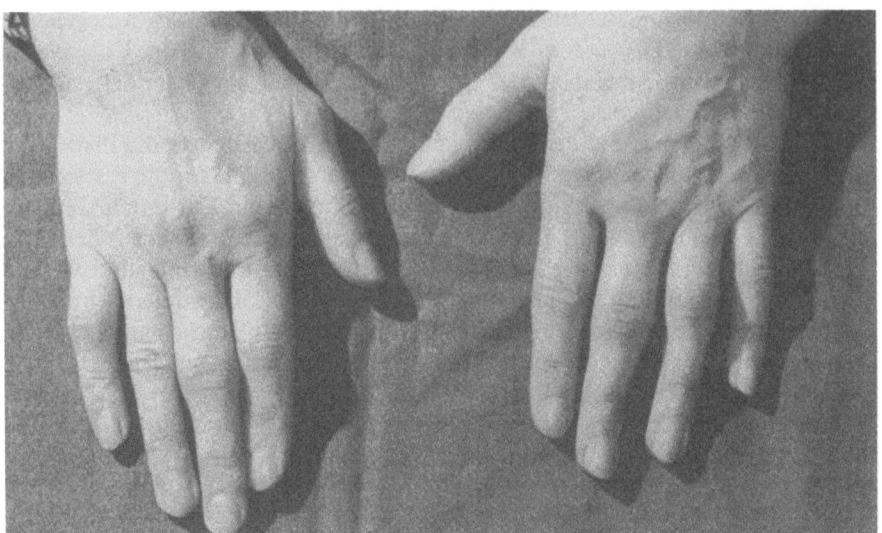

Abb. 3.5. Frühstadium einer rheumatoiden Arthritis mit symmetrischen synovitischen Gelenkschwellungen der Fingermittel- und Handgelenke. (Aus Holzmann et al. 1987)

mögens eines Patienten für die Sozialversicherungsträger bereits durch die Eingangsuntersuchung vorgenommen werden kann.

3.1.2 Radiologische Methoden

Konventionelles Röntgen

Röntgenuntersuchungen im Rahmen der Kurmedizin sollten stets unter bestimmten Fragestellungen erfolgen. Sie kommen in Betracht, wenn die körperliche Untersuchung deutliche Bewegungseinschränkungen, Formveränderungen oder Schmerzen an den Gelenken oder der Wirbelsäule aufdeckt. Der Röntgenbefund

- gibt Auskunft über Art und Ausmaß der Erkrankung,
- dient der Dokumentation und Verlaufsbeobachtung,
- ermöglicht im Vergleich mit Voraufnahmen eine Progredienzbeurteilung,
- dient auch therapeutischen Fragestellungen (z. B. Indikationsstellung für bestimmte Kurmittelverordnungen).

Dabei sind Doppeluntersuchungen der z. T. ausreichend vordiagnostizierten Kurpatienten wegen der Strahlenbelastung zu vermeiden. Zur Beurteilung chronischer Erkrankungen des Bewegungsapparats sollten jedoch nur Röntgenvoraufnahmen herangezogen werden, die nicht älter als 2 Jahre sind.

Bedeutung von Röntgenbefunden

Bei vielen orthopädisch-rheumatologischen Erkrankungen belegt der Röntgenbefund die bereits klinisch gestellte Diagnose, wobei der Nachweis degenerativer Veränderungen nicht besagt, daß sie auch Ursache der geklagten Beschwerden sind.

Pathologische Röntgenbefunde der Wirbelsäule können auch ohne Schmerzen und Funktionseinschränkungen vorliegen; ebenso schließt das Fehlen entzündlich destruierender Veränderungen das Initialstadium einer entzündlichen Rheumaerkrankung nicht aus!

Das Ergebnis der durchgeführten Röntgenuntersuchungen darf auch nicht mit der Leistungsfähigkeit im Erwerbsleben gleichgesetzt werden, sondern es stellt lediglich einen wichtigen Teil der Gesamtkriterien dar, die schließlich eine Leistungsbeurteilung ermöglichen.

Röntgenuntersuchungen im einzelnen

Bei den sog. *Standardaufnahmen* werden Skeletteile in 2 aufeinander senkrecht stehenden Projektionen (a.-p. und seitlich) dargestellt, damit Konturunterbrechungen und Fehlstellungen nicht übersehen oder falsch gedeutet werden. In manchen Fällen sind jedoch Aufnahmen mit anderem Strahlengang notwendig, z. B.

a) axiale Aufnahmen zur Beurteilung
  – der Patella,
  – der Schultergelenke,
  – der Hüften (Aufnahmen nach Lauenstein);
b) Schrägaufnahmen der HWS zur Beurteilung der Foramina intervertebralia.

Wenn man diese einfachen röntgendiagnostischen Methoden sinnvoll anwendet und ausschöpft, ist es in den meisten Fällen schon möglich, eine Diagnose zu stellen und die Belastbarkeit für eine gezielte Kurorttherapie festzulegen. Nur in wenigen Fällen sind spezielle radiologische Untersuchungstechniken erforderlich, um bestimmte Erkrankungen oder deren Ausprägung zu erfassen. Hierzu gehören Funktionsaufnahmen und Tomographien (Schichtaufnahmen).

Durch *Funktionsaufnahmen* kann eine normale oder pathologische Beweglichkeit objektiviert werden, wenn das Gelenk jeweils in beiden Endstellungen dargestellt wird. Die *Tomographie* erlaubt eine scharfe Abbildung einer bestimmten Ebene, wobei der verdächtige Bezirk (z. B. Osteolyseherde in der Spongiosa oder Knochendefekte in der Kortikalis) deutlicher abgebildet werden können, indem davor oder dahinter liegende Strukturen verwaschen erscheinen.

Kontrastmitteluntersuchungen (Arthrographien) etwa zur Diagnostik von Meniskusschäden oder zum Nachweis einer Rotatorenmanschettenruptur im Bereich der Schultern sind keine diagnostischen Regelleistungen einer Kurklinik. Derartige Untersuchungsmethoden sind vielmehr einer orthopädisch-rheumatologischen Fachklinik oder einer Krankenhausabteilung vorbehalten. Dies gilt auch für die Durchführung von *Myelographien,* wenn es um den Nachweis eines Bandscheibenprolapses geht. Wenn der klinische Verdacht (akutes Auftreten einer neurologischen Ausfallsymptomatik) zwingend ist, muß der Kurpatient zur weiterführenden Diagnostik in eine Krankenhausabteilung verlegt werden. Kurfähigkeit liegt in diesen Fällen dann ohnehin nicht mehr vor!

Röntgenbefunde bei degenerativen Gelenkerkrankungen

Der Arthrose liegt primär ein Knorpelschaden zugrunde, die knöcherne Reaktion ist sekundär. Initialstadien sind röntgenologisch oftmals noch unauffällig, ein erstes Zeichen stellen häufig Ausziehungen (Osteophyten) an den Knochenrändern sowie eine Gelenkspaltverschmälerung dar. Später kommt es durch die Knorpelzerstörung zunehmend zu einer subchondralen Sklerose der gelenknahen Knochenabschnitte. Gelegentlich läßt sich auch eine Kapselverknöcherung (Ossikel) nachweisen. Unter dem Knorpel bilden sich zystoide Spongiosadefekte (sog. Geröllzysten), die als Aufhellungen mit verdichteten Rändern oder als randständige Defekte an den Gelenkflächen zu erkennen sind.

Die degenerativen Prozesse bewirken zunehmend eine Gelenkspaltverschmälerung, in extremen Fällen kann der Gelenkspalt völlig verschwinden, so daß die Gelenkflächen dann nur noch von den abgeschliffenen Knochen gebildet werden (vgl. Abb. 3.6).

Im Bereich der Wirbelsäule sind vom orthopädisch-rheumatologischen Standpunkt aus röntgenologisch folgende Gesichtspunkte zu beachten:

- Formveränderungen des untersuchten Wirbelsäulenabschnitts,
- Struktur und Kontur der einzelnen Wirbelkörper,
- Höhe der Zwischenwirbelräume,
- Stellung der Wirbelkörper zueinander,
- röntgenmorphologische Veränderungen der Intervertebralgelenke,
- Stellung der Dornfortsätze,
- Verknöcherungen oder Verkalkungen der WS-Bänder.

Degenerative Wirbelsäulenveränderungen

Typische Befunde sind hierbei die Verschmälerung der Bandscheiben und damit der Zwischenwirbelräume (Chondrose), Bildung von Osteophyten (Spondylose) sowie eine Sklerosierung der Grund- und Deckplatten. Die arthrotischen Veränderungen der Wirbelbogengelenke entsprechen dabei den bereits beschriebenen allgemeinen röntgenologischen Degenerationszeichen (Abb. 3.7).

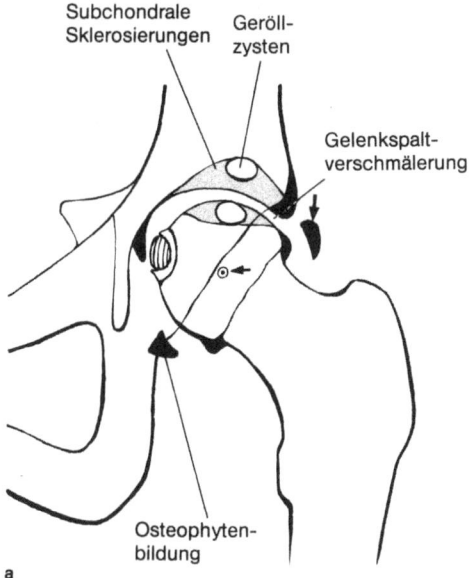

a

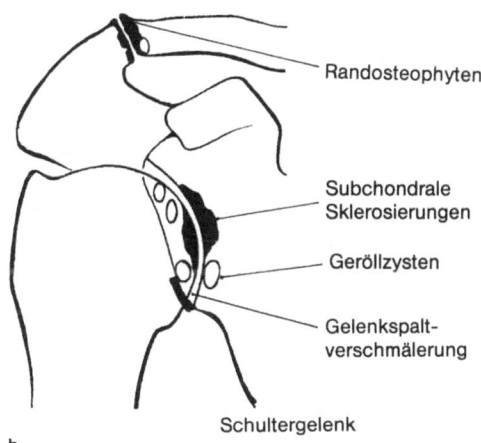

b

Abb. 3.6 a, b. Arthrosezeichen. Kontur- und Strukturveränderungen bei Hüftgelenkarthrose (**a**) und bei Arthrosis deformans am Schultergelenk (**b**). (Aus Frisch [3] 1987)

Osteoporose

Eine verminderte radiologische Schattendichte von Wirbelkörpern allein ist noch nicht ausreichend für die Diagnose einer Osteoporose. Sie kann von der Aufnahmetechnik abhängen und die Beurteilung, ob diesem Befund eine rarifizierte Knochenstruktur zugrunde liegt, ist subjektiv. Neben der verminderten Schattendichte müssen Wirbelkörperdeformierungen ohne adäquates Trauma erkennbar sein. Da bei der Osteoporose zunächst die Spongiosa und erst später die Kompakta schwinden, erscheinen die Deck- und Bodenplatten stärker kon-

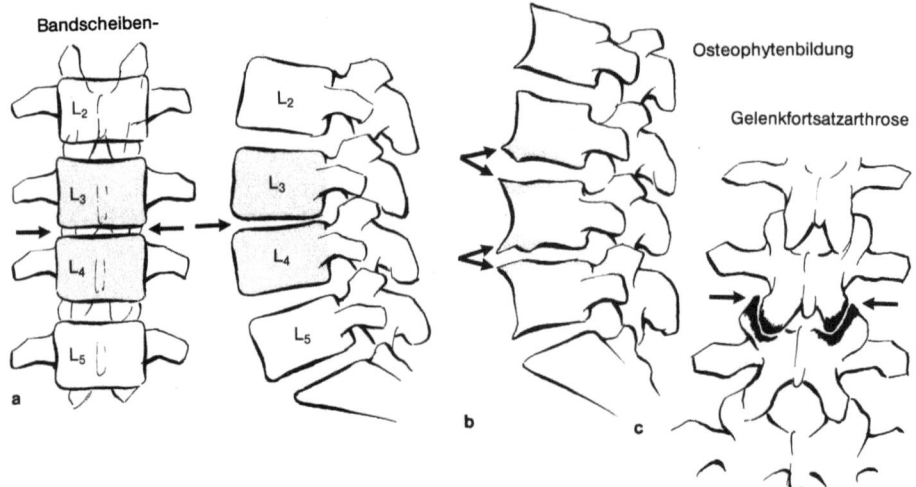

Abb. 3.7 a – c. Degenerative Prozesse: Arthrose- und Osteochondrosezeichen der LWS. a Bandscheibenverschmälerung, b Osteophytenbildung, c subchondrale Sklerosierung (Arthrosis deformans der Wirbelbogengelenke). (Aus Frisch [3] 1987)

turiert. Die typischen Fisch- und Keilwirbelbildungen stellen bereits ein fortgeschrittenes Stadium der Erkrankung dar.

Spondylitis ankylosans (sog. M. Bechterew)

Röntgenologisch zeigen sich die ersten Veränderungen meist an den Kreuzbein-Darmbein-Gelenken. Dort lassen sich unscharfe Konturierungen, marginale Entkalkungen, partielle Brückenbildungen, reaktive Sklerosierungen sowie marginale Erosionen und Usuren nachweisen. Es entsteht hierdurch ein sog. „buntes Bild" (Dihlmann 1982). Zum Nachweis der frühen Veränderungen sind häufig Schichtaufnahmen erforderlich! Im weiteren Verlauf entwickeln sich Syndesmophyten bevorzugt im thorakolumbalen Bereich, welche die meist nicht verschmälerten Zwischenwirbelräume überbrücken. In Spätstadien sieht man neben einer Ankylose der Iliosakralgelenke eine zunehmende Verknöcherung der WS-Längsbänder, so daß das Bild einem „Bambusstab" gleicht. Die Spondylosis hyperostotica als wichtigste Differentialdiagnose der Spondylitis ankylosans neigt im Bereich der Iliosakralgelenke zu Kapselverknöcherungen, die einen synostosierenden Durchbau vortäuschen können. Durch eine Tomographie der Iliosakralgelenke läßt sich jedoch in den meisten Fällen eine Unterscheidung zwischen einer Arthritis und einer Kapselverknöcherung vornehmen.

Chronische Polyarthritis

Bei dem klinischen Verdacht auf eine initiale chronische Polyarthritis sind stets beide Hände und Vorfüße zu röntgen. Frühe Stadien lassen zunächst nur indi-

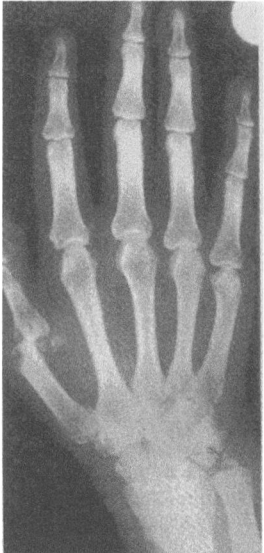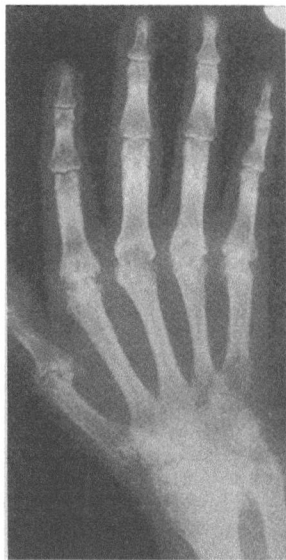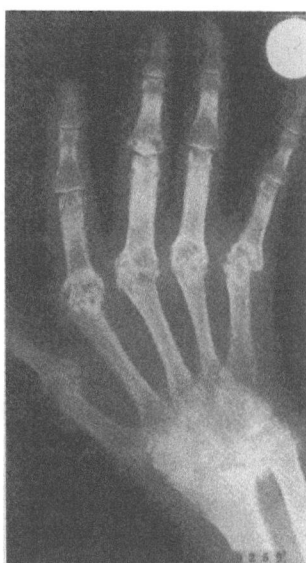

Abb. 3.8. Röntgenbilder der rechten Hand bei rheumatoider Arthritis im Verlaufe der Erkrankung; *von links nach rechts:* 1968, 1976, 1982. (Aus Hozmann et al. 1987)

rekte Veränderungen erkennen. Zu ihnen gehören periartikuläre Weichteilzeichen sowie eine gelenknahe streifenförmige Osteoporose. Zu den *Primärläsionen* der rheumatoiden Arthritis an Händen und Vorfüßen gehören:

– den Knorpelrand unterminierende Arrosionen,
– marginale Randusuren (als primär ossäre arthritische Läsion),
– Pseudozysten (kleine Destruktionsherde),
– Ostcolysen und Mutilationen,
– zunehmender Gelenkspaltschwund.

In Spätstadien kommt es dann zu Ankylosen und Subluxationen, an Händen und Füssen zu ulnaren Deviationen von Fingern und Zehen.

Abbildung 3.8 veranschaulicht die möglichen progredienten Röntgenveränderungen einer rheumatoiden Arthritis.

Die röntgenologisch faßbaren Destruktionen einer chronischen Polyarthritis befallen an den Fingergelenken schwerpunktmäßig die Grund- und Mittelgelenke, ein Endgelenkbefall ist beim Erwachsenen eher die Ausnahme. Die Röntgenmorphologie der Psoriasis arthritis ist einerseits durch ein anderes Befallmuster („Strahlbefall") gekennzeichnet, andererseits findet man im Vergleich zur chronischen Polyarthritis ein charakteristisches Nebeneinander ab- und anbauender Prozesse (arrosive und produktive Kapselansatzläsionen; Abb. 3.9).

Die radiologische Frühdiagnostik der chronischen Polyarthritis und ihrer Varianten ist oftmals eine Lupendiagnostik.

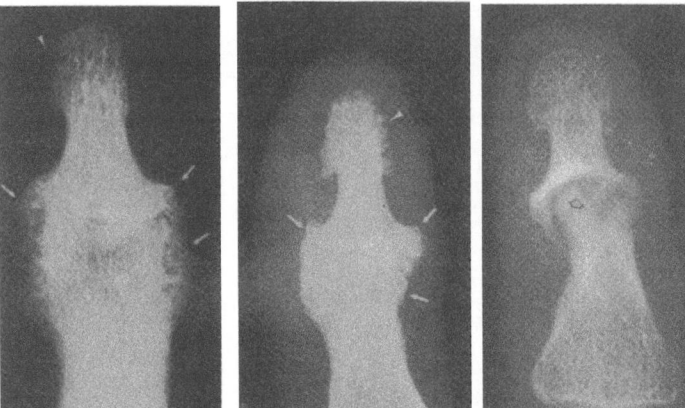

Abb. 3.9. Charakteristische röntgenologische Veränderungen an den distalen Phalangen und Interphalangialgelenken bei Psoriasis arthritis. Hierzu gehören die Weichteilschwellung, das Fehlen einer Osteoporose, die Gelenkspaltverschmälerung, Erosionen, die mit Protuberanzen einhergehen sowie Mutilationen und Nagelfortsatzosteolysen. (Aus Kalden 1986)

Auch die arthritischen Veränderungen an den großen Extremitätengelenken (Knie, Hüften) sind stadienabhängig durch konzentrische Gelenkspaltverschmälerungen, zystoide Defekte oder Usuren gekennzeichnet.

Weitere neuzeitliche bildgebende Verfahren

Arthrosonographie

Während die konventionelle Röntgentechnik ein Summationsbild vermittelt, stellt die Sonographie Schnittbilder durch das Gewebe dar – ähnlich der Computertomographie. Infolge der Totalreflexion des Schallstrahls am Knochen ist die Sonographie in erster Linie zur Beurteilung von peri- und intraartikulären Strukturen geeignet. Der Vorteil der Ultraschalluntersuchung ist, daß sie keine Strahlenexposition mit sich bringt und deshalb unbegrenzt wiederholbar ist, andererseits stellt sie ein schwer zu erlernendes Diagnostikum mit zahlreichen artefaktbedingten Fallstricken dar. Ihr Stellenwert ist in der rheumatologischen Diagnostik höher als in der konservativen Orthopädie des Erwachsenen.

Indikationen zur Sonographie bei Kurpatienten mit entzündlich-rheumatischen Leiden sind:

- Nachweis oder Größenbestimmung von Baker-Zysten der Kniegelenke,
- differentialdiagnostische Abgrenzung einer Thrombophlebitis von einer abgesackten Baker-Zyste,
- Unterscheidung einer Artikulo- von einer Tendosynovitis (Tendovaginitis),
- Differenzierung eines pathomorphologischen Substrats bei einem Karpaltunnelsyndrom,
- Beurteilung möglicher Sehnenschädigungen durch synoviales Proliferationsgewebe.

Indikationen bei nichtentzündlichen Gelenkerkrankungen sind:

– Nachweis von Bursitiden oder intraartikulären Ergußbildungen,
– Diagnostik von Weichteiltumoren,
– Nachweis eines Meniskusganglions.

Nicht verwertbar ist die Sonographie zur Diagnostik arthrotischer Gelenkveränderungen oder Meniskusschäden. Zusammenfassend ist die Ultraschalluntersuchung des Bewegungsapparats als additives Untersuchungsverfahren zu
werten, welches auch bei Kurpatienten wichtige Zusatzinformationen liefern
kann.

Knochenszintigraphie

Durch diese Untersuchungsmethode lassen sich Knochenumbauvorgänge oft
erkennen, bevor sie röntgenologisch nachweisbar sind. Eine stark erhöhte Kno-
chenumbaurate bewirkt eine erhöhte Nuklideinlagerung in den befallenen Ske-
lettabschnitten, so daß bei einem unklaren Röntgenbefund die szintigraphische
Untersuchung bei einem Kurpatienten indiziert sein kann.

Er wird zu dieser Spezialuntersuchung überwiesen, wenn der Verdacht besteht auf das Vorliegen von:

– primären oder metastatischen Knochentumoren,
– Knochennekrosen oder -infarkte,
– entzündliche Knochenerkrankungen (z. B. Osteomyelitis),
– unklaren Knochenumbauprozessen.

Die Hauptindikation der Szintigraphie stellt jedoch die Nachsorge von Karzi-
nompatienten dar, somit gehört diese Untersuchungsmethode nicht zu den
gängigen diagnostischen Leistungen einer Kurklinik.

Computertomographie der Wirbelsäule

Gerade im Bereich der Bandscheibendiagnostik hat die computertomographi-
sche Untersuchung in den letzten Jahren zunehmend an Bedeutung gewonnen.
In vielen Fällen kann durch diese Methode Patienten die Durchführung einer
Myelographie erspart werden. Viele Patienten kommen ins Heilverfahren mit
computertomographischen Vorbefunden und Bildern, so daß grundlegende
Kenntnisse dieser neuzeitlichen Untersuchungstechnik auch für den Kurarzt
von Bedeutung sind.

Beachtenswert ist dabei, daß das CT-Bild allein noch nicht die Diagnose aus-
macht; zwingend ist die Kenntnis des klinischen Befundes, der stets in Korrelation zum computertomographischen Bild gesehen werden muß!

Häufig weisen CT-Vorbefunde z. B. Bandscheibenprotrusionen auf, ohne daß
ein klinisches Äquivalent hierfür beim Patienten vorliegt. Die computertomo-

graphische Diagnostik einer zervikalen oder lumbalen Diskushernie ist ähnlich wie die Myelographie eine weiterführende Diagnostik, die nur indiziert ist, wenn der begründete Verdacht durch die klinische Symptomatik ausreichend gestützt ist. Eine absolute Indikation besteht dann, wenn eine plötzliche Wurzelkompressionssymptomatik mit neurologischen Ausfällen bei einem Bandscheibenpatienten während der Kur auftritt. In diesen Fällen muß er in eine Akutklinik verlegt werden!

Die Wertigkeit einer computertomographischen Untersuchung läßt sich (nach Bruns 1988) jedoch auch für weitere diagnostische Fragestellungen an der Wirbelsäule befürworten, und zwar wenn

- entzündliche Vorgänge im Sinne einer Diszitis oder Spondylodiszitis gesichert werden sollen,
- tumoröse Veränderungen im Bereich des Wirbelkanals ausgeschlossen werden müssen,
- ossäre Raumstrukturen bei degenerativen Prozessen im Bereich des Wirbelkanals und der Wirbelgelenke aufgeklärt werden sollen.

Es handelt sich hierbei also um sehr spezielle Fragestellungen, die im Rahmen eines stationären Heilverfahrens zwar im Einzelfall aktuell werden können, zahlenmäßig jedoch eine untergeordnete Rolle im Kollektiv vordiagnostizierter Kurpatienten spielen.

3.1.3 Laboruntersuchungen

Die Labordiagnostik am Kurort ermöglicht neben dem allgemeinen Screening zur Erfassung häufiger Organfunktions- und Stoffwechselstörungen

- eine Differenzierung entzündlicher von nichtentzündlichen Erkrankungen,
- die Diagnose verschiedener rheumatischer und pararheumatischer Erkrankungen,
- eine Aktivitätsbestimmung entzündlich-rheumatischer Erkrankungen sowie therapiebegleitende Verlaufskontrollen,
- ggf. auch den Nachweis gewisser Organbeteiligungen.

Laboruntersuchungen sollten beim Verdacht auf das Vorliegen einer entzündlichen Rheumaerkrankung zwar voll ausgeschöpft, aber auch nicht überbewertet werden. Dabei sind die Ergebnisse stets in Relation zu den anamnestischen Angaben und den klinischen Befunden zu beurteilen.

Es gibt praktisch keinen Laborbefund, der für sich allein eine rheumatische Erkrankung beweist oder ausschließt.

Bei den nichtentzündlichen Erkrankungen des Bewegungsapparats, die zahlenmäßig auch in rheumatologisch ausgerichteten Kurkliniken überwiegen, sind positive Laborbefunde in der Regel nicht zu erwarten.

Basisprogramm

Unabhängig von der Art des orthopädisch-rheumatologischen Leidens werden zu Kurbeginn folgende Untersuchungen durchgeführt:

- Blutkörperchensenkungsgeschwindigkeit (BSG),
- rotes und weißes Blutbild, bei pathologischer Leukozytenzahl Erweiterung zum Differentialblutbild,
- Leberenzyme (SGOT, SGPT u. γ-GT),
- Serumelektrolyte (Na, K, Ca),
- Gesamtlipide, ggf. mit Bestimmung der HDL- und LDL-Fraktion des Cholesterins,
- Nüchternblutzucker,
- Kreatinin, Harnstoff und Harnsäure,
- Urinstatus einschließlich Sedimentbeurteilung.

Spezielle Laboruntersuchungen in der Rheumatologie

Es handelt sich hierbei einerseits um Parameter, die die Entzündungsdiagnose belegen können, andererseits um immunologische Untersuchungen, die für die Artdiagnose rheumatischer Prozesse Bedeutung haben. Unspezifische Hinweise auf einen entzündlichen Prozeß bieten neben der BSG-Beschleunigung auch die Elektrophorese (α_2-Globulinerhöhung!) sowie der Nachweis einer Erhöhung des C-reaktiven Proteins (CRP). Weiterhin gibt die Bestimmung des Serumeisen- und -kupferspiegels Hinweise auf eine entzündliche Aktivität. Zu den immunologischen Befunden gehören Tests zum Nachweis

- der sog. Rheumafaktoren,
- von antinukleären Antikörpern (ANA) und antinukleären Faktoren (ANF)
- von HLA-Konstellationen (hauptsächlich HLA B27).

Gelegentlich sind auch bakteriologische Befunde im Sinne eines direkten oder indirekten Erregernachweises im Rahmen differentialdiagnostischer Überlegungen angebracht. Diese serologischen Tests (z. B. Bestimmung von Streptokokkenantikörpern) erfordern z. T. einen höheren technischen Aufwand oder größeren Zeitbedarf; sie sollten im Bedarfsfall in einem serologisch ausgerüsteten Labor angefordert werden!

Tests für ein Speziallabor stellen auch die Suchreaktionen zum Nachweis von Autoantikörpern dar (antinukleäre und antimitochondriale Antikörper). Die Veranlassung einer sog. Immunelektrophorese kann im Einzelfall zur Diagnose und Differenzierung von Para- und Defektproteinämien indiziert sein.

Häufige Tests in der Routinediagnostik entzündlich-rheumatischer Gelenk- und Wirbelsäulenerkrankungen sind jedoch wegen ihrer engen Assoziation zu bestimmten Erkrankungen indiziert: der Nachweis von Rheumafaktoren sowie die Bestimmung des Histokompatibilitätsantigens HLA B27.

Bei den sog. Rheumafaktoren handelt es sich um Autoantikörper (meist vom Typ IgM), die häufig bei rheumatoider Arthritis im Serum vorkommen. Hier existieren inzwischen immunologische Schnelltests, die auch unter den

Laborbedingungen einer Kurklinik schnell und problemlos durchgeführt werden können.

Der Nachweis von Rheumafaktoren beweist keinesfalls das Vorliegen einer chronischen Polyarthritis, ebenso schließt ein negatives Testergebnis eine chronische Polyarthritis nicht aus.

Es gibt nämlich einerseits unspezifische positive Ergebnisse – vornehmlich bei Patienten höheren Lebensalters –, andererseits sind gerade in der Frühdiagnostik „seronegative" Fälle einer chronischen Polyarthritis häufig. Ein positiver Rheumafaktor ist also lediglich ein wichtiger Baustein unter den Befunden, welche in der Diagnostik eine Rolle spielen. Einen höheren diagnostischen Wert als die Rheumafaktoren bei CP-Patienten besitzt der Nachweis des Histokompatibilitätsantigens HLA B 27 bei Patienten mit einer Spondylitis ankylosans. Dieses Antigen wird bei ca. 94% der Erkrankten gefunden und kommt somit nur bei 4–8% in der Normalbevölkerung vor. Dieser Laborparameter ist daher zur Untermauerung der Diagnose bei unklaren oder atypischen Frühformen hilfreich, ist jedoch auch in einem höheren Prozentsatz mit einem M. Reiter oder einer Psoriasis-arthritis mit Wirbelsäulenbeteiligung assoziiert. Außerdem gibt es Befunde, die darauf hinweisen, daß es durch die Bestimmung des HLA B 27 möglich ist, die Disposition zu entzündlich-rheumatischen Wirbelsäulenprozessen zu erfassen.

Differentialdiagnostische Bedeutung der Synovialanalyse

Eine besondere Bedeutung in der Labordiagnostik rheumatischer Erkrankungen kommt der Synovialanalyse zu, mit der bestimmte diagnostische Einstufungen eindeutig vorgenommen werden können. Deshalb sollte jedes Gelenk mit unklarem Erguß punktiert und nach der Punktion der Gelenkerguß analysiert werden.

Bei entzündlichen Ergüssen ist die Viskosität (fadenziehende Eigenschaft) vermindert, beim Reizerguß auf degenerativer Grundlage erhöht.

Zur Unterscheidung zwischen entzündlichen und nichtentzündlichen Gelenkergüssen wird jedoch in erster Linie die Bestimmung der Zellzahl in der Synovialflüssigkeit herangezogen. Nichtentzündliche Ergüsse weisen eine geringe Zellzahl, entzündliche je nach dem Grad und der Art der Entzündung mehr oder weniger hohe Zellzahlen auf. Auch die Differenzierung der Zellen erlaubt gewisse Rückschlüsse. Eine eindeutige Artdiagnose läßt sich mit dem Nachweis von Kristallen in der Synovialflüssigkeit stellen. Bei einer akuten Gichtarthritis lassen sich mit Hilfe eines Polarisationsmikroskops Uratkristalle, bei der

Tabelle 3.1. Synovialanalyse: ihre differentialdiagnostische Bedeutung für Kurpatienten. (Mod. nach Kalden 1986)

	Aus-sehen Farbe	Viskosität n REL, 25 °C %	Synoviazellen	Kristalle	Bakterien
Normale Synovial-flüssigkeit	strohgelb	>300	<200		
Nicht entzündliche Gelenkerkrankungen					
Trauma	strohgelb evtl.	>50	<500		
Arthrose	blutig strohgelb	>50	<500		
Entzündliche Gelenkerkrankungen					
Rheumatoide Arthritis	gelbgrün	2–20	5000–25000		
Psoriasisarthritis	gelbgrün	2–20	>5000		
M. Bechterew	gelb	10–50	1000–5000		
Aktivierte Arthrose	bernstein	10–50	1000–5000		
Gichtarthritis	milchig gelblich	5–25	>5000	Na-Urat	
Chondrokalzinose	milchig gelblich		1000–5000	Ca-Py-rophos-phat	
Septische Arthritis	grau blutig	<10	>20000		+

Chondrokalzinose Pyrophosphatkristalle nachweisen. Bei eitrigen Gelenker-güssen (Pyarthritis) lassen sich mitunter Bakterien nach Anfärbung (z. B. nach Gram) oftmals schon im Ausstrichpräparat erkennen, eine kulturelle Anzüchtung mit Resistenzbestimmung gegenüber bestimmten Antibiotika muß sich jedoch aus therapeutischen Gründen anschließen. Mit dem Auftreten einer Pyarthritis geht jedoch die Kurfähigkeit verloren; der Patient muß dann in eine Krankenhausabteilung zur Akutbehandlung verlegt werden! Tabelle 3.1 veranschaulicht zusammenfassend die differentialdiagnostischen Aussagemöglichkeiten der Synovialanalyse bei verschiedenen Gelenkerkrankungen.

3.1.4 Apparativ-technische Basisuntersuchungen

EKG und Ergometrie

Das Ruhe-EKG wird als diagnostische Routinemethode zur Beurteilung von Herzerkrankungen angewandt. Von besonderem Wert ist es zur Diagnose und Differenzierung von Rhythmusstörungen sowie beim Myokardinfarkt. Bei klinischem Verdacht auf das Vorliegen einer Herzrhythmusstörung sollte ein „EKG mit langem Streifen" über 1–2 min mit verminderter Papiergeschwindigkeit registriert werden. Dabei können in einem gewissen Prozentsatz (ca. 20%) bereits ventrikuläre Arrhythmien erfaßt werden; im Belastungs-EKG werden mehr als 50% derartiger Störungen diagnostiziert; die sicherste Methode stellt jedoch ein Langzeitspeicher-EKG dar.

Eine Erläuterung der elektrophysiologischen Grundlagen sowie pathophysiologischer Abläufe würde den Rahmen dieses Kapitels sprengen; wir verweisen auf die einschlägige Literatur. Es sollen an dieser Stelle nur die gebräuchlichen Ableitungsverfahren benannt, ein normaler EKG-Befund dargestellt sowie Beispiele für einige charakteristische pathologische EKG-Bilder kurz skizziert werden.

Gebräuchliche Ableitungsverfahren

Eine vollständige EKG-Analyse erfordert wenigstens 12 Ableitungen, bestehend aus

- 6 Extremitätenableitungen [den Standardableitungen I−III (Einthofen) und den unipolaren Ableitungen aVR, aVL, aVF (Goldberger)];
- 6 Brustwandableitungen $V_1 - V_6$ (Wilson).

Normales EKG

Die einzelnen Kurvenabschnitte P, Q, R, S, T beschreiben Aktionspotentiale von Vorhof und Kammern sowie deren Erregungsausbreitung und -rückbildung. Dabei entspricht

- die P-Welle der Vorhoferregung (Amplitude bis 0,25 mV, Dauer 0,1 s),
- die PQ-Zeit der atrioventrikulären Überleitung im AV-Knoten (Dauer 0,12−0,2 s),
- der QRS-Komplex der Erregungsausbreitung in den Kammern (Dauer 0,08−0,1 s),
- die ST-Strecke der Vollerregung der Kammern (isoelektrisch, Abweichung höchstens 0,1 mV nach oben oder unten),
- die T-Welle der Zeit der Erregungsrückbildung (konkordant zur R-Zacke, Amplitude größer als 1/6 der R-Zacke in den Ableitungen mit großem R-Ausschlag).

Das EKG erfaßt nur elektrobiologische Vorgänge und ihre Abweichungen von der Norm. Mit Ausnahme des Myokardinfarkts sind artdiagnostische Rückschlüsse auf die Ursache von EKG-Veränderungen mit großer Vorsicht zu betrachten bzw. unmöglich.

Unter diesem Vorbehalt sind auch die nachfolgend dargestellten Normabweichungen zu sehen.

Klinisch wichtige EKG-Konstellationen

a) Supraventrikuläre Extrasystolie

Sie zeichnet sich durch einen zu frühen Einfall der P-Zacke bei einzelnen Herzaktionen aus. Normale oder annähernd normale Konfiguration der P-Zacken – meist ohne kompensatorische Pause – kennzeichnen den Stromkurvenverlauf, wobei der Abstand der R-Zacken bei unregelmäßiger Überleitung der Sinusknotenaktionen variiert.

b) Ventrikuläre Extrasystolie

Stark deformierte intermittierende QRS-Komplexe mit kompensatorischen Pausen kennzeichnen das Bild, wobei jedoch nur ein gehäuftes Auftreten kritisch zu werten ist. In diesen Fällen sind jedoch die Übergänge zu paroxysmalen ventrikulären Tachykardien fließend und unter bestimmten ungünstigen Konstellationen kann sich aus einer Tachyarrhythmie gelegentlich auch ein lebensbedrohliches Kammerflattern oder -flimmern entwickeln.

c) AV-Blockierungen

Bei unveränderten Kammerkomplexen kommt es hierbei zu einer Leitungsverzögerung oder -unterbrechung zwischen Vorhof- und Kammermyokard.

d) ST-Streckensenkungen

Sie gelten unter bestimmten Bedingungen als Hinweis für eine Koronarinsuffizienz, wenn sie zwischen $0,1-0,2$ mV betragen, können jedoch auch Zeichen einer Überdigitalisierung (muldenförmige ST-Streckensenkung!) sein.

e) Typische EKG-Veränderungen beim akuten Herzinfarkt

In der Frühphase kommt es hier zu den typischen ST-Streckenhebungen, vielfach auch zu einer R-Zackenreduktion. Nach mehreren Stunden bildet sich dann oftmals ein spitz negatives T (Ischämie) sowie ein großes Q (Nekrose) aus. Je nach Lokalisation des Infarkts treten die typischen EKG-Veränderungen in den verschiedenen Ableitungen besonders deutlich hervor. Eine grobe Einteilung untergliedert zwischen Vorderwandinfarkt (Abl. I, II, aVL, V_2-V_5) und Hinterwandinfarkt (Abl. III, aVF, evtl. V_5 und V_6).

Im Rahmen eines stationären Heilverfahrens müssen mögliche kardiologische Komplikationen eines Kurpatienten einerseits rasch erkannt werden, andererseits dient die EKG-Basisdiagnostik auch zur Feststellung von Kontraindikationen für Kurmaßnahmen, die eine besondere Belastung für das Herz-Kreislauf-System darstellen (z. B. Sauna).

f) Ergometrie

Belastungsprüfungen aus internistischer Indikation werden zur Diagnostik einer initialen Koronarinsuffizienz, zur Erkennung von Rhythmusstörungen und Belastungshypertonien durchgeführt. Im Rahmen der Kurortmedizin, die unter sportmedizinischen Gesichtspunkten auch aktivierende Übungsprogramme beinhaltet, dient die Ergometrie auch der Feststellung der körperlichen Leistungsfähigkeit und Belastbarkeit eines Herzgesunden. Um den Trainingszustand individuell zu testen, muß ein Belastungsgrad gewählt werden, der die Leistungsreserven weitgehend ausschöpft. Als Maßstab wird hierbei eine definierte Herzfrequenz bei ansteigender Belastung (in W) benutzt. Sportlich Trainierte weisen in der Regel einen geringeren Anstieg der Herzfrequenz unter Belastungsbedingungen auf als Untrainierte.

Die zu bestimmende Leistungsfähigkeit wird mit dem Ausdruck PWC („physical working capacity") bezeichnet, gelegentlich auch nur mit dem Buchstaben „W" symbolisiert. Die gewählte Frequenz wird als Index hinzugefügt.

„W_{150}" bedeutet also die Leistung in Watt (W), die bei einer Pulsfrequenz von 150/min bewältigt wird.

Normwerte zum Vergleich können dann aus Tabellen entnommen werden. Bei der praktischen Durchführung beginnt man bei niedriger Belastungsstufe (meist 50 W) und steigert minutenweise je nach Toleranz und Herzfrequenz des Patienten in Stufen von 25 oder 50 W. Mit Hilfe eines solchen Belastungstests kann nicht nur die Leistungsfähigkeit ermittelt werden, es können darüber hinaus dem Patienten konkrete Hinweise für das Optimum seiner körperlichen Aktivitäten, gemessen an seiner Belastbarkeit, erteilt werden. Auch die sozialmedizinische Beurteilung von Kurpatienten hinsichtlich ihres beruflichen Leistungsvermögens läßt sich präzisieren, wenn man die erzielten W-Zahlen in Leistungen der typischen Arbeitsanforderungen oder des täglichen Lebens umrechnet.

Als *Richtwerte* gelten:
- leichte körperliche Arbeit: 50–75 W,
- mittelschwere körperliche Arbeit: bis 125 W,
- schwere körperliche Arbeit: >125 W.

Eine entsprechende Dauerbelastung am Arbeitsplatz sollte 2/3 der ermittelten Grenzbelastbarkeit nicht überschreiten!
    Jenen Kurpatienten, die einen Trainingsmangel aufweisen, sollten, sofern andere Gründe nicht dagegen sprechen, dosierte aktivierende Maßnahmen zur Konditionsverbesserung verordnet werden (z. B. Ergometertraining, Jogging und sportliche Spiele).

Dem Untrainierten kann als Richtfrequenz zur Konditionsverbesserung eine Pulszahl von 180 minus Lebensalter empfohlen werden.

Während einer Fahrradergometrie muß immer ein Arzt anwesend sein, der die Indikation zur Steigerung oder zum Abbruch des Tests anhand möglicher EKG-Veränderungen, der Pulsfrequenz und des Blutdruckverhaltens stellt.
    Abbruchkriterien für Belastungsuntersuchungen (nach Rost u. Hollmann 1982) sind:

- subjektive Erschöpfung,
- stärkere Beschwerden wie Atemnot oder Stenokardien,
- atypisches Blutdruckverhalten,
- EKG-Veränderungen wie
  zunehmende Zahl polytoper salvenförmiger Extrasystolen,
  absolute Arrhythmie,
  Auftreten von Überleitungsstörungen oder Schenkelblockbildern,
  Rückbildungsstörungen in Form von ST-Streckensenkungen oder -hebungen von mehr als 0,2 mV.

Lungenfunktionsprüfung

Die klinische Funktionsdiagnostik bei orthopädisch-rheumatologisch zu behandelnden Kurpatienten ist routinemäßig indiziert, wenn entweder eine Thoraxwandstarre (z. B. beim M. Bechterew) vermutet wird oder eine schwere Kyphoskoliose vorliegt.

Fakultativ wird eine Lungenfunktionsdiagnostik aber auch bei jenen Patienten durchgeführt, bei denen eine Störung der respiratorischen Funktion aus anderer Ursache (Asthma bronchiale oder bronchitisches Syndrom) diagnostiziert und quantifiziert werden soll. Grundlage der Funktionsdiagnostik stellt die *Spirometrie* dar, welche sowohl statische als auch dynamische Lungenvolumina erfaßt. Als wichtigster statischer Parameter gilt die Vitalkapazität (VC).

Die Vitalkapazität entspricht der Luftmenge, die nach größtmöglicher Ausatmung ohne Zeitbegrenzung maximal eingeatmet werden kann.

Beurteilung der VC-Einschränkung (nach Rieben u. Fritze 1985):

- 100–80% keine,
- 80–70% leichte,
- 70–50% mittlere,
- <50% starke Einschränkung.

In der Funktionsdiagnostik ist weiterhin das dynamische Lungenvolumen FEV_1 (Tiffeneau-Test, Sekundenkapazität) von Bedeutung.

Die Sekundenkapazität umfaßt das Volumen, welches nach tiefer Inspiration in einer Sekunde bei höchstmöglicher Anstrengung ausgeatmet werden kann.

Als relative Sekundenkapazität (FEV_1 % VC) wird in diesem Zusammenhang der prozentuale Anteil des FEV_1 an der gemessenen Ist-VC bezeichnet.

Beurteilung der relativen Sekundenkapazität (nach Rieben u. Fritze 1985):

- bis 75% keine,
- 75–60% leichte,
- 60–50% mittelgradige,
- <50% starke Einschränkung.

Mit Hilfe der beiden Größen Vital- und Sekundenkapazität ist eine Differenzierung der Ventilationsstörungen in restriktive und obstruktive Formen möglich. Eine restriktive Ventilationsstörung bedeutet eine Einschränkung der gemessenen Vitalkapazität (Ist-VC) gegenüber dem Sollwert (Soll-VC), eine obstruktive Ventilationsstörung bezeichnet die Verminderung der Einsekundenkapazität.

Bei pathologischem Ausfall des Tiffeneau-Tests kann man zusätzlich durch einen Bronchospasmolysetest prüfen, ob die Obstruktion der Atemwege reversibel ist. In diesen Fällen wird nach Inhalation eines Bronchospasmolytikums (z. B. Berotec DA) eine erneute Spirometrie durchgeführt.

Alle spirometrisch gemessenen Lungenvolumina haben den Nachteil, daß sie von der Mitarbeit des Probanden abhängig sind, was gelegentlich zu einer Verfälschung der Werte führt.

Im Gegensatz zur Spirometrie ermöglicht die Ganzkörperplethysmographie eine weitgehend von der Mitarbeit des Kurpatienten unabhängige Messung der Atemwegswiderstände und des gesamten endothorakalen Gasvolumens. *Indikationen* zur dieser Untersuchung sind:

- Emphysemdiagnostik,
- Analyse obstruktiver Atemwegserkrankungen,
- Therapiekontrolle einer broncholytischen Begleitmedikation.

Außerdem kann die Effektivität einer am Kurort durchgeführten Atemgymnastik oder Inhalationstherapie objektiviert werden. Eine Krankheitsdiagnose im Sinne einer Aufdeckung eines Krankheitsbildes ist jedoch mit der Funktionsdiagnostik nicht möglich, sondern sie erfaßt lediglich Störungen der respiratorischen Funktion, sowohl global als auch in ihren Teilfunktionen.

Abdominelle Sonographie

Eine Ultraschalluntersuchung des Abdomens wird im Rahmen einer Kur notwendig, wenn internistische Begleiterkrankungen bei polymorbiden Patienten kontrolliert oder plötzlich auftretende Beschwerden differentialdiagnostisch abgeklärt werden müssen. Die Methode selbst ist nicht invasiv, rasch durchführbar und risikolos. Kontraindikationen bestehen praktisch nicht.

Es lassen sich hiermit typische pathologische Organveränderungen (Größen-, Form- und Strukturveränderungen) erkennen.

Methodik

Die Nachweisgrenze liegt bei modernen Geräten in einer Größenordnung von etwa 1 cm, die Schnittbilder der untersuchten Körperregionen reichen von der Hautoberfläche aus gesehen ca. 20 cm in das Körperinnere. In der Regel werden Schallköpfe benutzt, die Schallwellen mit einer Frequenz von 2,5 MHz als gebündelte und gerichtete Impulse aussenden, gleichzeitig aber auch als Empfänger dienen. Die an den Grenzflächen unterschiedlicher Gewebestrukturen reflektierten Echos werden elektronisch verarbeitet und auf einem Bildschirm sichtbar gemacht, wobei der sog. *Real-time-B-Scan* ein Sofortbildverfahren darstellt. Da es sich um ein zweidimensionales Verfahren handelt, sind insbesondere die Lokalisation, aber auch die topographischen Beziehungen eines Gebildes zu den Nachbarorganen ausreichend beurteilbar.

Indikationen zur Untersuchung am Kurort

– Bestimmung von Lebergröße und -Parenchymveränderungen,
– Nachweis unterschiedlicher Leberveränderungen (Tumor, Zysten oder Metastasen),
– Größenbestimmung von Milz und retroperitonealen Lymphknoten,
– Ausschluß einer Nephrolithiasis oder raumfordernder Prozesse im Nierenbereich,
– Abklärung entzündlicher und postentzündlicher Nierenveränderungen.

Durch eine abdominelle Sonographie können häufig andere invasive Verfahren entbehrlich gemacht werden. Eine Beurteilung des Magen-Darm-Trakts ist durch die Sonographie jedoch nur schwer möglich. Hier ist die Methode den radiologischen und endoskopischen Verfahren deutlich unterlegen. Hingegen lassen sich pathologische Veränderungen der Aorta in Form von Dilatation, Aneurysmabildung und Verkalkungen gut beurteilen.

Typische Befunde bei verschiedenen Erkrankungen

Erkrankung	Sonographische Charakteristika
Fettleber	Helle oder weiße Leber, Organvergrößerung, Einzelechos vergröbert, regelmäßiges Strukturmuster, Konturunschärfe
Akute oder chronische Hepatitis	Kein typischer sonographischer Befund!
Leberzirrhose	Inhomogene echodichte Leberstruktur (durch narbige Einziehungen und Regeneratknoten), pathologische Lebervenenveränderungen, oft Vergrößerung des linken und Schrumpfung des rechten Leberlappens

Typische Befunde bei verschiedenen Erkrankungen (Fortsetzung)

Erkrankung	Sonographische Charakteristika
Lebermetastasierung	Echodichte Raumforderung mit echoarmem Saum ("target lesion") oder zentraler reflexarmer Zone ("bull's eye"); inhomogene Struktur bei diffusem Befall
Cholezystolithiasis	Starke Schallreflexion an der Vorderfläche des Konkrements, oft Schallschatten dahinter in Folge der Schallabsorption
Akute Pankreatitis	Größenzunahme des Organs mit unregelmäßigen verwaschenen Organgrenzen, Auftreibung des Pankreasschwanzes, Pseudozysten, echoarme Nekrosestraßen, ggf. Exsudate (nicht obligat!)
Nierenzyste(n)	Echofreie Areale (Zysteninneres), glatte Zystenwand, dorsale Schallverstärkung (Echo-plus-Effekt) durch gute Schalleitung der Flüssigkeit
Nieren- und Harnleitersteine	Steinreflex mit nachfolgendem Steinschatten, evtl. Dilatation des Nierenbeckens bei Abflußbehinderung oder Hydronephrose
Akute entzündliche Nierenerkrankungen	Größenzunahme des Organs, fleckiges Parenchym, evtl. unregelmäßige Grenze zwischen Parenchym und Pyelon, insgesamt kein sicherer sonographischer Befund!
Pyelonephritische Schrumpfniere	Organverkleinerung, Parenchymverkalkungen mit teilweise zerstörtem Parenchymsaum; schlechte Abgrenzung der Niere von der Umgebung

Methoden zur Gefäßdiagnostik

a) Nichtapparative Untersuchungsmethoden

Orientierend können periphere arterielle Durchblutungsstörungen in vielen Fällen schon durch einfache ärztliche Untersuchungsmethoden wie Pulspalpation und Arterienauskultation erfaßt werden. Anamnestische Hinweise auf eine Claudicatiosymptomatik, Krämpfe und Ruheschmerzen stellen weitere wichtige diagnostische Parameter dar. Zur weiteren Differenzierung arterieller und venöser Durchblutungsstörungen haben sich für den kurklinischen Bereich u. a. folgende Testverfahren bewährt:

Lagerungsprobe nach Ratschow

Die Methode dient zur Beurteilung des Schweregrades von arteriellen Durchblutungsstörungen im Bereich der unteren Extremitäten. Der auf dem Rücken liegende Patient hebt seine Beine senkrecht in die Höhe, wobei die Oberschenkel von den Händen gestützt werden. In dieser Position läßt man den Patienten rasch kreisende Bewegungen im Sprunggelenk durchführen. Bei Probanden mit arteriellen Durchblutungsstörungen treten dabei ein Abblassen der Haut sowie nach kurzer Zeit Schmerzen auf, was beim Gesunden nicht der Fall ist. Anschließend setzt sich der Patient auf und prüft dann bei hängenden Beinen die reaktive Hyperämie, welche bei Patienten mit Durchblutungsstörungen nur verzögert eintritt.

Trendelenburg-Test

Dieser Test dient zum Nachweis einer venösen Klappeninsuffizienz. Die Beine des Patienten werden hochgelagert und die oberflächlichen Venen ausgestrichen. Anschließend wird die V. saphena magna unterhalb des Leistenbandes mit einer Staubinde komprimiert und das Bein daraufhin gesenkt. Nach dem Aufstehen wird beobachtet, ob sich die Varizen nur langsam nach ca. 30 s (oder nicht) füllen. In diesem Fall sind die Perforansvenen intakt (T.-T. negativ!). Eine Füllung der Varizen innerhalb kürzerer Zeit deutet auf insuffiziente Verbindungsvenen hin (T.-T. positiv!).

Perthes-Test

Hierbei wird die Durchgängigkeit der tiefen Beinvenen bei oberflächlicher Varikose überprüft. Nach dem Anlegen einer Staubinde im proximalen Teil des Unterschenkels führt Umhergehen (Muskelpumpe) bei intakten Perforansvenen und durchgängigen tiefen Venen zur Entleerung der vorher prall gefüllten Krampfadern. Bei einem Verschluß der tiefen Venen oder bei Abflußhindernissen bleiben sie prall gefüllt.

b) Apparative Basisuntersuchungen

Dopplersonographie

Bei dieser Methode wird ein Strahl gebündelter Schallwellen von 5 MHz perkutan auf das zu untersuchende Gefäß gerichtet. Die von der laminaren Blutströmung der Erythrozyten reflektierten Schallwellen werden von einem Rezeptor aufgenommen und in hörbare akustische Signale umgewandelt (vgl. Abb. 3.10).

Es gelingt damit auch, palpatorisch nicht nachweisbare Arterien zu untersuchen und deren Durchgängigkeit zu überprüfen. Eine vergleichende Messung zwischen rechter und linker Extremität ist immer erforderlich. Die Bestimmung des systolischen Blutdrucks der A. brachialis am Arm im Vergleich zu den Druckwerten am distalen Unterschenkel objektiviert die klinischen Befunde und stellt ein quantitatives Maß für die Schwere einer arteriellen Durchblutungsstörung dar. Auch die venösen Strömungsverhältnisse sind mit dieser Methode erfaßbar; Rückschlüsse auf akute Beinvenenthrombosierungen sind somit möglich.

Oszillographie

Als Orientierungsmethode kann auch die Oszillographie in Ruhe und nach Belastung bei Kurpatienten angewendet werden. Die pulsatorischen Blutströmungen in einem Gliedmaßenabschnitt verursachen Volumenschwankungen, die

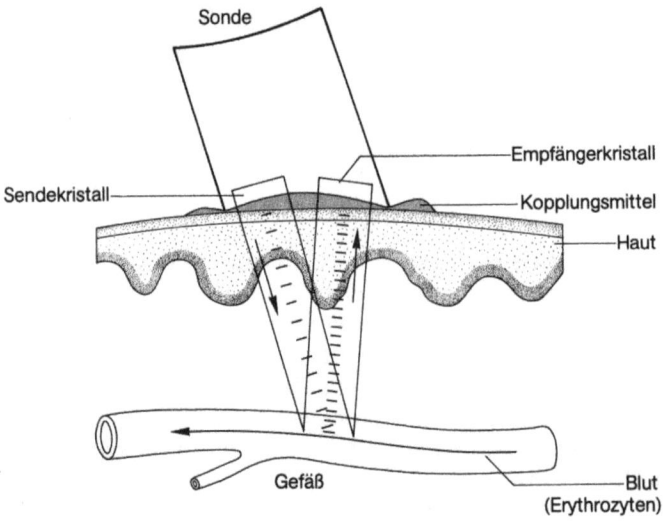

Abb. 3.10. Schematische Darstellung des Dopplersonographieverfahrens. Die von einem Sendekristall ausgesandten Ultraschallwellen werden vom Empfängerkristall in Abhängigkeit von den reflektierenden bewegten (Erythrozyten) oder unbewegten Strukturen registriert. (Aus Günther u. Jantsch 1986)

sich mechanisch oder elektronisch gemessen als graphische Pulsierungen dokumentieren lassen. Entscheidend sind auch hier der Seitenvergleich sowie das Längsschnittprofil. Seitendifferenzen von mehr als 30% gelten als pathologisch. Arterienstenosen oder -verschlüsse reduzieren die Amplituden distal ihrer Lokalisation und führen ggf. zu leichten Erhöhungen oszillographischer Ausschläge proximal davon.

Die Belastungsoszillographie (nach Kniebeugen oder wiederholtem Zehenstand) ist indiziert bei fraglich pathologischem Ruheoszillogramm oder dem klinischen Verdacht auf Durchblutungsstörungen leichterer Art. Bei obliterierenden Veränderungen kommt es im Vergleich zu gesunden Gefäßverhältnissen nach Belastung zu einer schnellen Amplitudenminderung bzw. -auslöschung oszillographischer Ausschläge. Die Zeitverzögerung, in der sich die registrierte Ausschlagshöhe wieder normalisiert, stellt ein Maß für die Schwere der Durchblutungsstörung dar.

Quantitative Aussagen über die Durchblutungsverhältnisse können mit der Belastungsoszillographie nur annähernd gemacht werden.

Rheographie
Mit dieser Methode werden Schwankungen der elektrischen Leitfähigkeit, die im Rhythmus der Pulswelle auftreten, gemessen. Man benutzt dabei einen

nicht spürbaren schwachen Wechselstrom, die Registrierung erfolgt von korrespondierenden Extremitätenabschnitten nach Anlage von 2 ringförmigen Elektroden.

Typisch für Durchblutungsstörungen im Rheogramm sind Amplitudenerniedrigung, Verlust der charakteristischen Kurvenkontur (Inzisur) sowie eine verkürzte Pulswellenlaufzeit.

3.2 Pharmakotherapie – Möglichkeiten und Grenzen im Rahmen einer Kurortbehandlung

Neben der am Kurort verordneten balneophysikalischen Therapie spielt insbesondere bei den entzündlich-rheumatischen Erkrankungen die meist notwendige begleitende Pharmakotherapie eine wichtige Rolle. In diesen Fällen müssen sich beide Therapieformen sinnvoll ergänzen, nicht selten wird sogar der Einsatz bestimmter kurtherapeutischer Maßnahmen (Krankengymnastik, Sport- und Bewegungstherapie) erst nach Gabe von Antirheumatika oder auch Kortikoiden (bei Patienten mit akutem Krankheitsschub) überhaupt möglich!

Aber auch für die Mehrheit der Patienten mit nichtentzündlichen Wirbelsäulen- oder Gelenkbeschwerden gilt, daß im Einzelfall bestimmte pharmakotherapeutische Interventionen sinnvoll sind, um eine längerfristige und anhaltende Besserung bis hin zur Schmerzfreiheit zu erzielen. Umfang und Intensität sollten aber in jedem Fall der primär vorhandenen Kurfähigkeit des Patienten entsprechen. Es sollte deshalb nur ein sinnvolles (ausreichendes) Minimum medikamentöser Maßnahmen angestrebt werden.

3.2.1 Therapeutische Lokalanästhesien (TLA)

Die therapeutische Lokalanästhesie findet sowohl bei Akutbeschwerden als auch bei chronischen Beschwerden des Stütz- und Bewegungsapparats ihren Einsatz (s. Tabelle 3.2). Sie bewirkt eine temporäre Unterbrechung des nozizeptiven Regelkreises, wobei bereits Lösungskonzentrationen neuraltherapeutisch wirksam sein können, die im subanästhetischen Bereich liegen. Procain, Tetra-

Tabelle 3.2. Wichtige Eigenschaften und Dosierung häufig eingesetzter Lokalanästhetika. (Mod. nach Schwab u. Dick 1990)

Substanz	Wirkdauer	Anästhetische Potenz	Höchstdosis mit/ohne Adrenalin [mg]
Procain (z. B. Novocain)	kurz	1	500/1000
Tetracain (z. B. Pantocain)	lang	10 – 16	20
Lidocain (z. B. Xylocain)	mittel	4	300/500
Mepivacain (z. B. Scandicain)	mittel	2 – 4	300/500
Bupivacain (z. B. Carbostesin)	lang	16	150
Etidocain (z. B. Duranest)	lang	16	300

cain und Lidocain (Ester) sind historisch-klassische Lokalanästhetika; Mepivacain, Bupivacain und Etidocain (Amide) gehören zu den neueren pharmakologischen Substanzen.

Die Wahl des richtigen Injektionsortes und eine gekonnte Injektionstechnik sind Voraussetzungen zur Vermeidung von Komplikationen. Zu den verfahrenseigenen *Komplikationsmöglichkeiten* zählen:

- allergische Reaktionen (vermeidbar, wenn mittels einer Testquaddel vor Behandlungsbeginn die Verträglichkeit der Substanz überprüft wird!);
- intravasale Injektionen, Nervenverletzungen;
- versehentliche Perforation einer Duratasche bei Nervenwurzelblockaden.

Nach Tilscher u. Eder (1988) unterscheidet man folgende *Anwendungstechniken*:

1) Intrakutanquaddelung
Sie ist indiziert bei Hyperalgesien, Dysästhesien sowie bei Funktionsbeeinträchtigungen reflexzonengestörter tieferliegender Strukturen. Die technische Ausführung ist einfach. Man injiziert ca. 0,2 cm^3 eines Lokalanästhetikums unter die Epidermis, bis es zu einer leichten Quaddelbildung kommt.

2) Infiltrationsbehandlung von Triggerzonen
Hierbei werden umschriebene Triggerpunkte, die durch Tastpalpation als Muskelhärten zuvor diagnostiziert wurden, mit dem Lokalanästhetikum behandelt. Solche Triggerpunkte stellen meist Insertionen von muskulären und ligamentären Strukturen dar und bilden bevorzugte Manifestationsstellen chronischer Schmerzen. Am Injektionsort werden etwa 1−2 cm^3 des Anästhetikums appliziert.

3) Intraartikuläre Techniken
Schmerzhafte Gelenke, segmentale Hypermobilitäten mit ihren Schmerzreizen aus den belasteten Kapsel- und Bandansätzen sind hier die Indikationen zur therapeutischen Lokalanästhesie. Bevorzugt werden Injektionen vorgenommen

- ins Iliosakralgelenk (ISG),
- an bzw. in die kleinen Wirbelgelenke,
- an den großen Extremitätengelenken.

Im Bereich der Wirbelsäule liegen die Einstichstellen für BWS-/LWS-Segmente 2 Querfinger paramedian, wobei nach senkrechtem Einstich bis zum Knochenkontakt (Querfortsatz) fächerförmig die Infiltrationslösung appliziert wird. Bei den Gelenkinjektionen wird, wo dies möglich ist, palpatorisch zunächst der Gelenkspalt aufgesucht und dann etwa 0,5−1 cm^3 der Lösung instilliert.

4) Therapie mit Blockaden
Die Techniken an größeren peripheren Nerven, an Nervenwurzeln (Reischhauer-Blockade) ebenso wie epidurale Applikationen werden als therapeutische Blockade bezeichnet. Diese Maßnahme stellt die Therapie der Wahl bei hartnäckigen Wurzelreiz- oder passageren Wurzelkompressionssyndromen dar. Bei der Ischiatikusblockade wird die Injektionskanüle je nach Segment ober- oder

unterhalb des Processus transversus weiter in die Tiefe geführt, bis ein segmententsprechender plötzlicher Schmerz („kleiner elektrischer Schlag") die richtige Endposition der Kanüle signalisiert. Anschließend wird die Infiltration im Sinne einer Nervenwurzelumflutung vorgenommen.

Die therapeutische Lokalanästhesie kann als wertvolle Maßnahme im Rahmen der Schmerztherapie bei Kurpatienten mit orthopädisch-rheumatischen Beschwerden angesehen werden, da sie in vielen Fällen rasch zu einer Besserung führt.

3.2.2 Eigenschaften und Wirkungen der nichtsteroidalen Antirheumatika

Nichtsteroidale Antirheumatika (NSAR) sind Medikamente, die antiinflammatorisch, analgetisch und antipyretisch wirken. Die meisten von ihnen hemmen die Prostaglandinsynthese, worauf einerseits ein Teil ihrer Wirkung, andererseits aber auch ihre potentiellen Nebenwirkungen, beruhen. NSAR werden im allgemeinen dort eingesetzt, wo zur Linderung bzw. Beseitigung der Schmerzen, zur Hemmung der Entzündung und zur Funktionsverbesserung medikamentöse Maßnahmen unerläßlich sind. Sie sollten daher nur verordnet werden, wenn sie unbedingt notwendig sind. In vielen Fällen sind nämlich bei Kurpatienten mit orthopädisch-rheumatischen Beschwerden Antirheumatika nicht zwingend indiziert, insbesondere dann nicht, wenn den Beschwerden keine entzündliche Komponente zugrunde liegt und die Schmerzen erträglich sind. Hier bewähren sich mitunter auch die altbekannten Analgetika (z. B. Paracetamol-Ben-u-ron) oder eine Verordnung von Myotonolytika (z. B. Chlormezanon-Muskel-Trancopal), wenn als Schmerzquelle Bänder- und Muskelverspannungen im Vordergrund stehen. Die nichtsteroidalen Antirheumatika sind individuell recht unterschiedlich wirksam und verträglich. Sie sind charakterisiert durch einen raschen Wirkungseintritt und raschen Wirkungsverlust nach Absetzen des Präparats.

NSAR immer so niedrig wie möglich, aber ausreichend dosieren!

Auf ein mögliches Auftreten unerwünschter Wirkungen ist zu achten.

Regeln für die Therapie (mod. nach Mathies 1984) sind:
- Bekannte Unverträglichkeiten und Nebenwirkungen stets vor Behandlungsbeginn erfragen!
- Gegebenenfalls (nach ausreichender Beobachtungszeit) Präparatwechsel vornehmen!
- Nicht fälschlicherweise (bei Unterdosierung!) Wirkungslosigkeit annehmen!
- Therapiekontrollen vornehmen (z. B. Registrierung einer Besserung von Spontan- und Bewegungsschmerzen, Objektivierung von Funktionssteigerungen)!

Tabelle 3.3. Gebräuchliche nichtsteroidale Antirheumatika

Präparat	Stoffname	Empfohlene Tages-höchstdosis	Halbwertszeit in h (ungefähr)
Aspirin	Acetylsalizylsäure	5 – 6 g	2 – 15 (je nach Dauer und Dosis)
Voltaren	Diclofenac	150 mg	1 – 2
Amuno	Indometacin	150 – 175 mg	2 – 4
Brufen	Ibuprofen	1200 mg	2
Proxen	Naproxen	750 mg	14
Rantudil	Acemetacin	180 mg	2 – 5
Felden	Piroxicam	600 mg	36 – 45

– Interaktionen mit einer Basistherapie (Gold, DPA etc.) sind primär nicht zu befürchten.

Es stehen heute eine Menge Präparate zur Verfügung; eine Auswahl der gebräuchlichsten Medikamente für den kurklinischen Bedarf sind in Tabelle 3.3 zusammengestellt.

Hinsichtlich der Verträglichkeit von NSAR muß jedoch nach wie vor davon ausgegangen werden, daß es bis heute nicht überzeugend gelungen ist, die antirheumatische Wirkung von einer potentiell schädigenden Wirkung am Magen-Darm-Trakt zu trennen, so daß sich Kontrollen während der Therapie in erster Linie hierauf beziehen müssen. Entsprechende Nebenwirkungen treten meist dosisabhängig auf.

Die Auswahl und Dosierung eines Antirheumatikums sollten sich daher an folgenden Gesichtspunkten orientieren:

– Ausprägungsgrad der Beschwerden,
– humoralsystemische Entzündungsaktivität,
– Behandlungsziel,
– Begleiterkrankungen,
– Compliance des Kurpatienten.

Im Rahmen eines stationären Heilverfahrens sollten immer auch die nichtmedikamentösen Möglichkeiten einer Schmerz- und Entzündungshemmung (z. B. Kryotherapie!) mitgenutzt und ihr Erfolg mit einer entsprechenden Dosisminderung der nichtsteroidalen Antirheumatika beantwortet werden!

3.2.3 Einsatz von sogenannten Basistherapeutika – notwendige Laborkontrollen

Die sog. *Basistherapeutika* sind krankheitsmodifizierende Medikamente zur Behandlung der rheumatoiden Arthritis, deren Angriffspunkte nur teilweise bekannt sind. Sie greifen in den Immunmechanismus irgendwo zwischen der Ursache und dem Manifestationsort der Krankheit ein. Sie sind in der Lage, zu einer deutlichen Verlangsamung des Krankheitsverlaufes beizutragen, können im Einzelfall auch zu einer vollständigen Remission führen.

Zu ihnen gehören Chloroquin, D-Penicillamin, Goldsalze, Salazosulfapyridin und Immunsuppressiva.

Eine Basistherapie ist in jedem Fall als Dauertherapie und nicht nur als eine kurmäßige Intervalltherapie zu planen!

Bei einer sorgfältigen, regelmäßigen Überwachung bedeuten die möglichen Nebenwirkungen ein kalkulierbares Risiko.

Nur Basistherapeutika sind in der Lage, eine mögliche weitere Progredienz der Grunderkrankung zu stoppen. Die symptomatische Therapie (Antirheumatika, Glukokortikoide) ist keine Alternative; beide Therapieprinzipien sind jedoch zu kombinieren.

Die *Indikation* zur Einleitung einer Basistherapie ist in der Regel dann gegeben, wenn die Diagnose einer rheumatoiden Arthritis gesichert ist (s. hierzu Kap. 10).

Insbesondere in Krankheitsfrühstadien, also in erster Linie bei primär noch kurfähigen Rheumapatienten, ist die rechtzeitige Einleitung einer Basistherapie nachweislich effektiver als später, in fortgeschrittenen Stadien, wenn erst einmal Gelenkdestruktionen, -mutilationen, -fehlstellungen oder gar -ankylosen vorliegen. Basistherapeutika wie Chloroquin, orales oder parenterales Gold eignen sich zum erstmaligen Einsatz.

Die parenterale Goldtherapie führt in etwa 50% der Fälle zu einer Remission bzw. zu einer deutlichen Besserung, in 25% muß sie wegen Nebenwirkungen abgebrochen werden, bei den übrigen 25% ist sie ineffektiv (nach Kelley 1981).

Basistherapeutika in Dosierung und Überwachung

1) Chloroquin (Resorchin)
Übliche Dosierung: 250 mg/Tag p.o. Da insbesondere eine Retinopathie als unerwünschte Nebenwirkung auftreten kann, ist eine augenärztliche Untersuchung vor Beginn der Therapie sowie alle 6 Monate unter der Therapie obligatorisch. Darüber hinaus müssen anfänglich monatliche Blutbildkontrollen stattfinden, um (seltene) Agranulozytosen nicht zu übersehen.

2) Orales Gold (Ridaura)
Die Tagesdosis beträgt in der Regel 6 mg (entsprechend etwa 1,8 mg Gold). Ein stabiler Serumspiegel und damit ein klinischer Effekt sind frühestens nach

12 Wochen zu erwarten. Mögliche renale oder dermatologische Nebenwirkungen sind im Vergleich zum parenteralen Gold seltener.

Kontrolluntersuchungen im Labor: Zu Beginn der Therapie Blutbild, Thrombozyten und Urinstatus und alle 4 Wochen γ-GT, Transaminasen und alkalische Phosphatase; später dann zeitliche Auflockerung der Kontrollzwischenräume möglich.

3) Parenterale Goldsalze (Aureotan, Tauredon)

In schnell aufsteigender Dosierung werden 2mal wöchentlich anfangs 10 mg, dann 25 mg und dann fortlaufend 2mal 50 mg/Woche bis zu einer Gesamtdosis (= *Sättigungsdosis*) von 1100–1150 mg gespritzt. Diese Sättigungsdosis ist nach ca. 13–16 Wochen erreicht, anschließend wird die Goldtherapie als Dauertherapie (= *Erhaltungsdosis*) fortgesetzt, und es werden 50 mg Aureotan oder Tauredon nach Maßgabe des klinischen Befundes 1- bis 2mal/Monat injiziert.

Kontrolluntersuchungen im Labor: Zunächst nach jeder 3. Injektion Blutbild, Thrombozyten und Urinstatus und alle 4 Wochen die Leberenzyme einschließlich der alkalischen Phosphatase; unter der Erhaltungsdosis später zeitliche Auflockerung der Kontrollzwischenräume.

Mögliche Nebenwirkungen der oralen und parenteralen Goldtherapie:
– Anstieg der Transaminasen oder der alkalischen Phosphatase,
– Eiweißausscheidung oder Zylinder im Urin,
– Leukopenie (< 4000) oder Thrombozytopenie (< 100000),
– allergische Hautreaktionen sowie Stomatitis,
– Durchfall.
Nebenwirkungen dieser Art zwingen je nach Art und Stärke zu einer Dosisreduktion oder zu einem Abbruch der Therapie!

4) D-Penicillamin (Metalcaptase, Trolovol)

Es folgt auch hier eine Aufsättigungsphase, wobei beispielsweise in der 1. Woche 150 mg, in der 2. und 3. Woche 300 mg, in der 4. und 5. Woche 450 mg und schließlich ab der 6. Woche 600 mg/Tag verabreicht werden. Die Dosis kann anschließend dann nochmals für einige Wochen auf maximal 900 mg/Tag bis zum Wirkungseintritt gesteigert werden; die Langzeittherapie wird mit einer Dosis zwischen 450–600 mg/Tag fortgesetzt.

Kontrolluntersuchungen im Labor: Blutbild, insbesondere Kontrolle der Leukozyten und Thrombozyten anfangs 14tägig, dann in 4wöchentlichem Abstand; Urinstatus anfangs wöchentlich sowie Kontrolle der Transaminasen und der alkalischen Phosphatase in 4- bis 8wöchigen Abständen.

Mögliche Nebenwirkungen:
– allergische Hautreaktionen,
– Geschmacksstörungen, Magenunverträglichkeit und Erbrechen,
– Proteinurie (als Vorbote eines nephrotischen Syndroms),
– Blutbildveränderungen und cholestatische Reaktionen (selten!).

Salazosulfapyridin (Azulfidine)

Man beginnt mit einer Anfangsdosis von 0,5 g/Tag und steigert bis zu einer Erhaltungsdosis von 2 g/Tag.

Mögliche Nebenwirkungen:
- Übelkeit und gastrointestinale Unverträglichkeiten,
- Hautausschläge,
- Blutbildveränderungen und Thrombozytopenie (selten!).

Die notwendigen Kontrolluntersuchungen müssen sich unter der Therapie nach diesen Nebenwirkungsmöglichkeiten richten!

Zu den *Differentialindikationen* der hier genannten Basistherapeutika s. 10.1.4.

Immunsuppressiva (Azathioprin, Methotrexat etc.) bei Patienten mit hochaktiven progredienten CP-Verläufen eignen sich u. E. nicht mehr für eine Therapie unter den üblichen kurklinischen Bedingungen. Die Behandlung solcher Fälle sollte nur in einem Rheumafachkrankenhaus erfolgen, zumal die Kurfähigkeit entsprechender Patienten hier oft ohnehin eingeschränkt oder aufgehoben ist.

3.2.4 Glukokortikoide in der Rheumatologie

Kortikosteroide in der Behandlung entzündlich-rheumatischer Erkrankungen sind prinzipiell nur dann indiziert, wenn man mit nichtsteroidalen Antirheumatika in ausreichender Dosierung nicht auskommt (vgl. Tabelle 3.4). Exazerbationen und Krankheitsschübe rechtfertigen jedoch ihren Einsatz, wobei man einer zeitlich begrenzten „Stoßtherapie" den Vorzug gegenüber einer Dauertherapie geben sollte! Der Krankheitsaktivität entsprechend müssen in diesen Fällen ggf. auch reizintensive balneophysikalische Kurmaßnahmen reduziert oder vorübergehend abgesetzt werden.

Wenn Steroide in der Dauertherapie indiziert sind, dann sollte ein Prednisolonäquivalent von 7,5 mg (10 mg)/Tag nach Möglichkeit nicht überschritten werden.

In höheren Dosen sind die Nebenwirkungen sehr viel häufiger und schwerer.

Tabelle 3.4. Relative Wirkungsstärke (Entzündungshemmung und Äquivalenzdosen wichtiger Glukokortikoide). (Mod. nach Fenner 1983)

Wirkstoff	Relative Wirkungsstärke, bezogen auf Hydrokortison	Äquivalenzdosen [mg]
Hydrokortison	1	20
Prednisolon	4	5
Methylprednisolon	5	4
Triamcinolon	8	4
Betamethason	25	0,6
Dexamethason	30	0,75

In der Langzeittherapie sind besonders gefürchtet: die Osteoporose des Stammskeletts mit Wirbelkörperspontanfrakturen, aber auch Stoffwechselstörungen (z. B. prodiabetogener Effekt, Verschiebungen im Mineralhaushalt u. a.) sowie Hautatrophien. Diese Nebenwirkungen treten in erster Linie dosisabhängig auf. Die Forderung, mit der kleinstmöglichen Dosis zu therapieren, ist daher zwingend! Um eine evtl. notwendige Steroidmedikation möglichst gering zu halten, sollte diese mit Nichtsteroiden kombiniert werden, um so eine Mindestdosis für die Dauertherapie auszuloten.

Entsprechend dem zirkadianen Rhythmus der ACTH-Ausschüttung wird die gesamte Tagesdosis stets morgens verabreicht.

Wirkungen der Glukokortikoide sind

- Immunsuppression (Abfall von Immunglobulinen, Reduktion von B- und T-Lymphozyten),
- Senkung der humoral systemischen Entzündungsaktivität,
- antiphlogistischer Effekt,
- Hemmung der Zellproliferation und knorpeldestruierender Enzyme.

Die Beeinflussung des Schmerzes erfolgt nicht direkt, sondern als Reaktion auf die Wirkung auf den Entzündungsprozeß und seine Mediatoren. Bei deutlichen synovitischen Gelenkschwellungen und hierdurch bedingten Funktionseinbußen können auch intra- oder periartikuläre Injektionen mit Glukokortikoiden vorgenommen werden, ebenso im Einzelfall bei schweren „aktivierten Arthrosen" großer Körpergelenke.

Das Absetzen der Steroide nach längerer Therapie ist oft problematisch! Es können hierbei trotz langsamen Ausschleichens typische Entzugssymptome auftreten wie Fieber, Myalgien, Arthralgien, motorische Unruhe, aber auch psychische Veränderungen.

3.3 Balneophysikalische Therapie – Methoden und allgemeine Wirkprinzipien

3.3.1 Krankengymnastik in der Kur

Arbeitsweisen der Krankengymnastik

Die Krankengymnastik mit ihren aktiven und passiven Behandlungsmethoden verfolgt in der Kurorttherapie vorwiegend funktionelle Aspekte, wobei die Beweglichkeit der Gelenke auf der einen Seite und die Muskelkraft andererseits die wichtigsten Behandlungsinhalte darstellen. Voraussetzung einer gezielten krankengymnastischen Arbeit ist die Stellung einer genauen und umfassenden Diagnose und eine hierauf aufbauende logische Therapiezielsetzung. Das Erkennen des Zusammenhangs von Gebrauch, Belastung und Überlastung des Stütz- und Bewegungsapparats mit der Ab- oder Zunahme von Beschwerden dient insbesondere der Selbsterfahrung des Patienten und stellt damit eine

Grundlage für die Erarbeitung der notwendigen Anpassung von Schonung, Lagerung, Bewegung und Training dar.

Die verschiedenen krankengymnastischen Techniken zielen darauf ab, Bewegungsabläufe zur Beeinflussung von Funktionsstörungen oder Leistungsdefizite des Bewegungssystems zu verbessern, um so zu einer möglichst physiologischen Haltung im Stehen, Gehen und auch im Sitzen zu kommen.

Eine *Stabilisierung* durch Muskelkraft sowie die *Mobilisierung* von Wirbelsäule und Gelenken sind dabei die häufigsten genannten Therapieziele ärztlicher Verordnungen. Die Kunst der Krankengymnast(inn)en besteht darin, jeweils mit den richtigen Techniken die einzelnen Bewegungs- und muskulären Zugrichtungen zu isolieren und gezielt zu fördern. Darüber hinaus müssen aber auch Bewegungsabläufe koordiniert werden, bei denen zahlreiche Gelenke und Muskeln zusammenwirken. Für die meisten Störungen des Bewegungsapparats sind Behandlungsstrategien entwickelt worden, die unter der Voraussetzung, daß eine Funktionsverbesserung oder Kompensation prinzipiell noch möglich sind, folgende *Ziele* schwerpunktmäßig verfolgen:

— Rückgewinnung verlorengegangener Muskelkraft,
— Korrektur gestörter Funktionsabläufe und muskulärer Dysbalancen,
— muskuläre Entspannung durch Training eines verbesserten Körpergefühls.

Gelegentlich kann bei einem Rheumatiker auch durch eine bewußte Schonung ein stark entzündetes Gelenk in seinem spontanen Heilungsprozeß unterstützt oder durch vorsichtig dosiertes Durchbewegen einer drohenden Versteifung vorgebeugt werden. In anderen Fällen kann durch eine funktionelle Belastung ein erkranktes Gelenk rascher mobilisiert oder mit einem neurophysiologischen Training (z. B. *PNF*) eine geschwächte Muskelgruppe gekräftigt und damit der Gelenkapparat wieder stabilisiert werden. Die Erhaltung und Förderung des Bewegungsgefühls durch die Konzentration auf ein funktionell geschwächtes Gelenk oder eine Muskelgruppe stellt einen zusätzlichen Wirkfaktor dar. Die Krankengymnastik soll beim Patienten keine Schmerzen verursachen, andererseits muß sie aber oftmals zur Funktionsverbesserung bis an die Grenzen der Leistungsfähigkeit gehen. Aufgrund des relativ niedrigen Behinderungsgrades der meisten Kurpatienten können viele von ihnen an krankengymnastischen Übungen im Gruppenverband teilnehmen. Erfahrungsgemäß steigern gemeinsame Übungen in einer Gruppe den Ehrgeiz, die von Krankengymnast(inn)en geleiteten Bewegungsübungen ausreichend mitzumachen, darüber hinaus wird vielen bewußt, daß sie mit ihren Funktionseinschränkungen und Beschwerden nicht alleinstehen. In diesem Rahmen werden in der Kur auch krankengymnastische Bewegungsübungen im Thermalwasser (Wassergymnastik) angeboten, wobei das Wasser ein ideales Medium für die Mobilisation versteifter Gelenke und für ein Training geschwächter Muskeln darstellt. Hier muß der Patient — bedingt durch den Auftrieb — z. T. neue Haltungsreaktionen entwickeln und seine Bewegungen gegen die im Wasser veränderte Schwerkraft abstimmen.

Jene Kurpatienten, für die eine krankengymnastische Gruppentherapie aufgrund eines höheren Behinderungsgrades nicht in Frage kommt, werden individuell krankeneinzelgymnastisch betreut.

Patientenschulung

Im Rahmen einer Kurbehandlung werden Patienten darüber hinaus in Gruppen über das Wesen und die therapeutischen Möglichkeiten ihrer chronischen Krankheit unterrichtet, damit sie ein möglichst günstiges Alltagsverhalten erlernen. Sie werden von den Therapeut(inn)en über all jene Maßnahmen informiert, die jeder für sich zu Hause selbständig durchführen kann, um die Folgen der Funktionsbehinderung zu reduzieren und die verbliebene Gesundheit zu stärken. Solche Schulungen sind insbesondere bei Patienten mit Arthrosen, mit chronischer Polyarthritis, bei Bechterew-Kranken, aber auch bei jenen mit haltungsbedingten Kreuzschmerzen indiziert.

Krankengymnastische Grundtechniken

Flexions- und *Extensionsübungen* stellen die einfachsten Maßnahmen dar; sie sind aber immer nur dann indiziert, wenn es um die krankengymnastische Behandlung streng lokalisierter Prozesse geht. Sie werden entweder als passive, passiv-aktive oder aktive Bewegungsübungen durchgeführt. Dabei wirken die passiven Bewegungen bei einem erhöhten Muskeltonus entspannend und eignen sich besonders zur Therapie von Gelenkkontrakturen. Hierzu gehören Dehntechniken zur Behandlung von Muskelanteilen, die sich über einen längeren Zeitraum in einem hypertonen Verkürzungszustand befanden oder die zu einem Gelenk gehören, dessen Bewegungsspielraum nicht voll ausgenutzt wurde. Regelmäßige Muskeldehnungen regen ein erneutes Längenwachstum eines Muskels an, aber auch bindegewebige Strukturen lassen sich in ihrer Dehnbarkeit verbessern.

Indikationen für passive Dehnungen (Bewegungen unter Zug) sind:

– strukturfixierte oder funktionell bedingte Muskelverkürzungen,
– Bindegewebsschrumpfungen (z. B. Narbenkontrakturen),
– ungenügende Muskeltonusregulation.

Dehnungen führen zu einer Lockerung verspannter Muskelgebiete, wobei auch Gelenke entlastet oder deren Bewegungsausmaß vergrößert werden können. Bei den passiv-aktiven Dehnungen werden vom Patienten Bewegungen ausgeführt, denen die Therapeut(inn)en einen dosierten Führungswiderstand entgegensetzen. Zu den passiven Techniken gehören auch die *Traktionen*, wobei es sich hier um eine Dehnung von Kapsel und Weichteilen mit definierter Zugrichtung an einem Gelenkende handelt. Hierdurch wird das Gelenkspiel („joint play") verbessert oder durch eine Entlastung senibler greizter Strukturen (z. B.

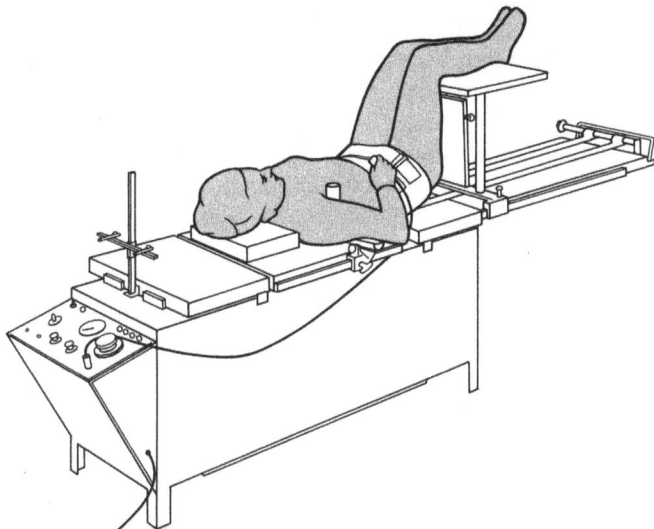

Abb. 3.11. Extensionsvorrichtung für die Wirbelsäule, hier für die LWS-Traktion dargestellt. (Aus Günther u. Jantsch 1986)

Nervenwurzeln) eine Schmerzlinderung induziert. Für die Traktion der Lendenwirbelsäule werden auch Extensionsgeräte benutzt, die teils in Wirbelsäulenlängsrichtung, teils auch unter Kyphosierung oder Lordosierung der LWS Zug ausüben (Abb. 3.11).

Zu den aktiven Bewegungsübungen zählen alle Bewegungsformen, die der Patient selbständig ausführt. Sie dienen ebenfalls einer Funktionsverbesserung einzelner Gelenke und Muskeln; auf der anderen Seite werden aber auch harmonische Bewegungsabläufe trainiert, bei denen mehrere Bewegungsanteile gebahnt und koordiniert zusammenwirken.

Typische *Inhalte* solcher Übungen dienen zur

– Vorbeugung gegen ein Hohlkreuz und Erschlaffung der Bauchdecken,
– Kräftigung der Rückenstrecker,
– Mobilisation eines Schulter- oder Hüftgelenks,
– Kräftigung der Schultergürtelmuskulatur,
– Mobilisation der Wirbelsäule,
– Schulung von Gebrauchsbewegungen,
– Einübung von kompensatorischen Bewegungen.

Zu den aktiven krankengymnastischen Maßnahmen gehören auch die *isometrischen Übungen*. Sie werden in hohem Maß zur Mobilisierung der Muskelkraft nach langer, durch Krankheit bedingter Schonung oder Invalidität mit in die Therapie eingebaut, sind aber auch zur allgemeinen Stärkung gegen Zivilisationsschäden indiziert. Weiterhin gehören auch *Entspannungsübungen* im Sitzen, Liegen und im Stand zu den allgemeinen krankengymnastischen Grundtechniken.

Ein wichtiges Behandlungsziel ist der Gangaufbau durch *Gangschulung* bei gelenkoperierten Patienten (z. B. Zustand nach Hüft-TEP).

Insbesondere zur Bekämpfung und Verhütung von Muskelschmerzen sei abschließend noch die sog. *Stretchingtechnik* erwähnt. Diese von den Patienten selbständig durchführbaren konzentrativen und aktiven Muskeldehnungsübungen unter Berücksichtigung und dem Einsatz der freien Atmung dienen zur Entspannung ermüdeter und verkrampfter Muskeln. Gleichzeitig wird aber auch die Erhaltung oder Rückgewinnung der normalen Muskellängen hierbei angestrebt!

Zusammen mit oder ergänzend zu dieser Basiskrankengymnastik kommen selbstverständlich immer noch (wahlweise) weitere Behandlungsstrategien zum Tragen.

Spezielle Methoden

Propriozeptive neuromuskuläre Faszilitation (PNF)

Bei der PNF-Behandlung nach Kabat u. Knoth wird bewußt auf eine achsengerechte Einzelbewegung verzichtet. Diesem Konzept liegt die Erfahrung zugrunde, daß Bewegungsformen und Kraft nicht nur vom Zustand der Muskulatur, sondern auch von dem Vermögen der Willkürmotorik (Rückenmarkebene!) abhängen und hierdurch bestimmte Haltungs- und Bewegungsaufgaben bahnen. In der Behandlung werden daher reflektorische Bewegungshilfen und Regelungsmechanismen ausgenutzt, welche durch eine adäquate Reizung (z. B. Berührung, Dehnung oder Zug) von Propriorezeptoren an der Haut, den Gelenken und Muskeln ausgelöst werden, um eine verbesserte Muskelinnervation zu fördern. Hierbei erfolgen nach mehrmaliger passiver Vorgabe die Bewegungen meist in diagonaler Richtung, wobei diese dann entweder durch taktile Reize, durch einen „Muskelstretch" oder durch dosierte Führungswiderstände ausgelöst und gefördert werden. In diesem Zusammenhang sei erwähnt, daß eine Muskelgruppe, nachdem sie mit Hilfe einer manuellen Dehnung unter Spannung gebracht wurde, leistungsfähiger ist.

Im Rahmen der Bahnung von Komplexbewegungen kommt es, durch „Einrasten bestimmter Bewegungsketten und -muster", auch zu einem Überfließen von Spannungsimpulsen kräftigerer Muskelgruppen auf schwächere Muskelanteile.

In der Therapie mit PNF werden vom Patienten Alltagsbewegungen unter Einbeziehung aller für den betreffenden Bewegungsablauf erforderlichen Muskelketten (Gesamtbewegung) durchgeführt.

Andererseits gibt es aber auch im Rahmen dieser Behandlungstechnik Übungen zur motorischen Kräftigung bestimmter Körperabschnitte (Arm- und Beinmuster; Abb. 3.12 und 3.13).

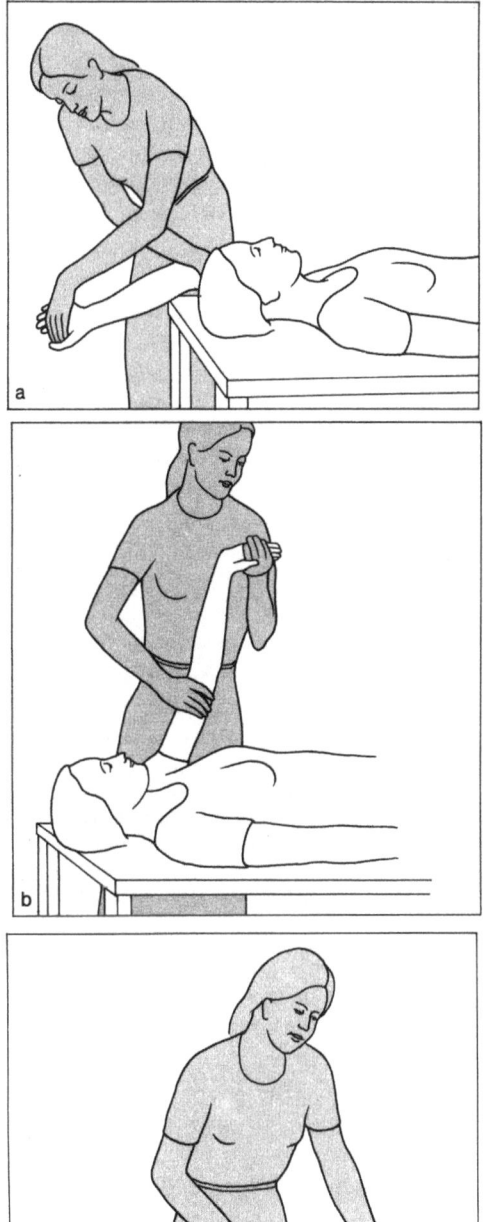

Abb. 3.12. „Armmuster" der Faszilitation. **a** Flexion (Elevation), Abduktion und Außenrotation des Schultergelenks, Streckung im Ellbogengelenk, Supination des Unterarms, Dorsalflexion der Hand, Fingerstreckung und Daumenabduktion über **b** Volarflexion der Hand, Daumenbeugung zu **c** Schulterextension, -adduktion und -innenrotation, Ellbogenstreckung, Unterarmpronation, Volarflexion der Hand, Fingerbeugung und Daumenadduktion. (Aus Günther u. Jantsch 1986)

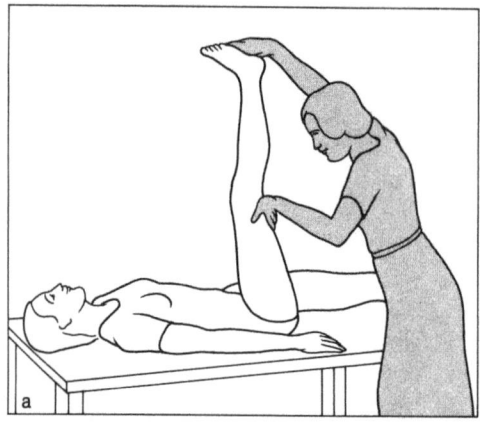

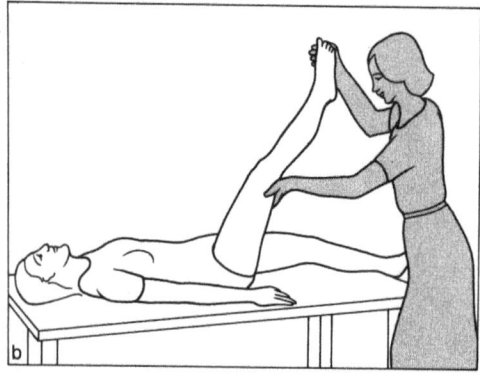

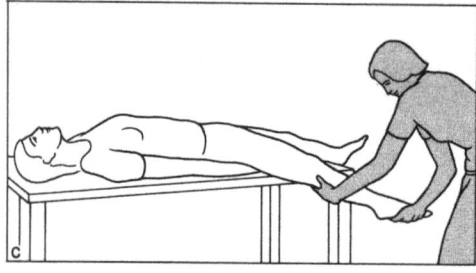

Abb. 3.13. „Beinmuster" der Faszilitation. **a** Flexion, Adduktion und Außenrotation des Hüftgelenks, Knieextension, Dorsalflexion im oberen Sprunggelenk und Supination im unteren Sprunggelenk sowie Zehenextension über (Mittelstellung) **b** Zehenbeugung, Plantarflexion und Pronation in den Sprunggelenken zu **c** Extension, Abduktion und Innenrotation im Hüftgelenk, Knieextension, Plantarflexion und Pronation in den Sprunggelenken und Zehenbeugung. (Aus Günther u. Jantsch 1986)

Darüber hinaus können auch *Mobilisationen* im Liegen und Stehen durchgeführt werden.

Indikationen im Rahmen einer Kurortbehandlung sind

- Haltungs- und Bewegungsinsuffizienzen einzelner Gelenke oder ganzer Körperabschnitte,
- funktionelle Kompensation bei degenerativen und entzündlichen Gelenk- und Wirbelsäulenerkrankungen,

- postoperative Rehabilitation des Bewegungsapparats,
- Muskelatrophien und Gelenkkontrakturen,
- statisch bedingte Belastungsbeschwerden.

Das Klappsche Kriechen

Das Klappsche Kriechen stellt eine spezielle krankengymnastische Behandlungsmethode dar: in einer entlastenden Stellung (Vierfüßlerstand) wird die Wirbelsäule bewegt, mobilisiert, gestreckt und die paravertebrale Muskulatur gekräftigt. In dieser Körperstellung werden somit sämtliche Fortbewegungsmöglichkeiten ausgenutzt, die sich zur Prophylaxe und Korrektur von Wirbelsäulenschäden eignen. Das Therapieziel ist die Schaffung eines sog. „Muskelkorsetts" zur besseren Kompensation von Wirbelsäulenfehlformen und -deformitäten. Im Vergleich zum aufrechten Gang werden beim Klappschen Kriechen die Wirbelgelenke, der Bandapparat und die stützenden Muskelgruppen unterschiedlich belastet, so daß über die veränderte Statik zusätzliche funktionelle Einflußmöglichkeiten genutzt werden können. Zu den Indikationen dieser Behandlungsmethode zählen die verschiedenen Wirbelsäulenskoliosen aber auch symmetrische Haltungsschäden (Flachrücken, Lordosen). Die Methode eignet sich zudem in der Rehabilitation von konsolidierten Wirbelsäulenfrakturen und zur krankengymnastischen Behandlung von Bechterew-Patienten.

Krankengymnastische Behandlung nach der Methode von Brügger

Diese spezielle Methode setzt vor dem Behandlungsbeginn eine differenzierte Funktionsanalyse voraus, die mögliche Störungen bei der Aufrichtung der Wirbelsäule aufdecken soll. Unter dem Einfluß von Fehlbelastungen oder anderen Störfaktoren wird einerseits der Ablauf physiologischer Bewegungsmuster modifiziert, andererseits können reflektorische Schmerzen induziert werden, die sich nicht unmittelbar auf die erkrankten Strukturen selbst zurückführen lassen, sondern andernorts auftreten und so primär zu einer Schonung dieser Strukturen dienen. Afferenz und Efferenz des Schmerzes weisen also unterschiedliche Lokalisationen auf. Behandelt wird im Bereich der Afferenz, wie sie sich aufgrund des Befundes herauskristallisiert hat. Befindet sich beispielsweise im Schultergürtel ein pathologischer Muskelbefund, dann kommt es in der Folge zu einer Anpassung der Bewegung, so daß eine möglichst geringe Belastung des vorhandenen Schadens entsteht (und zwar über einen sog. *nozizeptiven somatomotorischen Blockierungseffekt*). Im Sinne eines übergeordneten Prinzips wird das Muskelspiel so modifiziert, daß ein bestmöglicher Schutz vor weiteren Belastungsmomenten erreicht wird. Dies kann zu Tonuserhöhungen und schmerzhaften Verspannungen der nicht unmittelbar betroffenen benachbarten Muskelgruppen führen. Es handelt sich hier um ein Reflexgeschehen, wobei es therapeutisch wichtig ist, den primären Auslöser zu eliminieren.

Ähnlich wie 3 ineinander greifende Zahnräder sind auch für das Bewegungsmuster zur Aufrichtung der Wirbelsäule Beckenkippung, Thoraxhebung sowie eine HWS-Inklination funktionell miteinander gekoppelt.

Bei Fehlhaltungen der Wirbelsäule (z. B. einer sternosymphysialen Belastungshaltung) können Muskelverkürzungen der Hüftadduktoren oder der ischiokruralen Muskulatur die Einnahme einer Entlastungshaltung empfindlich stören oder sogar unmöglich machen.

Hierbei wird die Wirbelsäule weniger axial, sondern vielmehr auf Biegung hin beansprucht, was reflektorisch zu muskulären oder ligamentären Verspannungen im Lumbalbereich führen kann.

Außerdem wird bei einer *sternosymphysialen Belastungshaltung* u. a. das Brustbein durch unphysiologische Zug- und Schubkräfte beansprucht; darüber hinaus wird das gesamte körperaufbauende Muskelsystem geschwächt. Im Rahmen der Krankengymnastik wird deshalb eine Haltungskorrektur angestrebt, die eine normale Entlastungshaltung wieder ermöglicht. Hierbei wird v. a. eine muskuläre Dehnungstechnik angewandt; *Therapieziele* sind:

- *Normalisierung* der Tonusverhältnisse,
- *Eliminierung* der primären Auslöser reflektorisch vermittelter Schmerzsensationen,
- *Herstellung* normaler Längenverhältnisse der Muskulatur,
- *Verbesserung* der Koordination und Leistungsfähigkeit der Muskulatur.

Solche therapeutischen Übungen müssen individuell auf jeden Patienten abgestimmt werden; sinnvoll ist es auch, auf gewisse auslösende Faktoren (z. B. ungünstige Arbeitshaltung am Schreibtisch) aufmerksam zu machen und Hinweise auf mögliche Hilfsmittel (Kissen etc.), die die Einnahme einer physiologischen Entlastungshaltung erleichtern, im Rahmen einer Kur zu vermitteln.

Stemmführungen nach Brunkow 1977

Als weitere Behandlungsmethode für Kurpatienten mit orthopädisch-rheumatischen Beschwerden eignen sich auch die sog. Stemmführungen nach Brunkow. Mit dieser Methode werden reflektorisch Streckeigenschaften von Wirbelsäule und Gelenken gefördert, die zur Erleichterung, Bahnung und Koordination von Bewegungsabläufen genutzt werden. Abnorme (pathologische) Haltungs- und Bewegungsmuster z. B. bei Störungen der Wirbelsäulenaufrichtung nach Bandscheibenoperationen oder nicht fixierten Kyphoskoliosen lassen sich mit dieser Methode schrittweise bessern; hinzu kommen aber auch Indikationen bei Patienten mit neurologischen Erkrankungen.

3.3.2 Massagen und neuraltherapeutische Behandlungsansätze

Klassische Massage

Die Massage stellt im Rahmen der Kurorttherapie eine Verordnung dar, wobei bestimmte Handgriffe wie Streichung, Kneten, Reiben, Walkung, Klopfung,

Vibrationen, Klatschung und Schüttelung zur Anwendung kommen. Auch wenn jedes Krankheitsbild grundsätzlich mit Gymnastik allein erfolgreich behandelt werden kann, so bewirkt eine adäquate Massage jedoch häufig eine raschere Schmerzlinderung und damit eine Verkürzung der Behandlungsdauer.

Jede Massage beginnt mit einer Einleitungsstreichung und wird auch mit Streichen beendet.

Streichungen (Effleuragen) werden mit der flachen Hand ausgeführt und bewirken einen verbesserten Lymphabstrom sowie eine zentripetale venöse Blutstromverbesserung. Durch eine einfache Streichmassage wird noch keine Rötung der Haut hervorgerufen (Abb. 3.14 und 3.15).

Einen größeren Effekt erreicht man mit der *Knetmassage* (Petrissage), wobei man manuell den in Frage kommenden Muskel von seiner Unterlage abhebt und durcharbeitet. Hierdurch werden die Zelltätigkeit des massierten Gewebes angeregt, Stoffwechsel und Kreislauf günstig beeinflußt (z. B. Abtransport von Stoffwechselschlacken) und ggf. auch Verklebungen und Verwachsungen gelöst (Abb. 3.16 und 3.17).

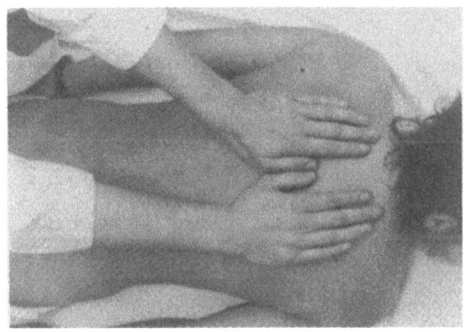

Abb. 3.14. Beginn der Einleitungsstreichung. (Aus Glogowski 1981)

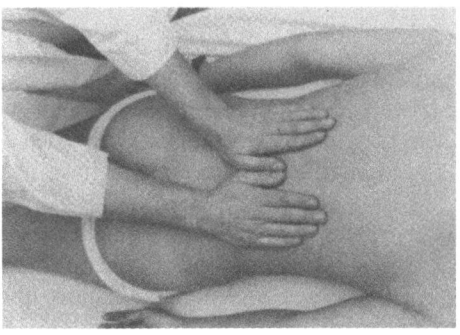

Abb. 3.15. Einleitungsstreichung: von kranial nach kaudal bis zum Beckenkamm, wobei die Hände parallel liegen bleiben. (Aus Glogowski 1981)

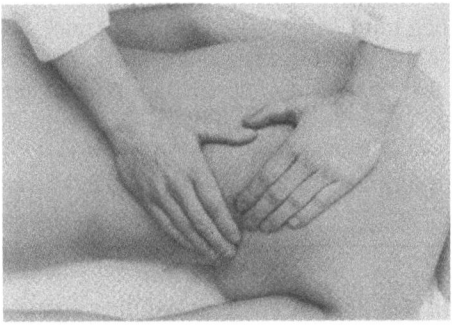

Abb. 3.16. Die flächige Zweihandknetung wird hauptsächlich bei Muskeln angewandt, die nicht abgehoben werden können. Der Druck wird vom Handteller der linken Hand und den Fingern der anderen Hand gegeben. Die Daumen üben dabei keine Funktion aus. Die Knetung erfolgt von kaudal nach kranial und zurück. (Aus Glogowski 1981)

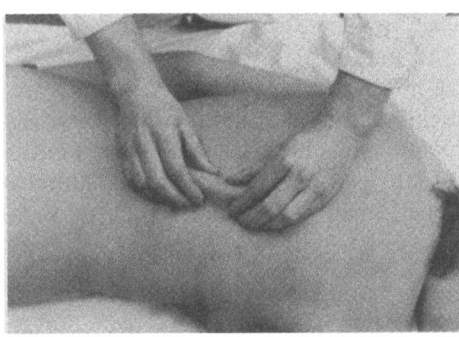

Abb. 3.17. Die Fingerknetung wird an den Muskeln ausgeführt, die klar im einzelnen gefaßt werden können, wie hier z. B. am M. erector spinae; der Druck kommt vom Daumen der einen Hand und von den Fingerkuppen der anderen Hand, dies wird fließend von kaudal nach kranial und umgekehrt durchgeführt. (Aus Glogowski 1981)

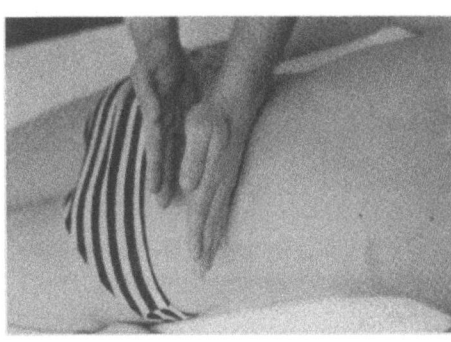

Abb. 3.18. Der Sägegriff am Kreuzbein dient zur Hyperämisierung im Bauch-Becken-Raum. Er wird gegenläufig vom Steißbein bis zur LWS von kaudal nach kranial und zurück 3- bis 4mal ausgeführt. (Aus Glogowski 1981)

Durch die direkte mechanische Einwirkung, teils aber auch über die Ausschüttung gefäßwirksamer Substanzen kann zusätzlich die Hautdurchblutung gesteigert werden (s. Abb. 3.18). Hauptziel ist jedoch immer die Wiederherstellung der normalen Muskelspannung. Um die gewünschte Wirkung zu erzielen, werden die Knetungen je nach Befund des Krankheitsbildes mal kräftiger, mal schwächer durchgeführt.

Reibungen (Friktionen) umfassen Grifftechniken, die eine schnellere und kräftigere Reizwirkung als die Streichungen haben und damit eine spürbare Reibungswärme erzeugen. Sie werden mit beiden Händen durchgeführt und wirken insbesondere auf das Unterhautzellgewebe.

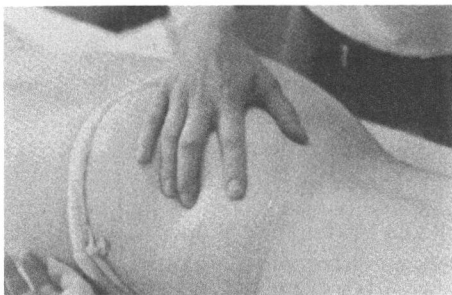

Abb. 3.19. Die Fingerzirkelung: Finger 3 und 4 gehen mit leichtem Druck kreisend in die Tiefe und kreisend wieder nach oben, gleiten dann etwa 2 cm weiter, ohne die Haut zu verlassen, und gehen dann wieder kreisend in die Tiefe. (Aus Glogowski 1981)

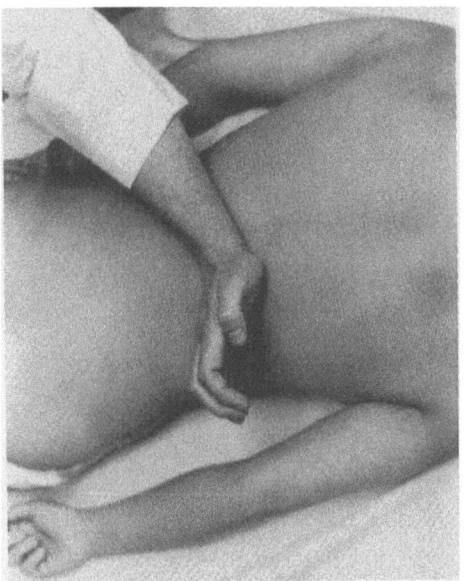

Abb. 3.20. Die Handballenzirkelung wird angewendet, wenn die Fingerzirkelung noch zu schmerzhaft ist. Hier arbeitet nur der distale Handrücken, kreist abwechselnd der Kleinfingerballen und dann der Daumenballen. (Aus Glogowski 1981)

Durch *Klopfungen* (Tapotements) werden schnelle und kurze Kontraktionen der Muskulatur erzeugt; sie werden mit den Fingerspitzen oder der geballten Hand ausgeführt, die man weich und locker auffallen läßt. *Klatschungen* werden hingegen mit der flachen Hand in leichter Beugestellung appliziert, so daß zwischen der Hand des Masseurs und der behandelten Fläche ein leichter Hohlraum entsteht. Die *Erschütterung* (Vibration) wird durch Zitterbewegungen der Fingerspitzen oder der flachen Hand ausgeführt, sie gehört zu den schwer erlernbaren Massagegriffen, da hierzu ein optimales manuelles Einfühlungsvermögen für die Effektivität der Behandlung unbedingt notwendig ist. Richtig durchgeführt besteht ihre Hauptwirkung vorwiegend in einer Muskeldetonisierung. Die bislang beschriebenen Massagegriffe eignen sich vorwiegend zur Behandlung größerer Gewebsbezirke. Will man auf umschriebene Gewebsbezirke einwirken, wählt man gezielte Zirkelungen. Man unterscheidet die Finger- und Handballenzirkelung. Mit diesen Techniken wird versucht, möglichst tief mit kleinen kreisenden Bewegungen in das Gewebe einzudringen (Abb. 3.19 und 3.20).

Wirkungen der klassischen Massagen bestehen in

– Anregung des Blutkreislaufs und des Lymphrückflusses;
– Änderung der Tonuslage, dadurch Steigerung eines erniedrigten Muskeltonus oder Herabsetzung eines Muskelhypertonus;
– Verbesserung der willkürlichen Muskelkoordination;
– psychophysischer Entspannung.

Zu den *Indikationen* zählen prinzipiell alle Erkrankungen des rheumatischen
Formenkreises, mit Ausnahme der schweren Osteoporose. Schwere Allgemein-
erkrankungen, entzündliche Prozesse, großflächige Hauterkrankungen, Phle-
bitiden sowie ein akutes Sudeck-Syndrom stellen typische Kontraindikationen
dar.

Unterwasserstrahlmassagen

Unterwasserdruckstrahlmassagen werden in Spezialwannen durchgeführt, in
denen nach einem Umwälzverfahren Wasser aus der Wanne angesaugt und unter regulierbarem Druck aus einer Wasserstrahlpumpe abgegeben wird
(Abb. 3.21).

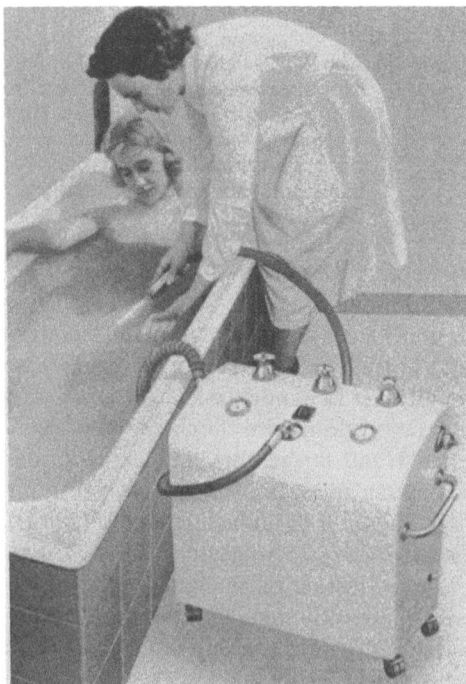

Abb. 3.21. Unterwasserdruckstrahl-
massage als Kurverordnung. (Aus
Glogowski 1981)

Durch Benutzung verschiedener Düsen (z. B. Saugdüsen) kann auch statt der Druckstrahlmassage eine Saugmassage durchgeführt werden. Der Abstand der Wasserstrahlpumpe zur Körperoberfläche beträgt ca. 10 cm, und je nach Auftreffwinkel können die Drücke variiert werden. Hierdurch läßt sich der Muskeltonus vorübergehend senken, aber auch erhöhen. Es können punktförmig scharfe oder breitflächig weiche Druckeinwirkungen ausgeübt werden, wobei der Druck an der Ventralseite des auf dem Rücken liegenden Patienten geringer zu dosieren ist als am Rücken. Der Effekt der Methode liegt in einer durch die wechselnde Intensität des Strahls bedingten Intensivierung der Durchblutung des behandelten Körperabschnitts.

Die Unterwasserstrahlmassage ist jedoch weniger spezifisch als es die klassischen Massageverfahren sein können. Die Führung des Strahls verläuft stets von der Peripherie zum Zentrum, wobei durch den Wasserstrahl verschiedene Strichrichtungen an den Extremitäten und am Körperstamm verfolgt werden. Die Indikationen und Kontraindikationen decken sich weitgehend mit denen der manuellen Massagen; die Unterwasserstrahlmassage ist jedoch insgesamt gesehen etwas anstrengender für den Patienten und damit auch kreislaufbelastender.

Bindegewebsmassage (nach Dicke 1956 und Teirich-Leube 1970)

Diese stellt eine abgewandelte Methode der klassischen Massage dar: Mit dem Mittelfinger und dem benachbarten 4. Finger wird ein Zugreiz durch eine tangentiale Bindegewebsverschiebung ausgelöst mit dem Ziel, im Unterhautgewebe Spannungen zu lösen oder den Turgor/Tonus zu beeinflussen.

Bei erhöhten Tonuszuständen im Unterhautbindegewebe wählt man eine flächige Bindegewebsmassage, die ergänzt werden kann durch eine Strichführung entlang empirisch an Segment- und Muskelfaszienverlauf orientierten Linien in der lumbodorsalen Region. Der Behandlung geht zunächst ein Gewebebefund voraus, den man am sitzenden Patienten erhebt. Dabei lassen sich mitunter hyperalgische Spannungszonen schon mit dem bloßen Auge erkennen. Bei dem Tastbefund achtet man auf Bindegewebsverquellungen und -verwachsungen, die entweder zwischen Haut und Unterhaut (oberflächliche Verschiebeschicht) oder aber auch zwischen Unterhaut und Körperfaszie (tiefe Verschiebeschicht) lokalisiert sein können. Bei einem normalen Turgor weicht das Gewebe bei der Strichführung dem Finger aus, es bildet sich ein elastischer Wulst („Bugwelle") der Haut und des Unterhautfettgewebes aus, die sich nur bei pathologischen Bindegewebsbefunden (z. B. Verklebungen, Indurationen) verändert. In diesen Fällen verspürt der Behandelte oft einen schneidenden Schmerz, so daß sich die Methode in der Qualität ihrer Wirkung merklich von den anderen bekannten Griffen der klassischen Massage unterscheidet. Während der Therapie kann es auch zu Herzklopfen, Unruhe und Schweißbildung bei dem Patienten kommen. Dies sind Zeichen der neuralen Reaktion, die häufig jedoch nur flüchtig auftreten und nicht sonderlich beachtet werden müssen. Über viszerokutane Reflexe werden auch reflektorische Tonusveränderungen im Bindegewebe induziert, die insbesondere die Projektionsfelder innerer Organe betreffen. Diese Hautzonen (Head-Zonen) zeigen bei bestimmten Organerkrankungen eine gesteigerte Berührungs- und Tastempfindlichkeit. Da sich die Bindegewebsmassage auch als eine Art Neuraltherapie versteht, postuliert sie auch einen günstigen therapeutischen Einfluß auf innere Organe.

Die Bindegewebsmassage bleibt eine Allgemeinbehandlung; man sollte nicht zuviel in sie hineininterpretieren!

Die klassische Massage und die Bindegewebsmassage können sich ergänzen, es hängt jeweils vom Befund ab, welche der beiden Methoden die bessere Erfolgsaussicht bietet.

Indikationen zur Bindegewebsmassage sind:
- Veränderungen im Unterhautzellgewebe;
- Mobilisierung von Narbengewebe, Behandlung bindegewebiger Kontrakturen;
- Behandlung von Myogelosen;
- funktionelle Störungen innerer Organe, die dem Bereich neuraler Versorgungsgebiete entsprechen.

Manuelle Lymphdrainage

Die Lymphdrainage ist eine Form der Streichmassage, um Lymphstauungen zu beseitigen. Die Methode ist immer dann erfolgversprechend, wenn die Ödeme noch mobilisierbar und noch nicht durch eine zunehmende Fibrosierung chronifiziert sind. Die zur Anwendung kommende Grifftechnik ist differenzierter als bei der klassischen Massage. Mit sog. Pump-, Schöpf- oder Drehgriffen wird die Gewebsdrainage mit leichtem Druck im Sinne einer entstauenden Manipulation rhythmisch in Abflußrichtung der Lymphgefäße ausgeführt. Diese rhythmischen Griffe regen die Lymphabflußbahnen zu einem vermehrten Lymphtransport an, wirken aber auch vegetativ entspannend.

Die Behandlung beginnt immer proximal; dann werden die distal liegenden Lymphbahnen ausgestrichen.

Abhängig vom klinischen Befund wird die Methode als Teil- (Arm- oder Beinbehandlung) oder als Ganzkörperbehandlung angewandt.

Zu den *Indikationen* zählen:
- lokale lymphostatische Ödeme der Extremitäten (z. B. nach Mammakarzinomoperation),
- Behandlung der Sudeck-Dystrophie im Anfangsstadium,

– posttraumatische Schwellungszustände (z. B. nach Sportverletzungen),
– begleitende Lymphabflußstörung bei varikösem Symptomenkomplex.

Akute Schwellungen im Rahmen von Entzündungsprozessen stellen *Kontraindikationen* dar.

Akupunktur und -pressur

Durch eine Akupunktur von Ohr- (Ohrakupunktur nach Nogier) oder Körperpunkten kann die Schmerzempfindung häufig auf ein erträgliches Maß reduziert werden. Bei der Körperakupunktur wird durch Einstechen einer oder mehrerer Nadeln in bestimmte empirisch ermittelte Akupunkturpunkte das Ziel verfolgt, eine Hypalgesie oder Analgesie in einer anderen Körperregion zu induzieren. Die Einstichpunkte (über 700 verschiedene Hautpunkte), die auf sog. Meridianen (Energieleitbahnen) liegen, weisen einen leicht meßbaren, gegenüber ihrer Umgebung deutlich erniedrigten Hautwiderstand auf. In ihnen findet man eine histologisch nachweisbare Anhäufung rezeptiver Hautelemente (freie Nervenendigungen, Golgi-Komplexe, Vater-Pacini-Körperchen). Auf den klassischen Meridianen gibt es jeweils eine gewisse Anzahl von Punkten, wobei jeder im Rahmen einer speziellen Physiologie eine klar definierte Funktion und Indikation besitzt. In Kenntnis der Meridiantopographie können Nadelstichreize in bewährten Punktkombinationen bei bestimmten Schmerzsyndromen eine schmerzlindernde Wirkung haben, wobei die Möglichkeiten und Grenzen einer Akupunkturbehandlung im wesentlichen durch die Differentialdiagnose des Schmerzes bestimmt werden.

Grundsätzlich sind alle statisch-mechanisch bedingten Schmerzprobleme bei orthopädisch-rheumatischen Leiden für eine Akupunkturbehandlung wenig geeignet; bei funktionellen reversiblen Schmerzsyndromen bestehen hingegen gute Erfolgsaussichten.

Daß hier eine nur suggestive bzw. psychische Beeinflussung erfolgt, muß verneint werden, da die Methode auch bei Tieren wirksam ist. Der Behandlungserfolg hängt jedoch wesentlich von der Ausbildung des Therapeuten ab. Der interessierte Kurarzt muß auf diesem Gebiet also erst eine Zusatzausbildung absolvieren. Dann gelingt es freilich nicht selten, zumindestens eine temporäre Schmerzfreiheit bei jenen Patienten zu erzielen, bei denen die balneophysikalische Therapie oder die medikamentöse Therapie versagen.

Zur Wirkungsweise der Akupunktur

Bei peripherer Applikation einer Akupunkturnadel werden nach Übertragung des Stichreizes im peripheren Nerven und in den afferenten Rückenmarkbahnen bestimmte Neurotransmitter (Endorphine, Enkephaline) im ZNS vermehrt ausgeschüttet. Die Endorphine besitzen u. a. eine schmerzstillende Wirkung und sind auch an zahlreichen anderen Funktionen des menschlichen Organismus beteiligt. Nervöse Signale, durch Nadelstichreize erzeugt, werden also z. T. im Gehirn in biochemische Botschaften umgesetzt, die eine hyp- oder analgetische Wirkung in anderen korrespondierenden Körperabschnitten induzieren können. Auch das sympathikoadrenale System (Nebennierenmark) und das Hypophysen-Schilddrüsen-System sind an der Akupunkturwirkung beteiligt, so daß über die Methode gelegentlich auch Heilungsprozesse beschleunigt werden können.

Nach den heutigen naturwissenschaftlichen Erkenntnissen liegt der Methode also ein komplexer Wirkmechanismus zugrunde, wobei die exogenen Nadelreize zu einer Kette von Folgereaktionen führen, welche über die lokale Wirkung hinaus auf verschiedene Regelsysteme des Organismus übertragen werden. Indessen ist es unbestritten, daß die originale Akupunktur nur auf dem Hintergrund der traditionellen chinesischen Medizintheorie richtig und in ihrer vollen Indikationsbreite anwendbar ist. Aus der Sicht unserer westlichen Medizin findet man den Zugang zur Akupunktur am ehesten, wenn man sich die Head-Wechselbeziehungen von Körperoberfläche und inneren Organen vor Augen führt.

Im Rahmen der orthopädisch-rheumatologischen Kurmedizin zeichnen sich folgende *Indikationen* unter dem Aspekt einer funktionell reversiblen Schmerzsymptomatik ab:

- zervikale Migräne,
- Lumbalgien und Pseudoischialgien,
- Postnukleotomiesyndrome,
- psychovertebragene Syndrome, Insertionstendopathien und weichteilrheumatische Beschwerden,
- ggf. auch Kox- und Gonarthroseschmerzen, wenn es sich um reversible Schmerzen im Sinne einer „aktivierten Arthrose" handelt.

Akupressur

Hierbei handelt es sich um eine relativ einfache, auch chirotherapeutische Handgriffe umfassende Massagetechnik, bei der keine Nadeln zur Anwendung kommen, sondern lediglich ein manueller Druck auf bestimmte Akupunkturpunkte und -meridiane ausgeübt wird. Die mögliche Wirkung basiert wie bei der Akupunktur auf der neuralen Verbindung zwischen oberflächlichen Körperschichten und inneren Organen. Es handelt sich jedoch vorwiegend um eine Präventionsmaßnahme (gegen Schmerzen) und weniger um eine adäquate Schmerztherapie!

3.3.3 Thermo- und Kryotherapie

Herkunft und Wirkung der Peloide (Moor, Fango)

Peloide (gr. pelos = Schlamm) sind natürliche organische und anorganische Substanzen, die durch geologische Vorgänge entstanden sind und mit Wasser gemischt als breiförmige Bäder oder Packungen zur therapeutischen Anwendung kommen.

Zu den Peloiden zählen Badetorfe, Heilschlämme (z. B. Fango), biogene Sedimente und sog. Heilerden.

Nach ihrer Herkunft und Beschaffenheit handelt es sich bei den Peloiden also um durchaus unterschiedliche Substanzen, die sowohl wasserhaltig als auch trocken in der Natur vorkommen. Moorbäder und -packungen werden aus Badetorfen hergestellt. In den Mooren (Lagerstätten) sind diese Torfe durch biochemische Umwandlungen (Zersetzung und Sedimentation) von Pflanzensubstanzen unter Luftabschluß entstanden; sie stellen damit ein kohlenstoffreiches Gemisch von mehr oder weniger zersetztem organischem Material dar. Die sog. *Niedermoore*, die unter dem Einfluß des Grundwassers hauptsächlich durch Verlanden von Seen und Flußläufen entstanden sind, weisen einen höheren Mineralstoffgehalt auf als die *Hochmoore*, die oberhalb des Grundwasserspiegels von mineralstoffarmen Niederschlägen gespeist werden.

Neben den Badetorfen spielen die sog. Heilerden (trockene Verwitterungsprodukte fester Gesteine) im Rahmen der Thermotherapie ebenfalls eine Rolle. Der *Fango* ist unter ihnen der bekannteste Vertreter; er wird ausschließlich für Packungen verwendet; er wird erst unmittelbar vor Gebrauch mit Wasser versetzt und zu einem Schlamm von Packungskonsistenz aufbereitet.

Fango wird als Mineralpeloidpackung nur einmal verwendet, während Parafango eine Paraffinbehandlung darstellt, bei der das Material vielfach genutzt und jeweils durch Erhitzen sterilisiert wird.

Auch das Moor (gereinigter Frischtorf) wird am Kurort in Form von Wärmepackungen genutzt; häufiger ist jedoch die Verordnung von Moorvoll- oder -teilbädern. Dabei wird der Frischtorf in einem geeigneten Verhältnis mit Leitungs- oder Mineralwasser gemischt.

In einem richtig zubereiteten Moorvollbad ist die Konsistenz dann optimal, wenn an der Oberfläche ein mit dem Finger graviertes Wort längere Zeit bestehen bleibt („Schriftprobe" nach Quentin).

Zwischen 100 und 150 kg stichfrischen Torfs werden je nach Größe der Wanne für ein Moorvollbad benötigt. Berücksichtigt man den Aufwand für die Gewinnung, den Transport, die Aufbereitung des Badetorfs sowie den Arbeitsaufwand für die anschließende Beseitigung des abgebadeten Materials, so wird klar, daß das Moorbad heute zu den teuersten Kurmitteln überhaupt zählt. Moorextraktbäder sind im Vergleich dazu weniger aufwendig und technisch einfacher in ihrer Zubereitung.

Eigenschaften der Peloide

In der Beurteilung des therapeutischen Nutzens überwiegen die thermophysikalischen Eigenschaften. Daneben spielen aber auch mechanische und bedingt auch chemische Besonderheiten eine Rolle.

Moorbäder und -packungen sind durch eine hohe Wärmehaltefähigkeit gekennzeichnet und führen zu einer Tiefendurchwärmung des Gewebes, die bei einem Moorbad länger anhält als bei den Wasserbädern. Das Moor bildet nach dem Einstieg ins Bad eine Art Isolierschicht um den Körper, von der aus die Erwärmung langsam und schonend für den Patienten erfolgt. Anwendungstemperaturen bis zu 42 °C können schmerzfrei toleriert werden, die Badedauer beträgt ca. 20–30 Minuten.

Unmittelbare therapeutisch *relevante Folgen der Wärmezufuhr* (mod. nach Quentin u. Schnizer 1986) sind:

- Durchblutungssteigerung der Haut durch reflektorische Gefäßerweiterung,
- Anstieg der Pulsfrequenz und des Herzschlagvolumens,
- Herabsetzung eines erhöhten Muskeltonus,
- Dehnbarkeitszunahme von Faszien und Bändern,
- Steigerung von Stoffwechselvorgängen,
- hormonelle Stimulation,
- Wärmeanalgesie (wahrscheinlich über Blockade der Schmerzleitung),
- allgemeine Sedierung,
- adaptative Effekte (z. B. vegetative Umstellung, Stabilisierung von regulativen Vorgängen).

Bei der mechanischen Wirkung eines Moorbades ist insbesondere die Auftriebswirkung wichtig, die eine scheinbare Schwerelosigkeit des Körpers und damit eine Entlastung des Stütz- und Bewegungsapparats von Haltearbeiten bedeutet.

Zu den Indikationen zählen alle orthopädisch-rheumatischen Leiden, die für eine Wärmebehandlung geeignet sind, primär also die nicht akut-entzündlichen Krankheitsbilder. Bei den chronischen Krankheiten mit systemischer Entzündungsaktivität stellt eine beschleunigte BSG allein noch keine Kontraindikation dar; hier ist die klinische Aktivität maßgebend. Akute Schübe einer chronischen Polyarthritis, aktivierte Arthrosen oder Monarthritiden unklarer Genese sollten jedoch primär kryotherapeutisch angegangen werden (s. unten: „Kältebehandlungen").

Resorptive Eigenschaften

Ein mögliches transdermales Eindringen essentieller Bestandteile des Bademediums Moor in den Körper ist mehrfach diskutiert worden (Evers 1964; Römmelt et al. 1976; Nauke 1980; Dubiel 1982 u. a.). Dabei wurden biologisch wirksame Substanzen wie z. B. Huminsäuren, östrogenwirksame Stoffe oder verschiedene wassergelöste organische Bestandteile, die sich in den Badetorfen nachweisen ließen, als potentielle Wirkkomponenten in Betracht gezogen. Die perkutane Aufnahme von wirksamen Mengen solcher Substanzen aus einem Peloidbad war zwar durch Untersuchungen von Hosemann 1953 an Tieren sowie am Menschen gestützt worden, doch seine experimentellen Untersuchungsergebnisse konnten durch mehrfache Nachuntersuchungen nicht ohne weiteres bestätigt werden (Braitenberg u. Velikay 1963; Cee et al. 1966).

Beweisende Untersuchungsergebnisse zur perkutanen Resorption pharmakologisch wirksamer Mengen von Moorinhaltsstoffen liegen bis heute nicht vor.

Zusammenfassend ist daher festzustellen, daß Peloide in Form von Packungen oder Bädern zwar vielfältige nutzbringende therapeutische Einflußmöglichkeiten bieten, daß aber die mögliche Einwirkung bestimmter biologisch wirksamer Substanzen auf den Organismus noch zu wenig aufgeklärt ist.

Sauna

Das Grundprinzip der Sauna besteht in dem Wechselreiz zwischen starker Erhitzung mit trockener Luft (10–12% relative Luftfeuchtigkeit) bis zur Schweißbildung und nachfolgender Wiederabkühlung unter Benutzung bestimmter Kältereize. Ihrem Wesen nach ist die Sauna also ein Heißluftbad. Die Innentemperatur des mit aufsteigenden Holzbänken ausgestatteten Saunaraums beträgt je nach Exposition (Bankhöhe) zwischen 70 und 90 °C. Hierdurch läßt sich eine mehr oder weniger rasche Steigerung der Haut- und Körperkerntemperatur erzielen, wobei die Hauttemperatur bis auf 42 °C, die innere Körpertemperatur bis auf 39 °C ansteigen. Diese Hyperthermie bewirkt zunächst eine Umsatz- und Stoffwechselsteigerung; durch die Schweißabgabe kommt es zusätzlich zu einen deutlichen Elektrolyt- und Flüssigkeitsverlust. Mit den als Abschluß der Anwendung verordneten Kältereizen (kalte Güsse, Duschen oder Tauchbäder) wird der Kreislauf trainiert. Trainingseffekte zeigen sich jedoch erst nach regelmäßigen Saunabesuchen über einen längeren Zeitraum.

Bei der Saunaverordnung ergibt sich immer wieder die Frage nach der damit verbundenen Herz-Kreislauf-Belastung.

Entsprechende Untersuchungen über das Blutdruckverhalten, den Venendruck, über mögliche EKG-Veränderungen u. a. ergaben, daß ein Saunabad in seiner Intensität etwa mit einem ansteigenden Halbbad verglichen werden kann. Herzrhythmusstörungen wurden nur selten beobachtet. Die Herz-Kreislauf-Belastung, gemessen aus dem Produkt von Blutdruck und Herzfrequenz, entspricht in etwa einer 50-W-Leistung (Tobien 1987). Im Rahmen der Kaltanwendungen kann es jedoch bei kreislauflabilen Patienten ggf. zu deutlichen Blutdruckanstiegen kommen!

Wirkungen der Sauna sind:
- Abhärtung und Leistungssteigerung,
- Steigerung der Wärmeregulation,
- Aktivierung von Kreislauf, Atmung und Nierentätigkeit,
- Lockerung und Entspannung von Muskulatur und Bindegewebe,
- psychovegetative Entspannung.

Medizinische Indikationen zur Saunabenutzung sind umstritten. Im Rahmen einer Kurortbehandlung können Saunabäder u. a. jedoch als Vorbereitungsphase vor der Bewegungstherapie oder als deren Ergänzung adjuvant verordnet werden. Außer zur Prophylaxe eignet sich die Sauna auch bei entsprechend belastbaren Rheumatikern zur Auflockerung des Gewebes und zur Schmerzlinderung von funktionseingeschränkten Gelenken. Häufig ist jedoch der Wunsch nach körperlicher oder seelischer Entspannung sowie nach Steigerung der Leistungsfähigkeit und Spannkraft das wesentliche Motiv. Bei der Sauna als roborierende Maßnahme muß der Kurarzt im Einzelfall daher immer eine Nutzen-Risiko-Abwägung vornehmen.

Kontraindikationen für eine Saunabehandlung sind:
stabile oder instabile Angina pectoris (Zustand nach Herzinfarkt),
- grenz- oder dekompensierte Myokardinsuffizienz,
- maligne Hypertonie,
- obliterierende oder entzündliche Gefäßerkrankungen,
- akute Infektionskrankheiten (harter Reiz auf geschwächte Abwehrlage!),
- Nephrolithiasis (erhöhte Tendenz zur Steinbildung bei Oligurie infolge erhöhter Schweißabgabe!).

Kältebehandlungen

Die Thermotherapie umfaßt sowohl Wärme- als auch Kälteapplikationen. In der Kurorttherapie von Patienten mit orthopädisch-rheumatischen Beschwerden hat sich die Kryotherapie unter den Anwendungen fest etabliert. Entzündungshemmung, Schmerzlinderung und Funktionsverbesserung sind die üblichen Therapieeffekte. Dabei führt die Temperaturerniedrigung der Haut und im entzündeten Gelenk zu einer Supprimierung des Entzündungsprozesses, zu einer lokalen Abschwellung, einer Blockierung der Schmerzrezeptoren sowie zu einer Verminderung der Katecholaminausschüttung (Fricke 1986). Möglicherweise besteht auch eine antiphlogistische Wirksamkeit.

Die analgesierende Wirkung einer lokalen Kryotherapie hält wesentlich länger an als die Hautkühlung selbst.

In Abhängigkeit der Anwendungszeit des Wärmeentzugs kann die therapeutische Wirkung ca. 3 h andauern.

Man unterscheidet u. a. folgende *Anwendungsarten*:

- Eispackungen,
- Kältepackungen mit Gelen als Kälteträgern (Kryopac, Coolpac),
- Kryo-air-Therapie mit Trockenluft oder verdampftem Stickstoff,
- Sprays zur lokalen Vereisung (z. B. Chloräthyl),
- kalte Wickel,
- Ganzkörperkältebehandlung (als Spezialbehandlung).

Mit der Kälteexposition kommt es zunächst zu einer Konstriktion der Hautgefäße, die nach Beendigung der Kälteapplikation nicht selten in eine reaktive Hyperämie umschlägt. Bei längerer Dauer oder überschwelliger Intensität einer lokalen Kälteeinwirkung werden im Sinne einer konsensuellen Reaktion Kältegegenregulationen in Gang gesetzt, wobei die Wärmeabgabe des Gesamtorganismus gedrosselt wird. Insbesondere für die Behandlung entzündlichrheumatischer Gelenkerkrankungen ist auch die Tatsache interessant, daß die Hauttemperatur über einem Gelenk mit der Gelenkbinnentemperatur korreliert, so daß bei oberflächlicher Kryotherapie auch die intraartikulären Temperaturen sinken (Schmidt 1986). Entscheidend sind dabei die Temperaturen, die effektiv an der Haut wirksam werden. Neben der Herabsetzung der Durchblutung durch Vasokonstriktion wird auch der Filtrationsdruck in einem entzündeten Gewebe reduziert. In Analogie zu In-vitro-Beobachtungen wird angenommen, daß es auch zu einer Senkung von Enzymaktivitäten mit einer Drosselung des Zellmetabolismus kommt (Jonderko 1989).

Außerdem bewirkt die Kryotherapie eine verminderte Erregbarkeit von Nozizeptoren und damit einen verminderten Einstrom von Schmerzafferenzen in Rückenmarkbahnen.

Auf diesen Grundmechanismen beruhen in erster Linie der entzündungshemmende und der analgetische Effekt der Kälteanwendung. Nicht selten werden für lokale Kälte- und Wärmeanwendungen im Rahmen einer Kurorttherapie ähnliche Indikationen angegeben.

Eine Hilfe für die richtige therapeutische Entscheidung stellt die Erfahrung dar, daß wiederholte Kälteapplikationen bei entzündlichen und aktivierten Prozessen indiziert sind, während chronische Krankheitsprozesse und durch diese ausgelöste oder bedingte Schmerzzustände an Gelenken und Weichteilen eher durch lokale Wärmeanwendungen behandelt werden sollten.

Vorteile der lokalen Kältebehandlung gegenüber einer örtlichen Wärmeanwendung sind u. a.

- geringere Kreislaufbelastung,
- ein größerer sedativer Effekt,
- oft eine effektivere Schmerzlinderung,
- eine bessere Muskeldetonisierung.

Indikationen der Kältetherapie sind entzündliche Gelenkerkrankungen und aktivierte Arthrosen. Weniger gut eignen sich weichteilrheumatische Schmerzsyndrome.

Kälteüberempfindlichkeit, eine Kryoglobulinämie, Kälteurtikaria sowie ein Raynaud-Syndrom stellen wichtige *Kontraindikationen* dar.

3.3.4 Medizinische Bäder und die Kneipp-Anwendungen

Thermalbäder

Thermalbäder werden im Rahmen einer Kur in erster Linie als Bewegungsbäder verordnet, wobei Solethermen besonders gut geeignet sind. Bei einer Indifferenztemperatur (32–34 °C) besteht zumindest bei den passiv durchgeführten Übungen kein zusätzliches kardiopulmonales Risiko, so daß die Indikation auch für Patienten mit reduziertem Allgemeinzustand und schwereren Behinderungen des Bewegungsapparats gestellt werden kann. Für die Einzeltherapie gilt der Grundsatz, daß eine entsprechend ausgebildete Krankengymnastin im Wasser und nicht am Beckenrand die Therapie am Patienten durchführt. Bei Gruppenbewegungsbädern ist dies nicht unbedingt erforderlich. Der Wirkungsmechanismus einer Bewegungstherapie im Thermalwasser ist in erster Linie durch die auftriebsbedingte Verminderung der Schwerkraft gekennzeichnet; außerdem kommt es zu einem verminderten Haltetonus der Muskulatur. Unter diesen Bedingungen können verbesserte Organisationen und Koordinationen der Haltung oder gestörter Bewegungsabläufe eingeübt werden.

Wichtigste und erfolgreichste Indikation von Bewegungsbädern im Thermalwasser sind Verhütung und Beseitigung beginnender Kontrakturen und Funktionseinschränkungen.

Da alle Bewegungen im Bade die Reibungswiderstände des Bademediums überwinden müssen, eignen sich Bewegungsbäder auch zu Widerstandsübungen mit dem Ziel einer Muskelkräftigung.

Allgemeines zu den Wirkungen und Anwendungsformen
von Wannenbädern

Prinzipiell unterscheidet man zwischen der Wirkung eines Bades allgemein und der seiner Zusätze. Durch den hydrostatischen Druck in einem Wannenbad kommt es zu einer Verschiebung des Blutes aus der Peripherie in das venöse Niederdrucksystem des Thorax, wodurch das Rückflußvolumen zum Herzen ansteigt. Dies führt zu einer entsprechenden Steigerung des Herzzeitvolumens, außerdem kommt es zu einer Frequenzerhöhung, die im Rahmen der Thermoregulation auch von der Badetemperatur abhängig ist. Die Behaglichkeitstemperaturen sind bei den einzelnen Bädern unterschiedlich; sie sind am höchsten bei kühlen Tauch- oder Überwärmungsbädern.

Die thermischen Reizeffekte eines Bades variieren mit der Höhe der Differenz von der Wasser- und der Indifferenztemperatur.

Da es sich bei der Bäderbehandlung am Kurort im wesentlichen um eine Übungstherapie des Kreislaufs handelt, genügt für die Verordnung die Diagnose allein noch nicht. Wichtiger ist die kardiopulmonale Belastbarkeit eines Patienten, die zu Kurbeginn nicht selten erst überprüft werden muß.

Bei der Wirkungsbeurteilung von medizinischen Bädern muß man zwischen den unmittelbar ausgelösten Effekten (Immediateffekten) und denen einer Serienbehandlung differenzieren. Beide sind therapeutisch nützlich. Langfristige Wirkungen mit dem Resultat einer Verbesserung adaptiver Leistungen und einer vegetativen Gesamtumschaltung können jedoch nur von einer Serienbehandlung erwartet werden.

Dies ist für Rheumakuren und ihre balneophysikalischen Anwendungen insgesamt typisch, wobei die Bädereffekte wie auch andere therapeutische Wirkkomponenten nicht kontinuierlich von Tag zu Tag zunehmen, sondern über phasenweise auftretende Befindensverschlechterungen (Kurkrisen) erreicht werden. Neben den bereits kurz angeschnittenen mechanischen und thermischen Eigenschaften von medizinischen Bädern ist in den vergangenen Jahren eine Reihe von Untersuchungen zur Klärung der Frage durchgeführt worden, ob den verschiedenen Badeinhaltsstoffen eine chemische oder gar pharmakotherapeutische Wirkung (z. B. im Sinne einer Substitutionstherapie) zugeschrieben werden kann (Drexel u. Dirnagel 1962 u. a.). Bezüglich der perkutanen Absorption (Penetration von gelösten Badeinhaltsstoffen durch die Haut) läßt sich aus den Ergebnissen dieser Untersuchungen das Resümee ziehen, daß die aus einem Bad aufgenommenen Substanzmengen in aller Regel so geringfügig resorbiert werden, daß systemische Wirkungen nicht erwartet werden können.

Lediglich Kohlensäure, Radon und Schwefelwasserstoff als nichtionogene, gleichzeitig lipophile und hydrophile Substanzen können in etwas größeren Mengen aufgenommen werden.

So gesehen kommt also nur die Haut selbst als möglicher Vermittler einer chemischen Bäderwirkung in Frage (z. B. über die Mediatorfunktion der Haut für weitere Wirkungen im Organismus). Dabei spielen die Deposition von Badeinhaltsstoffen in der Haut und die Elution wasserlöslicher körpereigener Substanzen eine Rolle.

Chemische Badezusätze können darüber hinaus die thermischen Reaktionen verstärken und andere physikalische Wirkungen des Wasserbades modifizieren. Badezusätze aus pflanzlichen Extrakten (Fichtennadel, Rosmarin, Baldrian etc.) wirken hauptsächlich über olfaktorische Reize und veränderte Geruchssensationen.

Spezielle Bäderwirkungen

In der kurörtlichen Balneotherapie kommt den CO_2- und Solebädern eine besondere Bedeutung zu, da sie außer ihren physikalischen Eigenschaften zusätzlich kreislaufwirksam sind. Sie haben somit einen Übungseffekt für die Regulation der Blutverteilung im Organismus.

1) Kohlensäurebäder

Aus einem Kohlensäurewasserbad wird bei entsprechender CO_2-Konzentration und Temperatur des Bades Kohlensäure durch die Haut ins Blut aufgenommen, via Blutkreislauf zur Lunge transportiert und dort abgeatmet. Da CO_2 schwerer als Luft ist, sammelt es sich über der Badeflüssigkeit in der Wanne an und wird nicht wieder eingeatmet. Die Behaglichkeitstemperatur des Bades liegt zwischen 32 und 34 °C. CO_2-Bäder führen zu einer relevanten Verbesserung der Gewebeperfusion, die sich durch andere Badetherapieformen so nicht erreichen läßt.

Während einer Kurbehandlung lassen sich bei iterativer CO_2-Bäderapplikation, bedingt durch die Erweiterung der Endstrombahn der benetzten Haut, entsprechende Reduktionen von erhöhten Ruhe- und Belastungshochdrücken erzielen.

Dieser therapeutische Effekt ist naturgemäß auch von individuellen Faktoren des Patienten abhängig. Die erzielten Herz-Kreislauf-Wirkungen einer Bäderserie dürfen jedoch nicht im Sinne eines pharmakologischen Effekts mißverstanden werden; auch sie sind letztlich das Ergebnis einer Steigerung von Koordinations- und Funktionsleistungen unter einer adäquaten Reizkonstellation.

Wichtige medizinische *Indikationen* sind:
– Mikrozirkulationsstörungen der Haut,
– milde arterielle Hypertonie (Grenzwerthypertonie),
– funktionelle arterielle Durchblutungsstörungen (z. B. Raynaud-Syndrom),
– venöse Durchblutungsstörungen (kühle CO_2-Bäder),
– neurovegetative und psychosomatische Beschwerden.

Kontraindikationen stellen schwere bronchopulmonale Erkrankungen mit Hyperkapnie, schwere Hypertonien sowie Herzinsuffizienzen der Stadien III und IV (NYHA) dar.

2) Solebäder

Nach einem Solebad werden in der Haut abgelagerte Stoffdepots nachresorbiert (Drexel u. Dirnagel 1962). Die täglichen Resorptionsquoten sind aller-

dings derart gering, daß sie nur einen Bruchteil des gesamten Tagesbedarfs ausmachen. Von daher gesehen ist also eine mögliche therapeutische Beeinflussung des Gesamtorganismus nicht anzunehmen. Auch bei den Solebädern spielen sich die chemischen Wirkungen primär in der Haut selbst ab, und zwar in
Form von:

- veränderten Elutionsraten der Haut,
- vermehrter Schweißsekretion,
- verstärkter Neigung zu einem UV-Erythem,
- Aktivierung von Hautstoffwechselreaktionen etc.

Durch diese Hautreize ergeben sich vielfältige vegetative Mitreaktionen an anderen Funktionssystemen, die insgesamt gesehen jedoch unspezifisch sind. Bedingt durch den verstärkten Auftrieb vermitteln Solebäder ein ausgesprochenes
Komfortgefühl, welches bei indifferenter Badetemperatur eine damit verbundene Entspannung und Relaxierung optimiert.

Hydroelektrische Teil- und Vollbäder

Es handelt sich hierbei um Bäder, bei denen die Vorteile des Wassers (Wärme,
hydrostatischer Druck, Auftrieb) zusammen mit denen des elektrischen Stroms
genutzt werden (Hyperämie, Analgesie).

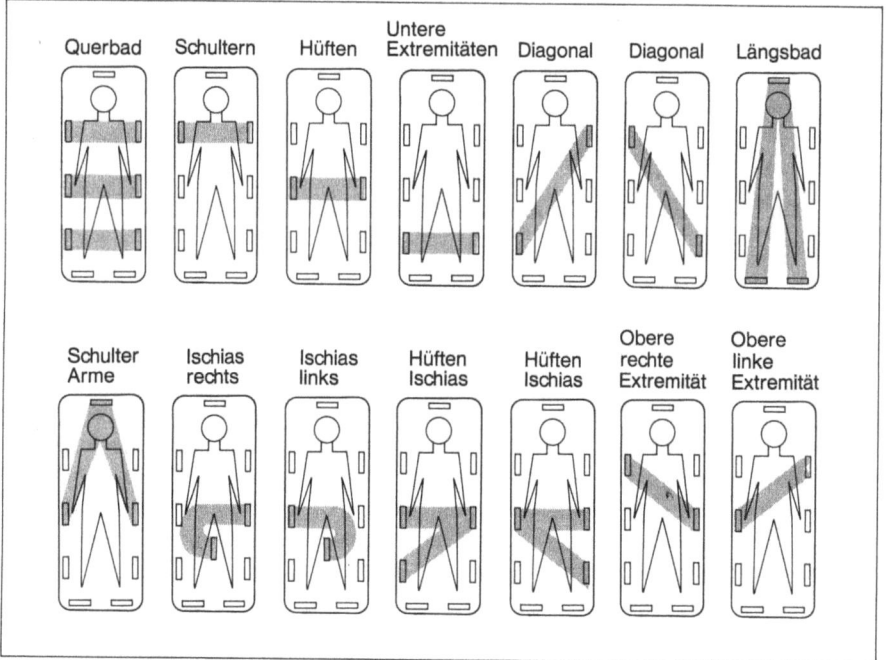

Abb. 3.22. Mögliche Durchströmungsrichtungen beim Stanger-Bad. (Aus Günther u.
Jantsch 1986)

Stanger-Bad (hydroelektrisches Vollbad)

Bei diesem galvanischen Vollbad sind in der Wanne großflächige Plattenelektroden angebracht, und die Durchflutungsrichtung des elektrischen Stroms richtet sich nach der Lokalisation der zu behandelnden Körperregion (Quer-, Schräg- oder Längsdurchflutung; Abb. 3.22).

Die Stromstärke beträgt beim Stanger-Bad zwischen 300 und 600 mA (rund 10mal höher als beim Vierzellenbad!). Sie wird so hoch gewählt, weil ein beträchtlicher Teil des Stroms durch das Badewasser am Körper vorbeifließt (das Wasser, in dem der Patient liegt, leitet den Strom besser als der Körper). Oftmals werden dem Wasser auch Zusätze verschiedener Art beigefügt (wie z. B. Orginal Stanger-Badezusatz Plantasuccus- oder salzhaltige Zusätze), die den Sinn haben, den Widerstand der Körperoberfläche herabzusetzen.

Der in den Körper eintretende galvanische Strom wirkt hyperämisierend und analgesierend. Darüber hinaus läßt sich je nach Lage von Anode und Kathode ein eher sedierender Effekt (Längsdurchflutung absteigend) oder ein mehr anregender Effekt (Längsdurchflutung aufsteigend) beim Patienten erzielen. Der Indikationsbereich solcher Bäder erstreckt sich auf alle rheumatischen Erkrankungen entzündlicher oder degenerativer Genese im subakuten oder chronischen Stadium, v. a. aber auch auf Nervenwurzelreizerscheinungen bei lumbaler Diskopathie.

Vor einem galvanischen Bad müssen sämtliche Metallteile aus dem Behandlungsgebiet entfernt werden, um elektrolytische Schädigungen zu vermeiden. Patienten mit implantierten Metallteilen (TEP, Platten etc.) sind daher für diese Kuranwendung nicht geeignet.

Zwei- und Vierzellenbäder (hydroelektrische Teilbäder)

Durch eine einfache Kombination von Fuß- und Armwannen aus nichtleitendem Material (z. B. Kunststoff) können hydroelektrische Teilbäder für ältere und kreislaufschwächere Kurpatienten verordnet werden, die den hydrostatischen Druck eines Vollbades nicht vertragen. Bei einem Vierzellenbad (2 Armwannen, 2 Fußwannen) ist jede Wanne mit 2 Elektroden ausgestattet, die man einzeln oder untereinander verbunden schalten kann. Ähnlich wie beim Stanger-Bad ergeben sich aus der Vielzahl der Schaltmöglichkeiten unterschiedliche Durchflutungsrichtungen mit tonisierender oder detonisierender Wirkung. Die Indikationen und Kontraindikationen decken sich weitgehend mit denen der Stanger-Bäder. Offene Hautwunden und entzündliche Hauterkrankungen gelten als Kontraindikationen.

Kneipp-Hydrotherapie

Das Prinzip der Kneipp-Therapie, eines bewährten Naturheilverfahrens, besteht (nach Brüggemann 1986) in dem Zusammenwirken von:

- Hydrotherapie,
- Bewegungstherapie,
- Phytotherapie,
- Ernährungstherapie,
- Ordnungstherapie.

Innerhalb des großen Spektrums hydrotherapeutischer Maßnahmen dominieren die Wasseranwendungen in Form von *Kneipp-Güssen*. Hinzu kommen Bäder, Wickel aller Art, Waschungen und das Wassertreten.

Unter einem Kneipp-Guß versteht man die Anwendung eines gebundenen Wasserstrahls, der kalt, temperiert, wechselwarm oder heiß verordnet werden kann.

Die Applikation solcher Güsse erfolgt weitgehend drucklos. Ausnahme hiervon bilden lediglich Blitzgüsse, bei denen neben der Temperatur der mechanische Druck in Form einer intensiven Massagewirkung noch hinzukommt. Ansonsten beruhen die Güsse auf dem Prinzip des Einschleichens mit einem dosierten Reiz, d. h. bei gleichbleibender Wassertemperatur wird nach und nach eine größere Hautfläche begossen.

Ein Guß beginnt stets an der Peripherie des Körpers; man läßt ihn langsam und gleichmäßig zentralwärts ansteigen.

Grundsätzlich gießt man bis zum Eintritt einer Reaktion, bis also eine leichte Hautrötung einsetzt. Die Wirkung der applizierten Einzelreize beschränkt sich dabei oftmals nicht nur auf den Ort der Einwirkung, sondern bezieht auch die ganze Hautoberfläche (im Sinne einer „konsensuellen Reaktion") mit ein. Kälteempfindlichen Personen gibt man anfangs leicht temperierte Güsse und geht erst nach einer gewissen Gewöhnungszeit durch mehrere Einzelbehandlungen zu kalten Güssen über. Die Reizintensität wird also zunächst der jeweiligen Reaktionslage des Patienten angepaßt. Für das endgültige Behandlungsergebnis ist – ähnlich wie bei anderen Kuranwendungen – weniger die Immediatwirkung der einzelnen Kneipp-Anwendung, sondern die Wirkung von iterativen (wiederholten) Anwendungen entscheidend! Erst dann kann eine Dämpfung der Reaktionsintensität (Abhärtungseffekt) während des Kurverlaufs erwartet werden.

Je nach Applikationsort unterscheidet man bei den Kneipp-Güssen: *Kniegüsse* (Abb. 3.23), *Schenkelgüsse, Unter-* oder *Obergüsse* (Abb. 3.24), *Armgüsse* (Abb. 3.25) sowie *Vollgüsse*.

Wirkungen und Stellenwert

Bei kalten Güssen kommt es zu einer Steigerung des arteriellen Gefäßtonus und zu einer Vasokonstriktion, deren Ausmaß von der individuellen Kältesen-

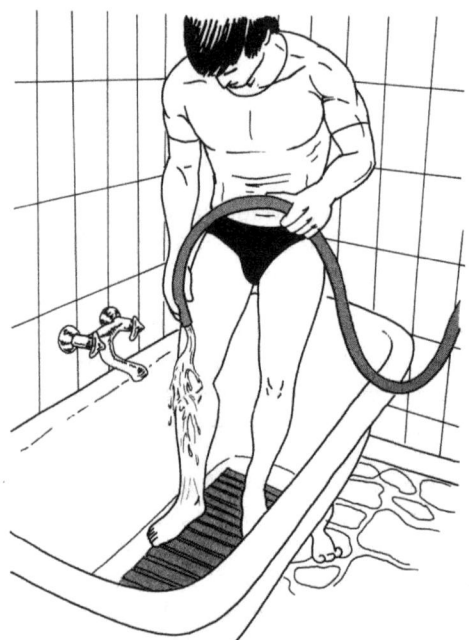

Abb. 3.23. Knieguß. (Aus Brügge-mann 1986)

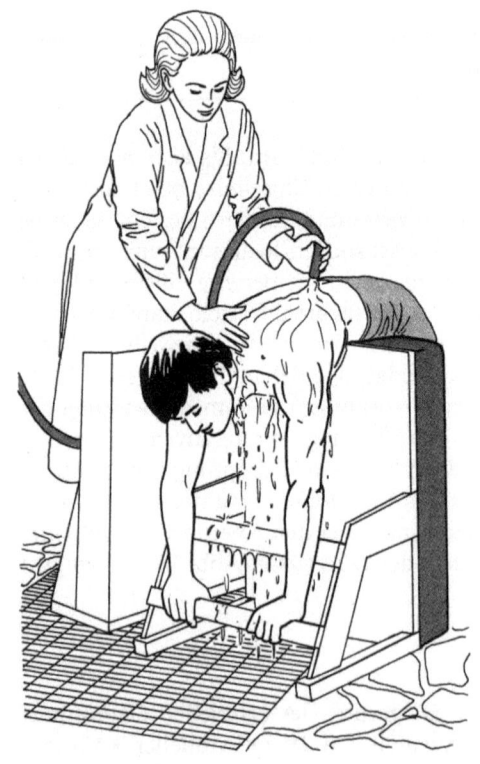

Abb. 3.24. Oberguß. (Aus Brügge-mann 1986)

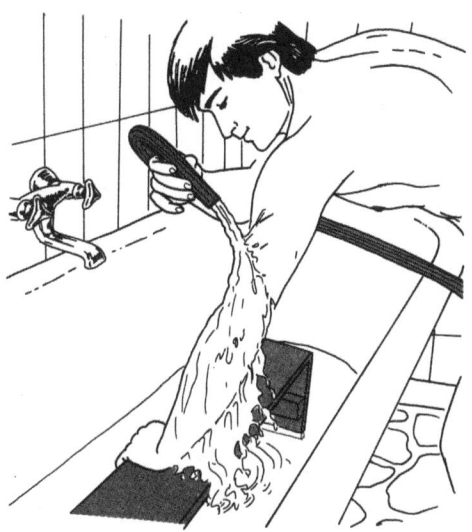

Abb. 3.25. Armguß. (Aus Brügge-mann 1986)

sibilität des Patienten abhängt. Herzfrequenz und Blutdruck steigen hier in aller Regel an. Die Kreislaufwirkungen bei den warmen Güssen sind hingegen überwiegend durch parasympatikotone Reaktionen gekennzeichnet. Für die thermoregulatorische Wirkung der Güsse hat auch der zirkadiane Rhythmus eine praktische Bedeutung, da der Effekt einer kalten Wasseranwendung in der morgendlichen Aufheizungsphase oftmals größer ist als in der abendlichen Entwärmungsphase.

Wesentlich ist, daß die Kneipp-Hydrotherapie im Rahmen der Kur nicht isoliert betrachtet wird, sondern stets im Kontext mit einer gleichzeitig durchgeführten Bewegungstherapie, Diät und den zu vermittelnden Lebensregeln (Ordnungstherapie) für ein vernünftiges gesundheitsgerechtes Verhalten. Übergeordnetes Ziel des Kneipp-Gesamtkonzepts bleibt hierbei die Änderung der Lebensweise, wobei der Patient die Bedeutung eines natürlichen Lebensrhythmus erlernen soll, der ihm erhöhte Lebensfreude durch körperliches Wohlbefinden vermittelt. Die Kneipp-Therapie hat also auch in der Rheumakur ihren festen Platz im Sinne eines Bindeglieds zwischen gezielter Funktionstherapie und gesundheitsbewußter Erholungsgestaltung. Als adjuvante Therapie leistet sie v. a. im Rahmen der Prävention und Rehabilitation von funktionellen Beschwerden aller Art gute Dienste.

3.3.5 Elektrotherapie mit nieder- und hochfrequenten Strömen

Die Anwendung des elektrischen Stroms in verschiedener Form auf den menschlichen Organismus wird unter dem Begriff der Elektrotherapie zusammengefaßt. Bei der Auswahl bestimmter elektrotherapeutischer Verfahren zur Unterstützung der übrigen Kurmaßnahmen muß die unterschiedliche Wirkungsphysiologie der einzelnen Stromarten vom verordnenden Arzt stets berücksichtigt werden (s. folgenden Überblick).

Elektrotherapie (mod. nach Thom 1983)

1. Niederfrequenztherapie (0–3 kHz)
   a) Galvanisation:
      konstanter Gleichstrom bzw. Galvanisation, Vierzellenbad, hydroelektrisches Vollbad, Stanger-Bad, Iontophorese.
   b) Reizstromtherapie:
      – einfache Impulsströme: konstanter faradischer Strom (neofaradischer Strom, Sinusstrom), Exponentialstrom;
      – kombinierte Impulsströme: diadynamische Ströme, galvanofaradische Ströme.

2. Mittelfrequenztherapie (>3 kHz)
Interferenzstrom.

3. Hochfrequenztherapie (>100 kHz)
   a) Kurzwelle (27 MHz),
   b) Ultrahochfrequenz (434 MHz),
   c) Mikrowelle (2450 MHz).

Galvanisation und Iontophorese

Unter Galvanisation versteht man die Anwendung eines konstant fließenden Gleichstroms mit gleichbleibender Flußrichtung und -stärke, der nicht unmittelbar zu einer Erregung von Nerv und Muskel führt.

Der Wirkungsmechanismus ist von außerordentlich komplexer Natur; am auffälligsten sind dabei die vasomotorischen Wirkungen, wobei die Haut bei ausreichender Dosierung des Stroms mit einer Rötung (galvanisches Erythem – streng lokalisiert unter beiden Polen) reagiert. Diese Gefäßdilatation bzw. *Hyperämisierung* kann längere Zeit anhalten und bezieht sich nicht nur auf oberflächliche, sondern auch auf tieferliegende Gewebestrukturen. Im engen Zusammenhang hiermit geht eine gute trophische und *resorptionsfördernde Wirkung* einher. Entsprechend der Stromflußrichtung wirkt der galvanische Strom weiterhin *regulierend auf den Muskeltonus*. Das Zentralnervensystem reagiert bei absteigender Stromflußrichtung (Anode$^\oplus$ Kopf, Kathode$^\ominus$ Füße) im Rahmen einer sedativen Wirkung mit einer Tonussenkung der Muskulatur. Bei aufsteigender Stromrichtung (Kathode$^\ominus$ Kopf, Anode$^\oplus$ Füße) kommt es hingegen zu einer erregenden Wirkung mit einer Muskeltonuserhöhung. Neben dieser elektrotonischen Wirkung spielt aber auch die elektroosmotische Komponente des galvanischen Stroms eine wichtige Rolle. Die an den Grenzschichten der erregten Gewebe auftretende Polarisation führt zu einer Änderung des Membranpotentials und löst somit komplexe Reizwirkungen aus. Die Reizschwelle eines sensiblen Nervs wird hierdurch erhöht und damit seine Erregbarkeit gesenkt. Auf diesem Effekt beruht eine weitere wichtige Wirkung des Gleichstroms, die *Analgesie*. Schließlich kommt es durch die Änderung des Zellmembranpotentials zu einer *Aktivierung des Zellstoffwechsels*.

Applikation und Anwendungsformen

Die stabile Galvanisation wird zumeist in Form einer großräumigen Flächenbehandlung durchgeführt und weniger als punktförmig konzentrierte Lokaltherapie. Mit Hilfe entsprechend großer, gut gepolsterter Elektroden kann die Stromführung sowohl längs (*Längsgalvanisation*) als auch quer (*Quergalvanisation*) zur Extremitäten- und Körperachse erfolgen.

Die Stromstärke, gemessen in mA, richtet sich u. a. nach der Plattengröße der Elektroden. Sie schwankt zwischen 5 und 20 mA und wird bis zu einem deutlich angenehmen Prickelgefühl (sensibel-schwellig) dosiert. Brennen und intensives Wärmegefühl sind zu vermeiden. Bei den verschieden großen Elektroden unterscheidet man eine differente und indifferente Elektrode. Die aktive Elektrode ist immer die kleinere, die größere Elektrode ist die inaktive. Die aktive Elektrode ist bei der Galvanisation diejenige mit hoher Stromdichte, die auch eine stärkere sensible Belastung hervorruft.

Im allgemeinen wird in der Niederfrequenztherapie der Anode$^\oplus$ bei der Galvanisation eine stärkere analgetische Wirkung zugesprochen.

Im Handel werden verschiedene Elektroden angeboten, z. B. Plattenelektroden aus Metall oder flexiebelem Kunststoff oder sog. Vakutroden (Elektroden, die durch Vakuum haften) und schließlich die Einmalelektroden.

Indikationen

Die Indikationsbereiche für die Anwendungen des galvanischen Stroms ergeben sich aus seinen physiologischen Wirkungen. Alle Erkrankungen des degenerativen und des entzündlich-rheumatischen Formenkreises gehören hierzu, ferner postoperative und posttraumatische Zustände. Aber auch periphere Durchblutungsstörungen im Anfangsstadium, neurologische Beschwerdebilder wie Neuralgien und Neuritiden einschließlich Ischialgien sowie Hypästhesien und Hyperalgesien stellen häufige Indikationen dar.

Als *Kontraindikationen* sind zu beachten: Allergien, Metallimplantate im Durchflutungsgebiet sowie Hautdefekte.

Je nach Aktualität oder Chronizität der Beschwerden werden unterschiedliche sensible Schwellenwerte und Anwendungsintervalle bei der Kurmittelverordnung berücksichtigt.

Iontophorese

Mit Hilfe des galvanischen Stroms können auch Medikamente in ionisierter Form auf elektrolytischem Weg durch die Haut bis in tiefere Gewebsschichten (z. B. Sehnen, Ligamente sowie Periost) eindringen. Eine solche iontophoretische Behandlung kann z. B. mit Dolo-Mobilat oder Dolobene-Gel durchgeführt werden. Am häufigsten wird jedoch die Histaminiontophorese angewandt, wobei das Gefäßhormon Histamin stark gefäßerweiternd wirkt und sich besonders bei rheumatischen Muskelerkrankungen und Durchblutungsstörungen bewährt. Entscheidend für die Wirkung jeder Iontophorese ist naturgemäß eine richtige Polung. Alle positiv geladenen Ionen müssen deshalb unter der Anode$^\oplus$ und die negativ geladenen Ionen unter der Kathode$^\ominus$ eingebracht werden.

Zu den *bevorzugten Indikationen* dieser Behandlung gehören neben den entzündlichen und degenerativen Gelenkerkrankungen die Periarthropathien – v. a. im Bereich der Schultergelenke – die Epikondylopathien sowie die Spondylosen, Spondylarthrosen und der M. Bechterew.

Reizstromtherapie

Bei der Niederfrequenzreizstromtherapie handelt es sich um die Applikation von unterschwelligen einzelnen Reizen, die sich an den Synapsen der Nervenzellen summieren und damit als überschwellige Reize wahrgenommen werden. Neben der Reizung von Muskel und Nerv zur Übungsbehandlung gesunder und geschwächter Muskulatur haben niederfrequente Reizströme auch eine analgesierende Wirkung (durch Unterdrückung der Weiterleitung von Schmerzimpulsen). Bei den meisten Reizstromgeräten lassen sich variable Impulse einstellen. In den Frequenzbereichen bis zu 5 Hz können Einzelimpulse, von 5–20 Hz Schüttelimpulse und über 20 Hz Serienimpulse oder auch ein faradischer Strom erzeugt werden.

Die Anwendung eines niederfrequenten Reizstroms von etwa 50 Hz zu therapeutischen Zwecken wird als Faradisation bezeichnet.

Es handelt sich hierbei um eine in Form und Stromstärke exakt meßbare Gleichstromimpulsfolge. Die Anwendung des faradischen Stroms bewirkt bei genügender Stromstärke an der gesunden quergestreiften Muskulatur die Auslösung eines unvollständigen Tetanus. Für therapeutische Anwendungen wird der faradische Strom daher als Schwellstrom appliziert; dieser erzeugt Muskelkontraktionen, die eine Ähnlichkeit mit dem natürlichen Bewegungsablauf aufweisen und eine Art Elektrogymnastik bewirken. Mit dieser Methode kann ein geschwächter Muskel geübt und gekräftigt werden. Das hauptsächliche Anwendungsgebiet des faradischen Schwellstroms liegt daher in der Behandlung von Inaktivitätsatrophien nach längerer Ruhigstellung, die Methode eignet sich aber auch zur Therapie leichter schlaffer Lähmungen (z. B. Teilparesen bei Zustand nach Poliomyelitis). Bei der Behandlung einzelner Muskeln werden die Reizpunkte direkt gereizt, während Muskelgruppen indirekt über den gemeinsamen Nervenstrang zur Kontraktion angeregt werden.

Für die Behandlung schwererer Lähmungen stellt die Reizstromtherapie mit sog. *Exponentialstromimpulsen* einen wesentlichen Vorteil dar, da mit dieser Methode eine weitgehend selektive Reizung denervierter Muskeln möglich ist. Muskelabschnitte mit partieller oder kompletter Entartungsreaktion weisen sowohl eine geringere elektrische Erregbarkeit als auch eine schlechtere Reizanpassungsfähigkeit (Akkommodation) auf. Mit den modernen Exponentialstromgeräten ist es heute möglich, sowohl die Impulszahl, die Stromanstiegszeiten wie auch die Stromstärke zu variieren und sich so den verschiedenen Schädigungsgraden der erkrankten Muskulatur anzupassen. Durch die elektrisch erzeugte Muskelkontraktion des Exponentialstroms (Dreieckimpulse) wird über Reflexe eine Meldung nach zentral vermittelt. Diese dient nicht nur zur Kontrolle des jeweiligen Spannungs- und Dehnungszustands des Muskels, sondern auch der Registrierung der Stellung einer gesamten Extremität. Sie ist zugleich auch die Grundlage für die Erschlaffung der jeweiligen Antagonisten. Im günstigsten Fall kann es sogar zu einer Bahnung der gestörten zentrifugalen Signalübermittlung kommen, so daß Bewegungsabläufe dann wieder leichter vom Patienten selbst gesteuert werden können. Besonders günstig wirkt es sich dabei aus, wenn vom Kranken während der Behandlung zusätzlich entsprechende Willensimpulse ausgehen. Mit Hilfe dieser Elektrogymnastik ist auch der Versuch unternommen worden, einen echten Muskelzuwachs im Sinne einer Hypertrophie (z. B. bei Sportlern) hervorzurufen. Dies ist jedoch nicht möglich; mit der Methode kann lediglich die Geschwindigkeit einer Inaktivitätsatrophie verzögert, bestenfalls verhindert werden. Für therapeutische Zwecke reichen oft schon kurze Behandlungszeiten, z. B. 20–30 Muskelkontraktionen, am besten 2mal täglich durchgeführt.

Reizstromtherapie mit diadynamischen Strömen

Es handelt sich hierbei um gleichgerichtete, sinusoidale halbwellige Stromimpulse von 50 bzw. 100 Hz.

Die hyperämisierend und analgetisch wirkende Komponente des galvanischen Stroms wird hier zusätzlich durch die Reizung des Vibrationssinns gesteigert. Man unterscheidet bei den diadynamischen Strömen verschiedene Stromformen (Stromqualitäten), die unterschiedlich phasenverschoben oder -gerichtet sind (Abb. 3.26).

Dabei ist die Wahl der geeigneten diadynamischen Stromform vom Krankheitsverlauf (akut, subakut oder chronisch) und der Krankheitsform (degenerativ, entzündlich) abhängig. Eine gute therapeutische Wirkung wird oftmals erst bei einer sensibel-schwelligen Stromintensität erzielt, weshalb diese Therapie gelegentlich von Patientenseite als unangenehm empfunden wird. Rhythmische Stromunterbrechung und Frequenzmodulation können diesen unangenehmen Effekt jedoch abschwächen.

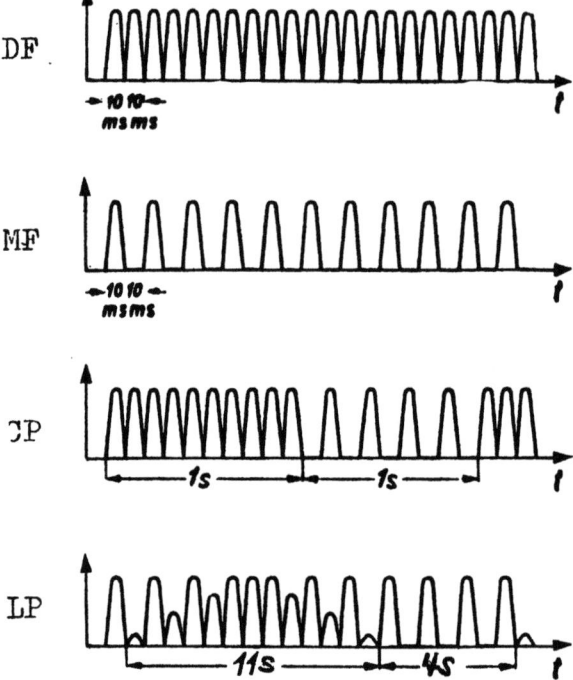

Abb. 3.26. Diadynamische Ströme (nach Bernard), schematische Darstellung verschiedener Varianten (von *oben* nach *unten*; mod. nach Bruhin 1978):
- Vollweg-gleichgerichteter Wechselstrom von 50 Hz: DF („diphasé fixe");
- Einweg-gleichgerichteter Wechselstrom von 50 Hz: MF („monophasé fixe");
- kombinierte Stromform aus Vollweg- und Einweg-gleichgerichtetem Wechselstrom, d. h. von MF und DF; die neue Stromform heißt dann CP („modulé en courtes periodes");
- Kombination von einer konstant und einer geschwellt fließenden Stromform MF, die um eine Phase gegeneinander verschoben sind: LP („modulé en longues périodes")

Indikationen für die Verordnung von diadynamischen Strömen stellen praktisch alle mit Schmerzen verbundene Erkrankungen des Bewegungsapparats dar, sie sind somit weitgehend identisch mit denjenigen der übrigen Formen der Niederfrequenztherapie.

Interferenzstromtherapie (Nemectrodyn)

Durch Überlagerung zweier mittelfrequenter sinusförmiger Wechselströme (um 4000 Hz) entsteht im Kreuzungsbereich ein Interferenzstrom von 1–100 Hz. Diese Interferenzen haben ähnliche Eigenschaften wie Wechselströme niedriger Frequenz. Nach Senn u. Wyss (1977) führen diese Ströme im Bereich der Skelettmuskulatur zu einem reaktiven Depolarisationszustand der durchströmten Muskelfasermembranen. Hierdurch kann ein analgesierender Effekt in oberflächlichen Geweben erzeugt werden. Außerdem wird durch die

Freisetzung gefäßaktiver Stoffe auch eine hyperämisierende Wirkung diskutiert. Auch resorbierende und muskelrelaxierende Effekte sind wie bei den niederfrequenten Reizströmen bekannt. Die hier aufgeführten Wirkungen sind wissenschaftlich jedoch nicht unwidersprochen. Empirisch gut belegt ist hingegen die Tatsache, daß bei der Anwendung von Interferenzströmen vorwiegend die vegetativen Anteile der Schmerzkomponente beeinflußt werden. So lassen sich insbesondere weichteilrheumatische Syndrome mit dieser Methode wirksam therapieren.

Der Indikationsbereich erstreckt sich jedoch auf nahezu sämtliche typischen Schmerzzustände des Bewegungsapparats. Beim *Nemectrodynverfahren* werden 2 Stromkreise in der Tiefe des zu behandelnden Körperabschnitts zur Kreuzung gebracht. Diese haben unterschiedliche Frequenzen, und es kommt dadurch zu fortlaufenden Phasenverschiebungen. In der Regel werden 4 Saugschalen aus Gummi benutzt, welche am Körper fixiert werden. Diese Saugschalen sind mit Schläuchen an eine rhythmisch pulsierende Vakuumpumpe angeschlossen und mit den beiden Stromkreisen verbunden. Die Reizwirkung des Interferenzstroms variiert dabei parallel zu der Saugwirkung der Pumpe: bei anschwellendem Sog ist die Reizwirkung größer, bei abschwellendem wieder geringer. Der Nachteil dieser Methode ist in gewisser Weise die ungenaue Lokalisation der Stromwirkung, denn die wirksame Interferenz tritt vorzugsweise am Ort guter Gewebeleitfähigkeit auf. Der Vorteil liegt in der geringen sensiblen Belästigung des Patienten.

Metallimplantate im Stromfeld (z. B. Endoprothesen, Platten etc.) stellen beim Fehlen der Elektrolysegefahr im Gegensatz zu anderen elektrotherapeutischen Verfahren keine Kontraindikation dar.

Hochfrequenzwärmetherapie (Kurz- und Mikrowelle)

Bei der Hochfrequenzwärmetherapie kommen Wechselströme mit einer Frequenz zwischen 25 und 2500 MHz zur Anwendung. Unterschieden werden je nach Frequenz:

- Kurzwellen (27,12 MHz),
- Dezimeterwellen (433,92 MHz),
- Mikrowellen (2450,00 MHz).

Die biophysikalische Wärmeverteilung im Körper ist dabei abhängig von der jeweils angewandten Methode. Es kommt bei der therapeutischen Anwendung nicht nur zu einer lokalisierten Erwärmung der Haut, sondern Wärme wird auch durch direkte Freisetzung in den tieferen Gewebeschichten wirksam.

Von einer einfachen Wärmeanwendung (z. B. Wärmepackung, Rotlichtbestrahlung) unterscheidet sich die Hochfrequenztherapie dadurch, daß sich die Wärme aus der elektrischen Energie erst im Gewebe bildet und nicht schon als Wärme durch die Haut zugeführt wird.

Die so erzeugte Tiefenwärme wirkt analgetisch-sedativ auf das Nervensystem ein und übt dabei eine relaxierende Wirkung auf die Muskulatur aus. Hierdurch kann eine Verbesserung der mechanischen Eigenschaften von Muskeln und Gelenken erzielt werden. „Die Besonderheit der Hochfrequenztherapie gegenüber anderen Verfahren liegt in der Möglichkeit zur kontaktlosen Applikation, der thermischen Entlastung der Haut und der Zufuhr einer konstanten Wärmedosis pro Zeiteinheit" (Becker-Casademont 1989).

1) Kurzwellentherapie

Bei der Kurzwellentherapie wird der zu behandelnde Körperteil zwischen die Platten eines Kondensators gebracht, die entweder als Luftabstandselektroden oder als weiche Gummielektroden ausgebildet sind (s. Abb. 3.27).

Den Kondensatorplatten führt ein Generator Hochfrequenzstrom zu, so daß der ganze Körperteil, der sich zwischen den beiden Plattenelektroden befindet, durchflutet wird (kapazitive Behandlung). Über die Homogenität der Durchströmung des behandelten Gebiets entscheiden die Größe der Kondensatorplatten und der Abstand zwischen ihnen und der Haut. Man kann die Kurzwellentherapie auch in dem Sinne variieren, daß man ein elektromagnetisches Spulenfeld erzeugt (induktive Behandlung), das im Körper Wirbelströme bildet, die in Wärme umgesetzt werden. Die Magnetfelder nehmen jedoch mit der Entfernung von der Spule an Stärke ab, deshalb reicht diese Wirbelstromerwärmung nicht allzutief in das Körpergewebe hinein.

2) Dezimeter- und Mikrowellenbehandlung

Diese werden mit Rund- oder Langfeldstrahlen entsprechend der Größe des Anwendungsfeldes durchgeführt. Für größere Behandlungsflächen und besonders zur Tiefenerwärmung eignen sich sog. Muldenstrahler (Abb. 3.28).

Bei Mikrowellengeräten wird in der Regel eine Frequenz von ca. 2500 MHz angewandt; die Strahlung wird unter Wärmeentwicklung im Gewebe absorbiert. Dabei ist die Eindringtiefe größer als bei den Infrarotstrahlern, aber geringer als bei der Kurzwellentherapie, bei der die Eindringtiefe ca. 6–8 cm beträgt.

Die Wärme wird jeweils der Krankheitsart, dem Krankheitsstadium sowie dem individuellen Reaktionsvermögen des Kurpatienten angepaßt.

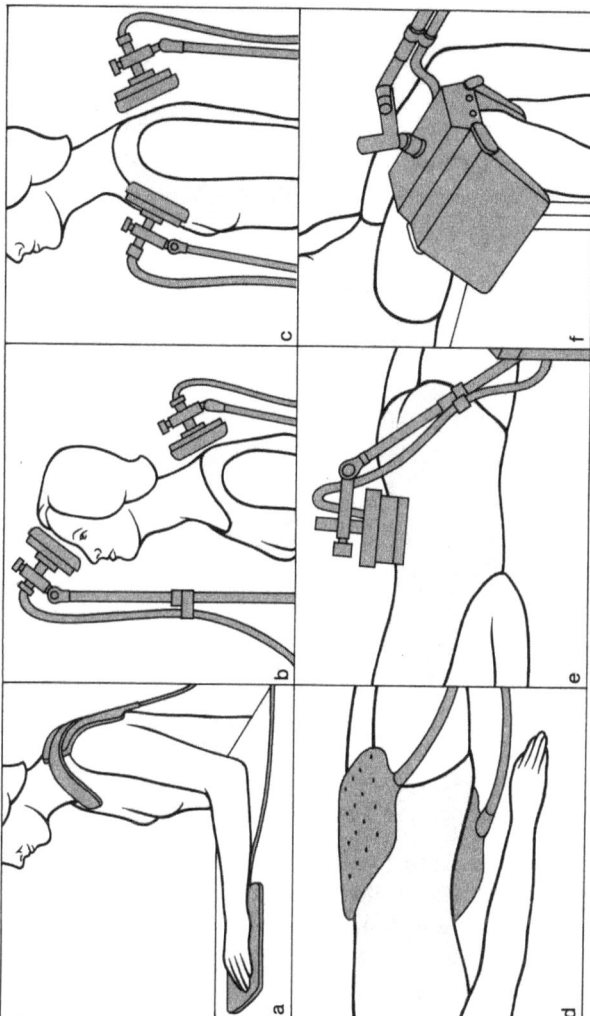

Abb. 3.27 a–f. Art und Anlage der Elektroden an verschiedenen Körperteilen. **a** Durchflutung des ganzen Armes mit Gummielektroden, **b** Stirnhöhlenbehandlung mit Abstandselektroden, **c** Durchflutung des Schultergelenks mit Abstandselektroden, **d** Unterleibsdurchflutung mit Gummielektroden, **e** Bestrahlung der Lendenwirbelsäule mit Wirbelstromelektrode („Monode"), **f** Bestrahlung des Kniegelenks mit Wirbelstromelektrode („Diplode"). (Aus Günther u. Jantsch 1986)

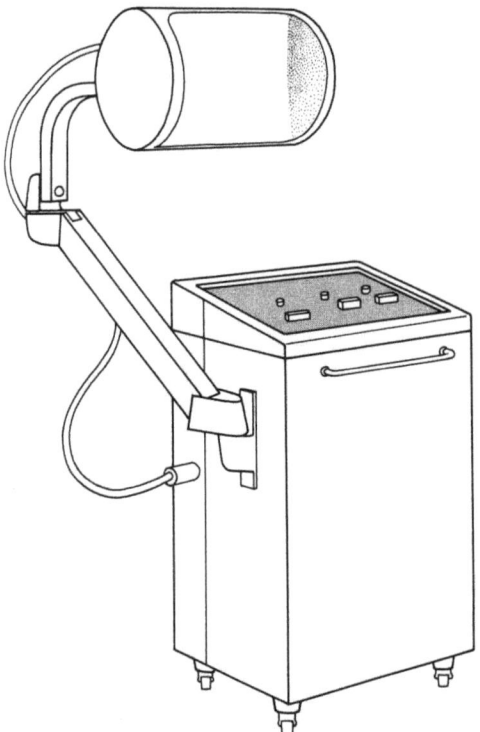

Abb. 3.28. Dezimeterwellengerät mit „Muldenstrahler". (Aus Günther u. Jantsch 1986)

Entzündliche Zustände werden vorsichtig, kurz und häufig, chronische dagegen intensiv, lange und in größeren Intervallen behandelt. Dosis und Behandlungszeit richten sich nach Erfahrungswerten, die zum Gerät meist tabellarisch mitgeliefert werden. Allgemein ist bei der Hochfrequenzwärmetherapie darauf zu achten, daß Metallgegenstände (Ringe, Nadeln, Spangen) sich im hochfrequenten Feld erhitzen können und vorsorglich vor der Behandlung abgelegt werden müssen. Körperteile mit Metalleinschlüssen wie Marknägel, Granatsplitter, Prothesen etc. dürfen nicht behandelt werden.

Indikationen und Anwendungsbeispiele

Als Hauptindikationen der hier skizzierten thermotherapeutischen Verfahren gelten schmerzhafte degenerative und entzündliche Erkrankungen des Bewegungsapparats. Eine Zuordnung der einzelnen Verfahren der Hochfrequenztherapie zu bestimmten Indikationen ist jedoch kaum möglich. Vergleichende klinische Studien liegen hierüber bislang nicht vor. Als typisches Beispiel für die kurmäßige Verordnung einer Hochfrequenztherapie seien die Morgensteifigkeit und die Anlaufschmerzen von Arthrosepatienten genannt, aber auch die vielfältigen Schmerzzustände der Lumbago- und Bandscheibenpatienten.

Auch chronisch hypertone und verkürzte Skelettmuskeln stellen eine weitere Behandlungsindikation bei Kurpatienten mit orthopädisch-rheumatischen Beschwerden dar, wobei man gerade hier an die bessere Dehnbarkeit des Muskel- und Sehnengewebes bei erhöhter Temperatur denkt. Selbstverständlich sind Patienten mit akuten exsudativen Gelenkprozessen von einer Wärmetherapie auszuschließen! Herzschrittmacherpatienten dürfen wegen potentieller Funktionsstörungen dieser Therapie ebenfalls nicht zugeführt werden, ebenso wie Kurpatienten mit verminderter oder fehlender Thermosensibilität, weil bei ihnen adäquate Dosierung unmöglich ist.

Ultraschalltherapie

Obwohl die elektrischen Energien beim Ultraschall nicht unmittelbar zur Heilbehandlung verwendet werden, wird er wegen den Schallschwingungen von vielen Autoren trotzdem zur Elektrotherapie im Hochfrequenzbereich gezählt.

Während bei den diadynamischen Strömen die Schmerzstillung im Vordergrund steht, bewirkt der Ultraschall eine Mikromassage des Gewebes mit Wärmebildung, die besonders an den Grenzflächen der Gewebe (Fett/Muskulatur, Muskulatur/Knochen) auftreten. Periodisch aufeinanderfolgende Druckschwankungen von 800 bis 1000 kHz wirken auf die Zellmembranen ein und lösen als Reaktion eine Verbesserung der Membrandurchlässigkeit, eine Veränderung des Gewebe-pH in alkalische Richtung sowie eine unspezifische Entzündungshemmung aus.

Bei der Ultraschallbehandlung ist die Verwendung eines Kontaktmittels unerläßlich, damit die Übertragung der Schallwellen auf den zu behandelnden Körperteil ungehindert stattfinden kann. Die Schallenergie wird in der Regel mit einem Schallkopf gleichmäßig im Gewebe verteilt. Die obere Grenze der zulässigen Behandlungsintensität wird i. allg. durch das Auftreten eines Periostschmerzes angegeben, sofern beim Patienten keine Sensibilitätsstörungen vorliegen. Als therapeutisch zweckmäßig kann eine Behandlung mit derjenigen Intensität angesehen werden, die beim normal empfindlichen Patienten ein eben spürbares Wärmegefühl erzeugt.

Indikationen

Zu den Hauptindikationen gehören umschriebene schmerzhafte Erkrankungen des Bewegungsapparats, insbesondere Epikondylopathien, Periarthropathien sowie Tendopathien, ferner therapieresistente schmerzhafte Erkrankungen der Wirbelsäule (z. B. Spondylosis deformans, M. Bechterew) sowie arthrotische Gelenkveränderungen. Erfolgreich ist die Beschallung auch bei traumatischen Folgezuständen (Zerrungen, Distorsionen und Luxationen).

Transkutane elektrische Nervenstimulation (TENS)

Unter der *TENS-Methode* versteht man die elektrische Reizung von Nerven durch die Haut hindurch unter Verwendung kleiner, tragbarer Therapiegeräte.

Dabei werden 2 Elektroden außen auf der Haut über einem Nerv oder in dessen Nachbarschaft befestigt und der Nerv gereizt. Im Gegensatz zu den klassischen Stromformen mit Gleichstromcharakter zeigen die sehr steilen und schmalen TENS-Impulse kaum eine Hautbelastung bei gleichzeitig guter Tiefenwirkung. Der Ort, an dem die beiden Elektroden angelegt werden, hängt von der Lokalisation des zu behandelnden Schmerzes ab.

Es werden 2 Stimulationsformen unterschieden:
1) die konventionelle *hochfrequente TENS-Methode*, bei der Rechteckimpulse zur Anwendung kommen;
2) eine „akupunkturähnliche" *niederfrequente TENS-Methode*, wobei Nadelimpulse mit entsprechend niedrigeren Frequenzen appliziert werden.

Diese akupunkturähnliche Variante (Eriksson u. Sjölund 1978) ist eine wünschenswerte Alternative bei solchen Schmerzzuständen, bei denen die konventionelle TENS-Therapie unzureichende Wirkung zeigt. Die Stromstärke liegt bei beiden Verfahren zwischen 30 und 90 mA. Die hochfrequente TENS ruft Empfindungen hervor, die als Vibration oder Kribbeln vom Patienten beschrieben werden. Die Reizstärke liegt deutlich unterhalb der Schmerzschwelle. Die schmerzhemmende Wirkung setzt bereits wenige Minuten nach Behandlungsbeginn ein, und günstigstenfalls ergibt sich ein Nachhalleffekt von ca. 1−2 h. Bei der niederfrequenten TENS kommt eine höhere Reizstärke zur Anwendung, damit überhaupt ein positiver Effekt erzielt werden kann. Der Eintritt der schmerzhemmenden Wirkung ist oft erst mit einer gewissen Latenz zu beobachten.

Zur postulierten Wirkung („Gate-control-Theory")

Wissenschaftlicher Hintergrund dieser TENS-Methode ist die von Melzack u. Wall (1965) postulierte *Gate-control-Theory*. Sie besagt, daß durch nichtschmerzhafte Reizung von afferenten Nervenfasern der Haut (A_β, A_δ) die Schmerzübermittlung anderer Fasern (C-Fasern) gehemmt werden kann. Die unterschiedliche Leitungsgeschwindigkeit der Fasern sorgt für eine Irritation der schmerzkontrollierenden Systeme. Der Schmerz, der meist über die langsamen A_δ- und C-Fasern weitergeleitet wird, kann also durch Reizung der A_β-Fasern unterdrückt werden. Diese Unterdrückung geschieht in einer angenommenen Kontrollinstanz („gate control") im Rückenmark. Außerdem wird angenommen, daß das ZNS über Mechanismen verfügt, mit denen es in der Lage ist, Schmerzmeldungen an ihrer Weiterleitung in das Bewußtsein zu hindern.

Wie diese Mechanismen im einzelnen funktionieren, weiß man noch nicht genau. Dennoch ist in vielen Fällen der Versuch, mittels elektrischer Nervenstimulation chronische Schmerzen zu beeinflussen, durchaus erwägenswert, denn die Methode ist unschädlich, kann im Erfolgsfall eine erhebliche Besserung für den Patienten bedeuten und kann auch den Analgetikaverbrauch reduzieren.

Zu den *typischen Indikationen* dieser „Selbstbehandlung" gehören:
− Neuralgien,
− Zervikal- und Lumbalsyndrome,

- posttraumatische und postoperative Schmerzen,
- Stumpf- und Phantomschmerzen.

TENS-Geräte sollten grundsätzlich erst nach einer Kur kassenärztlich verordnet werden, wenn der Nachweis einer subjektiven therapeutischen Wirkung während der Heilbehandlungsmaßnahme erbracht wurde.

3.3.6 Weitere Behandlungsansätze im Rahmen einer Rheumakur

Magnetfeldtherapie

Wenn pulsierende magnetische Energie auf den menschlichen Organismus einwirkt, so kann es zu einer Transformation dieser Energie in körpereigene biologische Energie kommen. Der zu behandelnde Körperabschnitt wird dabei in ein magnetisches Feld gebracht. Der intendierte therapeutische Effekt basiert auf einem komplizierten Zusammenspiel einzelner, gerichteter Energien organischer Moleküle, hervorgerufen durch die Umwandlung atomarer magnetischer Energien in vitales Geschehen. Aufgrund dieser Induktionswirkung wird nicht nur eine Energiezufuhr, sondern auch eine induktive Energieerzeugung angenommen. Damit wird der Einfluß der Methode auf energetische Funktionsabläufe erklärt.

Nach dem heutigen Kenntnisstand spricht einiges dafür, daß magnetische Energie beiträgt zu einer
- psychotonischen Muskelentspannung bei Muskelhartspann,
- thermographisch belegbaren Steigerung der Gewebsperfusion mit verbesserter O_2-Utilisation,
- indirekten Beeinflussung von krankhaften Prozessen, die das körpereigene Abwehr- und Regenerationssystem betreffen.

In diesem Rahmen wird auch eine positive Beeinflussung der Kallusbildung sowie eine beschleunigte Heilung von Pseudarthrosen und Spontanfrakturen unter der Behandlung mit niederfrequent gepulsten Magnetfeldern angenommen. Hierfür sprechen zumindestens einige tierexperimentelle Untersuchungen über die Wirkung magnetischer Wechselfelder auf das Knochenwachstum und die Regeneration. Die hier genannten Wirkungen sind jedoch wissenschaftlich nicht unwidersprochen, so daß die Methode bei nur fraglich gesicherten Indikationen im Einzelfall zwar als hilfreich, grundsätzlich jedoch auch als partiell ersetzbar durch andere Behandlungsverfahren am Kurort angesehen werden kann.

Lasertherapie

Seit Ende der 60er Jahre wird Laserlicht in der Medizin angewandt, zunächst in der Chirurgie, später auch in anderen Bereichen. Laser („*l*ight *a*mplification by *s*timulated *e*mission of *r*adiation") bedeutet soviel wie Lichtverstärkung durch eine stimulierte (oder induzierte) Aussendung von Strahlung. Je nach Stärke der Strahlung werden verschiedene Lasertypen unterschieden, die zu unterschiedlichen therapeutischen Zwecken angewandt werden. Als eine weitere Möglichkeit im Gesamtgefüge der balneophysikalischen Therapie am Kurort werden neuerdings auch hier Infrarot- oder MID-Laser eingesetzt. Wesentliche physikalische Eigenschaften eines Laserstrahls sind:

- Monochromasie (Strahlung einer bestimmten Wellenlänge, die spektrographisch nur eine Linie darstellt),
- Kohärenz (feste Phasenbeziehung zwischen Anteilen der Laserstrahlung),
- geringe Divergenz (weitgehende Parallelität der austretenden Strahlung).

Wirkung des Laserlichts auf den Organismus

Der grundlegende, zur Besserung der Beschwerden führende Wirkmechanismus von Laserstrahlen ist bis heute trotz zahlreicher wissenschaftlicher Veröffentlichungen noch nicht abschließend erforscht. Nach dem bisherigen Kenntnisstand spricht jedoch einiges dafür, daß die Lasertherapie folgende therapeutische Effekte aufweist:

- stimulierende Wirkung auf die Wundheilung (durch Steigerung der Kollagensynthese),
- Anregung verstärkter Enzymaktivitäten,
- schmerzlindernde Wirkung durch Veränderungen des Schwellenwertes der Schmerzrezeptoren,
- Leukozytenstimulation und damit Immunmodulation,
- verbesserte Blutzirkulation durch Stimulation der Neovaskularisierung,
- verbesserte Muskeldetonisierung im bestrahlten Areal.

In der Lasertherapie wird dem Organismus ein kohärentes Licht zugeführt, das die zelleigenen Energiepotentiale aktiviert und die Zellkommunikation untereinander verbessert.

Von praktischer Bedeutung ist, daß sich die Methode auch hervorragend mit anderen Therapieverfahren kombinieren und ergänzen läßt. Durch Punktstimulation kann z. B. die Nadelbehandlung einer Akupunktur ersetzt und somit eine mechanische Verletzung wie bei einer Nadelung vermieden werden.

Indikationen:
Grundsätzlich unterscheidet man zwischen akuten und chronischen behandlungsbedürftigen Beschwerden.

Je frischer eine Gelenk- oder Weichteilaffektion ist, desto schneller können Infrarotlaserstrahlen eine Linderung oder Heilung bewirken. Je länger das Beschwerdebild besteht, desto länger muß auch die Behandlung durchgeführt werden.

Nach den bisherigen Erfahrungswerten hat sich die Lasertherapie besonders bewährt bei:

- Epikondylopathien,
- Periarthropathien der Schulter- und Hüftgelenke,
- Tendovaginitiden,
- Gelenkkapselreizzuständen,
- Karpaltunnelsyndromen.

Nicht selten tritt im Anfangsstadium einer Bestrahlungsserie eine leichte Verstärkung der Beschwerden auf, was eher als prognostisch günstig eingestuft werden und nicht etwa zu einem verfrühten Abbruch der Therapie Anlaß geben sollte.

Klima- und Lichttherapie

Bei der Beurteilung eines Badekurortes werden nicht nur die natürlichen Heilmittel (Mineralwasser, Peloid) in Betracht gezogen, sondern auch die klimatischen Bedingungen, die das Befinden beeinflussen können, somit biotrop wirksam sind. Der Zusammenhang zwischen Wetter und Wohlbefinden ist allgemein bekannt; dabei ist die individuelle Wetterfühligkeit eines Patienten ausschlaggebend. Meterologische Veränderungen können einerseits einen Verstärkungsfaktor bestehender Leiden darstellen, andererseits wird dem Klima auch die Bedeutung eines Heilfaktors im Rahmen einer Klimakur zugeschrieben.

Das Klima an einem Kurort stellt die Summe aller thermischen, luftchemischen und aktinischen Wirkungskomplexe dar, die für diese Region charakteristisch sind.

Zu den thermischen Einflüssen gehören Temperatur, Wind und Luftfeuchtigkeit, zu den luftchemischen zählen der O_2-Partialdruck der Atmosphäre, aktinische Einflüsse werden durch Licht und Strahlung hervorgerufen. Die generellen Klimadaten geben jedoch nicht immer Aufschluß über die zu erwartenden, individuell unterschiedlichen Befindensänderungen, die während einer Kur von Interesse sind. Versuche einer Rheumatherapie durch Klimawechsel beruhen zumeist auf persönlichen Erfahrungen, wobei für die darauf ansprechenden Patienten eine ausgesprochene Wetterfühligkeit typisch ist. So werden nicht selten Gelenk- und Wirbelsäulenleiden durch bestimmte biometeorologische Störfaktoren (z. B. hoher Luftdruck bei feuchter kühler Umgebungstemperatur) verstärkt.

Auch inversionsbedingte rhythmische Luftdruckschwankungen (z. B. bei Föhn) führen oftmals zu einer gesteigerten Schmerzanfälligkeit und können somit neben den bekannten Einwirkungen auf das Vegetativum und den Kreislauf vertebragene Syndrome oder Gelenkbeschwerden intensivieren. Zur Klassifizierung der Pathotropie bestimmter Wetterlagen hat sich das nachfolgende

Wetterschema (Abb. 3.29) bewährt, das meteorologische Abläufe zu klinischen Bildern in Relation setzt.

Die biometeorologische Vielschichtigkeit ist mit diesem vereinfachten Schema natürlich nur unvollständig erfaßt. Dennoch läßt es erkennen, daß bestimmte Wetterlagen für bestimmte Beschwerdekomplexe und Krankheitsbilder besondere Bedeutung gewinnen können.

Allgemein kommt der Klimatherapie am Kurort die Funktion einer unspezifischen Reizbehandlung zu, die durch die Akklimatisation an das ungewohnte Klima eintritt.

Dabei können bestimmte Klimavarianten zu einer Änderung entweder des sympathischen (ergotropen) Systems oder des parasympathischen (trophotropen) Systems führen. Solche Anpassungs- bzw. Umstellungsprozesse benötigen bis zu ihrer vollen Ausprägung jedoch Tage bis Wochen!

Unterschiedliche Klimazonen

Bestimmte Klimazonen zeichnen sich durch unterschiedlich intensive Reizfaktoren aus, wobei man (in Anlehnung an Jungmann 1982) prinzipiell unterscheidet zwischen

- Hochgebirgsklima,
- Mittelgebirgsklima,
- Klima der Ebenen,
- Meeres- und Küstenklima.

Das *Hochgebirgsklima* ist durch eine Abnahme des Luftdrucks und damit des O_2-Partialdrucks mit zunehmender Höhe gekennzeichnet, während die Intensität der Sonnen- und Ultraviolettstrahlen zunimmt. In der Eingewöhnungsphase ist auch beim Gesunden die körperliche Leistungsfähigkeit reduziert; eine leichte Steigerung der Nebennierenrindenaktivität wird induziert. Mit zunehmender Akklimatisation treten dann Veränderungen auf, die sich in einer Ruhebradykardie, einer verbesserten O_2-Utilisation und in einer Steigerung der Ventilationsparameter ausdrücken. Dieser Effekt ähnelt dem eines Ausdauertrainings, das damit also „eingespart" werden kann (was sich Leistungssportler häufig zunutze machen).

Das *Mittelgebirgsklima* gilt als Schonklima, wobei auf den Bergen und in den Tälern unterschiedliche Kleinklimazonen vorherrschen, die eine gut dosierte Klimatherapie ermöglichen. In solchen Regionen befinden sich die meisten Kurkliniken in Deutschland.

Das *Seeklima* der Meeres- und Küstenregionen ist besonders für die Luftreinheit (fast völliges Fehlen von Pollen und anderen Allergenen) bekannt. Es eignet sich damit gut für die Therapie von Patienten mit chronischen Atemwegserkrankungen (Asthma bronchiale, Bronchitis) und dient der allgemeinen

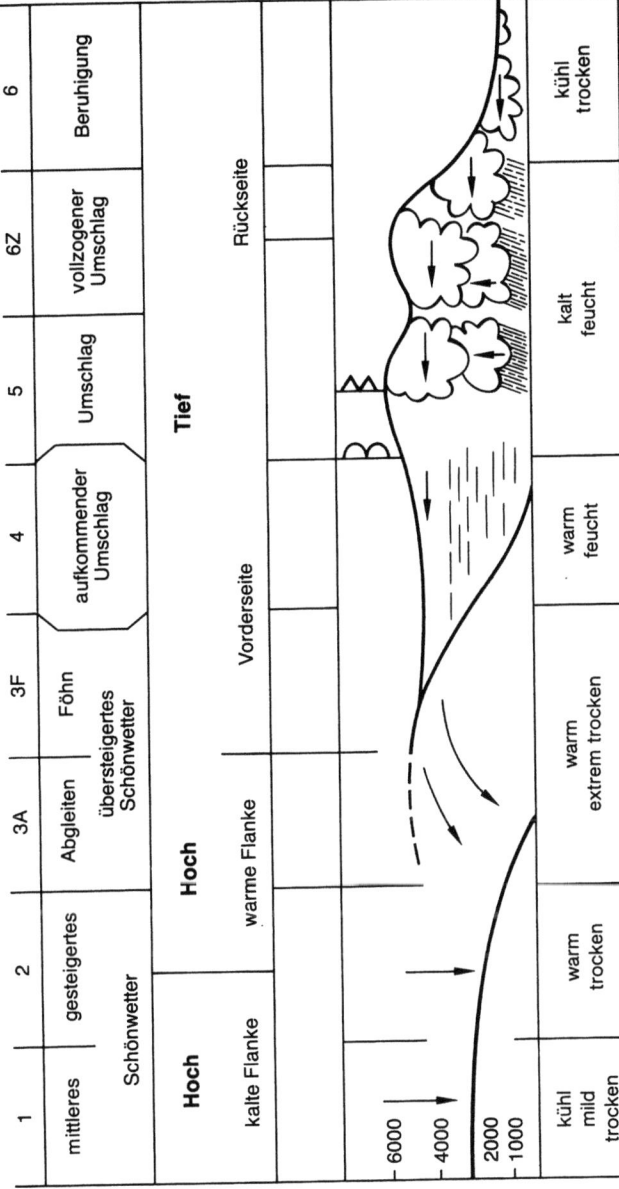

Abb. 3.29. Charakteristika verschiedener Wetterphasen und thematisch relevante pathologische Reaktionen. Wetterphase *3 A, 3 F*: verstärkte Druckschmerzhaftigkeit, Hypotonie, Kopfschmerzen, psychische Alterationen. Wetterphase *4*: Tonusminderung der Muskulatur, Druckschmerzhaftigkeit, arthrotische Beschwerden, generelle Kreislaufgefährdung. Wetterphase *6Z*: Migräne, vasomotorischer Kopfschmerz (mod. nach Jordan 1964). (Aus Tilscher u. Eder 1988)

Abhärtung. Ungeeignet ist dieses Klima jedoch für Kurpatienten mit entzündlich-rheumatischen Erkrankungen. Hier bieten die wärmeren Gegenden (Schonklima) größeren therapeutischen Nutzen, nicht zuletzt auch deshalb, weil Bäder, Massagen und Bewegungsübungen im Rahmen einer Kur nicht selten größere Anstrengungen erfordern, so daß sich für Rheumatiker insbesondere Kurorte eignen, an denen milde und ausgeglichene Wetterbedingungen anzutreffen sind.

Lichttherapie

Ein weiterer adjuvanter kurtherapeutischer Ansatz im obengenannten Sinne stellt auch die sog. *Heliotherapie* dar. Besonders die Sofortwirkung der Sonnenbestrahlung wird vielfach als angenehm empfunden, fördert die Hautdurchblutung und führt, richtig dosiert, zu einer allgemeinen Relaxierung und Entspannung. Darüber hinaus stellt sie für Patienten mit einer Psoriasisarthritis einen nicht zu unterschätzenden Therapiefaktor dar.

Heute stehen Behandlungsgeräte zur Verfügung, die eine nahezu perfekte Nachahmung des UV-Spektrums der Sonne ermöglichen. Hierzu gehören u. a. die *Ultraviolettstrahler.* Eine Bestrahlung mit UV-Licht, bei dem man den biologisch gefährlichen UV-C-Anteil durch Filter ausgeschaltet und den UV-B-Anteil reduziert hat, kann eine schmerzlindernde und antiphlogistische Wirkung entfalten. Auch die Regulation des Kalziumstoffwechsels über die Provitamin-D-Synthese in der Haut ist ein lichttherapeutischer Effekt, der sich insbesondere in der Behandlung von Osteopathien bzw. zu ihrer Prophylaxe eignet (Holick M 1985; s. Abb. 3.30).

Da die Kurorttherapie noch andere über die Beeinflussung spezieller Krankheitsindikationen hinausgehende Ziele beinhaltet, z. B. Krankheitsprophylaxe oder allgemeine Leistungssteigerung, begünstigt eine adäquate Lichtexposition auch diese Aspekte. Die psychisch roborierende und aufhellende Wirkung des Sonnenlichts läßt sich auch im Rahmen von Klimakuren immer wieder feststellen. Darüber hinaus wurde auch eine umstellende und normalisierende Wirkung der UV-Strahlung auf der Ebene des Stoffwechsels, des Kreislaufs und des endokrinen Systems beobachtet (Giersberg 1952; Greb 1953 u. a.).

Radonbehandlung (spezielle Kurmittelanwendung)

Vor allem bei Patienten mit Erkrankungen des Bewegungs- und Stützapparats wird die Radontherapie dort, wo sie als ortsgebundenes Kurmittel zur Verfügung steht (z. B. in Bad Kreuznach, Badgastein, Bad Zell) gern in den Behandlungsplan integriert. Es handelt sich bei dem Edelgas Radon um ein Zerfallsprodukt des Radiums, das unter Aussendung von sog. α-Teilchen folgende und z. T. auch tierexperimentell belegte Wirkungen im Organismus entfalten kann (nach Deetjen 1984):

- endokrine Stimulation der Hypophyse und Nebennierenrinde,
- Aktivierung der DNS-Reparatur im Zellkern,

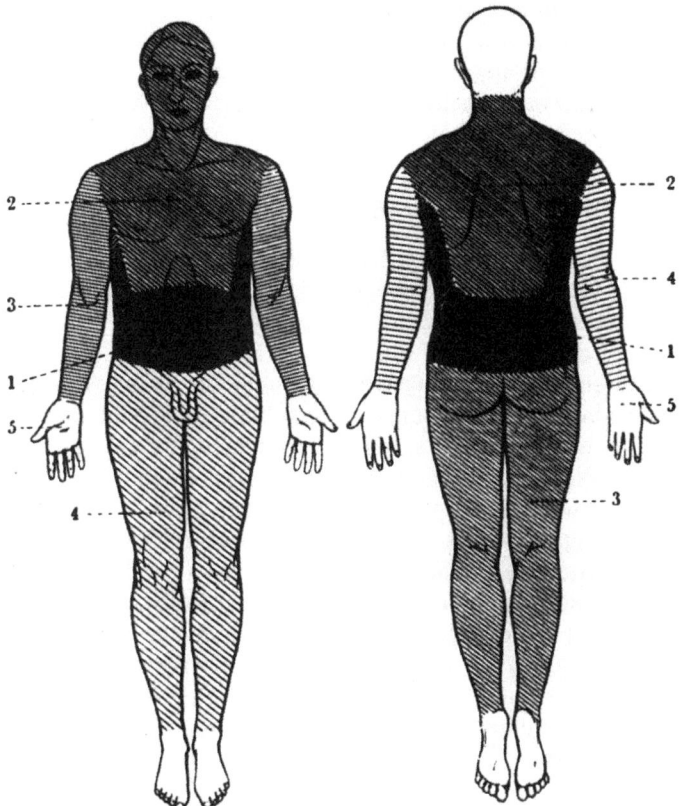

Abb. 3.30. Regionale Lichtempfindlichkeit der menschlichen Haut (nach Wellisch 1957). (Aus Amelung u. Hildebrandt 1986)

– Aktivierung oder Hemmung zellulärer biochemischer Vorgänge,
– allgemein desensibilisierende und schmerzlindernde Wirkung.

Diese Effekte werden z. T. durch die offenbar auf zellulärer Ebene stattfindende Änderung der Ionisation erklärt, die durch die Inkorporation mit Radon zustande kommt. Als Kuranwendung wird es entweder als Inhalation oder in Form von Bädern oder Trinkkuren verordnet. Neben der nachweislich wirksamen Resorption des Radons beim Bad oder der Aufnahme durch den Magen-Darm-Trakt bei einer Trinkkur ist die Inhalation dieses Gases im Radonstollen die therapeutisch günstigste Variante. Die während der Therapie auftretende Strahlenbelastung stellt nach dem heutigen Kenntnisstand keine Gefährdung für den Patienten dar, da sie lediglich im mrem-Bereich liegt.

Im Gegensatz zu höheren Dosen radioaktiver Strahlung wird diesen kleinsten Strahlendosen eine therapeutische und protektive Wirkung auf biologische Prozesse zugeschrieben.

Die mit dieser speziellen Kuranwendung bislang empirisch gewonnenen Erkenntnisse und Daten sprechen dafür, daß sich bestimmte Krankheitsprozesse v. a. aus der Gruppe der sog. seronegativen Spondylitiden (z. B. M. Bechterew) günstig beeinflussen lassen (wahrscheinlich durch reizinduzierte Stimulation der körpereigenen Selbstheilungskräfte).

Chirodiagnostik und -therapie (manuelle Medizin)

Die manuelle Medizin beinhaltet Handgrifftechniken, mit denen reversible Funktionsstörungen am Haltungs- und Bewegungsapparat untersucht und behandelt werden können. Die dabei angewandte Untersuchungstechnik läßt sich in den normalen Untersuchungsgang zu Beginn einer Kur einbauen, geht jedoch weit über die Erfassung von Haltungsstörungen und das Ausmessen von Funktionsbewegungen hinaus. Die auf einer weiterführenden Feindiagnostik aufbauende Behandlung ist differenzierter als die allgemeinen balneophysikalischen Maßnahmen (wie Massagen, Packungen, Bäder etc.), die üblicherweise während einer Kur zur Anwendung kommen. Der therapeutische Erfolg zeigt sich in einer raschen, häufig sofortigen Schmerzabnahme des funktionsgestörten Gelenks. Dieser unmittelbare therapeutische Effekt ist in der Regel Ausdruck einer erfolgreichen Beendigung eines pathologischen Reflexgeschehens, das von Arretierungen oder Fixierungen von Gelenken an einem Punkt ihrer physiologischen Bewegungsfähigkeit ausgelöst wurde. Gelenkblockierungen im Bereich der Wirbelsäule können ein solches pathologisches Reflexgeschehen starten und zu einer augenblicklichen Erhöhung des Muskeltonus in entsprechender Segmenthöhe oder auch der Nachbarsegmente führen.

Allgemein wird unter einer Blockierung eine qualitative und quantitative Einbuße von Bewegungsmöglichkeiten eines Gelenks verstanden.

Dabei ist das normale Gelenkspiel („joint play") regelmäßig beeinträchtigt oder aufgehoben.

Die kausale Genese einer Blockierung kann (in Anlehnung an Neumann 1989) u. a. beruhen auf:

- direkter Folge einer einmaligen falschen Bewegung (z. B. Verfehlen einer Treppenstufe),
- den Folgen muskulärer Störungen oder ligamentärer Insuffizienzen,
- traumatischen Vorschädigungen von Wirbelkörpergelenken,
- Störungen im nervös-reflektorischen Regelkreis eines Segments.

Klinisch manifestiert sich die Blockierung in:

- Schmerzen von wechselndem Charakter, die spontan, in Bewegung oder auf Druck auftreten,
- einer reflektorischen Tonuserhöhung der zugeordneten Muskulatur,

– einer Bewegungseinschränkung des Gelenks,
– neurovegetativen Störungen.

Die chirotherapeutische Behandlung in Form der Manipulation bezieht sich dabei ausschließlich auf das blockierte Gelenk, zielt jedoch nicht nur darauf ab, die mechanische Funktion wiederherzustellen, sondern auch darauf, die Ursache der Irritation mit ihren jeweiligen reflektorischen Auswirkungen zu beheben. Bei der Manipulation an Wirbelsäulenabschnitten ist es wichtig, daß die nicht betroffenen benachbarten Gelenke kurzfristig immobilisiert („verriegelt") werden.

Einzelheiten der therapeutischen Grifftechnik, bei der es im wesentlichen darauf ankommt, das normale Gefüge der Gelenkpartner wiederherzustellen, können in diesem Rahmen nicht näher erörtert werden. Betont sei jedoch, daß die Chirotherapie nicht nur in einem „erlösenden" Handgriff besteht, sondern neben den Manipulationstechniken auch Mobilisations- und Weichteiltechniken beinhaltet.

Eine passive Mobilisation stellt die sog. Traktionsmanipulation dar, wobei der eine Gelenkpartner fixiert und der andere mobilisiert wird (s. Abb. 3.31).

Derartige chirotherapeutische Interventionen befreien oftmals das vorher aufgehobene Gelenkspiel, bewirken eine verbesserte Beweglichkeit im Intervertebralgelenk und führen zu einer Hemmung der Schmerzempfindung. Dafür sprechen nicht nur die subjektiven Angaben der behandelten Patienten, die verbesserte Beweglichkeit kann auch in Röntgenfunktionsaufnahmen sichtbar gemacht werden. Aber nicht nur Wirbelbogen- oder Extremitätengelenke können blockiert sein, sondern auch die Iliosakralgelenke, obwohl hier nur kleine Bewegungsausschläge möglich sind. Die Untersuchung der Beweglichkeit erfolgt mit dem sog. *Federungstest*, wobei in Richtung der Femurlängsachse über das angewinkelte, leicht adduzierte Bein ein Schub ausgelöst wird und die Be-

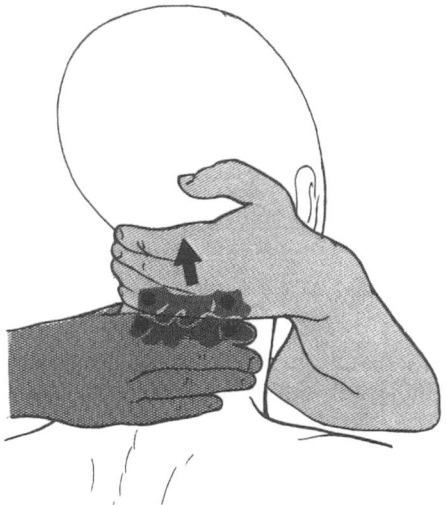

Abb. 3.31. Traktionsmanipulation an der Halswirbelsäule. (Aus Heipertz u. Schmitt [2]1984)

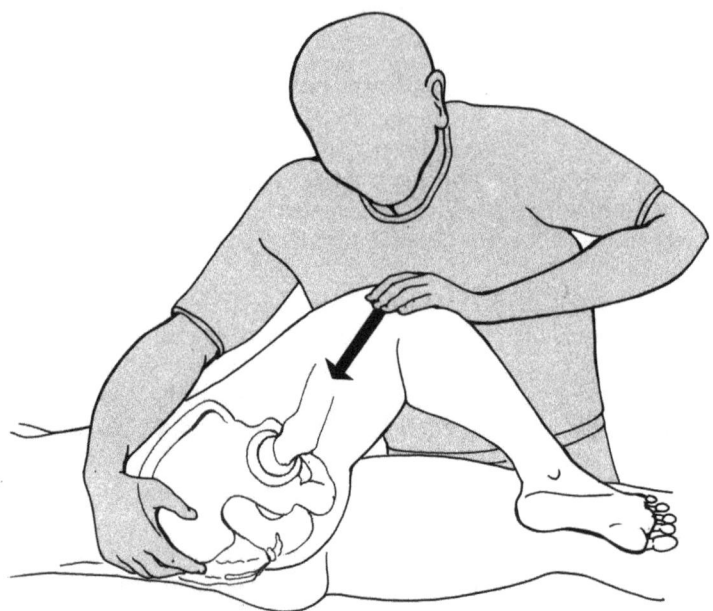

Abb. 3.32. Manuelle Untersuchung der Iliosakralgelenke. (Aus Heipertz u. Schmitt [2]1984)

weglichkeit des Iliosakralgelenks über der Dorsalseite mit der anderen Hand ertastet wird (Abb. 3.32).

Wird eine vermutete Blockierung bestimmter Segmente der Wirbelsäule oder des Iliosakralgelenks durch die manualmedizinische Untersuchungstechnik nachgewiesen, so müssen vor dem eigentlichen therapeutischen Schritt Kontraindikationen beachtet werden. Zwischenfälle bei chirotherapeutischen Manipulationen können mit hoher Wahrscheinlichkeit vermieden werden, wenn die Grundregeln der manuellen Medizin beachtet werden. Solche *Grundregeln* sind (nach Wolff 1978):

- gründliche Anamnese,
- exakte Diagnostik,
- einwandfreie Indikationen,
- Beachtung von Provokationstests im HWS-Bereich,
- Prüfung der Verriegelung,
- kein kraftvolles Durchreißen,
- Beachtung der Kontraindikationen.

Prinzipiell gelten strukturelle Gelenkveränderungen und Hypermobilitäten als *Kontraindikationen*. Vor einer Behandlung müssen demnach ausgeschlossen werden:

- entzündliche Prozesse,
- destruierende Prozesse,

- Traumen mit Verletzungen anatomischer Strukturen,
- schwere Osteoporosen,
- fortgeschrittene degenerative Veränderungen.

Eine gründliche Ausbildung vorausgesetzt, kann die manuelle Medizin die balneophysikalische Therapie am Kurort sinnvoll ergänzen, v. a. können bei entsprechenden Indikationen oftmals Medikamente in der Behandlung eingespart werden.

Ergotherapie

Die Ergotherapie (Beschäftigungstherapie und Hilfsmittelversorgung) am Kurort ist im Einzelfall gutes Supplement zum balneophysikalischen Therapieprogramm, das sich als differenziert angewandte Bewegungstherapie besonders zur Rehabilitation von Rheumatikern mit Funktionseinbußen der oberen Extremitäten eignet. Neben dem funktionellen Training ist hier oftmals die Versorgung mit Hilfsmitteln (z. B. Griffadaptationen, Arbeitsschienen etc.) vorrangig.

Grundsätzlich zielt die Ergotherapie darauf ab, verlorengegangene Alltags- und Gebrauchsfunktionen zu verbessern, wobei auch technische Hilfsmittel zur Selbsthilfe Anwendung finden.

Im Rahmen der funktionellen Ergotherapie lassen sich individuelle Neigungen und Begabungen eines entsprechend behinderten Patienten in ein solches Therapieprogramm integrieren. Tätigkeiten wie z. B. Teppichknüpfen, Holz- und Webearbeiten sind in diesem Rahmen geeignet, neben dem speziellen bewegungstherapeutischen Effekt auch Erfolgserlebnisse und Freude über die geleistete Arbeit zu vermitteln.

Behandlungsziele der Ergotherapie sind (in Anlehnung an Tolk 1977):
- die Wiedergewinnung der Bewegungsfähigkeit und Koordination gestörter Gelenkfunktionen,
- das Erlernen des Umgangs mit geeigneten Funktionshilfen,
- das Training bestimmter Geschicklichkeiten und Handhabungen im täglichen Leben (z. B. An- und Ausziehen, Haushaltsführung, schreiben etc.),
- Steigerung der Arbeitsfähigkeit und -ausdauer.

Die Versorgung mit Hilfsmitteln bereitet mitunter Schwierigkeiten, da es sich hierbei nicht unbedingt um Leistungen handelt, die von den gesetzlichen Krankenkassen, sondern unter bestimmten Bedingungen von den Rentenversicherungen getragen werden müssen. Dies ist immer dann der Fall, wenn das zu verordnende Hilfsmittel (z. B. Orthese) unbedingt für die Erhaltung oder Wiederherstellung der Berufs- oder Erwerbsfähigkeit eines Versicherten notwendig ist. Insbesondere irreversible Funktionseinschränkungen des Stütz- und Bewegungsapparats machen solche technischen Hilfsmittel im Einzelfall erforderlich.

Die Ergotherapie beinhaltet aber auch Anleitungen und praktische Übungen im Sinne eines Gelenkschutztrainings. Hierbei lernt der Patient, durch richtige Belastung seine Gelenke möglichst schmerzarm zu gebrauchen, insbesondere biomechanisch ungünstige Fehlhaltungen zu vermeiden. Er wird dazu angehalten, Arbeitsmethoden anzuwenden, bei denen die Gelenkbelastung in einer anatomisch und funktionell günstigen Weise erfolgt. Unter rehabilitativen Aspekten kann auch ein vorbereitendes Training für spezielle berufliche Tätigkeiten stattfinden. Ein Training der manuellen Geschicklichkeit soll den Rheumapatienten außerdem in die Lage versetzen, möglichst lange die noch vorhandene Restselbständigkeit zu behalten.

Diätetik im Rahmen eines stationären Heilverfahrens

Der Stellenwert der Ernährungs- und Diättherapie im Spektrum der Kurmaßnahmen ist bei allen ernährungsabhängigen Krankheiten besonders groß. Bei Patienten mit Erkrankungen des Stütz- und Bewegungsapparats kennen wir zwar einige krankheitsmodifizierende Faktoren, die lohnenswert erscheinen, im Rahmen der Diätetik weiterverfolgt zu werden, dennoch liegen bislang keinerlei Beweise bezüglich Ernährungsvorschlägen vor, die das Auftreten von Rheumaerkrankungen weniger wahrscheinlich machen. Eine Ausnahme stellt lediglich die diätetische Behandlung der Gicht durch purinarme Kost dar. Dennoch muß im Rahmen der Präventivmedizin und Rehabilitation das Problem der Fehl- und Überernährung ganz im Vordergrund gesehen werden. Holtmeier fand 1973 bei Heilverfahren 41% männliche und 56% weibliche Antragsteller mit einem Übergewicht von mehr als 10%.

Obwohl das Übergewicht allein in den meisten Fällen noch keine Krankheit im eigentlichen Sinne darstellt, liegt hiermit jedoch ein Risikofaktor vor, der ein Wegbereiter für Stoffwechselstörungen wie Gicht und Diabetes mellitus, aber auch für Herz-Kreislauf-Erkrankungen ist. Unser Gesundheitssystem wird jährlich mit mehreren Milliarden DM durch solche ernährungsabhängigen Erkrankungen belastet. Neben der vom Hausarzt verordneten Diät muß am Kurort auch eine Ernährungsberatung durch entsprechend geschulte Diätassistent(inn)en stattfinden, bietet doch die Kur durch ihre Rahmenbedingungen eine hervorragende Gelegenheit zur Gesundheitserziehung!

Praktische Aspekte der Diätzubereitung

Die ideale Grundkost beinhaltet ca. 2200−2600 kcal ($\approx 9200 − 10\,900$ kJ) pro Tag, wobei die Nährstoffanteile einem Fettanteil von etwa 30%, einem Kohlenhydratanteil von ca. 50−55% und einem Eiweißanteil von 15% entsprechen sollten. Bei den Fetten kann der Anteil der mehrfach ungesättigten, der einfach ungesättigten und der gesättigten Fettsäuren etwa gleich groß sein. Der Fettanteil der Nahrung darf bei einer Vollkost maximal 80−90 g pro Tag betragen.

Bei den Kohlenhydraten sollten die Mono- und Disaccharide zugunsten von Polysacchariden in einer balaststoffreichen Kost eingeschränkt werden.

Eine gesunde Ernährung ist also:
- kaloriengerecht,
- sparsam in Fett und tierischen Eiweißen,
- reich an Gemüse und Ballaststoffen,
- arm an Zucker und Salz,
- abwechslungsreich und schmackhaft.

Ausgehend von einer normalkalorischen Grundkost läßt sich die Quantität bei gleicher Nährstoffrelation im Sinne einer Reduktionskost variieren. Manchmal werden bei einer Reduktionskost von 800 oder 1200 kcal ($\approx 3350/5000$ kJ) pro Tag ein oder zwei eiweißreiche und kohlenhydratarme Schalttage pro Woche in den Diätplan eingefügt, um so die angestrebte Gewichtsreduktion nachhaltiger zu unterstützen. Außerdem kann bei einer Diät tierisches gegen pflanzliches Eiweiß ausgetauscht (vegetarische Kost) oder das Eiweiß schlechthin durch Kohlenhydrate und Fette oder umgekehrt Fette durch Eiweiß ersetzt werden.

Rechnet man die Diabetes- und kochsalzarmen Diäten hinzu, so lassen sich mit diesen Modifikationsmöglichkeiten bereits viele ernährungsabhängige Krankheiten und Stoffwechselstörungen diätetisch erfolgreich behandeln.

Sonderkostformen sind die Vollwerternährung sowie die Diabetesdiäten.

Vollwertkost

Wird eine Vollwerternährung am Kurort angeboten, so kann sie zweifellos einen großen Beitrag zur Prävention und Therapie ernährungsabhängiger Risikobefunde und Krankheiten leisten. Sie ist die Ernährungsform, die im Interesse von Vorsorgemedizin, Gesundheitswesen und Gesundheitspolitik liegen müßte (nach Anemüller 1975). Es handelt sich um eine pflanzenbetonte Nahrung mit protektiven ernährungsphysiologischen Anteilen (möglichst hohe Dichte essentieller Nahrungsinhaltsstoffe, höherer Gehalt naturgegebener Ballaststoffe etc.), wobei Lebensmittel wie Frischgemüse, Frischobst, Kartoffeln, Vollgetreidekörner und -schrote, Frischkornmehl, Vollkornbrote, Frischmilch und -quark sowie Frischkäse u. a. typische Bestandteile einer solchen Kostform darstellen.

Diabetesdiät

Sie ist die Grundlage der Diabetestherapie. Die Nahrungsaufnahme, insbesondere die Kohlenhydratzufuhr, wird auf mindestens 5–6 Mahlzeiten/Tag verteilt. Eine Standarddiabetesdiät besteht zu 40% aus Kohlenhydraten, zu 40% aus Fett und zu 20% aus Proteinen. Glukosereiche Nahrungsmittel müssen vermieden werden, statt dessen sind sog. Zuckeraustauschstoffe (z. B. Xylit, Sorbit) oder chemische Süßstoffe zu verwenden. Bei übergewichtigen Diabetikern ist zunächst eine Normalisierung des Körpergewichts mit Hilfe einer kohlenhydratarmen Reduktionskost angezeigt.

Tabelle 3.5. Aufteilung der Nährstoffe bei den verschiedenen Kalorienstufen der Diabetes-diät (*KH* Kohlenhydrate, *BE* Broteinheit)

[kcal]	KH [g]	Fett [g]	Eiweiß [g]
1000	120 ≙ 10 BE	30	70
1500	170 ≙ 14 BE	40	100
1800	205 ≙ 17 BE	65	105
2200	240 ≙ 20 BE	70	115
2600	275 ≙ 23 BE	90	120
Nährstoffrelation	45 – 50%	25 – 30%	20 – 25%

Der Kohlenhydratanteil der Nahrung wird bei einer Diabetesdiät in sog. Brot-einheiten (BE) angegeben: 1 BE enthält 12 g verwertbare Kohlenhydrate.

Für die Zeit nach der Kur werden den Patienten Austausch- und Nahrungsmit-teltabellen an die Hand gegeben. Die tägliche Kalorienzufuhr hängt sowohl vom Körpergewicht als auch von den körperlichen Aktivitäten ab (s. Tabelle 3.5).

Allein durch eine adäquate Diät läßt sich über die Hälfte aller Zuckerkran-ken ausreichend einstellen.

Fastenkur

Bei stark übergewichtigen Patienten kann eine „Fastenkur" im Sinne einer Nulldiät notwendig werden. Die mit einer Adipositas permagna verbundenen mechanischen Faktoren können durchaus eine schon existente Arthrose ge-wichttragender Extremitätengelenke erheblich verschlechtern. Hier liegt also auch aus orthopädisch-rheumatologischer Sicht eine Indikation zur effektiven Gewichtsabnahme vor. Man kann das Vollfasten mit 2 oder 3 Obsttagen begin-nen oder auch mit sofortigem völligem Nahrungsentzug. Während der Nulldi-ät ist es wichtig, daß auf eine ausreichende Trinkmenge von mindestens 2,5 l/ Tag geachtet wird; dazu bieten sich Kräutertees ohne Zucker oder Mineralwas-ser an. Nach Ablauf von 8 – 10 Tagen wird die Kost wieder langsam aufgebaut durch Gabe von Buttermilch, Joghurt, Gemüsen oder Salaten. Später kann dann auch wieder tierisches Eiweiß mit in den Speiseplan aufgenommen wer-den. Für den gewünschten Langzeiteffekt ist jedoch die Einhaltung einer im Anschluß an eine solche Fastenkur geplante kalorienreduzierte Diät entschei-dend. Eine dauerhafte Umstellung der Ernährung setzt allerdings eine ausrei-chende Motivation und Einsicht des Patienten für die therapeutische Notwen-digkeit voraus.

Allgemeines zur Wirkung von Trinkkuren

Eine Trinkkur besteht aus der wiederholten Aufnahme von sog. Heilwässern, die aus geeigneten Mineralquellen stammen. Derartige natürliche ortsgebunde-

Tabelle 3.6. Übersicht zur Verabreichung von Mineralstoffen/Spurenelementen

	Indikationen	Kontraindikationen
Bikarbonat	Hyperazidität im Magen, Harnsäuresteine, Azidose	Floride Ulzera, Phosphatsteine, Alkalose, Harnwegsinfekte
Kochsalz	Nierensteine, Harnwegsinfekte	Hypertonie, Herzinsuffizienz
Sulfat	Obstipation, Cholangitis, Gallensteine	Verschlußikterus
Kalzium	Kalziummangel	(Oxalatsteine)
Jod	Jodmangelstruma	M. Basedow
Eisen	Eisenmangelanämie	Hämosiderose

ne Heilwässer müssen einerseits eine hygienisch und bakteriologisch einwandfreie Beschaffenheit aufweisen und außerdem in ihrer chemischen Zusammensetzung bestimmte Kriterien erfüllen. Unter anderem muß der Mindestgehalt an gelösten Mineralstoffen 0,1% (1 g/kg Wasser) betragen und unabhängig von der Gesamtmineralisation eine Mindestkonzentration wirksamer Spurenstoffe beinhalten.

Als „Säuerlinge" werden jene Quellwässer bezeichnet, welche mindestens 1 g CO_2/kg Wasser enthalten. Da es sich bei einer Trinkkur um wiederholte Eingriffe in den Wasser- und Mineralhaushalt handelt, setzt eine solche Reizbelastung neben der Kenntnis der Indikationen stets auch die der Kontraindikationen voraus (Tabelle 3.6).

Was die Wirkungsbeurteilung der einzelnen „Heilwässer" betrifft, so ist die Abgrenzung gegenüber anderen parallel wirkenden Kurfaktoren naturgemäß schwierig. Ähnlich wie bei den anderen balneophysikalischen Anwendungen besteht aber auch bei Trinkkuren das entscheidende therapeutische Prinzip nicht nur allein in kurzfristigen Effekten, sondern in adaptativen Veränderungen, wie sie erst bei wiederholten Anwendungen eintreten (z. B. Normalisierung von Sekretionsleistungen im Verdauungstrakt, Harnsteinprophylaxe, cholagiogene Wirkung etc.). Zahlreiche Mineralwässer beeinflussen durch osmotische und chemische Reize die Magen-Darm-Schleimhaut und modifizieren motorische und sekretorische Funktionen. Unter diesen Veränderungen können gastrointestinale Hormone (Enterogastron, Sekretin u. a.) vermehrt freigesetzt werden. Zudem besitzen einzelne Elektrolyte (z. B. Ca, Fe) offenbar entzündungshemmende und adstringierende Wirkungen, andere Spurenstoffe, die ebenfalls in Mineralquellen enthalten sein können (z. B. Zink, Magnesium, Schwefel, Jod, Kupfer etc.) sind biologisch z. T. recht spezifisch wirksam. Im allgemeinen werden derartige Mineralstoffe jedoch auch in ausreichender Menge mit der täglichen Nahrung aufgenommen. Die Indikation, mit einer Mineralwassertrinkkur eine Substitutionstherapie zu betreiben, ist auch durch die heutigen medikamentösen Möglichkeiten stark eingeengt. In Abhängigkeit vom Gehalt an Mineralsalzen, die in einzelnen Quellwässern vorwiegend enthalten sind, lassen sich jedoch bestimmte Wirkungen einer Trinkkur differenzieren, die z. T. therapeutisch von Belang sind. So können Patienten mit einer Harnsteindiathese durch die Aufnahme von *Hydrogenkarbonatwässern* profitieren, da neben einer verstärkten Diurese oftmals auch verbesserte Lösungsbedingungen für konkrementbildende Substanzen (z. B. Harnsäure) durch die Alkalisierung des Harns geschaffen werden. Natriumhydrogenkarbonathaltige Wässer sollen außerdem die Sekretionsleistungen von Leber und Pankreas steigern und zu einer verbesserten Kohlenhydrattoleranz bei Diabetikern beitragen. Sie vermindern darüber hinaus offensichtlich auch den Säuregrad im Magen.

Natriumchloridhaltige Wässer steigern die Magensaftsekretion, haben eine anregende Wirkung auf die Darmperistaltik und tragen so zu einer verbesserten Entleerungsmotorik bei. Daher eignen sich Trinkkuren mit solchen Wässern besonders für Patienten mit Obstipationsneigung.

Quellwässer, die *Sulfat-* oder *Ca-Mg-Hydrogenkarbonat* als Mineralbestandteile enthalten, können durch ihre entzündungshemmende Ionenwirkung auf Schleimhäute Magen-Darm-Katarrhe oder andere gastroenteritische Beschwerden günstig beeinflussen. *CO_2-Wässer* haben ebenfalls eine motilitätsanregende Wirkung und verkürzen die Verweildauer der Nahrung im Magen; sie eignen sich aus diesem Grund auch als Tafelwässer.

Obwohl zahlreiche Einzelaspekte einer Trinkkur und ihrer Wirkungsweise bis heute noch keineswegs wissenschaftlich befriedigend geklärt sind, kann man empirisch jedoch davon ausgehen, daß eine solche adjuvante Kurmaßnahme auch bei Patienten mit primär orthopädisch-rheumatischen Beschwerden durchaus hilfreich sein kann.

Literatur

Amelung W, Hildebrandt G (Hrsg) (1985) Balneologie und medizinische Klimatologie, Bd 2. Springer, Berlin Heidelberg New York Tokyo, S 99–131

Amelung W, Hildebrandt G (Hrsg) (1986) Balneologie und medizinische Klimatologie, Bd 3. Springer, Berlin Heidelberg New York Tokyo

Anemüller H (1975) Gedanken der Diätik. Phys Med Rehab, Heft 9

Bamert A, Fürrer B, Schär H (1987) Funktionskrankheiten des Bewegungsapparats nach Dr. med. A. Brügger. Z Krankengymn 39/4:226–242

Bardutzky H (1980) Diagnostische Methoden. Medi-Skript, München

Baumgartner H (1978) Die Bedeutung von Massagen, Extension und manueller Therapie in der orthopädischen Praxis. Orthopäde 7/4:221–231

Becker-Casademont R (1989) Hochfrequenztherapie. Z Phys Med Baln Med Klim 18:341–346

Beisch K (1977) Akupunktur bei Schmerzen und Funktionsstörungen am Bewegungsapparat. Orthop Prax 7:452–456

Belart W, Brune K, Miehlke K (1980) Tabulae rheumatologicae, Therapie-Rehabilitation. Aesopus, Basel München

Berlin J (1985) Krankengymnastische Ganzbehandlung auf neurophysiologischer Grundlage. Allgemeinarzt 15:1056–1064

Braitenberg H, Velikay (1963) Ist die therapeutische Östrogenwirkung der Bademoore gesichert? Arch Phys Ther (Leipzig) 15:95–98

Brattström M (1986) Prinzipien des Gelenkschutzes bei entzündlicher Gelenkerkrankung mit besonderer Berücksichtigung der biomechanischen Situation. Orthopäde 15:349–358

Braun A (1982) Möglichkeiten und Grenzen der Akupunkturbehandlung in der Orthopädie. Orthop Prax 6:442–445

Brüggemann W (1986) Die Kneipptherapie. Deutsch Ärztebl 47 [Ausg B]:3288–3292

Brüggemann W (1988) Kneipptherapie – Ein bewährtes Naturheilverfahren, 2. Aufl. Springer, Berlin Heidelberg New York Tokyo

Brügger A (1980) Die Erkrankungen des Bewegungsapparats und seines Nervensystems, 2. Aufl. Fischer, Stuttgart New York

Bruhin A (1978) Elektrotherapie. Orthopäde 7:244–253

Brunkow R (1977) Exterozeptive und propriozeptive Bahnung normaler physiologischer Bewegungsmuster bei Patienten verschiedenen Alters mit Hyperkinesen, extrapyramidal motorischen Störungen und Spina bifida. Z Krankengymn 29:109–192

Bruns H (1988) CT an der Wirbelsäule – Diagnostik. Orthop Prax 1:39–42

Bundschu H-D, Hust W, Preim D (1985) Abdominelle Ultraschalldiagnostik in der Praxis. Hippokrates, Stuttgart

Cee K, Luksch F, Brozek B (1966) Zur Frage der perkutanen Östrogenresorption aus dem Bademoor. Z Angew Bäder- Klimaheilkd 13:55–63

Debrunner U (1987) Orthopädisches Diagnostikum. Thieme, Stuttgart

Deetjen P (1984) Biologische und Medizinische Wirkungen niedrig dosierter ionisierender Strahlung. Z Phys Med Maln Klim [Sonderheft 1] 13:6–10

Dicke E (1956) Meine Bindegewebsmassage. Hippokrates, Stuttgart

Diehlmann W (1982) Gelenkwirbelverbindungen. Klinische Radiologie, 2. Aufl. Thieme, Stuttgart New York

Drexel H (1978) Kryo- und Thermotherapie in der orthopädischen Behandlung. Orthopäde 7/4:206–273

Drexel H, Dirnagel K (1962) Wirkungsmöglichkeiten der Inhaltsstoffe von Heilwässern beim Bad. Ärztl Forschg 16:513

Dubiel W (1982) Untersuchungen über Östrogenwirkungen in Badetorfen. Med Diss, Medizinische Hochschule Hannover

Eriksson M, Sjölund B (1978) Pain relief from conventional versus acupuncture like TENS in patients with chronical facial pain. Pain Abstr IASP (Montreal) 1:128

Ernst J (1986) Indikationen zur Sonographie in der Rheumatologie. In: Albrecht J, Mohing W (Hrsg) Colloquia rheumatologica Geigy. Banaschewski, München, S 22–31

Evers A (1964) Balneologische Schriftenreihe 5 (Bad Nenndorf). Schattauer, Stuttgart

Fenner H (1983) Wirkstoffe zur Behandlung rheumatischer Erkrankungen. In: Dihlmann W (Hrsg) Therapie der entzündlich-rheumatischen Krankheiten. media med, Ravensburg, S 8–19

Ferlinz R (1974) Lungen- und Bronchialerkrankungen, Heft 1. Thieme, Stuttgart, S 76–96

Foerste A (1979) Diätfibel, Krankheiten und ihre diätetische Behandlung. Wiss Veröffentl der Dr.-Fresenius-KG, Bad Homburg, S 26–27

Fresenius W (1985) Einführung in die Chemie und Charakteristik der Heilwässer und Moore. In: Deutscher Bäderverband eV (Hrsg) Deutscher Bäderkalender. Flötmann, Gütersloh, S 33–52

Fricke R (1986) Kryotherapie rheumatologischer Erkrankungen. Z Phys Med Baln Klim 15:285

Frisch H (³1987) Programmierte Untersuchung des Bewegungsapparates. Springer, Berlin Heidelberg New York Tokyo, S 457

Geller L (1984) Verschiedene Massageverfahren, Krankengymnastik Nr. 8. Pflaum, München, S 502–504

Geller L (1986) Elektrotherapie. Z Krankengymn 12:874–876

Geller L (1987) Die Wirkung der Sauna auf den gesunden und kranken Menschen. Z Krankengymn 39/2:101–102

Giersberg H (1952) Der Einfluß einer kombinierten UV- und UR-Strahlung auf den Menschen. Strahlenther 86:153–156

Gillmann H (1981) Physikalische Therapie, 5. Aufl. Thieme, Stuttgart

Glogowski G (1981) Lehrbuch für Masseure und medizinische Bademeister, 2. Aufl. Springer, Berlin Heidelberg New York, S 174–180 und S 298

Greb E (1953) Neuere Erkenntnisse der UV-Wirkung auf das Blutbild (Erythrozytenzahl). Strahlenther 91:367–386

Gross D (1977) Die physikalische Therapie im modernen Kurort. Z Angew Bäder- Klimaheilkd 24:360–366

Günther R, Jantsch H (1986) Physikalische Medizin, 2. Aufl. Springer, Berlin Heidelberg New York Tokyo, S 70–76

Gutenbrunner C, Hildebrandt G (1988) Neue Aspekte der Wirkungsweise von Trinkkuren. Med Welt 39:1144–1148; 1414–1418

Hartmann B, Bassenge E (1987) Alte und neue Grundlagen der Balneotherapie mit Kohlensäure-Thermen. Z Phys Med Baln Klim 16:205–206

Holik M (1985) The photobiology of vitamin D. In: The medical and biological effects of light. New York Acad Sci 43:1–3

Heipertz W, Schmitt E (1984) Wirbelsäulenerkrankungen, Diagnostik und Therapie. Springer, Berlin Heidelberg New York Tokyo

Hinzmann J, Behrend R, Heise U (1989) Synopsis sonographischer Diagnostik in der Orthopädie. Deutsch Ärztebl 86/24:B1312–1314

Hohermuth HJ (1987) Wirkungsgrundlagen der Solebäderbehandlung. Z Phys Med Baln Klim 16:199–200

Holtmeier HJ (1973) Volksseuche Fettsucht. Dtsch Ärztebl 70:2512–2519

Holzmann H, Altenmeyer P, Hör G, Hahn K (Hrsg) (1987) Dermatologie und Rheuma. Springer, Berlin Heidelberg New York Tokyo, S 126

Hosemann H (1953) Untersuchung über die hormonale Wirksamkeit von Moor- und Schlammbädern. Dtsch Med Wochenschr 78:687–690

Jöckel H (1989) Radontherapie. In: Schmidt KL (Hrsg) Kompendium der Balneologie und Kurortmedizin. Steinkopff, Darmstadt

Jonderko G (1989) Wirkungsweise und Anwendung der lokalen Kryotherapie. Z Phys Med Baln Klim 18:311

Jordan H (1964) Grundriß der Balneologie und Bioklimatologie. Thieme, Leipzig

Jorde W, Greschuchna D, Pulmonologisches Mosaik. Glaxo Pharmazeutika GmbH, S 9

Josenhans G (1986) Krankheiten der Bewegungsorgane aus internistischer Sicht. In: Verband Deutscher Rentenversicherungsträger (Hrsg) Leitfaden für die sozialmedizinische Begutachtung in der gesetzlichen Rentenversicherung. Fischer, Stuttgart New York, S 172–194

Jungmann H (1975) Balneotherapie der Herz- und Kreislauferkrankungen. Deutscher Bäderverband eV, Bonn

Jungmann H (1982) Medizinische Klimatologie im Kurort. Deutscher Bäderverband eV, Bonn (Schriftenreihe)

Kalden J (1986) Klinische Rheumatologie. Springer, Berlin Heidelberg New York Tokyo, S 513

Kampich G (1979) Naturwissenschaftliche Erkenntnisse zur Akupunktur. Orthop Prax 7:527–530

Kaufmann F (1986) Rehabilitation. In: Verband Deutscher Rentenversicherungsträger (Hrsg) Leitfaden für die sozialmedizinische Begutachtung in der gesetzlichen Rentenversicherung. Fischer, Stuttgart New York, S 103–132

Kelly WN (1981) Textbook of rheumatology. Bailtiere Tindall, Philadelphia Toronto, pp 797–800

Klapp B (1974) Das Klappsche Kriechverfahren, 8. Aufl. Thieme, Stuttgart

Knoth M, Voss E (1970) Komplexbewegungen, Bewegungsbahnung nach Dr. Kabat. Fischer, Stuttgart

Kohlrausch A, Widmer K, Rulffs W (1983) Kurzdarstellung therapeutischer Verfahren. In: Indikations- und Verordnungshinweise für die Physikalische Therapie. Deutscher Ärzte-Verlag, Köln, S 68–86

Kruppa G, Bernau A (1988) Transcutane elektrische Nervenstimulation (TENS) Geräteübersicht und Anwendungsverfahren. Orthop Prax 3:138–142

Kühn H, Lasch H (1983) Untersuchungsmethoden und Funktionsprüfungen in der inneren Medizin. Thieme, Stuttgart, S 145–147

Lonauer G (1986) Lasertherapie rheumatischer Krankheiten. Mobil 1:8–10

Matey M (1989) Thermotherapie mit Sauna. Z Phys Med Baln Klim 18:282

Mathies H (1977) Medikamentöse Behandlung entzündlicher Gelenk- und Wirbelsäulenerkrankungen. In: Mathies H (Hrsg) „colloquia rheumatologica" 1. Banaschewski, München-Gräfelfing

Mathies H (1984) Leitfaden für Diagnose und Therapie rheumatischer Erkrankungen. Eular, Basel

Matulis A, Vasilenkojtis V, Rajstenskij L (1985) Lasertherapie und -punktur bei rheumatoider Arthritis, deformierender Osteoarthrose und Psoriasis-Arthropathie. Rheuma 2:25–30

Mäurer H- (1986) Zur Methodik der sozialmedizinischen Begutachtung in der Rentenversicherung. In: Verband Deutscher Rentenversicherungsträger (Hrsg) Leitfaden für die sozialmedizinische Begutachtung in der gesetzlichen Rentenversicherung. Fischer, Stuttgart New York, S 133–168

Melzack R, Wall PD (1965) Pain mechanisms – A new theory. Science 150:971–979

Menninger H (1985) Manuelle Medizin. Aktuelle Rheumatologie 10/5:172–173

Müller W (1985) Moderne Aspekte der Labordiagnostik rheumatischer Erkrankungen. In: Götzen R (Hrsg) „colloquia rheumatologica" Geigy. Banaschewsky, München-Gräfelfing

Müller W, Schilling F (1977) Differentialdiagnose rheumatischer Erkrankungen. Aesopus, München Lugano

Müller W, Gamp R (1983) Rheumadiagnostik in Praxis und Labor. Behring Diagnostika, München

Nauke W (1980) Die Wasserlöslichkeit einiger essentieller Elemente aus Badetorf-Daten; Zusammenhänge, Schlußfolgerungen. Telma, Hannover 10:227–240

Nauke W (1985) Die heutige Rolle der Moortherapie im Rahmen ganzheitstherapeutischer Kurmaßnahmen. Heilbad Kurort 37:58–63

Neumann HD (1989) Manuelle Medizin, 3. Aufl. Springer, Berlin Heidelberg New York Tokyo

Nogier P (1957) Über die Akupunktur der Ohrmuschel. Dtsch Zkupunktur IV/3–4

Peter A (1990) UV-Exposition und Heliotherapie im Kurort als Adjuvans einer Balneotherapie. Z Phys Med Baln Klim 19:1–9

Primault B (1987) Kriterien und Probleme des Schonklimas an einem Badekurort. Z Phys Med Baln Klim 16:202–204

Rieben W, Fritze D (1985) Praktische Lungen- und Bronchialheilkunde. Steinkopff, Darmstadt, S 42–54

Quentin KE (1989) Die Bedeutung der Ortsgebundenheit aus der Sicht des Deutschen Bäderverbandes. Z Phys Med Baln Klim 18:189

Quentin K, Schnizer W (1986) Balneotherapie mit Peloiden. Deutscher Bäderverband eV, Bonn (Schriftenreihe)

Römmelt H, Zuber A, Dirnagel K (1976) Zur Resorption von Terpenen aus Badezusätzen. MMW 116/11:537–540

Rost R, Hollmann W (1982) Belastungsuntersuchung in der Praxis. Thieme, Stuttgart

Rusch D (1980) Hochfrequenztherapie. Allgemeinarzt 2:442

Schmidt-Kessen W (1962) Allgemeine Balneotherapie. In: Amelung W, Evers A (Hrsg) Handbuch der Bäder- und Klimaheilkunde. Schattauer, Stuttgart, S 256–332

Schmidt-Kessen W (1969) Mineralwassertrinkkuren bei der Behandlung von Magen-Darm-Erkrankungen. Arch Phys Ther (Leipzig) 21:305–313

Schmidt-Kessen W (1989) Aktueller Stellenwert der Balneo- und Klimatherapie in der Rheumatologie. Z Phys Med Baln Klim 18:209–214

Schmidt KL (1986) Experimentelle Ergebnisse zur Thermotherapie. Therapiewoche 36:2120–2131

Schmidt KL (1988) Balneologie rheumatischer Erkrankungen. Deutscher Bäderverband eV, Bonn

Schmidt KL (1989) Grundlagen und Wirkungen länger applizierter Kälte- und Wärmeanwendungen in der Therapie. In: Schmidt KL, Kompendium der Balneologie und Kurortmedizin. Steinkopff, Darmstadt, S 325–340

Schneider E (1985) Grundlagen, Möglichkeiten und Grenzen der Manuellen Medizin. Aktuelle Rheumatologie 10/5:183–186

Schnorrenberger C (1984) Schmerzbekämpfung mittels Akupunktur bei Erkrankungen des Bewegungsapparats. Orthopädie 13:218–225

Schoop W (1986) Krankheiten der periferen Arterien. In: Verband Deutscher Rentenversicherungsträger (Hrsg) Leitfaden für die sozialmedizinische Begutachtung in der gesetzlichen Rentenversicherung. Fischer, Stuttgart New York, S 308–315

Schulte M (1977) Angiopathien. In: Gross R, Schölmerich P (Hrsg) Lehrbuch der inneren Medizin. Schattauer, Stuttgart, S 393–398

Schwab R, Dick W (1990) Methoden der Regionalanästhesie. Deutsch Ärztebl 16:B-933–B-939

Sebbel J (1984) Hilfsmittel für die funktionsgestörte Hand. In: Gerlach U (Hrsg) „colloquia rheumatologica" 20. Banaschewski, München-Gräfelfing, S 118–126

Senn E, Wyss M (1977) Auf dem Weg zu einem neuen Verfahren in der Elektrotherapie. Die Mittelfrequenzdurchströmung der Skelettmuskeln. Z Physiotherapie 29:82–94

Senn E (1986) Was bringen die neuen krankengymnastischen Techniken. Acta Rheumatol 11:175–179

Senn E (1987) Krankengymnastische Techniken zum Verständnis mechanischer Komponenten bei der Entstehung von Muskelschmerzen. Krankenhausarzt 60:35–42

Senn E (1989) Physikalische Therapie rheumatischer Erkrankungen „Elektrotherapie". Z Phys Med Baln Klim 15:284

Sieper J (1985) Basistherapie bei der chronischen Polyarthritis. In: Gotzen R (Hrsg) „colloquia rheumatologica" (Diagnostik und Therapie rheumatischer Erkrankungen). Banaschewski, München-Gräfelfing, S 82–90

Sommer H (1986) Übungen eines gesunden Ernährungs- und Diätverhaltens in der Kur. Heilbad Kurort 38:434–436

Teirich-Leube H (1970) Grundriß der Bindegewebsmassage, 5. Aufl. Fischer, Stuttgart

Thiedt N (1989) Physiologische und pathophysiologische CO_2-Wirkungen. Z Phys Med Baln Klim 18:332

Tilscher H, Eder M (1988) Der Wirbelsäulenpatient, 3. Aufl. Springer, Berlin Heidelberg New York Tokyo, S 15–19, S 113–124, S 150–165

Thom (1983) Schmerztherapie mit nieder- und hochfrequenten Strömen. Orthop Prax 11:785–796

Tobien H (1987) Bäder- und Klimaheilkunde in Schleswig-Holstein. Heilbäderverband Schleswig-Holstein eV

Tolk J (1977) Versorgung mit Hilfsmitteln und Funktionshilfen als Aufgabe des betreuenden Hausarztes. In: Mathies H (Hrsg) „colloquia rheumatologica" 1. Banaschewski, München-Gräfelfing, S 69–74

Urscheler C (1972) Die Indikation zur manuellen Therapie von Kreuzschmerzen. Orthopäde 1:185–188

Vogler P, Camrath (1975) Physiotherapie, Technik und Verfahrensweise, 2. Aufl. Thieme, Stuttgart

Wagenhäuser FJ (1973) Das Problem der Haltung. Orthopäde 2:128

Wagenhäuser F (1979) Grundprinzipien der medikamentösen Behandlung rheumatischer Krankheiten. In: Mathies H (Hrsg) „colloquia rheumatologica" (Diagnostik und Therapie). Banaschewski, München-Gräfelfing

Warnke U (1978) Aspekte zur magnetischen Kraftwirkung auf biologische Systeme. Heilkunst 1:91

Weber E (1982) Grundlagen der Therapie. In: Josenhans G (Hrsg) „colloquia rheumatologica" (Therapeutisches Vorgehen bei chronischen Gelenk- und Wirbelsäulenerkrankungen). Banaschewski, München-Gräfelfing, S 9–23

Wischnewski A (1960) Die Mineralwassertrinkkur. Z Angew Bäder- Klimaheilkd 7:14—23

Wolff HD (1978) Komplikationen bei der manuellen Therapie der Halswirbelsäule. Man Med 16:77—81

Zinn W (1978) Krankengymnastik mit erwachsenen Patienten. Orthopädie 7:231—243

Zörkendörfer W (1940) Trinkkuren. In: Vogt H (Hrsg) Lehrbuch der Bäder- und Klimaheilkunde, I. Teil. Springer, Berlin, S 356—380

Zörkendörfer W (1962) Trinkkuren. In: Amelung W, Evers A (Hrsg) Handbuch der Bäder- und Klimaheilkunde. Schattauer, Stuttgart, S 168—185

4 Aktive Bewegungstherapie und Sport

G. BLAUMEISER

4.1 Rückblick, Gegenwart und Perspektiven

Sport — Wissenschaft — Medizin, diese Verbindung stellte der griechisch-römische Arzt Galen (130—200 v. Chr.) her. Vergleichbar einem heutigen Krankengymnasten konnte er durch zielgerichtete Rumpf- und Atemübungen jugendliche Brustdeformierungen beeinflussen. Sein therapeutisches Arbeitsgebiet umfaßte nicht nur Heilgymnastik und Massagen, sondern er wandte schon damals Sportarten wie Rudern, Reiten und Wandern als Mittel der Therapie an (Lekszas 1981).

Im frühen 17. Jahrhundert empfahl der Naturwissenschaftler und Philosoph Hippolytus Guarinonius zur Wiederherstellung und Pflege der von ihm in einer engen gegenseitigen Beziehung gesehenen Begriffe Gesundheit und Sittlichkeit die Hinwendung zu einem sportaktiven Leben. Er beschrieb allein 7 verschiedene Ballsportarten, ferner als Mittel für die Gesundheit Laufen, Wandern, Schwimmen und gymnastische Übungen. Von ihm stammt das Buch mit dem noch bemerkenswert aktuellen Titel „Die Greuel der Verwüstung des menschlichen Geschlechts". Sein vehementer Einsatz für eine gesündere Lebensweise klingt um so überzeugender, als er sich selbst als aktiver Sportler und Arzt gleichermaßen auszeichnete (Schwank 1991).

Im 18. Jahrhundert veröffentlichte der französische Arzt Tissot (1750—1826) heilgymnastische „Methoden der Gebrauchsschulung".

Im Jahre 1728 erschien erstmals eine Veröffentlichung, die ein Körpertraining mit Gewichten empfahl. Sie enthielt theoretische und praktische Anweisungen für Muskelübungen zur „Erneuerung der Körperglieder" (Garbe 1976).

Eine eigentliche Heil- oder Krankengymnastik löste sich Anfang des 20. Jahrhunderts von den allgemeinen gymnastischen Bewegungsformen los; sie wurde als Teilgebiet der Physiotherapie immer fach- und diagnosespezifischer.

Nachdem in den USA der Sport und v. a. der Gesundheitssport kommerzialisiert und von Industrie, Medien und Medizin zur Botschaft für jedermann gemacht worden war, schrieb sich auch der Deutsche Sportbund in den 70er Jahren die Verbindung Sport—Gesundheit („Ein Schlauer trimmt die Ausdauer", „Trimming 130") auf seine Fahnen (Palm 1982).

Die Ausübung von Sport gilt nicht mehr als Privileg der Reichen. Sport und v. a. Sport für Gesundheit ist jedermann zugänglich. Parallel zur technischen und wirtschaftlichen Entwicklung etabliert sich Gesundheitssport als Massensport.

Zu der Frage, warum der Mensch überhaupt Sport betreibt, verweist Schönholzer (1977) auf die Verhaltensforschung. Demnach stellt das instinktprogrammierte, tierische Spiel ein sehr zweckmäßiges Training für Muskelkraft, Stoffwechsel, Kreislauf und Sensomotorik dar. Es ist hinsichtlich seiner Auswirkungen dem sportlichen Training des Menschen vergleichbar. Als wichtigste Triebfeder für die Lebensvorgänge wird der „Lustgewinn" infolge der Stimulation des limbischen Systems (entwicklungsgeschichtlich ältester Teil des zentralen Nervensystems: ca. 5 Mio. Jahre) angenommen.

Der Sport- und Bewegungstrieb ist instinktprogrammiert, d. h. im Unterbewußtsein verankert. Er resultiert letztlich aus einer Stimulation des limbischen Systems durch periphere Bewegungsreize.

Indem der Mensch seinesgleichen (aus welchen Gründen auch immer) einsperrt, blockiert er einen „Lustgewinn" im neurophysiologischen Sinne der Stimulation des limbischen Systems. Den Eingesperrten wird die vitale Lust an der Bewegung verwehrt. Das so erzwungene „Nicht-ausleben-Können" des Bewegungstriebes wird zur Qual.

Die Methode, durch Einsperren zu bestrafen, ist die unter den Menschen verbreiteste Züchtigungsart, weil sie offensichtlich im archaischen Innersten den Menschen als am quälendsten empfunden wird. Sie reicht vom Einsperren Krimineller in Gefängniszellen bis zum Hausarrest der Kinder. Der Bewegungsmangel ist im Grunde dem „Lauftier" Mensch zutiefst im evolutionären Sinne entgegengesetzt (v. Aaken 1977):

Die Unterdrückung des Bewegungstriebes ist ein Mittel der Bestrafung.

Die Medizin kennt die Folgen des chronischen Bewegungsmangels mit zuerst funktionellen und später organisch-irreversiblen Schäden am Bewegungsapparat mit letztlich zellulären Leistungsverlusten und in mannigfaltigen Diagnosemanifestationen (kardiopulmonale-, zerebrovaskuläre-, muskuläre- sowie artikuläre und vertebragene Dysfunktionen).

Die Präventivmedizin, die auf einem kausalen Wege (durch dosierte Bewegung und Belastung) Bewegungsmangelkrankheiten und deren Folgen vorbeugen möchte, ist gleichzeitig eng verknüpft mit der medizinischen Rehabilitation. Die Rehabilitation von Bewegungsmangelzuständen (verletzungs-, krankheits- oder verhaltensbedingt) ist nur dann langfristig erfolgreich, wenn nach Erreichen des Rehabilitationsziels unmittelbar wieder Prävention einsetzt, um das erreichte Ziel zu stabilisieren und zu schützen (Primär- und Sekundärprävention).

Bewegungsmangelkrankheiten sind sporttherapeutisch kausal zugänglich.

Grundlegende Impulse für den heutigen modernen präventiven Gesundheitssport und für den Einsatz des Sportes als rehabilitative Therapie gingen vom
organisierten Behindertensport aus. Nach dem 1. Weltkrieg begann mit dem
Versehrten- und Behindertensport die praktische Einbeziehung des Sports in
die Therapie.

1918 erschien der Film „Turnen, Spiel und Sport als Heilverfahren für
Kriegsbeschädigte".

1961 gelang Lorenzen mit seinem *Lehrbuch des Versehrtensportes* eine erste
umfassende Darstellung der Einsatzmöglichkeiten von Sport in der präventiven und rehabilitativen Medizin (Lorenzen 1961). Die Konzeption wurde von
Kosel mit seinem Buch *Behindertensport* weiterentwickelt und aktualisiert
(Kosel 1981).

In England begründete der deutsche Neurologe Guttmann nach dem Kriege
die Rehabilitation Gelähmter und entwickelte sie zu einem hohen Standard.
Für seine außerordentlichen Verdienste verlieh ihm die englische Königin den
Adelstitel. Nach Lorenzen ist Versehrten- oder Behindertensport auf gesunde
Behinderte zu beziehen. Das Handikap einer mehr oder weniger vorhandenen
Behinderung ist somit nicht als eine chronische Krankheit zu verstehen.

Der behinderte Sportler ist nicht chronisch krank, sondern ein gesunder Behinderter.

Wenn aber sportliche Aktivitäten bei gesunden Behinderten einen herausragenden therapeutischen Stellenwert besitzen, müssen sie folgerichtig auch
Nichtbehinderten von Nutzen sein.

Die Bewegungs- und Sporttherapie kann eingeschränkte oder verlorengegangene Funktionen wiederherstellen. Dies wird von den deutschen Kranken-
und Rentenversicherungen anerkannt und unterstützt. Da bewegungs- und
sporttherapeutische Aktivitäten die Morbiditätsziffern senken (einerseits
durch direkte morphologische Leistungsverbesserungen bei Sportausübung
und andererseits durch vom Sport ausgehende Impulse zur Verhaltensänderung – etwa im Sinne der Minderung der Risikofaktoren Nikotin, Alkohol,
Übergewicht, Streß etc.), erwartet man langfristig eine Kostendämpfung im
Gesundheitswesen.

Nachdem der Behindertensport (früher Versehrtensport) in seinen Gründer-
jahren ausschließlich ein Sport für Kriegsversehrte war, haben sich die Aufga-
benstellungen und Kompetenzen des Deutschen Behindertensportverbandes in
den letzten Jahren immer mehr auf nahezu alle Behinderungsarten ausgewei-
tet. Neben Sport für Amputierte und Gelähmte umfaßt das Angebotsspektrum
heute Koronarsport, Sport für Diabetiker, für Patienten mit arterieller Ver-
schlußkrankheit (AVK), für Erblindete und Sehbehinderte, für Asthmatiker,
für Rheumatiker, für Kinder mit minimaler zerebraler Dysfunktion (MCD),
für geistig behinderte Kinder, Jugendliche, Erwachsene u. v. a. m.

Der Deutsche Sportbund startete neben der „Trimming 130"-Aktion (v. a. Förderung der Ausdauerleistungsfähigkeit des kardiopulmonalen Systems durch Laufen, Radfahren, Tanzen, Bergwandern, Tennis etc.) auch Aktionen wie Trimming gegen Streß, Übergewicht und Fehlernährung. Mit dem Slogan „Mit 40 so fit wie mit 20 oder mit 60 so fit wie mit 40" wurden die Begriffe Sport und Gesundheit auf einen einprägsamen Nenner gebracht. 1972 wurde die Aktion „Sport für alle", mit einem besonders gesundheitsfördernden Anspruch, in der Bundesrepublik mit aller Professionalität etabliert (Palm 1972).

Die phantastischen Kosten von DM 65 Mrd., mit welchen die durch Bewegungsmangel verursachten Erkrankungen das Staatsbudget jährlich belasten, widerlegen auch die letzten Skeptiker, die im Sport mehr Risiko als gesundheitlichen (hier volkswirtschaftlichen) Nutzen sehen.

4.2 Krankengymnast und Sporttherapeut

Wenn der Sport an sich (wie es die Entwicklung im Gesundheitswesen allgemein zeigt) eine immer wichtigere Rolle in der Präventivmedizin und in der Rehabilitation einnimmt, so kann es nur folgerichtig sein, daß neben den Krankengymnasten in Zukunft auch Sportlehrer als fachkompetente Vertreter ihres Faches vermehrt Einzug in das Personalgefüge – etwa einer Rehabilitationseinrichtung – halten.

Mit der Bedeutung des Sports für die Gesundheit wachsen auch die Anforderungen an die Sportlehrer – hinsichtlich der Erweiterung ihrer Ausbildung wie auch ihrer Verantwortung.

Die retrospektive Betrachtung des krankengymnastischen Berufs zeigt, daß gemeinsame Wurzeln beim Krankengymnast und Sporttherapeut vorhanden sind. Allerdings hat sich die Krankengymnastik – der Entwicklung in der Medizin folgend – immer mehr spezialisiert und in zahlreichen Therapieverfahren subspezialisiert. Auf der anderen Seite wird auf eine mehr sportbezogene Ausbildung der Krankengymnasten, etwa in Trainingslehre, Sportdidaktik und v. a., auf eine eigene sportliche Fertigkeit und persönliche Trainings- und Wettkampferfahrung verzichtet.

Krankengymnastik- und Sporttherapie haben gleiche geschichtliche Ursprünge.

Nach Lekszas (1981) können die folgenden grundsätzlichen krankengymnastischen Merkmale wiederum grundsätzlichen heilsportlichen Kriterien gegen-

Tabelle 4.1. Grundsätzliche krankengymnastische (*KG*) und heilsportliche (*HS*) Kriterien. (Mod. nach Lekszas 1981)

KG-Kriterien	HS-Kriterien
1. Der Patient.	1. Der Patient.
2. Die ärztliche Verordnung.	2. Die ärztliche Verordnung.
3. Die ärztliche Überwachung.	3. Die ärztliche Überwachung.
4. Die krankengymnastische Leitung.	4. Die sportpädagogische und fachärztliche Leitung.
5. Der Körperschaden als Angriffsort.	5. Der ganze Mensch als psychosomatische Belastungseinheit; funktionelle Einzelziele als vorübergehende individuelle Bewegungsaufgabe.
6. Die kombinierte Bewegungstherapie im Phasenwechsel zwischen aktiv und passiv.	6. Der dosierte freude- und spielbetonte aktive Bewegungsablauf.
7. Das „Behandeln" und Erziehen als vorübergehende Heilmaßnahme.	7. Das „Handeln" und Erziehen zum Handeln als zeitlich begrenzte therapeutisch-rehabilitative Heilmaßnahme.
8. Die Wiederherstellung der Einzelfunktion und der bewegungsgestörten Funktionsketten als Behandlungsziel.	8. Die funktionelle Leistungssteigerung, Rekonditionierung und psychische Rekreation als klinisch-ambulantes Behandlungsziel.

übergestellt werden. Dabei sind inhaltliche Überschneidungen, Gemeinsamkeiten, aber auch unterschiedliche konzeptionelle Schwerpunkte, etwa in den Begriffen „behandeln" der Krankengymnasten und „handeln" der Sporttherapeuten, herauszulesen (s. Tabelle 4.1).

Die sporttherapeutische Basis beginnt bereits im Krankenbett mit der Stoffwechselgymnastik. Sie findet ihre Fortsetzung in der gezielten und dosierten krankengymnastischen Einzelbehandlung, die in ihrer Grundform als aktive, passive oder Widerstandsbewegung auf den Leistungsgestörten übertragen wird (Lekszas 1981).

Nach Presber (1982) können sich die rehabilitativen Aufgaben von Heilsport, Physio- und Arbeitstherapie überschneiden. Sie werden sich aber im wesentlichen ergänzen.

Zwischen Krankengymnastik und Sporttherapie gibt es mehr Verbindendes als Trennendes.

4.2.1 Ausbildung und Berufsbild

Der Begriff „Krankengymnastik" leitet sich ursprünglich vom schwedischen Wort „sjuk-Gymnastiek" (sjuk = siech, dem englischen Wort sick sprachverwandt) ab (Gillmann 1981). Neurologen, Orthopäden, Pädiater, Chirurgen und Internisten schufen die verschiedensten Systeme krankengymnastischer Therapie, die letztlich die Subspezialisierung im Berufsbild der Krankengymnasten deutlich ausweiten. Zu den herausragenden krankengymnastischen Behandlungsmethoden zählt das „neuro-developmental treatment" (NDT) von Bertha und Karl Bobath zur Therapie von Entwicklungsrückständen oder Störungen des kindlichen zentralen Nervensystems. Ähnliche, jedoch mehr am peripheren Nervensystem ansetzende Verfahren entwickelten Phelps u. Collins (1980). Voitja baute auf dem Begriff der Reflexlokomotion eine Therapie der spastischen Zerebralparese auf (Gillmann 1981). Eine Methode der Behandlung schwerer Skoliosen entwickelte Klapp, die manuelle Therapie geht auf Lewitt, Mennel und Zyriax zurück. Ein weiteres Skoliosetherapieschema ist die dreidimensionale Atemtherapie nach Lehnert-Schroth.

Funktionskrankheiten des Bewegungsapparats werden auch als reflektorisch schmerzhafte Störungen von Funktionen definiert. Die (reflektorischen) Schmerzen behindern bestimmte Bewegungen des Körpers oder die Einnahme bestimmter Körperhaltungen. Sie stehen in Zusammenhang mit pathophysiologischen Reflexmechanismen, welche durch Aktivitäten der Nozizeptoren ausgelöst werden, wobei es zu schmerzhaften funktionshemmenden Symptomen im Bereich des Bewegungsapparats kommt. Sie bilden den Niederschlag eines (mit vegetativen Reflexen gekoppelten) nozizeptiv ausgelösten Blockierungseffekts, der die Funktionen des sensomotorischen (lokomotorischen) Systems behindert. Die fundamentalen Grundlagen der Funktionskrankheiten bilden daher die pathophysiologischen Reflexmechanismen, die auf die (auch als nozizeptive somatomotorische Blockierungseffekte bezeichneten) Schutzeinrichtungen des Organismus zurückgehen.

Die Ausbildung der *Krankengymnasten* erfolgt in privaten und staatlichen Schulen über einen 2jährigen Zeitraum. Als Eingangsvoraussetzung gilt die mittlere Reife und die Vollendung des 18. Lebensjahres. Einige Schulen fordern ein vorgeschaltetes Krankenpflegepraktikum. Die schulische Ausbildung endet mit einem Staatsexamen. Die Anerkennung als Krankengymnast erfolgt nach einem weiteren Jahr praktischer Tätigkeit (sog. Anerkennungsjahr), so daß dann auch die freie Niederlassung in einer Praxis möglich ist.

Im Ausland kennt man den Beruf des Physiotherapeuten. Dessen Arbeitsgebiet schließt nicht nur krankengymnastische Inhalte, sondern auch die Ausbildungs- und Tätigkeitsmerkmale der in der Bundesrepublik eigenständig arbeitenden Masseure und medizinischen Bademeister mit ein.

Im Ausland sind die Berufe des Krankengymnasten und des Masseurs zum „Physiotherapeuten" zusammengefaßt. Eine EG-Angleichung ist für 1993 zu erwarten.

Man befürchtet im Rahmen der internationalen Angleichung Qualitätseinbußen im Bereich der Krankengymnastik. So beziehen die Krankengymnasten überwiegend gegen und die Masseure zumeist für diesen neu zu schaffenden Einheitsberuf Stellung (*Deutsches Ärzteblatt* 1987).

Bei den *Sporttherapeuten* findet sich eine ganz andere, teilweise sehr unterschiedliche Ausbildungsstruktur. Eine offizielle staatliche Anerkennung fehlt bisher. Meist handelt es sich um Sportlehrer mit einer Hochschulausbildung, die mehr oder weniger mit medizinischer Zusatzausbildung ausgestattet sind. Nach einem sechs- oder mehrsemestrigen Universitätsstudium können diese ein Arbeitsfeld im Bereich der medizinischen Prävention und Rehabilitation finden. Zusatzkenntnisse und praktische medizinische Erfahrungen werden z. B. in der Mitarbeit in Behindertensporteinrichtungen, als Übungsleiter des Deutschen Sportbundes und seiner Landesverbände oder in Einrichtungen der Behindertenfürsorge erworben.

Sporttherapeuten sind in erster Linie sportfachlich und pädagogisch ausgebildet; eine medizinische Schulung ist (noch) ungeordnet.

Den medizinischen Erkenntnissen und der Notwendigkeit der Einbeziehung des Sportes in die Prävention und Rehabilitation folgend, haben sich inzwischen viele Kompetenzträger des Gesundheitswesens (staatliche und private Klinikbetreiber, Kranken- und Rentenversicherer, Berufsgenossenschaften etc.) entschlossen, Planstellen für diplomierte Sportlehrer (Sporttherapeuten) in Kliniken, Rehabilitationszentren, Berufsförderungswerken, etc. einzurichten.

Die Sporttherapie baut das ihr eigene therapeutische Konzept zur präventiven und rehabilitativen Behandlung und Schulung von Patienten v. a. auf 3 Säulen auf (Gillmann 1981):

1) Muskelkrafttraining,
2) Ausdauertraining,
3) Training der Reaktionsfähigkeit und Geschicklichkeit.

Die Vorteile einer *kausalen Therapie*, wie sie der Sporttherapie v. a. bei den vielfältigen Erscheinungsformen und -folgen eines chronischen Bewegungsmangels zu eigen sind, erklären sich aus den wissenschaftlichen Erkenntnissen der Adaptationsphänomene im Sinne einer zellulären und metabolischen Anpassung an Trainingsreize.

Den therapeutischen Einsatz des „Medikamentes Sport" hat Mallwitz treffend interpretiert: *„Üben stärkt, nicht üben schwächt, Übertraining schadet, dosierte Übung heilt"*.

Diese, in die Sprache des Sportes transformierte Regel, geht zurück auf die Formulierung nach Roux: *„Die stärkere Funktion ändert die qualitative Beschaffenheit der Organe, in dem sie die spezifische Leistungsfähigkeit derselben erhöht"* (Roux 1850−1924).

In Anlehnung an das Rouxsche Gesetz, aber in einem allgemeineren medizinischen Sinne zu verstehen, ist die Arndt-Schulz-Regel:

Schwache Reize regen die Lebenstätigkeit an (>20%), starke Reize lösen Anpassungsvorgänge aus (>50%), zu starke Reize wirken lähmend (>95%)" (Arndt 1835−1900; Schulz 1853−1934).

Im Sinne einer orthopädischen und auf das Skelettsystem bezogenen Betrachtungsweise der verschiedenen Adaptationsmechanismen formulierte Wolff sein Transformationsgesetz:
„Minderung der Belastung eines Knochens führt zu Hypotrophie. Vermehrte Druck- und Zugbelastung führt zu hypertrophen Strukturanpassungen" (Wolff 1836–1902).
Alle sporttherapeutischen Konzepte sind auf die Erkenntnisse aus den morphologischen Anpassungsvorgängen des Organismus an Trainingsreize gegründet. Die Sporttherapie macht sich darüber hinaus den hohen motivationalen Einfluß des Sportes und dessen psychosozial harmonisierende Auswirkungen zunutze.

Die Sporttherapie eignet sich als kausales Therapieinstrument bei vielen chronischen Erkrankungen; zudem hat sie einen hohen motivationalen Einfluß.

4.2.2 Berufsverband der Sporttherapeuten

Der Deutsche Verband für Gesundheitssport und Sporttherapie e.V., in welchem die Sporttherapeuten organisiert sind, definiert den Begriff „Bewegungstherapie" als ärztlich indizierte und verordnete Bewegung, die vom Fachtherapeuten geplant und dosiert, gemeinsam mit dem Arzt kontrolliert und mit dem Patienten allein oder in der Gruppe durchgeführt wird.
Der Begriff „Sporttherapie" wird als eine bewegungstherapeutische Maßnahme definiert, die mit geeigneten Mitteln des Sports gestörte körperliche, psychische und soziale Funktionen kompensieren, regenerieren, Sekundärschäden vorbeugen und gesundheitlich orientiertes Verhalten fördern soll.
Schließlich wird der Begriff „Gesundheitssport" als die Form der sportlichen Betätigung definiert, die durch ein ausgewogenes Training alle motorischen Grundeigenschaften gleichermaßen entwickelt und schult. Dabei spielt die individuelle Belastungsdosierung, die auf persönlicher Leistungsfähigkeit aufbaut und die gegebenen Beeinträchtigungen (sowohl in psychischer als auch in physischer Hinsicht) berücksichtigt, die größte Rolle im funktionellen Bereich.
Gesundheitssport bedeutet aber ebenso Freude an Bewegung, Spiel und Spaß durch gemeinsames Sporttreiben sowie Erfolgserlebnisse durch Leistungssteigerung – also physisches, psychisches und soziales Wohlbefinden durch bewußte und kontrollierte sportliche Aktivität.
Ein zentrales Anliegen des Berufsverbandes ist die qualifizierte Aus- und Weiterbildung in medizinischen Belangen mit dem Ziel der Erlangung der Zusatzqualifikation „Sporttherapie". Die Weiterbildungsinhalte beziehen sich auf fast alle medizinischen Fachgebiete. Die Tatsache der rasanten medizinischen Entwicklung fordert auch von den sportmedizinischen Therapieformen eine zunehmende Spezialisierung und Subspezialisierung.

Der Berufsverband fördert die medizinische Fortbildung der Sportlehrer.

Physiotherapeuten und Krankengymnasten einerseits und Sporttherapeuten andererseits werden in der Entwicklung der Präventiv- und Rehabilitationsmedizin der kommenden Jahre jeder für sich ein breites Betätigungsfeld finden. Überschneidungen der Arbeitsbereiche können zum Nutzen der Patienten zu einem sinnvollen Ineinandergreifen von Therapieplänen führen.

4.3 Gesundheitsfördernde Trainingsergebnisse als Folge der morphologischen und zellulären metabolischen Adaptation

Die zellulären biochemischen Trainingsergebnisse mit morphologischen Veränderungen größerer Organstrukturen (z. B. Herz- oder Skelettmuskulatur) können mit den heutigen modernen apparativen Labormethoden relativ früh erfaßt und ggf. trainings- und therapiebegleitend kontrolliert werden (EKG, Ergometrie, Telemetrie, Spiroergometrie, Blutgase, Laktat, u. v. a. m.). Aufgrund zentralnervaler, koordinativer, dann zunehmend biochemischer Adaptationen der Herz- und Skelettmuskulatur stellt sich z. B. im Verlauf eines Ausdauertrainings (Jogging) beim Untrainierten eine Harmonisierung der vegetativ-hormonellen Stoffwechsellage und eine Ökonomisierung der Herzarbeit ein. Die anfängliche sympathikotone Stoffwechsellage des Untrainierten weicht zugunsten einer Trainingsvagotonie mit der Harmonisierung des Vegetativums. Schlafstörungen, Stimmungslage oder Appetit etc. regulieren sich auf ein physiologisches Niveau ein.

Nach einer ca. 3wöchigen, regelmäßig durchgeführten und richtig dosierten Ausdauertrainingsphase sinkt zunächst dank der verbesserten Bewegungskoordination (verbesserte Lauf- und Atemtechnik, Ausschalten unnötiger und unökonomischer Mitbewegungen beim Laufen, Schwimmen, Gymnastik etc.) der Sauerstoffverbrauch der Skelettmuskelzellen ebenso wie der der Herzmuskulatur. Die folgende vagotone herzfrequenzmindernde und damit für die koronare Blut- und O_2-Versorgung entscheidende positive Adaptation an ein Ausdauertraining, stellt das anfänglich wesentliche Kriterium des koronaren Präventions- und Rehabilitationssports dar.

Die zelluläre Antwort auf Reize aus den verschiedenen motorischen Beanspruchungsbereichen kann sehr unterschiedlich sein. Es sind Änderungen im Enzymbesatz des Zellplasmas (z. B. je nach Dauer und Intensität einer anaeroben Ausdauerbelastung) oder Veränderungen in der Mitochondrienzahl bei anhaltender aerober Trainingsbelastung bekannt. Die Herz- und Skelettmuskulatur entwickelt eine dichtere Kapillarisierung in Abhängigkeit von Intensität und Dauer der Belastung. Die Skelettmuskelzellen reagieren, je nach der Konzeption eines Widerstandstrainings, mit einer verbesserten statischen oder dynamischen Kraftleistung.

Ein sporttherapeutisches Konzept — etwa im Rahmen eines stationären Heilverfahrens — trägt den pathologischen Befunden und der Diagnosehierarchie Rechnung. Die Behandlung eingeschränkter oder gefährdeter vitaler internistischer Funktionen hat ggf. Vorrang vor der Therapie orthopädischer Nebenbefunde.

Andererseits können vital bedeutsame kardiopulmonale Funktionen nur bei einer ausreichend leistungsfähigen Skelett-, Gelenk- und Muskelfunktion wirksam trainiert werden. Hieraus ergibt sich die enge Verbindung internistischer Therapieansprüche einerseits und der Behandlung orthopädischer Funktionsdefizite andererseits. Der Mensch „lebt zwar mehr von seinem Herzen als von seinen Gelenken". Aber das Herz atrophiert und verkümmert ohne die aus dem Bereich des Bewegungsapparats eintreffenden Trainingsreize. Im Einzelfall müssen eingeschränkte Hüft- oder Kniegelenkfunktionen vorbereitend so gebessert werden, daß kardiopulmonal effektive Ausdauerbelastungen (Schwimmen, Wandern, etc.) überhaupt erst wieder ermöglicht werden.

Fallbeispiel

54jähriger Mann, jahrelange und zuletzt therapierefraktäre Hüftgelenkbeschwerden bei fortgeschrittener Koxarthrose. Operative Versorgung mit Endoprothese mit guter postoperativer Hüftgelenkbeweglichkeit. Infolge der vorausgegangenen, langen, schmerzbedingten körperlichen Schonung erhebliche Atrophie der Beinmuskulatur sowie reaktive statische Rücken- und Kreuzschmerzen.
Internistisch: Übergewicht, diätetisch einstellbarer Diabetes mellitus sowie tachykarde Rhythmusstörungen mit supraventrikulären Extrasystolen, gelegentlich pektanginöse Beschwerden.
Orthopädischer rehabilitativer Therapieansatz: Funktionsstabilisierung des postoperativ gut beweglichen Hüftgelenks, Verbesserung der Steh- und Gehfunktionen durch Training der Beinmuskulatur und der Haltung, Gehschule, Erlernen des sportlichen Wanderns, Radfahren oder Schwimmens mit dem Ziel der *langfristigen* Normalisierung des Körpergewichtes, der Regulierung der Stoffwechselparameter und v. a. der Ausdauertrainingsanpassung des Herzens in Form einer Frequenzminderung, verbesserten Kapillarisierung und erhöhten O_2-Aufnahme.

Die kurz- und mittelfristig – etwa im Rahmen einer Kur erreichbaren Anpassungseffekte im Bereich des passiven Bewegungsapparats – können in der verbesserten Elastizität paraartikulärer Strukturen (Bänder, Kapseln) liegen. Adäquate Trainingsreize wären in diesem Fall durch krankengymnastische Traktionsübungen, tangentiale Zug- und Dehnungsbelastung, Stretching, Wassergymnastik etc. zu vermitteln.

Häufige Ursachen von Gelenkmangelfunktionen sind kontrakte und verkürzte Muskelanteile sowie muskuläre Dysbalancen, etwa im Bereich der Hüft- und Rumpfmuskulatur. Die physiologische Trainingsanpassung der dysfunktionellen Muskulatur kann durch ein dosiertes selektives Muskelwiderstandstraining gelenkschonend, z. B. an isokinetisch arbeitenden Trainingsmaschinen, erarbeitet werden.

Eine anfänglich durch chronischen Bewegungsmangel und Muskelatrophie verursachte Gelenkmangelfunktion kann infolge des (bewegungs)reduzierten Gelenkstoffwechsels zur Schädigung der hyalinen Gelenkknorpelflächen und somit zu einem progredienten Verlauf der Arthrose beitragen. Der chronische

Bewegungsmangel und die dadurch bedingte Reduzierung des synovialen und chondralen Stoffaustausches stellt ebenso wie eine chronische Fehlbelastung einen wesentlichen Bestandteil im Circulus vitiosus der Arthroseentwicklung dar.

Die folgende Übersicht verdeutlicht Anpassungseffekte im Bereich des kardiopulmonalen Systems, des passiven Bewegungsapparats, der Skelett- und Gelenkstrukturen, der Skelettmuskulatur sowie am zentralen Nervensystem (nach Wimmer 1978).

Auswirkungen körperlicher Aktivität:

Herz und Kreislauf:
- niedrigere Pulsfrequenz in Ruhe und bei allen Belastungsstufen,
- erhöhter Sauerstoffpuls,
- erhöhtes Schlagvolumen,
- Herzmuskelhypertrophie,
- regulative Dilatation (Residualblut in Ruhe vermehrt),
- verringerter Belastungsblutdruck durch verringerten peripheren Widerstand,
- verringerter Koronardurchfluß bei gegebener Belastung, d. h. erhöhte Koronarreserve,
- Kontraktionsgeschwindigkeit erhöht (positive Inotropie),
- raschere Blutverteilung in Bedarfsgebiete (von inaktiven Muskeln, Haut- und Splanchnikusbereich hin zu aktiven Muskeln, Herz, Hirn).

Blut:
- Zunahme des Blutvolumens,
- gesteigerte Erythropoese,
- Vermehrung des Gesamthämoglobins, Verbesserung des O_2-Transports,
- Erhöhung der fibrinolytischen Aktivität.

Atemsystem:
- Zunahme der Vitalkapazität,
- Verkleinerung des Totraumes,
- Zunahme der maximalen Sauerstoffaufnahme.

Stoffwechsel:
- Verringerung des Milchsäurespiegels bei körperlicher Aktivität,
- Regularisierung des Blutzuckerspiegels,
- Senkung des Cholesterinspiegels,
- Verbesserung der Stoffwechselleistung der Leber,
- schnellere renale Ausscheidung von sauren Stoffwechselprodukten,
- Akzeleration des Mesenchymstoffwechsels.

Skelettmuskulatur:
- Vermehrung von Masse und Gefäßen,
- Vermehrung der ATP- und Glykogenreserve.

Zentralnervensystem:
- bessere Anpassung an Azidose,
- verlangsamte Ermüdung,
- höhere Entspannungsbereitschaft,
- erhöhter Muskeltonus,
- bessere Koordination,
- erhöhter Vagotonus.

Psyche:
- Entspannung,
- Erhöhung der Selbstsicherheit und des Selbstvertrauens,
- Erhöhung der Arbeitsfähigkeit und des Lebensgenusses,
- Erleichterung diätetischer Umstellung (z. B. auch Raucherentwöhnung durch Ablenkung).

4.4 Die motorischen Hauptbeanspruchungsformen

Zum besseren didaktischen Verständnis der Anpassungsreaktionen des menschlichen Organismus auf sportliche Trainingsreize eignet sich eine Unterteilung der wesentlichsten motorischen Lebensäußerungen des Menschen in die 5 motorischen Hauptbeanspruchungsformen:
   Kraft, Ausdauer, Koordination, Flexibilität, Schnelligkeit.
   Nach Hollmann u. Hettinger (1980) wurden weitere Unterteilungen der Hauptbeanspruchungsformen nach neuromuskulären und biochemischen Kriterien vorgenommen (s. Schema S. 162).

Die *Kraft* wird beim Menschen im Muskel durch Spannung erzeugt. Man unterscheidet statische und dynamische Kraft, Schnell- und Ausdauerkraft. Die Kraftleistungsfähigkeit ist vom Muskelquerschnitt und der Zahl der Muskelfasern abhängig – zudem auch von der Struktur der Muskelfasern sowie v. a. von der Koordination und der Motivation. Die Skelettmuskulatur stellt den mit Training am besten zu beeinflussenden Anteil des Organismus dar. Neben der Funktion bei der Kraftleistungsfähigkeit kommt der Skelettmuskulatur als Organsystem eine große Bedeutung als Energie- (Glykogen, energiereiche Phosphate) und Mineraldepot (Minerale und Spurenelemente) zu. Im Krafttraining werden verschiedene Arbeitsformen unterschieden:

1) *isometrische Arbeit* – faserinterne Spannungszunahme ohne Verkürzung der Muskellänge,
2) *isotonische Arbeit* – Verkürzung der Muskelfasern bei gleichbleibender Spannung,
3) *auxotone Arbeit* – Mischform aus isometrischer und isotonischer Beanspruchung,
4) *isokinetische Arbeit* – gleichbleibende Belastungen gegen maximalen Widerstand über den gesamten Bewegungsbereich.

Ein isometrisches Muskeltraining kann bei untrainiertem Zustand Muskelmasse aufbauen und bei trainiertem Zustand eine Atrophie verzögern (z. B. bei einer erzwungenen Ruhigstellung im Gipsverband oder bei Bettlägerigkeit). Sie ist somit ein wesentliches Arbeitsfeld der Krankengymnastik. Im leistungsfördernden Krafttraining sind die isometrisch ausgelösten Trainingsreize jedoch unzureichend.
   Eine Kreislaufwirkung ist nur von einem dynamischen, isotonen oder isokinetischen Training größerer Muskelgruppen (wenigstens 1/7 bis 1/6 der gesamten Körpermasse) zu erwarten. Die wesentlichen morphologischen Anpassungsreaktionen eines Krafttrainings be-

Grundschema der motorischen Hauptbeanspruchungsformen

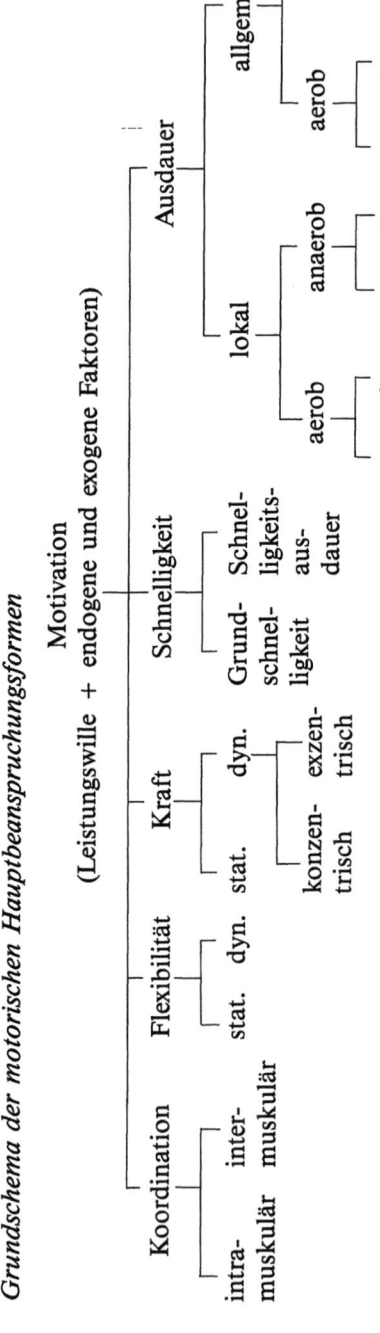

stehen in der Querschnittsvergrößerung der Muskelfasern, der Vermehrung der Myofibrillen (Aktin- und Myosinfilamente), Vergrößerung des Kreatinin- und ATP-Gehaltes, Vergrößerung der neuromotorischen Einheiten. Ferner kommt es zu einer Zunahme des Knochendurchmessers, einer Verdichtung der Knochenstruktur durch Bildung von Knochenbälkchen, zu einer Dickenzunahme der Gelenkknorpel und zu einer Größenzunahme der Sehnenfasern und der Bänder.

Die *Ausdauer* wird differenziert in eine lokale und in eine allgemeine Muskelausdauer. Die lokale Muskelausdauer stellt die Ausdauer einer Muskelmasse dar, die kleiner ist als 1/7 bis 1/6 der gesamten Muskelmasse. Die allgemeine Ausdauer stellt die Ausdauer einer Muskelmasse dar, die größer ist. Der Begriff der Ausdauerleistungsfähigkeit ist je nach unterschiedlicher Arbeitsqualität und -quantität in dynamische, statische, aerobe und anaerobe Ausdauerleistungsfähigkeit zu unterteilen. Das Training der allgemeinen aeroben Ausdauer führt zu einer Verbesserung der maximalen Sauerstoffaufnahmefähigkeit pro kg KG, der Erhöhung der aeroben-anaeroben Schwelle, der Größe des Glykogendepots sowie der Qualität der Stoffwechselvorgänge schlechthin. Für die Beurteilung des kardiopulmonalen Leistungsverhaltens gilt der Begriff der maximalen Sauerstoffaufnahme als der wesentliche Parameter. Ein Ausdauertraining kann umfassende gesundheitliche Konsequenzen im Sinne der Verbesserung aller wichtigen Lebensfunktionen haben.

Am Herzen kommt es zu einer Vergrößerung des Schlagvolumens, die Ökonomie der Herzarbeit wird durch einen geringeren O_2-Bedarf verbessert — v. a. reguliert sich damit beispielsweise bei Koronarpatienten das Mißverhältnis zwischen O_2-Bedarf und -angebot im Herzmuskelgewebe.

Das wichtigste Gesamtergebnis ist die Reduzierung der Herzbelastung für eine gegebene Körperarbeit, Verringerung des Sauerstoffbedarfes des Herzens für eine gegebene körperliche Belastungsstufe, ggf. Reduzierung der Risikofaktoren (Hypertonie, Hyperlipidämie, Hyperglykämie, Adipositas, „Distreß", Bewegungsmangel; Hollmann u. Hettinger 1980).

Koordination bezeichnet das Zusammenwirken von ZNS und Skelettmuskulatur innerhalb des gezielten Bewegungsablaufs (Synonyme im pädagogischen Sprachgebrauch sind Geschicklichkeit, Gewandtheit, Technik). Die sporttherapeutische Domäne zur Verbesserung, Stabilisierung und Steigerung der Koordination ist die Gymnastik.

Die *Flexibilität* ist der willkürlich-mögliche Bewegungsablauf in einem oder mehreren Gelenken (Synonyme sind Gelenkigkeit, Beweglichkeit). Die „Bewegungsharmonie" hingegen bedeutet neben der Gelenkigkeit auch eine ausreichende koordinative Leistungsfähigkeit. Die Funktionsfähigkeit und Statik eines Gelenks wird durch die anatomische Knochen-, Bänder-, Sehnen- und Muskelführung beeinflußt. Die Stabilität eines Gelenks zu verbessern, kann durch Aufbau der gelenkführenden und -schützenden Muskelmasse gelingen.

Die *Schnelligkeit* beinhaltet Reaktionszeit, Geschwindigkeit einer Einzelbewegung, Bewegungsfrequenz und Fortbewegungsgeschwindigkeit. Zu unterscheiden ist die Grundschnelligkeit von der Schnelligkeitsausdauer. Für den therapeutisch angewandten Sportbereich gilt, daß ein Schnelligkeitstraining zu keiner nennenswerten Leistungsverbesserung eines gesunden kardiopulmonalen Systems führt.

Den 5 motorischen Hauptbeanspruchungsformen können nach anatomisch-physiologischen Erwägungen die folgenden Organbereiche gegenübergestellt werden:

Kraft → **Skelettmuskulatur;**

Ausdauer → **kardiopulmonales System;**

Koordination → **zentrales Nervensystem;**

Flexibilität → **passiver und aktiver Bewegungsapparat;**

Schnelligkeit → **zentrales Nervensystem sowie aktiver und passiver Bewegungsapparat.**

Die Kraftleistung ist abhängig vom Trainingszustand der Skelettmuskulatur. Die Ausdauerleistungsfähigkeit ist um so größer, je funktionsfähiger das Herz-Gefäß-Atmungs-System ist. Es bestehen fließende Übergänge und Überlagerungen. So ist ohne eine funktionsfähige Skelettmuskulatur kein Trainingseffekt am kardiopulmonalen System umsetzbar, da der venöse Rückstrom aus mindestens 1/7–1/6 der Gesamtmuskelmasse als Schwellenbereich erforderlich ist, um einen Volumenbelastungsreiz am Herzen auszulösen.

Zahlreiche Übungen – auch Sportdisziplinen – lassen sich hinsichtlich der zugehörigen motorischen Beanspruchungsschwerpunkte und damit ihrer therapeutischen Wertigkeit und Verwendbarkeit klassifizieren (s. Tabelle 4.2).

4.5 Zivilisationsbedingte Morbidität

4.5.1 Chronischer Bewegungsmangel

Die Ätiologie vieler chronischer Leiden geht auf einen chronischen Bewegungsmangel zurück. Bedingt durch Arbeits- oder Wohnverhältnisse, aber auch individuell als Folge mangelnder Motivation und zu großer Bequemlichkeit kann der tägliche Bewegungsradius und die Bewegungsintensität so weit eingeschränkt werden, daß Organbereiche chronisch unterfordert und somit im Sinne einer negativen Anpassung funktionsschwach, anfällig und schließlich krank werden.

Mehr als die Hälfte aller Schulkinder soll unter Haltungsschäden leiden. Bei dem Teil der Erwachsenen, deren jugendliche Haltungsfehler sich mangels intensivem Leistungstraining der Rumpfmuskulatur einschließlich der Atemmuskulatur in das 3.–5. Lebensjahrzehnt „hinübergerettet" haben, droht die chronisch-statische Insuffizienz des Achsenorgans (Jentschura 1977).

Die Trainingsschwelle zur Erhaltung einer ausreichenden Skelettmuskelfunktion (z. B. des Rumpfmuskelkorsetts) liegt bei einer täglichen Mindestbelastung von 25–30% der individuellen Maximalkraft. Ausschließlich sitzend oder stehend auszuübende bewegungsarme berufliche Tätigkeiten beanspruchen z. B. das Rumpfmuskelkorsett zu wenig (unterschwellig), so daß Negativanpassung, d. h. muskuläre Atrophie die Folge ist. Dieser Faktor einerseits und ggf. zusätzlich andauernde Fehlbelastungen der Wirbelsäule und/oder der Gelenke an z. B. unpassenden Schul-, Büro- und Wohnmöbeln sowie stereotype Fehlbelastungen am Arbeitsplatz etc. führen rasch zu einer Verschlechterung der Prognose von Wirbelsäulen- und Gelenkleiden im Sinne der Förderung statisch-degenerativer Folgezustände.

Ein zu lange bestehender Zustand des chronischen Bewegungsmangels kann im Sinne eines Circulus vitiosus komplexe, sich gegenseitig fördernde, gesundheitliche Nachteile provozieren. Kommt es z. B. am aktiven oder passiven Bewegungsapparat zu muskulären Atrophien, Gelenkigkeitseinschränkungen, Kontrakturen etc., so resultieren infolge dieser orthopädisch manifesten Funktionseinbußen chronische Unterforderungen von Herz und Kreislauf, Lunge und Stoffwechselorganen – mit entsprechenden Krankheitsfolgen. Wegen der

Tabelle 4.2. Einstufung von Sportarten hinsichtlich der zugehörigen motorischen Beanspruchung. (Mod. nach Dall Monte, aus Hollmann 1980)

Kraftsportarten			Geschicklichkeitssportarten		
hauptsächlich mit statischer und dynamischer Kraft	hauptsächlich mit Schnellkraft	hauptsächlich Schnelligkeit, Schnellkraft	statische Kraft, dynamische Kraft, Schnellkraft, lokale Muskelausdauer	mit statischer muskulärer Beanspruchung	mit relativ wenig muskulärem Einsatz
Gewichtheben	Leichtathletik, Diskus-, Hammer-, Speerwurf, Kugelstoß	Leichtathletik, 100 m, 100 m Hürden, 110 m Hürden, Eisschnellauf, Fahrradsprint, Hochsprung, Weitsprung, Dreisprung, Stabhochsprung	Eiskunstlauf, Kunstturnen, alpiner Skilauf, Skispringen, Hürdenlauf, Fechten (Florett, Säbel, Degen), Kunstspringen (3 m und 10 m)	Reiten (Vielseitigkeitsprüfung, Dressur), Rennfahren (Motorrad, Rennboot), (Segel-)Fliegen, Segeln (alle Klassen), Bobfahren, Schlitten Bogenschießen	Zielschießen freihändig und Automatik: Pistole, Gewehr Tontaubenschießen

Hauptsächlich anaerobe Dauerbelastung		Aerobe/anaerobe Dauerbelastung		Hauptsächlich aerobe Ausdauerleistung				Wechselnd aerobe und anaerobe Belastung statisch und dynamisch		
Leichtathletik (200 m, 400 m), Eisschnelllauf	Radfahren: (1 km) stehender Start, Spurt Einzel und Tandem	Schwimmen: (100/200 m), Eisschnelllauf Mittelstrecken	Leichtathletik (400 m, 800 m)	Straßenrennen, Verfolgungsrennen Rudern (Kanu) Kajak	Wandern Schwimmen (400 m, 800 m 1500 m) Langstreckenlauf	Laufen (1500 m, 5000 m, 3000 m Hindernislauf, Marathon) Rudern (2000 m)	Straßenrennen, Laufdisziplinen länger als 4 h Rudern, Kanu Kajak	Ringen, Judo, Boxen, Basketball, Volleyball, Handball, Wasserball, Rugby, Eishockey	Fußball Rugby für 3 – 4 h Tennis, Handball, Eishockey	Straßenrennen (100 km Mannschaft Bahn, 4 km)

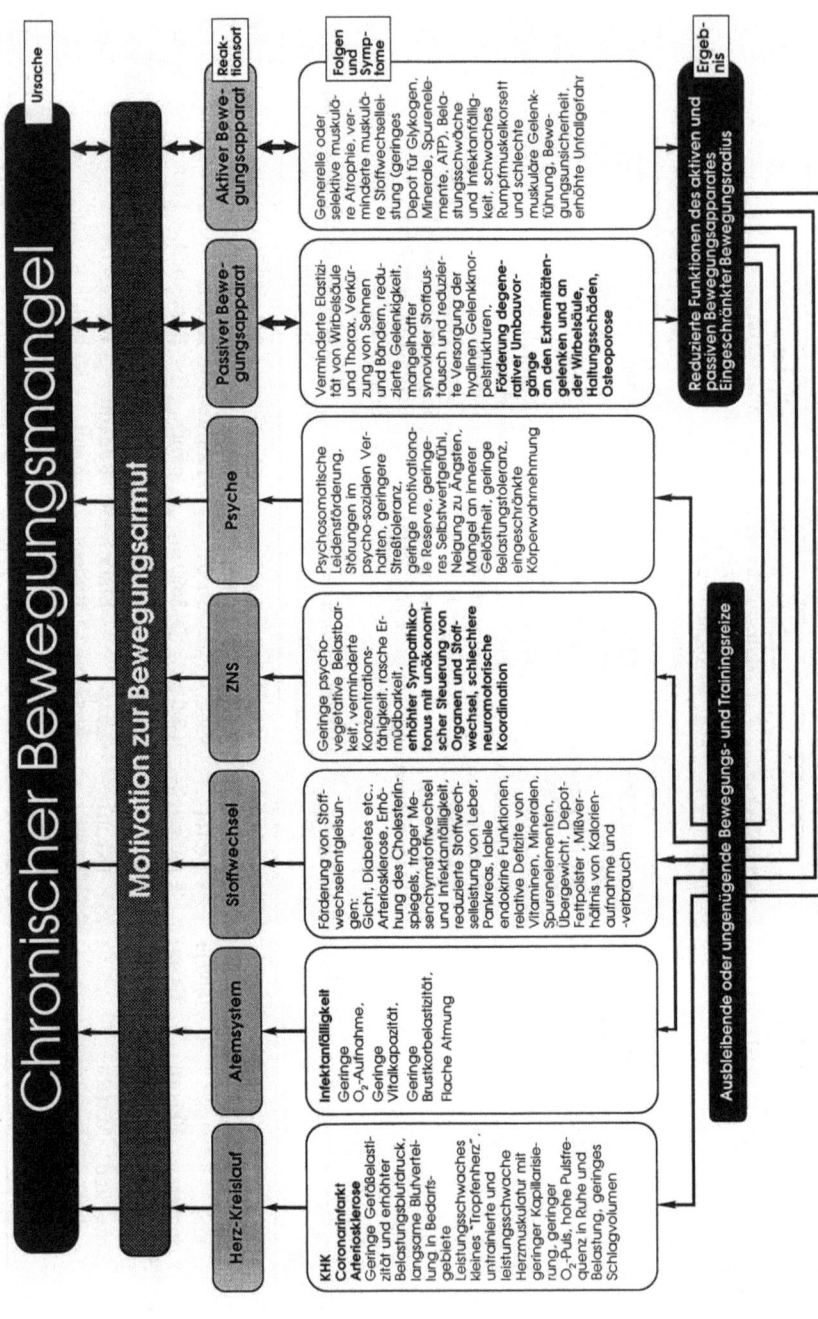

Abb. 4.1. Wechselwirkung reduzierter Funktionen des passiven und aktiven Bewegungsapparates und des somit verursachten chronischen Bewegungsmangels mit vital-wichtigen kardiopulmonalen und metabolischen Organfunktionen

anhaltenden Sauerstoffunterversorgung ist auch eine vorzeitige zerebrale Leistungsminderung vorstellbar. Erfahrungsgemäß ist auch die Psyche mitbetroffen, so daß in einem nur vordergründigen Wohlbefinden sich Unwohlseinsempfindungen und -gedanken etablieren. Das heißt, die Motivation, den Zustand des chronischen Bewegungsmangels aktiv zu durchbrechen, schwindet mehr und mehr.

Sowohl die internistischen, organisch-manifesten Mangelfunktionen wie auch die psychische „Negativadaptation" an den Zustand der körperlichen Inaktivität werden wiederum motivierende Impulse zur Bewegungsaktivität bremsen. Dem Betroffenen fällt es beim Fortschreiten des Circulus vitiosus immer schwerer, sich bewegungsaktiv zu orientieren. Schließlich kommt es soweit, daß körperliche Aktivitäten gar nicht mehr ertragen werden, da sie vitale Restfunktionen gefährden könnten, und ein Zustand des Siechtums kündigt sich an (vgl. Abb. 4.1).

4.5.2 Ernährung

Unzweckmäßige Eßgewohnheiten eines Sportlers können dessen körperliche Leistungen nachteilig beeinflussen. Bei Nichtsporttreibenden mit erheblich geringerem Energieverbrauch sind die Folgen der fehlerhaften Ernährung ggf. noch fataler. Der Energieverbrauch einzelner körperlicher Funktionsabläufe wird in Tabelle 4.3 dargestellt.

Tabelle 4.3. Kalorienverbrauch pro kg KG/h. (Nach Biener 1972)

Im Alltag		Im Sport	
Gehen (6 km/h)	3,70	Radfahren (30 km/h)	12,0
Gehen (3 km/h)	2,50	Lauf (9 km/h)	9,50
Vorlesung/Unterricht	1,50	Skilauf (9 km/h)	9,00
Stehen (straff)	1,23	Rudern (6 km/h)	7,38
Stehen (schlaff)	1,06	Kanufahren	7,00
Sitzen	1,04	Tischtennis	4,50
Grundumsatz (liegen)	1,00	Reiten (Trab)	4,20
Grundumsatz (Verdauung)	1,10	Radfahren (9 km/h)	3,54
Schlaf	0,93		

Der übermäßige Genuß von Industriezucker, Weißmehl, künstlich haltbar gemachten Nahrungsmitteln hat Mangelzustände an Vitaminen, Mineralen und Spurenelementen zur Folge. Defizite in diesen Bereichen blockieren wiederum Regenerations- und Reparationsvorgänge des Bindegewebes. Die zelluläre Oxidation kann eingeschränkt werden, so daß Sauerstoff ggf. durch ausreichende Bewegungsreize zwar genügend aufgenommen, aber durch ungeeignete Ernährung nicht effektiv in den Zellen verarbeitet werden kann.

Ein erhöhter Anteil von Fett in der Nahrung, insbesondere von gesättigten Fettsäuren, kann eine pathologische Belastung des Leber-Gallen-Systems verursachen (Erhöhung der Blutfettwerte). Übergewicht und Arterienverkalkung werden gefördert. Neuzeitliche und v. a. künstlich haltbar und optisch „schöner" gemachte Nahrungsmittel enthalten chemische Zusätze, Rückstände von Schädlingsbekämpfungsmitteln, z. T. Antibiotika und Hormonrückstände. Es kann zur Entwicklung von Allergien, Resistenzen gegen Medikamente, Leberschädigung, etc. kommen.

In der Ätiologie degenerativer Erkrankungen spielen umweltbedingte Belastungen und hier v. a. die Ernährung neben anlagebedingten Ursachen eine besondere Rolle.

Für eine gesunde und degenerativen Leiden des ZNS, Herz-Kreislauf-Systems, und des Stützgewebes entgegenwirkende Wirkung dienen folgende Grundsätze (Schmid 1985):

1) Die Ernährung soll so natürlich wie möglich sein. Dies bedeutet, daß die Lebensmittel nicht denaturiert und frei von Färbemitteln, Quellmitteln, Geschmackskorrigenzien und anderen chemischen Additiven sein sollten. Physikalische Eingriffe wie Beizen, Grillen, Räuchern, Salzen, Rösten führen ebenfalls zur Denaturierung.
2) „Natürlich" sind Lebensmittel dann, wenn die native Zusammensetzung aus biologischen Grundstoffen und Enzymen (Fermenten) erhalten ist.
3) Innerhalb der 3 Ernährungskategorien *Lebensmittel* (fermentativ intakte Naturprodukte), *Nahrungsmittel* (Kalorienträger unterschiedlicher Wertigkeit), *Genußmittel* (Produkte ohne Nährwert, teilweise zellschädigend) soll das Schwergewicht auf den Lebensmitteln liegen.
4) Quantität und Qualität der Nahrung sollen auf den Grundumsatz (Ruhebedarf) und Arbeitsumsatz abgestellt sein.
5) Jede Einseitigkeit der Nahrungszusammensetzung ist zu vermeiden, da sie auf die Dauer Mangelerscheinungen nach sich zieht und nur Mannigfaltigkeit und Abwechslung den Stoffwechsel ausreichend anregen.
6) Nahrungsmittel sollen nicht nur Kalorienspender sein, sondern mit ihrer Eigendynamik die Stoffwechselmechanismen des Körpers anregen und unterstützen.
7) Naturstoffe können ihre Dynamik nur bewahren, wenn sie schonend zubereitet und möglichst frisch genossen werden.
8) Vormahlzeiten mit fermentativ aktiven Früchten, Vegetabilien oder Säften, helfen dem Körper, die nachfolgende Hauptmahlzeit besser zu verarbeiten.
9) Die Temperatur der Speisen ist der Umgebungstemperatur anzupassen, heiße und eisgekühlte Speisen sind zu vermeiden.

10) Bewegung nach Einnahme der Hauptmahlzeiten unterstützt die Stoffwechseldynamik.

Ernährungsrichtlinien bei degenerativen Leiden des zentralen Nervensystems, Herz-Kreislauf-Systems und des Stützgewebes zeigt die folgende Tabelle 4.4.

Eine zusätzliche Vitamin- und Mineralzufuhr wäre bei einer gesunden Mischkost nicht nötig. Oft fällt deren Zubereitung bei den heutzutage in den Vordergrund gestellten Supermarktangeboten jedoch schwer.

4.5.3 Genußmittel

Kaffee fördert die Arbeit und Leistung der Muskulatur. Das enthaltene Koffein erweitert die Blutgefäße, die Muskel- und Herzmuskelaktionen werden kräftiger, das Gehirn wird angeregt. Lernen fällt leichter, Müdigkeit und Schläfrigkeitsgefühle werden beseitigt. Generell kann man dem Kaffeegenuß keine Schädigung anlasten. Etwa 0,1 g Koffein in einer Tasse Kaffee wirken kreislauffördernd und erfrischend. Bei 1,0 g Koffein (ca. 10 Tassen Kaffee) können jedoch schon Erregungszustände auftreten. 10,0 g können tödlich wirken; es kommt also immer auf die Menge an (v. Aaken 1974).

Alkohol und seinen Einfluß auf die Muskelkraft wurde schon in Studien um die Jahrhundertwende untersucht. Der spezifische Alkoholeffekt auf die Lei-

Table 4.4. Ernährungsrichtlinien bei degenerativen Leiden des Zentralnervensystems, Herz-Kreislauf-Systems der Stützgewebe; praktische Liste empfohlener und ungeeigneter Nahrungsmittel und Getränke. (Nach Schmid 1985)

	Ungeeignet (oder schädlich)	*Empfehlenswert*
Fleisch	Schweine-, Gänse-, Entenfleisch, geselchtes, gepökeltes, Rostgegrilltes, geräuchertes Fleisch, Schinken, Wurst, speziell Hartwurst, Speck	Kalb-, Hühner-, Putenfleisch, Kaninchen, Fasan, Rebhuhn, Taube, mageres Rindfleisch
Fisch	Aal, Karpfen, Flundern, Seezunge, Scholle, Heilbutt, Grundfische, Räucher-, Trockenfisch, Fischkonserven, gebratene Fische	weiße Seefische, Lachs, Forelle gedünstet oder gebraten
Milchprodukte, Eier	kohlenhydratangereicherte Milch, Milchcreme, Sahne, harte Eier, scharf gebratene Eier	Molke, Buttermilch, Magermilch, Dickmilch, Buttermilchquark, Bioghurt, Joghurt, Eier roh (in Fruchtsaft), geschlagen oder kurz gekocht

Table 4.4 (Fortsetzung)

	Ungeeignet (oder schädlich)	*Empfehlenswert*
Brot- und Mehlspeisen	Weißbrot, weiße Brötchen (Semmeln), Backwaren aus raffinierten (weißen Mehlen), backpulverreiches Gebäck, Mehlspeisen	Schwarzbrot, Vollkornbrot, Mehrkornbrot, Kommiß- brot, Bauernbrot, Weizen- keimbrot, Sauerteigbrot, Senfsamenbrot u. a., Backwaren aus frisch ge- schroteten und vollwertigen Mehlen, Kuchen aus voll- wertigen Mehlen, gesüßt mit Honigmelasse oder braunem Zucker
Zucker, süße Genußmittel	weißer, raffinierter Zucker, Bonbons, speziell gefärbtes Speiseeis, Schokolade, Torten, Konfekt	Bienenhonig, Melasse (Sirup), brauner Zucker, Fruchtzucker
„Nährmittel"	glasierter Reis, Hülsen- früchte (Linsen, Bohnen, alte Erbsen), Kornprodukte	unglasierter (Natur-) Reis, grüne Nudeln, Schwarz- mehl, Vollkornmehl, Ha- fer-, Gerstenflocken, grober Grieß, Maisgrieß, Graupen
Fette, Öle	Mastfette (Schweine-, Gän- se-/Entenfett), industrielle Mischfette, gehärtete Fette, Mayonnaise, Sahne, Cre- mes, Fischöl (Tran), Rin- dertalg, Schweineschmalz, Gänseschmalz	Pflanzenöle (möglichst un- erhitzt), Sojaöl, Senfsamen- öl, Walnußöl, Kokosnußöl, Sonnenblumenöl, Leinsa- menöl, Weizenkeimöl, Maiskeimöl, Olivenöl, Erd- nußöl, Distelöl, Palmöl, Baumwollsaatöl, Sesamöl
Gemüse, Gemüsesäfte	Blattkohlarten (Weiß-, Rot-, Rosenkohl), Schwar- zwurzeln, ältere Spargel, Pilze, Bratkartoffeln, Pom- mes frites, Einbrennen, fer- tige Soßen und verschiede- ne Dressings oder Ge- schmackskorrigenzien	(*Grundsatz:* roh, kurz ge- kocht oder gedünstet) Karotten, Spinat, Mangold, Gurken, rote Rüben, jun- ger Kohlrabi, Blumenkohl, Kopf-, Feld-, Endiviensa- lat, Sellerie, Brennessel-, Löwenzahnsalat, Chicoree, Tomaten, Meerrettich, Brunnenkresse, in kleinen Mengen junge grüne Erb- sen, Kartoffeln (roh, ge- kocht, Pellkartoffeln, Kar- toffelbrei)
Obst, Obstsäfte	unreifes Obst, konserviertes Obst, geschöntes Obst (*Vorsicht* bei Kernobst: Pflaumen, Kirschen)	Reife Äpfel, Birnen, Apri- kosen, Pfirsiche, Bananen, Feigen, Datteln, Papaya, Mango, Ananas, Orangen, Zitronen, Grapefruit, Melo- nen, Himbeeren, Brombee- ren, Johannisbeeren, Hei-

Table 4.4 (Fortsetzung)

	Ungeeignet (oder schädlich)	*Empfehlenswert*
		delbeeren, Preisel-, Moosbeeren, Hagebutten, Sanddorn, Nüsse
Getränke	Schädlich: alkoholische Getränke über 30 Vol.-%, Wisky, Brandy, Cognac, Wodka, Arrak, Uzo, u. a. ungeeignet: alkoholische Getränke zwischen 10 und 30 Vol.-%, Liköre, Magenbitter, Bohnenkaffee, starker Tee	Buttermilch, Magermilch, Dickmilch, Apfel-, Orangen-, Karotten-, Rote Beete-, Heidelbeer-, Zitronen-, Grapefruit-, Mango-, Papaya-, Ananas-, Kirschsaft; (*wichtig:* Säfte nur aus frischen Früchten herstellen, keine Konserven)
		Pflanzentees: Kamillen-, Pfefferminz-, Lindenblüten-, Holunderblüten-, Hagebutten-, Apfelschalen-, Brennesseltee
		leichter Kaffee, koffeinfreier Kaffee, Weizenbier, Malzbier, leichte Weine in kleinen Mengen
Gewürze	Essigkonzentrate, gebrauchsfertige Suppengewürze, Suppen- und Soßenpulver, Pfeffer, Curry	(Undenaturierte Früchte, Gemüse und Lebensmittel enthalten ausreichend Eigengewürze und brauchen keine Geschmackskorrigenzien)
		Knoblauch, Petersilie, Zwiebel, Zitronensaft, Molkenessig, Weinessig, Obstessig, Paprika, Kümmel, Majoran, Wacholder, Anis, Muskat, Lorbeerblätter, Vanille, Thymian, Bier-, Backhefe

stung besagt, daß der Bewegungsanreiz erhöht, die Bewegungskraft aber vermindert wird. Der Einfluß des Alkohols auf die Herz-Kreislauf-Tätigkeit kann über eine mögliche fettige Entartung des Herzmuskels direkt schädigend wirken. Das Blutgefäßsystem wird erweitert, die Haut wird stark durchblutet. In der Folge erhöht sich die Wärmeabgabe nach außen. An die Atmung werden infolge der Benachteiligung des Kreislaufs durch den Alkohol erhöhte Anforderungen gestellt. Da außerdem die Verbrennung des Alkohols in den Zellen selbst einen Mehrverbrauch an Sauerstoff erfordert, wird eine verstärkte Atmung notwendig. Alkohol setzt die biochemischen Verbrennungsvorgänge her-

ab. Der Fettansatz wird begünstigt und das Körpergewicht erhöht. Die Reflex-
zeit wird verlängert. Auch die Sinnesorgane werden durch alkoholische Einflüsse beeinträchtigt. Bekannt (und nicht selten angestrebt) ist der Wegfall von
psychischen Hemmungen. Alkoholgenuß hat mehr psychisch und physisch negative Auswirkungen als Vorteile und ist in Verbindung mit gesundheitserhal-
tenden oder -fördernden Maßnahmen bis auf sehr spezifische Ausnahmeberei-
che ohne Bedeutung.

Tabak bzw. sein Inhaltsstoff Nikotin ist für einen Erwachsenen in einer Dosis
von 60 mg und für ein Kleinkind bereits in einer Dosis von 10 mg tödlich. Eine
einzige Zigarette birgt 10 mg dieses Giftes in sich. Beim Inhalieren des Zigaret-
tenrauches werden davon 10% (1 mg) in den Körper aufgenommen.

Nikotin verengt die Blutgefäße, blockiert die O_2-Aufnahme und führt in der
Folge zu schweren Gefäßleiden (Raucherbein, Sehstörungen, Koronarinfarkt
etc.).

Frauen mit stärkerem täglichen Zigarettenkonsum unterliegen einem erhöhten
Osteoporoserisiko. In den USA wird diskutiert, ob Frauen, die im Verlauf einer
Schwangerschaft Drogen konsumieren und ebenso auch Frauen, die während
einer Schwangerschaft Zigaretten rauchen, wegen der Folgen für den Fetus
strafrechtlich zur Verantwortung zu ziehen sind. Bekannterweise sind die Ge-
burtsgewichte der Säuglinge rauchender Frauen geringer als bei Nichtrauche-
rinnen, da Nikotin bereits intrauterin beim Fetus durchblutungs- und zentralnervöse Entwicklungsstörungen bewirkt. Neben dem Giftstoff Nikotin enthält
der Zigarettenrauch karzinogenes Teer. Parallel mit der Zigarettenproduktion
stieg in der Schweiz die Zahl der Bronchialkarzinome in der Zeit von
1932–1962 (Biener 1972).
    In bezug auf körperliche oder sportliche Leistung ist festzustellen, daß nach
dem Zigarettenrauchen die Muskelkraft absinkt und die -ermüdung schneller
eintritt als bei Nichtrauchern. Aus medizinischer Sicht ist der Zigarettenkonsum vollständig entbehrlich. Ein leistungsfördernder Einfluß des Rauchens ergibt sich nicht, wohl aber sind die gesundheitlichen Gefahren erheblich!

4.5.4 Krankmachender Streß

Die Mobilmachung der körpereigenen Verteidigungskräfte bezeichnet Selye als
Alarmreaktion. Der Körper kann jedoch nur eine begrenzte Zeit in diesem
Alarmstadium verharren. Bei zu massiver Streßanflutung kann er in diesem
Alarmstadium aber auch nach kurzer Zeit zugrundegehen. Sofern die Schädigung nicht tödlich war, gelangt der Körper in das sog. Widerstandsstadium, er
wird gegen neuerliche Schädigungen besser gewappnet. Der Volksmund bezeichnet dies als „was mich nicht umbringt, macht mich nur noch stärker".
Wird der schädigende Reiz übertrieben, wird man nicht stärker, sondern fällt
in das Stadium der Erschöpfung. Diese 3 Reaktionsphasen (Alarmstadium,

Widerstandsstadium, Stadium der Erschöpfung) werden nach Selye als allgemeines Anpassungssyndrom bezeichnet. Das Dreiphasenprinzip beherrscht die meisten unserer Tätigkeiten. Den „kleinen" nützlichen täglichen Streß bezeichnet man als „Eustreß". Krank macht ein Streß, wenn das allgemeine Anpassungssyndrom versagt, dies führt zum „Distreß".

Ein zu intensiver und zu langanhaltender Streß macht krank. Seelischer Kummer, Ehe- und Beziehungsprobleme, ständige Ängste, streßreiche Berufe, Lärm, sind die wesentlichsten Streßursachen.

Streß mobilisiert alle Kräfte, entwicklungsgeschichtlich half er in der Vorzeit, zu überleben – Kampf oder Flucht hieß die Entscheidung. In den motorischen Reaktionen des Kampfes oder der Flucht wurde aber auch immer wieder Streß abgebaut und metabolisiert. Ein Streßstau entstand erst durch die zivilisationsbedingte Hemmung, bzw. Unmöglichkeit, mit Kampf oder Flucht (motorisch) zu reagieren. Die Muskulatur als Organ der Motorik und v. a. als Stoffwechselorgan spielt beim Streßabbau im Sinne der Beseitigung erhöhter Adrenalinspiegel eine wichtige Rolle. Bewegung ist das physiologischste und billigste Antistreßmittel. Aktiv betriebener Sport kann als Ventil für Frustrationen, Aggressionen und Streßreaktionen dienen (Lindemann 1974).

4.6 Sport bei orthopädischen Leiden

Um so mehr, als anlagebedingte Fehlformen des Skeletts (z. B. Achsenfehler der Extremitäten, Gelenkdysplasien, Fehlformen der Wirbelsäule zu Beschwerden führen können (präarthrotische Deformitäten münden mit fortschreitendem Lebensalter in manifeste Arthrosen), wirken sich zusätzliche (vermeidbare) Fehl- und Überbelastungen des Bewegungsapparats prognoseverschlechternd aus.

Die Tatsache, daß kaum ein Mensch ideale Skelettverhältnisse aufweist, untermauert die Forderung, mit haltungs- und bewegungsschulenden Maßnahmen so früh als möglich zu beginnen. Aber auch eine röntgenologisch noch einwandfreie Wirbelsäule wird bei einer anhaltenden Unter- oder Fehlbelastung des sie stabilisierenden und führenden Muskelkorsetts mit der Zeit beschwerdeanfällig.

Die dauerhaft gesunde Funktion der Extremitätengelenke wird neben der angeborenen Gelenkanlage, genannt *Knochenführung*, entscheidend von der *Bänder-* und *Muskelführung* gewährleistet.

Defizite in der Knochenführung eines Gelenkes können nur operativ korrigiert werden (Umstellungsosteotomien etc.). Ebenso sind Funktionsdefizite in den Bändern überwiegend nur chirurgisch zu beseitigen. Auf die Muskelführung (Antagonisten) kann jedoch ebenso trainingsmäßig ein stabilisierender Einfluß ausgeübt werden, wie diese infolge eines Bewegungsmangels insuffizient werden kann.

Die Ernährung der hyalinen Gelenkknorpel ist wesentlich von einem ungestörten und bewegungsinduzierten Stoffaustausch über die Synovialmembran – Synovialflüssigkeit – chondrale Strukturen abhängig (synoviale Transmitterstrecke der für die Chondrozytenfunktion wichtigen Glukosamine).

Für eine ungestörte Gelenkfunktion ist eine ausreichend stabile Gelenkführung und ein ständiger bewegungsinduzierter intraartikulärer Stoffaustausch entscheidend.

Während die bradytrophen ossären, chondralen und ligamentären Strukturen des Bewegungsapparats nur in geringem Maße trainingsadaptationsfähig sind, ist die Skelettmuskulatur als Stoffwechselorgan ebenso wie als stabilisierendes und gelenkführendes motorisches Organ in hohem Maße trainingsadaptationsfähig.

Der Aufbau und die Pflege der Skelettmuskulatur (Muskelführung der Gelenke und der Wirbelsäule) und deren verbesserte koordinative Steuerung sowie eine physiologische Dehnbarkeit und Elastizität bindegewebiger Strukturen sind zentrale Ziele der orthopädischen Sporttherapie.

Das Spektrum des orthopädischen Therapiesportes reicht vom Haltungstraining der Jugendlichen und der Rückenschule Erwachsener über den therapeutischen Sport bei Arthrosen und Endoprothesen sowie über den posttraumatischen Reha-Sport bis hin zum Therapieziel der Paraplegiker, nämlich dem Oberkörperathleten, der dank der austrainierten, nicht gelähmten Funktionen, sein Handikap der Lähmung der unteren Körperhälfte kompensieren kann.

Der Circulus vitiosus einer Arthrose wird wesentlich durch die schmerzbedingte Schonung und damit sekundäre Atrophie der entsprechend gelenkzugehörigen antagonistischen Muskulatur geprägt. Mit einer zunehmenden Atrophie, z. B. des M. quadriceps bei einer Gonarthrose reduziert sich die muskuläre Gelenkstabilität und Kraft, und das Gehen, Treppensteigen usw. wird nicht nur arthrogen steifigkeits- und schmerzbedingt, sondern auch muskelschwächebedingt mehr und mehr zu einem Problem. Konservative Arthrosetherapieansätze müssen neben dem Angriffspunkt der kontrakten paraartikulären Strukturen (Elastizitätsverbesserung von Kapsel-, Bändern, Sehnen durch tangentiale Dehnung, Traktionen) und neben einem antiphlogistischen, analgetischen und chondroprotektiven medikamentösen Konzept wesentlich auch muskelaufbauende Methoden beinhalten. Die *Rehabilitation der Skelettmuskulatur* kann z. B. in Form von isometrischen Übungen, Widerstandsübungen, isokinetischem Training an gelenkentlastenden Maschinen und ebenfalls gelenkentlastend im Wasser, in Form einer Einzel- und Gruppengymnastik durchgeführt werden.

In der Erlernung sportlicher Fertigkeiten (Gymnastik, Schwimmen, Tanzen, Ballspiele, etc.) wird gleichzeitig eine neue Bewegungssicherheit für den Alltag geübt und gefestigt. Auf diese neugewonnene Bewegungssicherheit, die auch das Selbstvertrauen und das Selbstbewußtsein stärken kann, sind v. a. Rehabilitanden nach Unfallverletzungen der Gliedmaßen und Endoprothesenträger angewiesen.

Statische, degenerative oder ggf. posttraumatische Arthropathien werden nach der Formel *„Bewegen statt Belasten"* trainiert, um zusätzliche Gelenk-Binnenschädigungen durch Druckbelastung zu vermeiden. Ausreichende Bewegungsreize begünstigen den synovialen Stoffaustausch und vermindern die reaktive muskuläre Atrophie.

Eine Osteoporoseprävention oder Therapie kann ohne ossäre Druckbelastungsreize nicht besonders effektiv sein, so daß „Bewegung und (dosierte) Belastung" angezeigt ist. Bei der Osteoporose ist eine individuelle gymnastische Strategie ggf. in Kombination mit kleinen sportlichen Spielen, Wandern, Joggen, etc. – je nach Leistungsreserven – ein wichtiger Bestandteil sporttherapeutischer Maßnahmen.

Indirekt trifft es zwar zu, daß „der Mensch so alt sei wie seine Gelenke" (Cotta 1972). Zweifellos sind aber die intakten Funktionen, z. B. des kardiopulmonalen Systems von vitalerer Bedeutung als die Organe des Bewegungsapparats. Durch die enge physiologische Kopplung – Arbeitsmuskulatur – venöser Blutrückstrom – Herzvolumenbelastung (als adäquater kardialer Trainingsreiz) – ist die Funktion des kardiopulmonalen Systems nur dann zu erhalten oder zu bessern, wenn eine genügende Gelenkigkeit zum Wirksamwerden der antagonistisch gelenkbewegenden Muskulatur (Arbeitsmuskulatur) vorhanden ist. Eine eingeschränkte Motorik führt zweifellos über die sekundäre Atrophie der Muskulatur zu kardialen und pulmonalen Leistungseinbußen; ein Aspekt, der v. a. in der Geriatrie zu beachten ist. Insofern haben die sporttherapeutischen Bemühungen auf dem orthopädischen Sektor (z. B. Arthrosesport) eher eine „Zubringerfunktion", in dem sie durch eine verbesserte Gesamtmotorik u. a. kardial wirksame Trainingsbelastungen ermöglichen.

4.7 Sport bei nichtorthopädischen Leiden

Orthopädische Kurpatienten weisen häufig und v. a. im fortgeschrittenen Lebensalter „Nebendiagnosen" auf, die den Einsatz sporttherapeutischer Konzepte modifizieren oder auch erheblich einschränken können. Aktive Behandlungsstrategien, z. B. in Form von belastenden Bewegungsübungen und Sport, können naturgemäß, um nicht Überforderungen und Schädigungen zu provozieren, erst nach eingehenden Eignungsuntersuchungen angesetzt werden. Es werden auch technische Untersuchungen, wie EKG, Ergometrie, ggf. Telemetrie, Lungenfunktionsteste, Laborparameter, sofern sie nicht vorliegen, **vor jeder Sporttherapie** in der Kur ohne Berücksichtigung des Lebensalters durchzuführen sein – und nicht etwa erst ab dem 45. Lebensjahr, wie dies im ambulanten Bereich als präventiver Check-up vor der erstmaligen Aufnahme eines sportlichen Trainings üblich ist (oder sein sollte). Zu berücksichtigen ist auch, daß ca. 50–60% der älteren Patienten (ab dem 6. Dezenium) nicht mehr ohne weiteres ausdauerspezifisch zu trainieren sind. Andererseits wird eine bewegungsaktiv geprägte Kur immer motorische Teilbelastungen beinhalten können.

Die Meinung, bei chronischen Leiden, insbesondere orthopädischer Art, sei eine körperliche Schonung ratsam, ist nicht mehr zeitgemäß. Vielmehr sind individuelle und dosierte Bewegungsstrategien und die Wiedererweckung und Förderung von Koordinationsmechanismen für verlorengegangene Funktionen kurgemäß. Nichtorthopädische „Nebendiagnosen" können bei den zur eigentlichen Kur führenden orthopädischen „Hauptdiagnosen" von der vitalen Bedeutung, d. h. vom Krankheitswert her gelegentlich überwiegen. Bei solchen Patienten muß bei den orthopädisch-aktiven Therapiekonzepten naturgemäß die Hierarchie der Befunde in den Behandlungskonzepten Berücksichtigung finden.

Andererseits können sporttherapeutische Therapiekonzepte auch bei fachübergreifenden Miterkrankungen und insbesondere bei internistischen Begleitbefunden sinnvoll sein. Vermehrte körperliche Aktivität kann eine wesentliche Säule im Therapieplan darstellen, auch oder gerade wenn es sich um eine zusätzliche Herzerkrankung handelt. Dabei sind die Herzerkrankungen zu differenzieren in Vitien, primär koronare und myokardiale Erkrankungen. Im Gegensatz zu den volumenbelastenden Vitien ist die Indikation zu vermehrter körperlicher Aktivität bei den druckbelastenden Vitien streng zu stellen. Vor der Umsetzung orthopädischer sporttherapeutischer Behandlungskonzepte bedarf es einer kardiologischen differenzierten Leistungsdiagnostik. Bei der Aortenstenose ist die aktive körperliche Belastung dosiert und kontrolliert nur in geringgradigen Ausprägungsformen möglich, sie dient andererseits zur Aufrechterhaltung einer normalen Kreislaufregulation.

Für die Aortenisthmusstenose gilt ähnliches wie unter den volumenbelastenden Vitien für den persistierenden Ductus arteriosus, körperliche Belastungen sind kontraindiziert. Bezüglich der Mitralstenose ist die Zahl der evtl. belastbaren Patienten gering; denn Mitralstenosen vom pulmonalen und myokardialen Typ sind von einer verstärkten körperlichen Aktivität auszuschließen. Auch beim valvulären Typ ist Zurückhaltung geboten. Lediglich eine kontrollierte und dosierte körperliche Belastung niedriger Intensität ist anzuraten, um einen normalen Bewegungsraum aufrecht zu erhalten.

Das Ausmaß der körperlichen Belastungsfähigkeit von Patienten mit koronaren Erkrankungen ohne bzw. mit durchgemachtem Herzinfarkt ist abhängig von 2 Faktoren:

a) vom Zustand bzw. von der Zahl der betroffenen Koronargefäße,
b) vom Zustand des Myokards.

Die ideale Indikation zur Bewegungstherapie stellt die gering bis höchstens mittelgradige Belastungsangina pectoris infolge Ein- oder höchstens Zweigefäßerkrankungen bei nicht vergrößertem Herzen dar. Ebenfalls gut belastbar sind Postinfarktpatienten ohne Angina pectoris und ohne Herzvergrößerung.

Je größer primär die Belastungsherzfrequenz ist, um so optimistischer ist der Effekt einer Bewegungstherapie zu kalkulieren. Zusätzlich zur Koronarchirurgie kann bei Mehrgefäßerkrankungen (insbesondere bei Drei-Gefäß-Erkrankungen, schwerer therapieresistenter Angina pectoris und Hauptstammstenosen) postoperativ bei intaktem Myokard körperliche Belastung eine zusätzliche wesentliche therapeutische Maßnahme sein.

Das gleiche gilt bei Postinfarktpatienten ohne eine persistierende Angina pectoris. Eine Kontraindikation für alle körperlichen Belastungen stellen dilatierte große Herzen dar. Diese Patienten sollten nicht mehr als spazierengehen oder Gymnastik betreiben. Wenn Herzrhythmusstörungen auftreten, sind Nutzen und Risiken einer vermehrten körperlichen Aktivität sorgfältig abzuwägen und die Belastung zu überprüfen.

Floride, myokardiale Erkrankungen stellen eine Kontraindikation für jede körperliche Belastung dar. Bei Patienten mit durchgemachter akuter Myokarderkrankung bestimmt der verbliebene Zustand des Myokards die Belastbarkeit (Kindermann, zit. nach Lübs 1983).

Die Senkung eines erhöhten Blutdruckes durch ein sportliches Langzeittraining mit überwiegender Ausdauerkomponente wird in der Literatur unterschiedlich diskutiert. Untersuchungen von Nowacki (zit. nach Lübs 1983) sprechen eindeutig für die blutdrucksenkende Wirkung des aeroben Ausdauertrainings bei Patienten mit einer essentiellen Hypertonie. Nowacki hält das Schwimmen von Hochdruckpatienten für eine sehr geeignete Therapie. Ferner war die hypotensive Wirkung von Atemgymnastik bei diesen Patienten hochsignifikant. Die therapeutischen Möglichkeiten der Atemgymnastik für eine unterstützende Therapie bei der Hypertonie können wesentlich besser ausgenutzt werden. Eine Kontraindikation für Hochdruckpatienten stellt das Krafttraining und alle sonstigen sportlichen Betätigungen mit dem Risiko einer Preßatmung (Erhöhung des intrathorakalen und -vasalen Druckes) dar.

Bei orthostatischen Dysregulationen wird immer dann eine Therapie notwendig sein, wenn ein Mißverhältnis zwischen dem Ausmaß der Volumenverlagerung und den Kompensationsmechanismen, welche die notwendigen Perfusionsdrucke gewährleisten müssen, besteht. Neben Hautreizen, Wechselduschen und Sauna können zur Therapie auch weitere Maßnahmen, wie Training in unterschiedlicher Qualität und Quantität eingesetzt werden. Ausdauerleistungstraining in Dauer- oder Intervallform führt am Herzen zu einer Erhöhung der Schlagvolumenreserve des linken Ventrikels. Dadurch kann ein Versacken des Blutes in der Frühorthostase mit geringem Blutdruckfall kompensiert werden.

Ferner kommt es zu einer Zunahme des Blutvolumens durch Ausdauertraining von 10−15% im Sinne der physiologischen Adaptation; naturgemäß ist damit eine Verbesserung der Sauerstoffkapazität verbunden. Unter körperlichem Training stellt sich regelmäßig über einen erhöhten Sympathikotonus auch eine Zunahme des Venentonus ein. Wird die Leistung abrupt beendet, so sammelt sich das Blut in den unteren Extremitäten, und nur eine liegende Position oder „Auslaufen" verhindert den orthostatischen Kollaps. Grundsätzlich ist Ausdauertraining zur Behandlung der hypersympathikotonen Form der orthostatischen Kreislaufregulationsstörung geeignet.

Empfehlenswerte Sportarten bei orthostatischer Dysregulation sind (Lübs 1983):

- Seilspringen,
- Laufen,
- Bergwandern,
- Skilanglauf,
- Rudern,
- Radfahren (auch Heimtrainer).

Neben einem Ausdauertraining kann zusätzlich auch ein Krafttraining betrieben werden, um den Muskeltonus zu verbessern. Nach körperlicher Anstrengung bringt eine Aktivierung der Muskelpumpe kreislaufmäßige Vorteile. Durch eine Querschnittszunahme, beispielsweise der Beinmuskulatur, kann der Dehnungszustand der intramuskulären Venen erhöht und dadurch das versackende Blutvolumen verkleinert werden (Lübs 1983).

Auch in der *Pulmonologie* ist ein dosiertes körperliches Training ein wichtiger therapeutischer Faktor. Beim Lungenemphysem und bronchitischen Syndrom können alle Sportarten, die eine Harmonisierung der Atmung mit gleichmäßiger Beanspruchung der Thorax- und Schultergürtelmuskulatur bewirken, im Rahmen eines präventiven und rehabilitativen Trainings betrieben werden. Neben der Atemgymnastik wird diesen Anforderungen besonders der Schwimmsport gerecht. Auch Skilanglauf und Wanderrudern sind zu empfehlen. Bei der spastischen Bronchitis bzw. dem Asthma bronchiale bieten sich ebenfalls neben der notwendigen Atemgymnastik und funktionellen Atemtherapie besonders das Schwimmen (neben allen anderen Wassersportarten) sowie Laufen, Skilanglauf und Bergwandern an.

Mit dem Vertrauen in das eigene Leistungsvermögen, dem Erfolgserlebnis nach einer sportlichen Leistung, kann man eine deutliche Lösung der Anfallsangst und somit eine Senkung des Medikamentengebrauches erreichen. Zusätzlich zu dem positiven psychologischen Effekt ist klinisch eine Verbesserung der Lungenfunktion zu erreichen. Damit werden Spätfolgen in Form eines obstruktiven Lungenemphysem reduziert.

Nach thoraxchirurgischen Eingriffen sollte in Abhängigkeit von der Grunderkrankung, der Größe des Eingriffes und der verbliebenen Lungenfunktion postoperativ eine frühe Mobilisierung angestrebt werden. Die früh einsetzende krankengymnastische Übungsbehandlung dient der Wiederherstellung der Elastizität und Mobilität des Thorax und der Atmungsmuskulatur. Nach Entlassung aus stationärer Behandlung ist eine sportliche Tätigkeit anzustreben, die besonders diesem Ziel dient. Schwimmen, Atemgymnastik, Skilanglauf und Wassersport sind die empfehlenswertesten Sportarten (Hansen 1983).

Bezüglich Sport bei *Lebererkrankungen* gilt, daß die abklingende, akut entzündliche Hepatitis dosierte, zunehmende sportliche Aktivität besser verträgt als der entzündliche Schub der chronischen Hepatitis. Wichtiger als der Zeitpunkt der Wiederbelastung ist die Intensität der Belastung (nur vorsichtige Steigerung). Bei der Fettleber im Stadium I (ohne Mesenchymreaktion) sind die Patienten körperlich voll belastbar. Diät in Verbindung mit dosiertem Sport dient der Stoffwechselaktivierung und Depotfettmobilisierung.

Bei Fettlebern im Stadium II sollte die körperliche Aktivität auf leichte Belastungsformen (Spazierengehen, Wandern, leichte Gymnastik) reduziert bleiben.

Für die Fettzirrhose gilt, wie bei allen anderen Zirrhoseformen ein relatives Sportverbot. Bei der chronisch-persistierenden Hepatitis ist zunächst nur Sport geringer Intensität zunehmender Dauer zu empfehlen. Für die chronisch-aggressive Hepatitis ist zunächst völlige Schonung angezeigt. Nach abgeklungenem Schub sind lediglich leichte, kreislaufaktivierende, das Muskelpotential des Bewegungsapparates erhaltende, gymnastische Übungen erlaubt.

Bei der kompensierten Leberzirrhose ist ebenfalls nur geringe körperliche Aktivität erlaubt. Hier ist sehr individuell zu verfahren. Sowohl bei der angeborenen Form (M. Meulengracht) wie auch bei der erworbenen posthepatitischen Form der funktionellen Hyperbilirubinämie besteht grundsätzlich volle körperliche Belastbarkeit.

Bei *Entzündungen der Gallenwege und Gallensteinleiden* hängen die Möglichkeiten der körperlichen Belastbarkeit vom subjektiven Empfinden des Patienten und dem Grad der Lebererkrankung ab. Leistungssport sollte nicht ausgeübt werden.

Die unterschiedlichen chronischen Lebererkrankungen erfordern eine differenzierte Verordnung von Sport. Als Gradmesser für die richtige Qualität und Quantität sollten neben dem jeweiligen Befinden und der Belastungstoleranz in jedem Falle Leberfunktionsproben herangezogen werden (Lübs 1983).

Die Meinung der Nephrologen und Urologen bezüglich Sport bei *Nierenerkrankungen* sind uneinheitlich. Es besteht kein Zweifel, daß zwischen der Zunahme von Hämaturie und körperlicher Anstrengung eine enge Beziehung besteht. Der Durchtritt von Erythrozyten durch glomeruläre Kapillaren – sowohl bei gesunden als auch bei vorgeschädigten Glomeruli – wird durch physischen Streß gesteigert. Andererseits gibt es keine Beweise, daß körperliche Anstrengung bei bestehender Hämaturie zu einer Verschlimmerung der Erkrankung führt. Ähnliches gilt auch für die Proteinurie. Eine persistierende Proteinurie ohne weitere klinische Symptomatik kann keineswegs alleine als Gradmesser für die Aktivität oder den Schweregrad einer Nierenerkrankung herangezogen werden und damit auch nicht als alleinige Basis für das Erlauben oder Verbieten von Sport. Die Frage nach sportlicher Betätigung chronischer Nierenkranker unter entsprechender Kontrolle kann positiv beantwortet werden. Dabei ist auch der psychologische Effekt nach dem Training mit positivem Leistungszuwachs von entscheidender Bedeutung. Die Patienten zeigen mehr Anteilnahme an ihrem sozialen Umfeld, sind zu stärkerer Eigeninitiative motiviert und fallen im chronischen Dialyseprogramm als physisch stabile und ausgeglichene Menschen auf.

Bei chronischen *Stoffwechselerkrankungen* stellen hämodynamische und metabolische Adaptationen die Grundlage zur unterstützenden Therapiewirkung des Sportes dar.

Dabei sollte der Schwerpunkt auf der metabolischen Anpassung liegen, die durch ein dynamisches Ausdauertraining erreicht werden kann. Andere motorische Grundeigenschaften werden insbesondere dann mitgefördert, wenn das Trainingsprogramm abwechslungsreich gestaltet wird.

Die folgende Übersicht zeigt die wichtigsten Gesichtspunkte des Sportes bei chronischen Stoffwechselerkrankungen (Weicker, zit. nach Lübs 1983).

Schlußfolgerungen:
- hämodynamische und metabolische Adaption,
- Ausdauer,
- wechselnde Intensität,
- motorische Fertigkeiten,
- Motivation,
- subjektive Feststellung der Stoffwechselanpassung,
- Leistungssteigerung bei Alltagsbelastung ohne Streßcharakter,
- Verkürzung der Regenerationsphase,
- motorische Aktivierung in Gruppen oder Familie.

Durch die Konditionssteigerung wird die psychophysische Belastbarkeit erhöht. Der Alltagsstreß kann besser verarbeitet und metabolisiert werden. Hormonelle Dysregulationen können eher vermieden werden. Die Leistungssteigerung macht sich durch eine höhere Leistungsspitze sowie durch Verkürzung der Regenerationsphase bemerkbar, wichtig für alle chronischen Stoffwechselerkrankungen (z. B. Diabetes mellitus, Hyperlipoproteinämie, etc.). Der sportliche bewegungsbetonte Lebensrhythmus kann durch die Gruppendynamik und durch Integration in das Familienleben stabilisiert werden, so daß ein „Lifelong-effect" entsteht. Bei der Wahl der Sportart ist die Art der Stoffwechselerkrankung zu berücksichtigen.

Bei Fettsuchtdiabetes in der Phase der Insulinüberproduktion ist die Steigerung der oxydativen Energieproduktion in der Muskelfaser, Reduktion der Insulinsekretion und Intensivierung der adrenergen Lipolyse Ziel der Trainingsmaßnahme. Auch in der Phase des sekundären Insulinmangels bei dieser Diabetesform kann das gleiche Übungsprogramm weitergeführt werden. Es kommt unter Steigerung der motorischen Aktivität zur Potenzierung der metabolischen Insulinwirkung. Bei einem Insulinmangeldiabetes kann eine zusätzliche körperliche Belastung die Stoffwechsellage sogar verschlechtern.

Zur Behandlung eines *alimentären Adipositas ohne Diabetes* ist ein Ausdauertraining zu bevorzugen – mit dem Ziel, die Lipolyse zu stimulieren und die Fettverbrennung in der Muskulatur zu intensivieren.

Bei *Hyperlipoproteinämien* können über den vermehrten Kalorienverbrauch und die Stoffwechselanpassung besonders bei einer Zunahme der LDL infolge einer Steigerung der Lipoproteinlipaseaktivität erhöhte Werte reduziert werden.

Auch in der *Neurologie* und *Psychiatrie* kann der Sport ein Mittel der Therapie sein. Die *Neurosentherapie* baut zunehmend physiotherapeutische Elemente in ihr Konzept ein. Dazu gehören auch sportliche Aktivitäten, die besonders dort empfehlenswert sind, wo es gilt, Spontaneität und Aktivität herauszufordern.

Bei *körperzentrierter Psychotherapie* ist Sport nicht nur Vorbereitung autogener Übungen, sondern eigenwirksamer Bestandteil der Psychotherapie.

Auch bei *Psychosen* (Schizophrenie, Depression) kann Sport überaus positiv wirken. Als besondere Faktoren gelten Stabilisierung der Persönlichkeit, verbesserte Kommunikation, Angstlösung und allgemeine Fitneß (Steinbach 1983).

4.8 Die bewegungsaktive Kur

Im Jahre 1978 wurden vom Verband Deutscher Rentenversicherungsträger 430 Kurkliniken angeschrieben, um Auskünfte über den Stellenwert der Sport- und Bewegungstherapie innerhalb den Klinik-Therapiekonzeptionen zu erhalten. 206 Kliniken machten Aussagen (55% der erfaßten Bettenzahl). Hiervon waren 60% Kliniken, 18% Sanatorien und 22% Akutkliniken. Das Patientengut setzte sich aus 62% Männern und 38% Frauen zusammen. Ein Schwerpunkt der therapiebedürftigen Patienten bildeten jene der inneren Organe mit 66% der Nennungen, gefolgt von jenen mit Störungen des Stütz- und Bewegungsapparates (22%) sowie jenen mit vegetativen Funktionsstörungen und psychosomatischen Erkrankungen (8%). Die Durchführung der Sport- und Bewegungstherapie lag in 60% der Fälle in den Händen von Masseuren und Bademeistern, zu 32% bei Krankengymnasten und Gymnastiklehrern und in etwa 2,5% der Fälle bei Sport- und Diplomsportlehrern. Bezüglich des Sportangebotes fällt auf, daß eine Vielfalt von Sportarten angeboten wird. Die Einrichtungen stellen i. allg. ein zufriedenstellendes räumliches Angebot für die Sporttherapie zur Verfügung – entweder in Form eigener, angemieteter oder mitgenutzter Sportstätten (s. Tabelle 4.5).

Im Rahmen einer 1983/89 durchgeführten Befragung niedergelassener Ärzte über Erfahrungen mit medizinischen stationären Rehabilitationsmaßnahmen äußerten 36,8% gute, 57,5% mittlere und 5,7% schlechte Erfahrungen gemacht zu haben. Orthopäden äußerten sich deutlich kritischer als Allgemeinärzte. Die skeptische bis distanzierte Haltung der Orthopäden in bezug auf Kurmaßnahmen bedrückt um so mehr, als die Erkrankungen der Bewegungsorgane den größten Teil der Erkrankungen in der Rehabilitationsstatistik ausmachen. Die Ärzte beziehen ihre Informationen über durchgeführte Rehabilitationsmaßnahmen und Rehabilitationseinrichtungen in erster Linie über die behandelten Patienten selbst, ferner aus den Informationen der Entlassungsberichte. Seltener werden Informationen aus den Kurorten in Anspruch genommen. Auf der anderen Seite wird ein hohes Informationsbedürfnis v. a. über indikationsbezogene Kureinrichtungen (auch über Diagnose- und Therapieeinrichtungen) am Kurort dokumentiert.

Ärzte haben noch eine hohes Informationsbedürfnis hinsichtlich Kurinhalten, Indikationen, Einrichtungen etc.

Die Ausübung von Sport am Kurort und zwar unter professioneller Anleitung und auf der gleichen ernsthaften Anspruchsebene wie traditionelle physikali-

Tabelle 4.5. Angebot der Sportarten, bezogen auf 207 Einrichtungen (Mehrfachnennungen waren möglich). (Nach Schüle 1981)

Sportart	n	[%]
Gymnastik	184	89,0
Tischtennis	165	80,0
Schwimmen	100	48,0
Kegeln	58	28,0
Volleyball	54	26,0
Wandern	29	14,0
Leichtathletik	27	13,0
Handball	27	13,0
Badminton	27	13,0
Basketball	22	11,0
Fußball	21	10,0
Tennis	18	9,0
Wasserball	14	7,0
Ergometertraining	15	7,0
Krafttraining	13	6,0
Fußballtennis	12	6,0
Skilanglauf	10	5,0
Wasservolleyball	4	2,0
Bogenschießen	1	0,5
Sonstiges	39	19,0

sche Kurverfahren (nicht als Freizeitgestaltung!) kann gruppendynamisch und individuell stark motivationale Aspekte beinhalten, die über die physiologischen Leistungsadaptationen (Herz/Kreislauf, Muskulatur etc.) hinausgehen. Gemeint ist eine Veränderung im Gesundheitsverhalten in Form einer Reduzierung von Risikofaktoren, Korrektur im Konsumdenken und ggf. Neuordnung von Lebensinhalten.

Sport in der Kur soll keine Freizeitgestaltung, sondern ein Teil der verordneten und kontrollierten Therapie sein!

Über die Verordnung von ausschließlich traditionellen Kurtherapien (Bäder, Massagen, Diätetik, Gymnastik) sind solchermaßen neuartige, aber sehr zeitgemäße Therapieziele nicht erreichbar. Bei allem medizinischen Stellenwert, der den traditionellen passiven Behandlungsverfahren zukommt, fördern sie letztlich infolge der sie alle miteinander verbindenden Eigenschaft des (passiven) Behandeltwerdens die Bequemlichkeit des Patienten, sie verdrängen das Gefühl der Eigenverantwortlichkeit und zementieren das Anspruchsdenken.

Die Einbeziehung der Sporttherapie in das Kurbehandlungskonzept ist nur dann dauerhaft wirksam und langfristig kostenökonomisch sinnvoll, wenn die dem Sport eigenen motivationalen Aspekte auch am Wohnort nach Beendigung der Kur weiter zum Tragen kommen und der Patient sportaktiv bleibt. Dies ist eine grundlegende Bedingung, da die körperlichen gesundheitsfördernden Anpassungsreaktionen an ein sportliches Training erst nach 3 – 4 Wochen evident werden. Die Förderung der Herz-Kreislauf-Atmungs-Funktionen sowie der Muskel- und Gelenkfunktionen bedarf eines Langzeittrainings von wenigstens einiger Monate.

Dies impliziert natürlich auch, daß die gewonnene Begeisterung und die erlernten sportlichen Fertigkeiten zu Hause am Wohnort des Patienten praktisch weitergepflegt werden können. Einen Vorrang als „Therapiesportarten" müssen also solche Disziplinen haben, die überall praktikabel sind (was nützt das Schwimmenlernen in der Kur, wenn z. B. am Wohnort kein Schwimmbad zur Verfügung steht?!).

Therapeutischer Sport soll in der Kur „erlernt" und am Wohnort fortgeführt werden.

Grundsätzlich kann ohne besonders standortspezifische Voraussetzung in jedem Kurort ein sporttherapeutisches Basisangebot vorliegen. Je breiter dieses ist, um so mehr besteht die Chance für die Patienten, in Zusammenarbeit mit dem Arzt ein für sie passendes Bewegungs- oder Sportprogramm zu entwickeln, welches tatsächlich auch zu Hause am Wohnort fortgesetzt werden kann. Sportaktivitäten wie Gymnastik, Schwimmen, Wandern, Joggen und Radfahren sind nicht an regionale, z. B. landschaftliche Besonderheiten eines Kurortes gebunden und stellen sozusagen das Pflichtangebot jeder sporttherapeutisch orientierten Rehabilitationseinrichtung dar.

Ein sporttherapeutisches Angebotsspektrum beinhaltet allgemeine, überall praktizierbare Basisübungen und für die Region typische sportliche Besonderheiten.

Zusätzliche regionaltypische kurort- oder klinikspezifische Programme wie Bergwanderungen, Skilanglauf, Wattwanderungen, Reiten, Tennis etc. – jeweils unter den therapeutischen Kriterien erlernt und durchgeführt – fördern die Freude an der sportlichen Bewegung. Sie erhöhen die Attraktivität der jeweiligen Klinik und des Kurortes und bieten zusätzliche Möglichkeiten, das therapeutische Leistungsangebot zu erweitern.

Zweifellos wird das Ansehen einer Kurbehandlung bei den bisher eher zweifelnden bis negativ eingestellten Ärzten und insbesondere bei den Orthopäden sehr rasch ansteigen, wenn ihre ggf. über Monate und Jahre frustran behandelten Patienten bewegungsmotiviert, sportlich engagiert und einer größeren Eigenverantwortlichkeit zugewandt, aus der Kur nach Hause zurückkehren.

4.9 Welche Bewegungsaktivität, welche Sportart ist therapeutisch geeignet?

So effektiv sich ein sportliches Training für die Gesundheit auswirken kann, ebenso unergiebig und zeitvergeudend und natürlich auch gesundheitsschädigend kann sich ein falsch praktiziertes und falsch dosiertes Sporttreiben auswirken.

Bezieht man ein sportliches Training in ein therapeutisches Konzept mit ein, so sind die folgenden 4 kardinalen Voraussetzungen zu beachten:

---

1) Es dürfen keine eine Sportbelastung ausschließende akute oder chronische Krankheiten vorliegen. Der Patient oder „Noch-nicht-Patient" muß über eine ausreichende organische Belastbarkeit verfügen. Nicht alle Organe müssen intakt sein, aber die beim Training belasteten Körperbereiche müssen eine ausreichende positive Anpassungsfähigkeit aufweisen.
2) Das sportliche Training soll nicht nur selektiv oder auch komplex den Organismus heilen, stabilisieren oder leistungsfähiger machen, es muß auch „geeignet" sein, d. h. es darf sich nicht auf Teilbereiche des Organismus schädigend auswirken.
3) Das mit einem therapeutischen Anspruch ausgestattete sportliche Training muß genügend intensiv und ausdauernd absolviert werden. Es müssen überschwellige Trainingsreize, z. B. am kardiopulmonalen System oder an der Skelettmuskulatur, wirksam werden.
4) Der Sporttreibende muß in der jeweiligen Sportarttechnik angeleitet werden und diese so beherrschen, daß keine Beschwerden oder Schäden durch falsche Bewegungsausführungen entstehen. Nur durch technisch ausreichend beherrschte Bewegungsausführungen können Trainingsreize gesundheitsfördernd umgesetzt werden.

Vor der Hinwendung zum Sport als Therapie muß also „zuerst der Verstand und dann die Beine bewegt werden". In der Praxis können Gefahren durch falsch verstandenes und falsch ausgeführtes Training nur durch ärztliche Eignungs- und Verlaufsuntersuchungen und durch Unterweisungen und Hilfestellung von Übungsleitern und Trainern vermieden werden. Der am Sport interessierte Mensch wird um so rascher gesundheitlich profitieren und die für sein Training investierte Zeit um so ökonomischer nutzen können, als der Arzt und Übungsleiter in Anspruch genommen wird.

Eine ärztliche Eignungsuntersuchung, ggf. unter Einbeziehung umfangreicherer technischer Untersuchungen, muß **vor** der ersten Trainingsbelastung unbedingt durchgeführt und ausgewertet worden sein.

Im Rahmen einer solchen Untersuchung wird nicht nur die gesundheitliche Eignung beurteilt, sondern auch eine Aussage über eine individuell optimal geeignete Sportdisziplin abgegeben werden können. Sodann sind geeignete

Sportarttechniken zu erlernen und die Regeln der Trainingsintensität und -dauer zu beachten.

4.9.1 Gymnastik

Gymnastische Übungen sind als wettkampffreie, ohne Vergleich und Messung von Zeiten, Höhen und Weiten durchgeführte sportliche Bewegungen zu verstehen. Sie dienen in ihrem ureigensten Sinne einer individuellen „Verwirklichung".

Nach dem 2. Weltkrieg fand eine Hinwendung und Anbindung der rhythmischen Wettkampfgymnastik an den Leistungs- und Spitzensport statt. Die rhythmische Wettkampfgymnastik bietet in diesem Sinne keine therapeutische Verwendbarkeit. Sie ist mit dem Begriff des Gesundheitssportes ebensowenig in Beziehung zu bringen wie alle anderen mehr oder weniger professionell ausgeübten Formen des Leistungssportes.

Gymnastische Übungen sind in Einzel- oder Gruppenform problemlos in einer Kureinrichtung, wie auch zu Hause durchzuführen bzw. fortzuführen. Sofern im Vordergrund der therapeutischen Zielsetzung eine Verbesserung der Koordination, Flexibilität und Kraft steht, bietet die Gymnastik in mannigfaltigen Übungen und feinabgestuften Dosierungen sporttherapeutische Möglichkeiten. Das Spektrum reicht von einer sitzend ausgeführten Seniorengymnastik mit im Vordergrund stehenden spielerischen Übungen zur Schulung der Bewegungssicherheit über ein einzel- oder gruppentherapeutisches gymnastisches Programm mit Hüftendoprothesenträgern im Wasser bis hin zu einer belastungsintensiven konditionsaufbauenden Sportgymnastik, die eine Verbesserung der Ausdauerleistungsfähigkeit, der Kraft, Koordination und Gelenkigkeit gleichermaßen zum Ziel hat.

4.9.2 Aerobics

Aerobische Übungen dienen der Verbesserung der allgemeinen aeroben Ausdauerleistungsfähigkeit. Entsprechend der physiologischen Kriterien bedarf es einer ausreichenden Intensität und Belastungsdauer größerer Muskelgruppen mit dem Ziel einer effektiven kardialen Volumenbelastung. Die Trainingsintensität wird über die Pulskontrolle nach der Formel *„180 minus Lebensalter (±5%)"* kontrolliert. Geeignete Sportarten sind Joggen, Bahnenschwimmen, Radfahren etc.

In subtiler Form entwickelt und sodann professionell vermarktet wurde in den USA die Ausdauergymnastik „aerobicdancing" mit – je nach Trainingsgestaltung – geringen bis hochintensiven kardiopulmonalen Belastungsreizen und zusätzlichen Flexibilitäts-, Kraft- und Koordinationsübungsinhalten. Eine Trainingseinheit gliedert sich in die Bereiche:

a) Warm-up,
b) Aerobics,
c) Cool-down.

Eine rhythmische musikalische Begleitung motiviert und programmiert die Teilnehmer. Sie birgt für Anfänger aber auch die Gefahr einer unbewußten Überforderung der eigenen Leistungsreserven.

4.9.3 Schwimmen

Kaum eine andere Sportart wird so häufig pauschal als gesundheitsfördernd vom Hausarzt empfohlen wie das Schwimmen. Leider übersieht man allzu oft, daß die physiologischen und leistungsfördernden Möglichkeiten eines Schwimmtrainings im Organismus nur dann umgesetzt werden können, wenn das Schwimmen stilistisch ausreichend beherrscht wird. Therapeutisch sinnvoll ist Schwimmen nur dann, wenn längere Distanzen (ca. 300 m und mehr) zurückgelegt werden. Ein stilistisch ungeübter Schwimmer wird sich dabei eher verkrampfen und veratmen, so daß ggf. eher Beschwerden (auch Risiken) als therapeutische Nutzeffekte die Folge sind. Die hausärztliche Empfehlung müßte korrekt lauten: *„Schwimmen lernen und dann regelmäßig schwimmen gehen"*. Im Rahmen einer sportaktiven Kurtherapie ist deshalb die Einrichtung einer „Schwimmschule" empfehlenswert. Kurpatienten, die z. B. stilistisch eine saubere Kraultechnik, Rücken- oder Brustschwimmen erlernt haben, profitieren motivational und im Hinblick auf physiologische Anpassungsmechanismen bedeutend mehr, als zwar wasserbegeisterte, aber im Schwimmen ungeübte Patienten. Von den verschiedenen Schwimmtechniken ist die Rückenschwimmlage für Wirbelsäulenpatienten wegen der Entlastung des Achsenorganes besonders geeignet.

In erster Linie ist Schwimmen eine Ausdauersportart und zielt damit auf die präventivmedizinisch wertvollsten Adaptationen. Es bietet andererseits viele Reize zur Förderung der Koordination und der Flexibilität. Durch Anregung der Thermo-, Frequenz-, Durchblutungsregulation, Atmung etc. werden im Wasser Reize auf die Homöostase und damit auf das Vegetativum ausgelöst.

Kontraindikationen stellen nach Völker (1983) v. a. Herzrhythmusstörungen schwerer Natur dar.

4.9.4 Wandern, Bergwandern

Aufgrund der guten Abstufbarkeit oder Belastungsintensitäten beim Gehen und Wandern bieten sich bei entsprechenden Gelände- und Streckenverhältnissen auch dem wenig belastbaren Koronarpatienten relativ risikoarme Bewegungsmöglichkeiten. Die psychosomatische Wechselwirkung der vielfältigen Erlebnisse der Klima-, Wetter- und Naturreize können Streß abbauen und einer Harmonisierung der vegetativen Ausgangslage dienen.

In größeren Höhen (über 1800 m) stellt sich wegen des verringerten Sauerstoffpartialdruckes zunächst eine vorübergehende Verschlechterung der körperlichen Leistungsfähigkeit ein. Nach längerfristiger Adaptation können die Höhenbedingungen jedoch zu einer Verbesserung der Leistungsfähigkeit führen. Zu berücksichtigen ist bei Ausdauertraining unter Höhenbedingungen, daß die Hypoxiebedingungen die Intensität erhöhen (Wicharz, zit. nach Lagerstrom u. Völker 1983).

Patienten mit degenerativen Hüft-, Knie- und Fußgelenkveränderungen in einem kompensierten Stadium sollten auf Wandern in ebenem Gelände nicht verzichten. Dieser Verzicht würde das Verschleißleiden nicht bessern, allenfalls die Progredienz in einem geringeren Umfang mindern. Zu berücksichtigen ist, daß der pathologische Röntgenbefund eines Gelenkes nicht unbedingt identisch ist mit seinem Krankheitswert. Die Arthrose ist ein klinischer Begriff und kein röntgenpathologischer Befund. Die vitalen Vorteile einer dosierten Wanderung, z. B. für die Herz-Kreislauf-Lungen-Funktionen, für die Psyche und das allgemeine Wohlbefinden, überwiegen gegenüber dem eher kleineren Risiko einer wesentlichen Prognoseverschlechterung einer Arthrose. Das Risiko kann zusätzlich minimiert werden durch die Auswahl eines unproblematischen Geländes und unter Verwendung von geeignetem Schuhwerk.

4.9.5 Waldlauf, Trimmtrab, Joggen

Beim Laufen werden große Muskelgruppen (Bein- und Beckenmuskeln) rhythmisch-dynamisch beansprucht. Laufen ist bei Einhaltung einer Dosierungsrichtlinie die typischste Form eines Ausdauertrainings. Die Trainingsintensität orientiert sich am einfachsten am Pulsverhalten. Der anzustrebende Trainingspuls wird nach der Formel *„180 minus Lebensalter (±5%)"* ermittelt. Ein Lauftempo innerhalb dieses Trainingspulsbereichs entspricht metabolisch dem aerob-anaeroben Schwellenbereich und garantiert somit eine ökonomische kardiale Belastung. Das Training führt über eine anfängliche koordinative Anpassungsphase zu einer verbesserten O_2-Aufnahmekapazität.

Ein Lauftraining kann auch zur Vorbeugung und Behandlung vertebragener Schmerzsyndrome in Form der Lockerung des Rumpfmuskelkorsetts, welches rhythmisch angespannt und entspannt wird, dienen.

Zu beachten ist, daß Joggen ebenso wie andere Sportarten die Beherrschung einer ausreichenden Lauftechnik voraussetzt. Diese ist ebenso wie die eigene Pulskontrolle sowie die Schulung allgemeiner Körperwahrnehmungen auf Belastungsreize (Atemrhythmus, Befindlichkeit, Schwitzen etc.) sportpädagogisch zu vermitteln, damit Joggen vom Patienten als eine gesundheitssportliche Betätigung verstanden werden kann.

Patienten mit degenerativen Veränderungen in den Gelenken der unteren Extremitäten ist vom Joggen im Gegensatz zum Wandern eher abzuraten. Anfängliche Belastungsbeschwerden in den Fuß-, Knie- und Hüftgelenken bei gelenkgesunden Patienten sind nach einer 2- bis 3wöchigen Gewöhnungsphase spontan beseitigt.

4.9.6 Tennis

Das Tennisspielen erfordert eine intervallförmige körperliche und psychische Beanspruchung wechselnder Intensität und Dauer. Neben der Förderung der allgemeinen aeroben Ausdauer werden Ansprüche an das Koordinationsvermögen, an die Schnelligkeit, das Reaktionsvermögen, an die Körperbeherrschung, die Psyche (ruhige Nerven) sowie auch an die Kraft gestellt. Die Verbindung der dem Tennissport eigenen Attraktivität und Spielfreude mit den positiven Auswirkungen auf die wesentlichen motorischen Hauptbeanspruchungsformen zeichnet diese Sportart v. a. als Life-time-Sportart aus. Tennissport ist in der Jugend ideal zur Vorbeugung und Behandlung von Bewegungsmangelkrankheiten und ebenso im Alter zur Pflege der Kondition und Koordination.

Wegen der Schnellkraftentfaltung auf Muskeln und bindegewebige Strukturen (Achillessehne) ist auf eine intensive Aufwärmgymnastik, Stretching etc. – v. a. bei älteren Spielern – zu achten. Kontraindikationen stellen einige Herzfehler, belastungsabhängige Herzrhythmusstörungen, akute oder chronische Infekte sowie je nach Ausprägung auch koronare Herzkrankheit, Hypertonie höheren Schweregrades sowie ein schlecht einstellbarer Diabetes mellitus vom juvenilen Typ dar (Weber, zit. nach Lagerstrom u. Völker 1983).

Für bereits tenniserfahrene Patienten wird die Ausübung ihres Sportes während einer Kurmaßnahme unter ärztlicher Belastungskontrolle wertvolle Hinweise für die zukünftige Trainingsplanung geben. Tennisanfänger können bei gleichzeitiger professioneller Unterweisung und sportärztlicher Betreuung während eines Kurverfahrens an eine gesundheitlich wertvolle Life-time-Sportart herangeführt werden.

4.9.7 Radfahren

Das Radfahren, ersatzweise das Training am Fahrradergometer (Heimtrainer) ist als Ausgleichssportart besonders für Patienten zu empfehlen, die unter arthrotischen Veränderungen im Bereich der unteren Extremitäten leiden. Im Einzelfall können auch übergewichtige Patienten über ein Ergometertraining, z. B. an ein sportliches Radfahren herangeführt werden. Die Verlagerung des Körpergewichtes von den Gelenken der unteren Extremitäten auf den Fahrradsattel ermöglicht unter Schonung der Fuß-, Knie- und Hüftgelenke einen Bewegungseinsatz der Bein- und Beckenmuskulatur und somit ausreichende Volumenbelastungsreize im Sinne der aeroben Trainingskriterien. Neben den überwiegend angestrebten kardiopulmonalen Trainingsreizen fördert das Radfahren die Kraft in der Bein- und Beckenmuskulatur. Die sehr ökonomische Art der Fortbewegung unter gleichzeitiger Entlastung der unteren Extremitäten kann bei ungeeigneten regionalen Verhältnissen auch in Form eines Fahrradergometertrainings modifiziert werden. Entsprechend allen anderen Ausdauersportarten ist auch hier Pulsverhalten und allgemeine Körperwahrnehmung zu kontrollieren und zu dokumentieren entsprechend der Sorgfaltspflicht anderer ärztlich-therapeutischer Verfahren.

4.9.8 Wassersport

Eine sportmedizinische Verwendung der verschiedenen Wassersportarten wird innerhalb eines Kurverfahrens eher eine Ausnahme bleiben. Die regionalen Verhältnisse einzelner Kurorte können jedoch die Ausübung der einen oder anderen Wassersportart ermöglichen. Die konzeptionelle Aufnahme von Wassersportarten (Segeln, Kanusport, Windsurfen, etc.) in ein Kurprogramm ist besonders dann therapeutisch sinnvoll, wenn die gleiche Aktivität wohnortnah fortgeführt werden kann. Ist dies nicht der Fall, sollte zumindest von der Aufnahme dieser Sportarten in ein Therapiekonzept ein besonderer Reiz und motivationaler Effekt im Sinne der Freude an einer bewegungsaktiven und gesünderen Lebensweise ausgehen.

Kanusport fördert in erster Linie die allgemeine aerobe Ausdauer sowie lokale Muskelausdauer, Kraft und Koordination. Für gesunde bzw. ausreichend belastbare Menschen ist der Kanusport ein sehr gutes Mittel zur Erzielung einer optimalen Leistungsfähigkeit und Vorbeugung von Bewegungsmangelkrankheiten (Wöllzenmüller u. Grünewald 1973).

Windsurfen und **Segeln** sind Sportarten, deren besondere Reize in der Auseinandersetzung mit natürlichen Gegebenheiten (Wind, Wasser) und der Betätigung an der frischen Luft liegen. Die auftretenden Muskelbeanspruchungen sind überwiegend statischer Natur, eine wesentliche aerobe Ausdauerbelastung ist nicht zu erwarten. Es handelt sich also um Beanspruchungen mit vorwiegend anaerober Energiebereitstellung. Trainingsphysiologische Effekte beziehen sich hauptsächlich auf den Bewegungsapparat (lokale Kraftausdauer), auf koordinative Fähigkeiten, Beweglichkeit und Gewandtheit. Bei Herz-Kreislauf-Geschädigten liegen besondere Gefahren im plötzlichen Eintauchen in kaltes Wasser, das zu hohem Blutdruckanstieg führen kann (Schmaguld aus Lagerstrom-Völker). Zu achten ist auf einen genügenden Kälte- und Sonnenschutz.

4.9.9 Ballspiele, kleine sportliche Spiele, sensomotorisches Training

Ballspiele schulen das Koordinationsvermögen, fördern die lokale Muskelausdauer und Kraft. Besondere Wirkungen im Ausdauerbereich sind nicht zu erwarten, da die Trainingsreize im Spiel zu unspezifisch und zu kurzfristig sind. Ballspiele sind ausreichend Gesunden zur Vorbeugung von Bewegungsmangelkrankheiten zu empfehlen. Ihr motivationaler Effekt ist auch darin begründet, daß es sich um Mannschaftsspiele handelt, die besonders Spaß machen und Erfolgserlebnisse vermitteln.

Bei vorgeschädigten und älteren Personen ist neben den allgemeinen Eignungskriterien auf Schädigungsmöglichkeiten durch Sprünge, Anrempeln und Verletzungen durch Gegenspieler zu achten (Wöllzenmüller u. Grünewald, Schöne; zit. nach Lagerstrom-Völker). Wegen der Vermeidung eines direkten Gegnerkontaktes ist *Volleyballspiel* gegenüber *Basket-, Handball* etc. zu bevorzugen.

Zu den einerseits in der Belastungsintensität gut zu dosierenden, andererseits hervorragend zu koordinativen Fähigkeiten und auch die Ausdauer fördernden Sportarten zählen *Tischtennis, Federball* und nicht zuletzt eine *Vielzahl kleiner sportlicher Spiele.*

Mit mannigfaltigen sportlichen Hilfsmitteln (sensomotorische Übungsgeräte) können gleichermaßen Gleichgewicht, Geschicklichkeit und Gewandtheit sowie die Bewegungswahrnehmung geschult werden. Ein entsprechender Gerätepark zählt ebenso wie die Verfügbarkeit über ausgebildete und phantasiereiche Sporttherapeuten zur Basisausstattung jeder zeitgemäß arbeitenden Kureinrichtung.

4.9.10 Tanzen

Der Tanzsport fördert auch in den nichtleistungs- und wettkampforientierten Formen des Gesellschaftstanzes, Volkstanzes, Seniorentanzes und Discotanzes in erheblichem Maße die Bewegungsharmonie und -sicherheit, je nach Intensität und Dosierung auch die Ausdauer und Flexibilität. Ähnlich wie die Sportarten Gymnastik, Joggen, Schwimmen, ist der Tanzsport so gut wie überall praktizierbar. Mehr als andere sporttherapeutisch geeignete Disziplinen erfordert jedoch die Einbeziehung des Tanzsportes in den Therapieplan die Verfügbarkeit entsprechend ausgebildeter und v. a. phantasiereicher, kreativer Therapeuten. Ihnen obliegt es, nach vorausgegangener ärztlicher Eignungs- und Leistungsuntersuchung, ein sporttherapeutisches Tanzangebot in Form von z. B. einzustudierenden Volkstänzen, Seniorentänzen, Discoveranstaltungen etc. attraktiver zu gestalten und in ein Kurprogramm therapeutisch zu integrieren.

Neben den anzustrebenden Funktionsverbesserungen der koordinativen Anpassung, der Flexibilität und der Ausdauer, ist bei den zahlreichen orthopädischen Leiden, die psychosomatisch überlagert sind, beim Tanzsport, ebenso wie bei Ballspielen und gymnastischen Übungen, auch an die Befreiung von Hemmungen, Ängsten, Kontaktschwierigkeiten und an die Minderung von Antriebsarmut und Isolation zu denken. Die die Sporttherapie charakterisierende Eigenschaft des aktiven Handelns der Patienten im Gegensatz zum Behandeln im krankengymnastischen Sinne kann in therapeutisch verstandenen Tanzprogrammen in idealer Weise verwirklicht werden.

4.9.11 Reiten

Die helfende und heilende Wirkung des Bewegungsimpulses, der vom Pferd auf den Menschen übergeht, wurde zu allen Zeiten von Ärzten anerkannt und auch angewendet. Den positiven Einfluß des Reitens auf die Gesundheit erkannte bereits Hippokrates (460–375 v. Chr.). Er rechnet das Reiten wegen seines „heilsamen Rhythmus" zu den „Exercitia universalia" – also zu den umfassenden Übungen im medizinischen Sinne.

Unter dem therapeutischen Reiten versteht man die Hippotherapie, das heilpädagogische Reiten und Voltigieren sowie das Behindertenreiten.

Bei der *Hippotherapie* handelt es sich um eine ärztlich verordnete und von Krankengymnasten, die über eine entsprechende Spezialausbildung verfügen, durchgeführte medizinisch-therapeutische Methode, bei der das Pferd als „lebendes Übungsgerät" eingesetzt wird. Sie dient v. a. der Behandlung chronischer Krankheiten und wird grundsätzlich als Einzelbehandlung über einen begrenzten Zeitraum durchgeführt. Als wirksame therapeutische Elemente sind die dreidimensionalen Schwingungen anzusehen, die im Schritt vom Pferderücken ausgehend in einer Frequenz von 90–100 Schwingungen pro Minute auf den Patienten wirken. Diese Bewegung kann durch keine technische Apparatur hervorgerufen und durch keine Behandlung in einer Praxis ähnlich erreicht werden.

Die wesentlichen orthopädischen Indikationen für eine Hippotherapie stellen sich wie folgt: Wirbelsäulenerkrankungen (außer akut-entzündlichen Zuständen, fixierten Lumbalkyphosen und Wirbelgleiten) verschiedener Art sowie Unfallverletzungsfolgen im Bereich des Bewegungsapparates. Ferner spastische Lähmung bei Zerebralparese, multipler Sklerose, neurologische Erkrankungen nach schweren Schädel-Hirn-Traumen. Daneben auch bei Trainingsmangelzuständen des Stoffwechsels und des Herz-Kreislauf-Systems.

Beim *heilpädagogischen Reiten und Voltigieren* dient das Pferd der Förderung verhaltensauffälliger (bei unterschiedlicher Störungsursache) sprachbehinderter, geistig behinderter, lernbehinderter oder intelligenzgeminderter, aber auch psychisch gestörter Menschen (nicht nur Kindern und Jugendlichen). Die Resultate reichen vom Abbau von Ängsten, Aggressionen, Antipathien, der Erhöhung der Frustrationstoleranz über den Aufbau von Vertrauen, richtiger Selbsteinschätzung, höherem Selbstwertgefühl und besserer Konzentration bis hin zur Förderung kooperativen Verhaltens. Da hier der Schwerpunkt bei der Gruppenarbeit liegt, wird im Umgang mit dem Pferd und im Team mit anderen Reitern kooperatives Verhalten geschult. Gefördert werden Konzentration und Koordination. Beim heilpädagogischen Reiten erfährt der Patient, daß das Pferd nicht nur auf den Reitlehrer reagiert und ihm gehorcht, sondern auch ihm selbst: „Gebe ich dem Pferd die richtigen Hilfen, so tut es das, was es tun soll – gebe ich falsche Hilfen, so reagiert es auch darauf und tut das, was es nicht soll, und wenn ich gut bin, werde ich auch gelobt."

Beim *Reiten als Sport für Behinderte* handelt es sich um ein sportliches Reiten, insbesondere von Körperbehinderten (auch von Mehrfachbehinderten), Sinnesgeschädigten sowie Sprach- und Lernbehinderten. Einige erreichen über die Grundausbildung, durch konzentrierten Unterricht, entsprechende Hilfsmittel und Pferde Turnierreife. Häufig wird der behinderte Reiter von der Hippotherapie zum sportlichen Reiter überwechseln, wenn er durch therapeutische Übungen beweglicher geworden ist und seine Muskulatur gekräftigt, gelockert und entspannt ist. In der Hippotherapie war der Patient abgeschirmt in einer Therapiehalle, im sportlichen Reiten ist er zum aktiven Sportler geworden, der zusammen mit anderen Reitern in einem normalen Reitstall agieren kann. Das Pferd wird vom Übungsgerät zum Partner, zum Sportkameraden und ebnet dem Behinderten den Weg in die Integration, ebenso dient es weiterhin zur Rehabilitation.

Die Kooperation einer Kureinrichtung mit einem regionalen Reitzentrum könnte das Therapiespektrum attraktiv erweitern. Bei einer entsprechenden Indikationsstellung ist es natürlich wünschenswert, daß das in einer Kur Erlernte auch wohnortnah fortgeführt werden kann.

4.9.12 Krafttraining, Bodybuilding

Vielfach trifft die Übungs- und Sportart des Bodybuildings in Deutschland noch auf Unverständnis und Ablehnung. Unbestritten ist, daß Bodybuilding die Muskelbildung fördert, was bei dem ein oder anderen vielleicht Ängste auslöst und nicht selten aggressive Ablehnung provoziert.

Die Befürworter behaupten, daß Bodybuilding nicht nur die Muskulatur bildet, sondern außerdem ein Körpergefühl erzeugt, das sich positiv auf das Seelenleben auswirken kann (Pramann 1983). Es handle sich um eine schweißtreibende Bewegungsform und Sportart, die Aggressionen und Streß abzubauen vermag.

Ein herausragender Vorteil des Bodybuildingtrainings liegt in der Vielzahl der Übungen, die bei richtiger Anwendung auf eine sehr ökonomische Art und Weise zu einem raschen Muskelaufbau führen. Bei entsprechender Trainingsgestaltung wird der trainingsinduzierte Muskelaufbau gelenk- und wirbelsäulenschonend realisiert. Um v. a. bei Ungeübten durch Fehlbelastungen Gelenk- und Wirbelsäulenreizungen zu vermeiden, eignet sich im präventiven und rehabilitativen Sinne eher ein Training an z. B. isokinetisch arbeitenden Trainingsmaschinen als die Arbeit mit freien Gewichten. Ein fehlerhaftes Training mit freien Gewichten, wie es oft auch von Leistungssportlern durchgeführt wird, die nicht die eingehenden technischen Fertigkeiten der Gewichtheber besitzen, kann Muskel- und Bänderzerrungen, Rupturen sowie vorzeitige degenerative Veränderungen an den Gelenken und an der Wirbelsäule provozieren.

Die ein Kraft-Fitneß-Training in einer Kureinrichtung betreuenden Therapeuten haben auf die Vermeidung von Preßatmung, richtige Sitz- und Lagepositionen sowie auf die Dosierung der Trainingsintensität zu achten. Alle Trainingspläne und Leistungsverbesserungen der Patienten sind zu dokumentieren.

Jeder Muskelfunktionsbereich sollte mit 2–3 ähnlichen Übungen trainiert werden, so daß möglichst viele Muskelfaserverläufe synergistisch arbeitender Muskelgruppen durch die Widerstandsarbeit erreicht werden. Jede einzelne Übung wird in der Form von 4–5 Sätzen mit jeweils 8–12 Wiederholungen praktiziert. Bei der Erstellung von Trainingsplänen kann sowohl die Beseitigung muskulärer Dysbalancen, die Verbesserung der muskulären Führung einzelner Gelenke oder auch ein systemisches Aufbautraining der gesamten Skelettmuskulatur vorrangiges Ziel sein.

Kontraindikationen sind alle Formen der Hypertonie, Arteriosklerose, KHK, entzündliche rheumatische Verläufe etc. Für gesunde (ausreichend belastbare) Menschen stellt das Bodybuilding eine geeignete Sportart dar (Lekszas 1981).

Die Integration eines Kraft-Fitneß-Trainingsprogrammes (Bodybuilding) innerhalb einer Kureinrichtung (nach Anschaffung eines entsprechenden Geräteparks) ist sinnvoll, da zahlreiche „Fitneß-Center" teilweise auch Sportvereine, eine wohnortnahe Fortsetzung des innerhalb eines Kurprogrammes erlernten Körpertrainings ermöglichen.

Literatur

Aaken E van (1974) Programmiert für 100 Lebensjahre. Pohl, Celle
Aaken E van (1977) Die schonungslose Therapie. Pohl, Celle
Biener K (1972) Sporthygiene und präventive Sportmedizin. Huber, Bern Stuttgart Wien
Cotta H (1979) Der Mensch ist so jung wie seine Gelenke. Piper, München
Garbe G (1976) Fit durch Bodybuilding. Lübbe, Bergisch-Gladbach
Gillmann H (1981) Physikalische Therapie, 5. Aufl. Thieme, Stuttgart
Hansen G (1983) Erkrankungen der Atemorgane und Sport. In: Lübs (Hrsg) 1983
Hollmann W, Hettinger T (1980) Sportmedizin – Arbeits- und Trainingsgrundlagen, 2. Aufl. Schattauer, Stuttgart
Jentschura G (1977) Haltungsschäden bei Kindern und Jugendlichen. Enke, Stuttgart
Kosel H (1981) Behindertensport. Pflaum, München
Lagerstrom D, Völker K (Hrsg) (1983) Freizeitsport. Perimed, Erlangen
Lekszas G (Hrsg) (1981) Heilsport in der Orthopädie, 2. Aufl. Enke, Stuttgart
Lindemann H (1974) Anti-Streß-Programm. Bertelsmann-Ratgeberverlag, Wien
Lorenzen H (1961) Lehrbuch des Versehrtensports. Enke, Stuttgart
Lübs ED (Hrsg) (1983) Chronische Erkrankungen und Sport. Perimed, Erlangen (Beiträge zur Sportmedizin, Bd. 18)
Lübs ED (1983) Lebererkrankungen und Sport. Perimed, Erlangen (Beiträge zur Sportmedizin, Bd. 18)
Murray A (1990) Krafttraining. Gewichtheben für Fitness und Leistungssport, 10. Aufl. Weinmann, Berlin
Nowacki PE (1983) Chronische Kreislaufkrankheiten und Sport. In: Lübs (Hrsg) 1983
Palm J (1972) Trimm Dich durch Sport – Freizeit, Gesundheit, Geselligkeit. In: Bundesvereinigung für Gesundheitserziehung (Hrsg) (1972) Sport und Gesundheit. Bonn-Bad Godesberg
Palm J (1982) Die Formel zur Prävention, die jeder versteht. Moderne Medizin 10/12: 1040–1050
Phelps und Collins (1980) Handbuch der Physiotherapie. Medica-Press, Zürich Stuttgart
Pramann U (1983) Fit. Limbert, Bad Homburg
Schmid F (1985) Ernährungsrichtlinien bei degenerativen Leiden. Zytobiol Rev 9:35–36
Schönholzer G (1977) Arzt und Sport. Habegger, CH-Derendingen/Solothurn
Schwank W (1991) Hippolytus Guarinonius. Habilitationsschrift, Univ. Koblenz
Schüle K (1981) Sport- und Bewegungstherapie im kurklinischen Bereich. Rehabilitation 20:17–21
Selye H (1957) Streß beherrscht unser Leben. Econ, Düsseldorf
Steinbach M (1983) Neurologisch-psychiatrische Erkrankungen und Sport. In: Lübs (Hrsg) 1983
Völker K (1983) Tauchen. In: Lagerstrom D, Völker K (Hrsg) (1983) Freizeitsport. Perimed, Erlangen
Wöllzenmüller F, Grünewald B (1973) Die Gesundheitskarriere durch Ausgleichssport. Bertelsmann, München Gütersloh Wien

5 Psychologie in der orthopädisch-rheumatologischen Kurklinik

E. ORTSEIFEN

5.1 Orthopädie und Psychosomatik

Der Psychotherapeut behandelt bewußte und unbewußte Einstellungen, Lebenspläne, Gefühle und Verhaltensweisen der Menschen. Das Wissen um psychosomatische Zusammenhänge ist seit Alters her bekannt und drückt sich in der Sprache anschaulich aus. Ein Problem *liegt mir im Magen*, vor Sorgen *zerbreche ich mir den Kopf*, ich *schlucke den Ärger* runter, mein *Herz rast vor Angst.*

Aber was, so fragen sich viele, hat ein Bandscheibenvorfall mit der Seele zu tun?

Es gibt tatsächlich keine Krankheit, bei der psychische Faktoren nicht auch mitbeteiligt sind. Diese sind nicht immer therapiewürdig und treten in verschiedenen Bezügen zum körperlichen Geschehen auf. Der einfachste Fall ist der, daß jemand sich beim Skifahren eine Unterschenkelfraktur zuzieht und nun sehr niedergeschlagen ist, weil seine Angebetete daraufhin mit seinem besten Freund skifährt und sich in den verliebt. Nach diesem Schema sind unzählige Varianten vorstellbar. Psychische Probleme bis hin zu Alkoholismus oder Suizid entstehen hier durch die *Folgen* einer medizinisch zu behandelnden Krankheit.

Als weiteres Beispiel sei die *Angst vor sozialem Abstieg* genannt. Sie tritt z. B. auf, wenn ein bisher körperlich hart Arbeitender etwa aufgrund eines Wirbelsäulenleidens nicht mehr schwer heben darf. Die Arbeitslosigkeit vor Augen entwickeln viele Depressionen oder psychosomatische Streßreaktionen, vom Herzrasen bis zu Schlafstörungen, von Spannungskopfschmerz bis zum Magengeschwür.

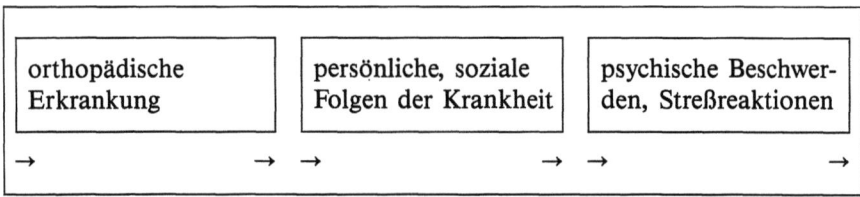

orthopädische Erkrankung	persönliche, soziale Folgen der Krankheit	psychische Beschwerden, Streßreaktionen
→	→ →	→ → →

Von Psychotherapeuten behandelt wird hier also nicht die orthopädische Grunderkrankung, sondern der ungünstige (bis destruktive) Umgang des Patienten mit belastenden Lebenssituationen, inklusive der konkreten Krankheitsbewältigung. Allerdings hat dies im Sinne der Kybernetik eine nicht zu unterschätzende Rückwirkung auf die Grunderkrankung; es kommt zu einem *Rückkoppelungseffekt.*

Für Millionen Menschen ist es ein Problem, „nicht mehr so zu können wie früher". In der Bewegungsfreiheit schmerzhaft eingeschränkt zu sein, bedeutet für viele einen Verlust an Vitalität, Leistungsfähigkeit und Lebensfreude. Jemandem Bewältigungsmöglichkeiten – sog. Copingstrategien – aufzuzeigen ist eine wichtige therapeutische Aufgabe.

„Copingstrategien" sind Bewältigungsmöglichkeiten für Krankheiten bzw. belastende Lebenssituationen, die in einer Psychotherapie erlernt werden.

Aber auch den umgekehrten Fall gibt es, daß orthopädische Erkrankungen als Spätfolgen psychischer Fehlhaltungen und Grundstörungen auftreten. Unter der Überschrift „Wer immer Rückgrat zeigen muß, bekommt Kreuzschmerzen" veröffentlichte die *Ärztezeitung* in ihrer Ausgabe vom 24. 11. 1988 einen Artikel von H. Müller, der das Thema bestens beleuchtet.

„Die Untersuchung brachte tröstliche Ergebnisse: Herz normal, Blutdruck äußerst annehmbar; dagegen fanden sich die unverkennbaren Merkmale einer Ischias, einzelne gichtige Ansätze und ein tadelnswerter Zustand der ganzen Muskulatur." Nach einer kleinen Pause fragte der Doktor: „Glauben Sie nicht, daß Ihre Leiden zum Teil psychisch bedingt sind?"

Diese Begegnung zwischen Arzt und Patient fand 1923 im schweizerischen Kurort Baden statt, wo der Dichter Hermann Hesse sein Ischiasleiden auskurierte. „Der objektive Befund rechtfertigte nicht ganz den von mir gemachten Aufwand an Leiden", schreibt Hesse.

Ein halbes Jahrhundert später dient der Schriftsteller Berlins Kammerpräsident Dr. Ellis Huber, als Kronzeuge. Huber erläuterte während eines öffentlichen Vortrags zu „psychosomatischen, sozialmedizinischen und gesundheitlichen Aspekten des kranken Rückens" die Position der Berliner Ärztekammer. Die Menschen, die unter den Spielchen des N. ischiadicus leiden, bilden eine große Gemeinde. Jeder zwölfte Patient beim Hausarzt und jeder dritte Patient beim Orthopäden klage über Kreuzschmerzen, so Huber. Jede fünfte Krankschreibung erfolge wegen Rückenleidens oder rheumatischer Beschwerden. Die Sache scheint paradox: Während Maschinen die Menschen von schwerer Arbeit entlasten, nahmen in den USA zwischen 1969 und 1976 die Bandscheibenerkrankungen um 50% zu. Hierzulande leiden Bankangestellte häufiger unter Bandscheibenschäden als Schwerstarbeiter in der Industrie.

„Diese Daten lassen aufhorchen", meinte Huber. „Das rein somatisch orientierte Modell einer Verschleiß- und Abnutzungserscheinung geht sicherlich an der Wirklichkeit vorbei" ...

Nach Arbeiten von Dr. Mechthild Küthemeyer, Dr. Ulrich Schultz und Dr. Karl Friedrich Masur von der neurologischen Abteilung im Berliner Klinikum Westend ist die Persönlichkeit von Patienten mit Lumbago-Ischias-Syndrom von „Getriebenheit, Tatendrang und übermäßiger Selbstanforderung" gekennzeichnet. Zeit ihres Lebens „kämpfen sie gegen Kränkungen und eigene Schwächen an" und müssen stets „Rückgrat zeigen". Beobachtungen, die laut Huber mit den Erfordernissen einer hochindustriellen, spezialisierten und arbeitsteiligen Gesellschaft zusammenfallen. Denn: „Flexibilität, Autonomie, Unabhängigkeit und Ehrgeiz stützen das Gerüst unserer Konkurrenz- und Leistungsgesellschaft."

Wer immerzu Überlegenheit und Stärke beweisen müsse, „verliert den natürlichen Rhythmus zwischen An- und Entspannung. Er verkrampft im Lendenbereich und steht unter Dauerspanning. Akute Ischiasbeschwerden melden sich zu Wort, wo die Überlegenheit und das Dominanzgebaren nicht mehr durchgehalten werden können." „Die reduktionistische Herangehensweise, die Trennung von Psyche und Körper, ist die Erbsünde der modernen Medizin", kritisierte Huber. Mediziner, Psychotherapeuten, Sozialarbeiter und Gesundheitspolitiker seien allesamt gefordert, wenn „ausgetrocknete Bandscheiben auch Informationen über die Haltungsschäden der gesamten Gesellschaft" gäben.

Daß eine Integration psychosomatischer Medizin möglich ist, haben Schultz und Küthemeyer dokumentiert. Patienten mit Bandscheibenschäden, die eine Operation verweigerten, seien unter konservativer Therapie innerhalb von 6 Wochen genesen; nach 5 Monaten sei ein Diskusprolaps computertomographisch nicht mehr nachweisbar gewesen.

Bei Hinweisen der Ärzte auf psychische Ursachen kämpfe der Patient allerdings häufig „um die Berechtigung seiner körperlichen Beschwerden." Denn um einen defekten Körper kümmere sich die „gigantische Gesundheitsindustrie", so Huber. Der Dichter Hermann Hesse erkennt die Wurzeln seines Ischiasleidens: „Ich war allzu moralisch, allzu vernünftig gewesen. Ich wollte mich einer Norm anpassen; ich wollte Forderungen erfüllen, die gar niemand an mich stellte; ich wollte etwas spielen oder sein, was ich gar nicht war."

| psychische Fehlhaltung/Grundstörung | lange Zeiträume, Chronifizierung | orthopädische Beschwerden als Spätfolgen |

→   →   →

Davison u. Neale (1979) beschreiben in ihrem Lehrbuch der klinischen Psychologie das sog. *Diathese-Streß-Modell.* Dieses Modell geht davon aus, daß psychosomatische Störungen und Krankheiten nie durch eine einzige Ursache, sondern multifaktoriell bedingt sind. Zu gegebenen körperlichen Prädispositionen (Diathese) kommen vielfältige Belastungsfaktoren (Streß) hinzu. Stalmann zeigt in *Geheimnis Psychosomatik* (1979) anschaulich diese Zusammenhänge auf.

> Vor zehn Jahren begann in Alsdorf bei Aachen das längste Strafverfahren der deutschen Justizbehörde, der sogenannte Contergan-Prozeß. Er dauerte drei Jahre und endete ohne Urteil. Es ging um das namenlose Leid Tausender von Kindern und Eltern, und es ging um neunstellige Schadenssummen. Ein Heer von Anwälten, Zeugen und Sachverständigen trat auf, und die Akten wuchsen im Lauf der Zeit zu wahren Gebirgen. Allein an Urkunden wurden mehr als 2000 Seiten verlesen.
>
> Nach 14 Monaten fiel der Gerichtsvorsitzende wegen Krankheit aus: schwerer Bandscheibenschaden. Er konnte den Prozeß nicht weiterführen ... halte ich es für sehr wahrscheinlich, daß es sich bei ihm um psychosomatische Beschwerden handelte (wobei ich voraussetze, daß seine Bandscheiben auch vorher nicht in bester Verfassung waren). Das Gewicht der Aktenberge, die Riesenlast der Arbeit, die Bedrückung durch die stummen Leiden der Opfer, das alles war auf die Dauer zuviel für ihn. Er reagierte somatisch mit jenem Teil seines Skeletts, das durch schwere Lasten am meisten beansprucht wird: der Wirbelsäule.

Weiterhin beschreibt Stalmann den Zusammenhang von Rückenschmerzen und psychischen Ursachen.

> Psychische Faktoren spielen bei Rückenleiden eine viel größere Rolle, als man allgemein annimmt. Eine Untersuchung in einer amerikanischen Luftwaffenklinik ergab zum Bei-

spiel, .daß 96% aller Fälle durch überwiegend seelische Belastungen hervorgerufen waren . . .

Derlei Rückenschmerzen beruhen auf Verspannungen der Muskulatur. Sie entstehen meist durch gewaltsam unterdrückte Wünsche, Bedürfnisse oder Ängste. Der Mensch wehrt sie ab, indem er unbewußt das Kreuz steif macht. Er „nimmt sich zusammen". Kein Wunder, daß auf die Dauer seine Muskulatur sich schmerzhaft verspannt. Auch sexuelle Hemmungen und Schuldgefühle führen – besonders bei Frauen – zu solchen Verspannungen im Beckenbereich. Da bleibt die beste Gymnastik erfolglos, wenn nicht gleichzeitig die Seele entspannt wird.

Psychosomatisch gestörte Patienten werden in unserem Gesundheitssystem nach wie vor fehlgeleitet. Durchschnittlich dauert es 7 – 8 Jahre, bevor ein Patient, der psychosomatische Probleme hat, richtig diagnostiziert wird. Zuvor wird er von Arzt zu Arzt eilen, ohne wirklich Hilfe zu erfahren. Psychologen und Ärzte müßten in Gemeinschaftspraxen und gleichberechtigten Teams in Kliniken weitaus intensiver kooperieren, um erfreulichere Resultate zu erzielen.

5.2 Gesundheitserziehung

Zur weiteren Verbesserung der Gesundheit unserer Bevölkerung ist eine rein kurative Medizin nicht in der Lage. Ihre Mittel sind ausgeschöpft. Deutliche Fortschritte können nach allgemeiner Auffassung nur durch die aktive Mitarbeit der Patienten im Sinne von Vorbeugungsmaßnahmen erzielt werden. Im Rahmen einer Kur werden deshalb Seminare durchgeführt, welche die Einstellung und das Verhalten der Teilnehmer dahingehend beeinflussen sollen, daß sie bewußter und pflegsamer mit ihrem Körper umzugehen lernen. Die sog. *Risikofaktoren* werden dort behandelt, insbesondere diejenigen, mit denen man sich selbst auf Dauer schädigt: falscher Umgang mit Streß; zuviele Alltagsdrogen (Nikotin, Alkohol, unnötige Medikamente); Übergewicht und der weit verbreitete Bewegungsmangel.

„Ich übernehme selbst die Verantwortung für meinen Körper und seinen Zustand."

Die Minimierung oder sogar Ausschaltung der Gesundheitsrisiken ist eines der Hauptziele der Kur. Zur Streßreduzierung wird autogenes Training angeboten. Reduzierung der Alltagsdrogen wird z.B. in entsprechenden Kursen zur Raucherentwöhnung angestrebt. Gewichtsabnahme ist, wie jeder Laie weiß, ein wichtiges Ziel der Kur. Auch hier finden wöchentlich Kurse in Kleingruppen statt. Dem Bewegungsmangel versuchen die Therapeuten durch die Vermittlung von Bewegungsfreude entgegenzuwirken, indem die Patienten z.B. ermuntert werden und Spaß daran finden zu schwimmen, regelmäßig zu laufen oder Volleyball zu spielen.

Entscheidend ist jedoch, ob man den einzelnen wirklich zu neuem Verhalten motivieren kann, und ob ein innerer Einstellungswandel gelingt, ohne den ein Weitermachen nach der Kur kaum denkbar ist. Sowohl Motivationsförderung, Einstellungsänderung als auch Verhaltensaufbau durch gezielte Lernprozesse sind typische psychologische Tätigkeiten. So ist der Psychologe gefordert, den Patienten bei den oft schwierigen Umstellungen im täglichen, routinemäßigen Lebensablauf zu helfen, bei denen viele erstmal den „inneren Schweinehund" überwinden müssen. Hier muß Überzeugungsarbeit geleistet werden.

Die meisten Patienten kommen nicht freiwillig in die Seminare, sondern werden vom Stationsarzt geschickt. Wecken von Eigeninteresse, Aufforderung, sich eigene Gedanken zu machen, Informieren über körperliche und psychosomatische Prozesse, Aktivieren durch Überzeugungskraft, persönliches Vorbild, bis hin zum Aufrütteln durch Konfrontation und bewußt eingesetzte Dissonanzen sind hier Weg und Ziel.

Chancen hat ein solches Unternehmen nur, wenn bestimmte Grundprinzipien beachtet werden: 1) kleine Gruppen, 2) ausgebildete Referenten, 3) optimale Lernbedingungen.

Kleine Gruppen

Kleine Gruppen sind äußerst wichtig für den Lernerfolg. Man hört besser zu, traut sich eher auch mal selbst den Mund aufzumachen, bekommt leichter Kontakt zu den anderen Teilnehmern, es entwickeln sich dynamische Gruppenprozesse, die das Geschehen weiter vorantreiben und ein Identifikationsgefühl mit den Gruppenzielen entstehen lassen.

Ausgebildete Referenten

Die Referenten sollten eine spezielle Schulung erhalten und sich psychologisch, pädagogisch und didaktisch weiterbilden. Bisher geschieht es zu oft, daß die Seminare als lästige Pflicht angesehen und von Klinikmitarbeitern so nebenher abgehalten werden. Hier ist eine Professionalisierung dringend erforderlich, und der neue Beruf des Gesundheitserziehers trägt dem Rechnung. Die Kurse müssen vor- und nachbereitet, die Patienten vielfältig aktiviert und aus ihrer Lethargie befreit werden. Der Einsatz technischer Hilfsmittel wie Flip-chart, Overheadprojektor etc. muß durchdacht und geplant sein. Es sollte regelmäßige Teamsupervision erfolgen.

Optimale Lernbedingungen

Genau genommen zählen die oben genannten Punkte bereits zu den Lernbedingungen. Sie genügen aber bei weitem nicht. *Die optische und akustische Vermittlung von Wissen allein bringt nicht den gewünschten Erfolg.* Es muß tatkräftig geübt werden! Bezüglich der Gewichtsabnahme z. B. genügt es nicht, den Patienten regelmäßig zu wiegen und ihm die kalorienabgezählte Mahlzeit vorzusetzen. Er muß üben, sich seine Nahrung in Lehrküchen selbst zuzubereiten, oder sie sich an Buffets selbstverantwortlich zusammenzustellen.

Verringerung des Eßtempos muß oft mühevoll trainiert, und der Umgang mit Unlustgefühlen während der ersten schwierigen Phase gelernt werden.

Der überdauernde Lernerfolg steigt mit der Chance, den Patienten in gezielten Aktivitäten zu engagieren.

Für den Umgang mit den anderen Risikofaktoren gilt das gleiche. Der Patient muß sich umstellen, muß lernen, *sich Zeit zu nehmen* für die selbständige Veränderung seines Erlebens und Verhaltens.

Zur Streßverminderung muß man sich im Alltag Zeit nehmen, indem man eine andere Lebensgestaltung entwirft oder täglich Yoga praktiziert. Vielleicht ist es aber auch angebracht, Belastungen zu reduzieren, indem man lernt, „Nein" zu sagen.

Bei der Raucherentwöhnung kommt es darauf an, sich Zeit zu nehmen, die tatsächlich gerauchten Zigaretten zu protokollieren. Man muß sich aktiv mit seinen Rauchergedanken auseinandersetzen, die da im Kopf rumschwirren: „Ich brauche unbedingt die Zigarette, um mich zu entspannen. Die Tasse Kaffee schmeckt mit Zigarette viel besser. Skatspielen wird mit Zigarette erst so richtig gemütlich."

In der Kur gelingt oftmals nur ein *erstes Anschubsen* des Patienten in die gewünschte Richtung. Er braucht in der Regel viel länger, um ein neues, stabiles Verhaltensmuster auszuformen. Gelingt es aber, ihm zu vermitteln, daß er sich auch nach der Kur Zeit nimmt, um an sich zu arbeiten, dann ist sehr viel gewonnen.

5.3 Entspannungstherapie – Ein wichtiger Baustein

Für viele moderne Menschen ist *Entspannung* ein Fremdwort. Zeitdruck während der Ausübung beruflicher Tätigkeiten, Freizeitgestaltung im Sinne einer pausenlosen Aneinanderreihung hektischer Aktivitäten, mit denen man sich „die Zeit vertreibt". Die Kur sollte auch zum „Atemholen" dasein. Der Vater der Gestalttherapie, Fritz Perls, schreibt dazu:

> Bei manchen Gelegenheiten ist es angemessen, abzuschalten, zu dösen oder sich einem animalischen Wohlgefühl zu überlassen. Daß nur so wenig Menschen das richtig können, ist ein Fluch unserer Zeit – eine Folge unserer *unerledigten Geschäfte* –, aber die Fähigkeit dazu, die wir meist nur aus neidischer Beobachtung unserer Katze kennen, läßt sich wiedererlangen (Perls et al. 1987).

Was uns fremd geworden ist – denn jedes gesunde Kind kommt mit einer guten Entspannungsfähigkeit auf die Welt – können wir uns zurückerobern durch Training.

Motto der Entspannungstherapie:
Während der Kur gelernt – im Alltag angewendet!

Dementsprechend wird in modernen Kurkliniken eine große Anzahl an Kursen und Einzeltherapieverfahren speziell zum Erlernen der körperlichen und seelischen Entspannung angeboten. Autogenes Training, progressive Relaxation, Yoga, Phantasiereisen, Biofeedback und Hypnose sind die bekanntesten.

Therapiebeispiel

Herr M. aus Köln, 34 Jahre, von Beruf Maschinenschlosser, verheiratet, ein Kind, hatte vor 2 Jahren eine Bandscheibenoperation. Im Aufnahmegespräch klagt er über schmerzhafte Verspannungen der Schulter-Nacken-Muskulatur. Wiederholte Behandlungen mit Fango, bzw. Heißluft, kombiniert mit anschließender Massage, zeigten nur kurzzeitige Wirkung. Als der Patient im Rahmen des autogenen Trainings lernt, über die *passiven* Anwendungen hinaus, seine Muskeln täglich 5–10 min *aktiv* zu entspannen, zeichnet sich eine dauerhafte Besserung der Beschwerden ab.

Vorteile der Übungskurse in Entspannungstherapie bestehen darin, daß man in relativ kurzer Zeit eine große Teilnehmerzahl in der entsprechenden Technik ausbilden kann.

Die Übungskurse in Entspannungstherapie finden 2- bis 3mal pro Woche statt und sollten von den Teilnehmern regelmäßig besucht werden. Zwischen den Sitzungen ist es unerläßlich, daß die Patienten das Gelernte täglich für sich alleine üben und vertiefen. Darüber hinaus machen die Gruppenübungen Spaß. Vielen gelingt es nebenbei, im Rahmen solcher Kurse ihre Scheu vor Psychologen zu überwinden, und sie gewinnen Mut, um zur Aufarbeitung persönlicher Probleme Einzeltermine zu vereinbaren. Nachteile können sich für Personen ergeben, die sich in der Gruppe unwohl fühlen, mit sozialen Ängsten, Hemmungen oder Minderwertigkeitsgefühlen behaftet sind, welche einem „Loslassen und Entspannen" entgegenwirken. Insbesondere sehr verkrampfte, perfektionistisch eingestellte Menschen müssen u.U. in Einzelsitzungen behandelt oder auf die Gruppensituation erst vorbereitet werden.

5.3.1 Autogenes Training

Wie funktioniert es?

Anfang der 20er Jahre entwickelte der Arzt J.H. Schultz (1884–1970) dieses Verfahren zur *konzentrativen Selbstentspannung*. Man richtet dabei seine Aufmerksamkeit ausschließlich auf ganz bestimmte Inhalte, die mit Ruhe, muskulärer Entspannung, besserer peripherer Durchblutung, ruhig fließender Atmung, gleichmäßigem Herzschlag etc. zu tun haben. Durch das Vorbeiziehenlassen dieser – noch näher zu erläuternden – Gedanken und Bilder vor dem „eigenen geistigen Auge" geschieht eine *Wendung nach innen*, ähnlich wie bei einer Meditation oder Selbstversenkung. Die Aufmerksamkeit wird von Unwichtigem (störenden Geräuschen, abschweifenden Gedanken) abgezogen und „auf den Punkt gebracht", wie ein Scheinwerfer, der auf der ansonsten dunklen Bühne nur den Hauptdarsteller anstrahlt.

Körperhaltung

Autogenes Training (AT) besteht aus einer Serie von Übungen, die man möglichst täglich ein paar Minuten anwenden soll, besonders vor oder nach Streßsituationen, besser aber routinemäßig wegen des ausgezeichneten prophylaktischen Charakters dieser Therapie. Die wenigen Gruppenkontakte dienen hauptsächlich dem Kennenlernen und der Korrektur. Die eigentliche – Effekte erzielende – Therapie muß der Patient allein durchführen.

Dabei nimmt er eine bestimmte Körperhaltung ein und schließt die Augen. Drei Haltungsvarianten stehen zur Verfügung: Sitzen, Liegen und Droschkenkutschersitz, bei dem man beide Ellenbogen auf die Knie stützt und den Kopf vornüber hängen läßt. Man kann keine absoluten Regeln angeben, welche Körperhaltung für welchen Patienten die beste ist. Es bietet sich jedoch z. B. bei Schlafstörungen an, die Übungen abends im Liegen (im Bett) durchzuführen, während orthopädische Patienten mit schmerzhaften Wirbelsäulensyndromen am besten von sich aus eine Haltung ausprobieren, bei der sie relativ schmerzfrei sind und so viele Muskelpartien wie möglich „loslassen" können.

Indikation

Autogenes Training ist bei fast allen psychosomatischen Beschwerdebildern indiziert und kann darüber hinaus als spezielles *Antistreßprogramm* aufgefaßt werden. Im Rahmen der orthopädischen Kurmedizin wird es sowohl vorbeugend als auch bei der Behandlung von Krankheitsfolgen eingesetzt. Schmerzen, Schlafstörungen, Angstgefühle (z. B. ob man wieder gesund wird oder nach der Kur seinen Arbeitsplatz verliert), Nervosität und innere Unruhe, Muskelverspannungen können allesamt als sekundäre Symptome einer orthopädischen Grunderkrankung auftreten, die die allgemeine Erholungsfähigkeit des Körpers stark belasten und u. U. den Kurerfolg gefährden. Hier greift das autogene Training als Begleittherapie par excellence und sichert die rein somatischmedizinischen Kurmaßnahmen ab.

Wem hilft es nicht?

Die Kontraindizierung bzw. Nichtverwendung muß individuell abgeschätzt werden. Die größten Probleme mit dem Verfahren dürften Menschen haben, die an Zwangssyndromen oder Hypochondrie leiden; auch bei Debilität, inneren Sperrungen, Konzentrationsmängeln und akuten Panikreaktionen ist es angesagt, die Behandlung abzubrechen oder ein anderes Entspannungsverfahren zu wählen. Auch akut Trauernde haben mit dem Verfahren Probleme.

Praktisches Vorgehen

Zum Beginn des autogenen Trainings schreiben König et al. (1977):

> Jedes autogene Training beginnt, nachdem Sie eine der Übungshaltungen eingenommen und die Augen geschlossen haben, mit der Vorstellung der Formel *„Ich bin ganz ruhig"*.
> Es handelt sich hierbei nicht um eine eigene Übung, sondern um eine Einstimmung auf das Ziel des autogenen Trainings. Diese, wie auch alle folgenden Formeln, wird sich jeder so vorstellen, wie es ihm am besten entspricht. Einer spricht die Formel „in Gedanken", ein anderer sieht den Text in Buchstaben vor sich, ein dritter erlebt dabei − quasi als „Begleitmusik" − das Entstehen beruhigender Bilder oder die Erinnerung an beruhigende Erlebnisse. Diese Art der Vergegenwärtigung sollte er dann auch beibehalten, es gibt dafür keine starre Regel. Nur, wenn Ihnen schon das Ruhigliegen oder -sitzen − ohne Konzentration auf eine Übungsformel − schwerfällt, sollten Sie vor Begin des eigentlichen Trainings „üben", ruhig zu liegen oder zu sitzen. Entspannen Sie dabei zunächst bewußt alle Muskeln von der Stirn beginnend bis zu den Füßen. Die gerunzelte Stirn stört den Übungsverlauf ebenso, wie die zusammengebissenen Zähne, die verkrampften Finger oder die aneinandergepreßten Beine. Lösen Sie vorher auch alles Beengende Ihrer Kleidung. Störende Gedanken lassen Sie vorbeiziehen, bemühen sich aber weder, diese zu verdrängen, noch sie festzuhalten.
> Mit dem autogenen Training beginnen Sie erst, wenn in Ihnen eine gewisse Ruhe eingetreten ist (König et al. 1977, zit. nach Benesch 1981).

Während die *Ruhetönung* dem geistigen Abschalten dient, verfolgt die *Schwereübung* das Ziel der muskulären Entspannung. Der wirklich entspannte Muskel fühlt sich schwer an, und so trainiert man die Wahrnehmung dieses (die Entspannung anzeigenden) Schweregefühls mit der Vorstellung der Formel:
„Der rechte (linke) Arm ist ganz schwer."
In einem Zeitraum von 1,5−2 min wird diese Vorstellung mehrmals wiederholt. Es folgt eine „Ruhetönung" und ein zweiter 1,5−2-min-Zeitraum zur Vorstellungsübung. Am Ende steht die sog. *Zurücknahme* im Sinne eines morgendlichen Räkelns.
„Arme fest, tief atmen, Augen auf."
In den folgenden Sitzungen lernt der Patient das Schweregefühl weiter zu intensivieren und in beiden Armen und Beinen wahrzunehmen. Die Entspannung generalisiert allmählich.
Durch Entspannung der peripheren Blutgefäße erreicht der Übende dort eine erhöhte Blutzufuhr im Rahmen der *Wärmeübung*. Die Formel, auf die man sich konzentrieren soll, lautet:
„Der rechte (linke) Arm ist ganz warm."
Es kommen dann der andere Arm und beide Beine hinzu. Viele Patienten stellen sich während der Übung ein Heizkissen vor, einen offenen Kamin oder einen sonnengewärmten Strand. Die Ankündigung des beginnenden Wärmegefühls ist oftmals ein „Kribbeln", so als wollten Hände und Füße „einschlafen". Wissenschaftlich nachweisen kann man das Funktionieren der Wärmeübung mit Hilfe von Temperaturmessungen an den betreffenden Hautstellen. Es zeigt sich, daß die Differenz bei 2 Messungen (vor und nach dem AT) durchschnittlich 1,5 °C beträgt. Allein aufgrund von Phantasie- und Konzentrationsprozessen verändert sich im Körper eine ganze Menge. Nicht nur Blutdruck und Temperatur, alle möglichen Funktionen des autonomen Nervensystems werden ver-

ändert in Richtung auf eine trophotrope Reaktionslage. Parasympathische (cholinerge) Aktivität herrscht vor, so daß der Organismus sich erholen kann.

Autogenes Training ist eine Form der konzentrativen Selbstentspannung, mit der vielfältige Funktionen des autonomen Nervensystems beeinflußt werden können.

Weitere Vorsatzformeln

Als weitere standardisierte Teilübungen der Grundstufe des AT seien noch genannt: Herzübung, Atemübung, Sonnengeflechtsübung und Kopfübung. Dabei konzentriert man sich in der beschriebenen Art und Weise auf den betreffenden Körperteil und stellt sich folgende Formeln vor:

Herz:	Herz schlägt ruhig und gleichmäßig.
Atmung:	Es atmet mich.
Sonnengeflecht:	Sonnengeflecht strömend warm.
Kopf:	Stirn angenehm kühl.

Vom Erfinder nicht formuliert, in der Praxis aber bewährt, haben sich auch noch einige andere Formeln, wie z. B.:
„Schulter-Nacken warm und entspannt" oder „Luft strömt ungehindert ein und aus".
Auch gibt es die Möglichkeit einer individuellen Formel- oder Vorsatzbildung bei der Lösung konkreter Probleme.

Therapiebeispiel

Die Patientin hat starke Schmerzen in Knie- und Fußgelenken als Folge einer langjährigen Adipositas. Der Psychologe versucht, ihre Motivation so zu stärken, daß sie den Frust des „Weniger-essen-Dürfens" aushält und durch Gewichtsabnahme die Belastung ihrer Gelenke und somit die Schmerzen reduziert. Dabei kann AT als Selbsthilfetechnik so eingesetzt werden, daß die Patientin lernt, besonders vor Versuchungssituationen ihre individuelle Vorstellungsübung zu praktizieren (vor Einladungen, Kaffeeklatsch, Selbstkochen etc.). Unterschiedliche Formeln sind denkbar:
„Ich bleibe stark"; „Langsam essen macht Spaß" usw.

Nach der Kur

Die Oberstufe des autogenen Trainings ist Fortgeschrittenen vorbehalten, und da das Erlernen der Unterstufe schon einige Wochen in Anspruch nimmt, ist die Zeit der Kur (4–6 Wochen) damit voll ausgefüllt. Die Patienten haben aber die Möglichkeit, nach der Kur am Heimatort weiterzumachen. Volkshochschulen, niedergelassene Psychologen und Ärzte bieten Kurse an. In jeder Buchhandlung findet man Broschüren und Tonbandkassetten zum autogenen Training. Das Entscheidende ist jedoch nicht die Anhäufung von theoretischem Wissen, sondern die selbstverständlich gewordene regelmäßige Anwendung im Alltag.

5.3.2 Progressive Muskelentspannung und Yoga

Edmund Jacobson (1938) gilt als Begründer der *progressiven Muskelentspannung*. Als Arzt setzte er seine Übungen hauptsächlich bei Angstpatienten ein und erzielte damit gute Heilungserfolge. Im Rahmen der *Verhaltenstherapie* wird Jacobsons Technik insbesondere im Zusammenhang mit der *systematischen Desensibilisierung* verwendet. Diese, von Wolpe entwickelte Therapieform basiert ebenfalls auf der Erkenntnis, daß die Entspannung der quergestreiften Muskulatur angsthemmende Wirkungen hat.

Ein ruhiger und angenehm temperierter Übungsraum sollte für die progressive Muskelentspannung zur Verfügung stehen. Der Raum sollte nicht zu grell beleuchtet sein, und die Patienten eine entspannende Körperposition einnehmen auf Liegen, Matratzen oder in bequemen Entspannungssesseln.

Die meisten Teilnehmer müssen auf die bevorstehenden Erfahrungen mit der Entspannung vorbereitet werden. Wenn sie z.B. ein Wärmegefühl in den Beinen, ein Kribbeln im Unterarm oder sogar ein Gefühl zu Schweben wahrnehmen, dann neigen manche dazu, dies als etwas Besorgniserregendes zu interpretieren. Im Gespräch muß deshalb darauf hingewiesen werden, welche Körpersignale als positive Zeichen der zunehmenden Entspannung auftreten können. Manch ein ängstlicher Teilnehmer hat — besonders in Gruppen — das unangenehme Gefühl, die Kontrolle zu verlieren (oder andere irrationale Gedanken). Einige Patienten verkrampfen regelrecht, wenn sie sich entspannen sollen. Man sieht ihnen die Anstrengung an, mit der sie versuchen, loszulassen. Sie beißen die Lippen zusammen, pressen die Knie aneinander oder legen die Stirn in Falten.

Um solche Fehlhaltungen korrigieren zu können, muß der Therapeut die Patienten genau beobachten. Er erkennt einen entspannten Menschen an seiner rhythmisch fließenden Atmung, seiner Gesichtsglätte bei geschlossenen Augen (Engelsgesicht) und seiner relativen Bewegungsunlust.

Um zu zeigen, was eigentlich mit Entspannung gemeint ist, sollte der Leiter alle Übungen selbst vormachen. *Lernen am Modell* ist in diesem Zusammenhang von außerordentlicher Wichtigkeit. Es gilt ganz besonders, anfängliche Widerstände der Patienten zu überwinden. Dabei hilft eine freundliche Gruppenatmosphäre, der Einsatz von Humor, klar strukturierte Instruktionen und Geduld. Auch das Offenlassen der Augen ist für einige am Anfang eine Hilfe, um mit der Methode und der neuen Situation vertraut zu werden.

Progressive Muskelentspannung ist eine echte Alternative zum autogenen Training – für alle, die Entspannung brauchen, sich aber schlecht konzentrieren können.

Leistungsdruck ist bei vielen Menschen die Ursache ihrer Verkrampfungen. So darf man als Therapeut natürlich nicht den Fehler begehen, in der Gruppe eine neue Art von Leistungsdruck zu etablieren. Es soll von der ersten Stunde an darauf hingewiesen werden, daß jeder (mit Recht) sein eigenes Lerntempo hat und ein Erzwingenwollen der Entspannung in die falsche Richtung führt.

Jeder Teilnehmer sollte ermutigt werden, Fragen zu stellen, und sich aktiv am Gruppengeschehen zu beteiligen.

Um sich über den erzielten subjektiven Entspannungszustand austauschen zu können, ist es hilfreich, wenn für alle verbindlich eine Skala von 0–100 eingeführt wird.

0	25	50	75	100
keine Spannung	sehr entspannt		sehr ange- spannt	extreme Span- nung

Wenn man so seinen Entspannungszustand protokolliert (durch subjektive Einschätzung) hat man die Möglichkeit, seine Fortschritte selbst zu registrieren.

Goldfried u. Davison (1979) schildern das Transkript einer Entspannungssitzung.

Lehnen Sie sich nun zurück, so bequem wie möglich, schließen Sie die Augen und hören Sie mir zu. Ich werde Sie auf bestimmte Empfindungen in ihrem Körper aufmerksam machen und Ihnen dann zeigen, wie Sie diese Empfindungen verringern können. Achten Sie bitte zuerst auf Ihren linken Arm, vor allen Dingen auf Ihre linke Hand. Schließen Sie Ihre linke Hand zur Faust. Machen Sie eine feste Faust und achten Sie auf die Spannung in Ihrer Hand und in Ihrem Unterarm. Beobachten Sie das Spannungsgefühl. Und jetzt loslassen. Entspannen Sie die linke Hand und lassen Sie sie auf der Armlehne liegen. Stellen Sie den Unterschied zwischen der Anspannung und der Entspannung fest. [10 s Pause.] Und noch einmal, machen Sie mit Ihrer linken Hand eine feste Faust, ganz fest; achten Sie auf die Spannung in Ihrer Hand und im Unterarm. Beobachten Sie diese Spannungen, und jetzt lassen Sie los. Lassen Sie Ihre Finger ausgestreckt, entspannt, und stellen Sie noch einmal den Unterschied zwischen der Muskelanspannung und der Muskelentspannung fest. [10 s Pause.]

Das eigentlich Kennzeichnende der progressiven Muskelentspannung ist der mehrmalige Wechsel zwischen Anspannen und Loslassen desselben Muskels.

Über folgende Stationen geht es nun weiter:

1) Beide Hände im Handgelenk zurückbiegen, so daß die Muskeln im Handrücken und im Unterarm angespannt und entspannt werden.
2) Beide Hände zu Fäusten machen und zu den Schultern führen, so daß die großen Bizepsmuskeln angespannt und entspannt werden.
3) Beide Schultern anheben. Die Schultern in die Nähe der Ohren bringen und auf die Spannung in Schultern und im Nacken achten.
4) Stirn runzeln und in Falten legen.
5) Augen ganz fest schließen.
6) Lippen zusammenpressen.
7) Kopf auf die Unterlage drücken, um Spannung im Nacken und oberen Rücken zu spüren.
8) Kinn auf Brust drücken und Spannung v. a. im Halsbereich spüren.
9) Rücken vorbiegen. Bauch und Brust so stark herausdrücken, daß man Spannung im Rücken fühlt.
10) Atem anhalten und auf die Spannung im Brustbereich achten, die bis hinunter zum Magen geht.
11) Bauchmuskeln anspannen; Bauch ganz hart machen.
12) Beide Beine strecken, so daß man die Anspannung in den Oberschenkeln spürt.
13) Beide Waden anspannen, indem man mit den Zehen in Richtung Kopf zeigt.

Yoga

Der *Hatha-Yoga* ist eine bestimmte Form des Yoga, der in den westlichen Ländern bevorzugt geübt wird. Man beginnt mit *Asanas* und *Pranayamas*, erst später, nach langer Übung, kann man höhere Formen geistiger Konzentration bis hin zur eigentlichen Meditation erreichen.

Unter *Asanas* versteht man körperliche Übungen, bei denen ganz bestimmte Muskelgruppen und Organsysteme beansprucht werden. Sie bewirken eine äußere und innere Massage der Organe, vermehrte Durchblutung und Sauerstoffzufuhr. Die Beweglichkeit der Wirbelsäule, die Elastizität des gesamten Haltungsapparates wird spürbar erhöht. Der Körper fühlt sich noch 24 h nach der Übung frisch, gesund und lebendig an. Bestimmte Asanas regen auch die Blutzirkulation im Gehirn oder Stoffwechselvorgänge an. Die ziehenden, bzw. leicht spannenden Bewegungsabläufe und Haltungen münden in eine totale physische und psychische Entspannung.

Mit *Pranayamas* kontrolliert der Übende seine Atmung. Der Atem wird tiefer und langsamer, wodurch auch die Asanas an Intensität gewinnen. Nach der Yogalehre hat jede Krankheit seelische Ursachen. Ist die Energiezufuhr für ein Organ gestört, so erkrankt es. Durch körperliche und atemkontrollierende Übungen wird die notwendige Energie (Prana) im gesamten Organismus ausbalanciert.

Der Anfänger benötigt eine Decke zum Üben und kann dann in Volkshochschulkursen oder in Großstädten bei ausgebildeten Yogalehrern beginnen.

Auch in der Kur ist Yoga – gerade bei orthopädischen Patienten – äußerst wertvoll, und man findet es nun immer häufiger im Veranstaltungsangebot der Kliniken.

Hat man erst einmal Feuer gefangen, dann treibt es einen weiter, über die ersten Anfängerübungen hinaus zu höheren Meditationsformen. Der ernsthaft (aber heiter) Übende bemüht sich um eine Vertiefung seines Gefühlslebens, eine Intensivierung seiner Fähigkeit zur Selbstversenkung, und Stärkung seiner Willenskraft, die es ihm erlaubt, von Sinneswahrnehmungen als auch von Gedanken möglichst unabhängig zu werden. Ein fortgeschrittener Yogi kann Schmerz, Geräusche etc. völlig abschalten und nicht registrieren, und er kann innerlich (gedanklich) schweigen, „leer sein". Der Antrieb, der dahinter steckt, stammt aus der jahrtausendealten Tradition des Yoga, welche lehrt, daß der Sinn unserer Existenz und ihr eigentliches innerstes Zentrum jenseits von sinnlichem Erfassen, und jenseits von rationalem Begreifen liegt. Und genau dorthin, an diesen Punkt, den man mit Worten nicht beschreiben kann, führt der Weg des Yoga.

Hatha-Yoga beginnt mit körperlichen und atemkontrollierenden Übungen und schreitet fort zu höheren Formen geistiger Konzentration und Meditation.

Für orthopädische Patienten sind folgende Übungen besonders zu empfehlen (s. auch Abb. 5.1 a – e):
- Bandscheibenbeschwerden: Heuschreckenstellung, Kobrastellung;
- Training der Bauchmuskulatur: Katzenstellung, Ellbogenschraube;
- Pflege der Bänder: der dynamische Streck, Dreieckstellung;
- Ischiasschmerzen: Diamantsitz, Kopf-zum-Knie-Stellung;
- Entspannung der Nackenmuskulatur: Fischstellung;
- Oberschenkelmuskulatur: Dreieckstellung, Kniekußstellung;
- Rheuma: Halbkerzenstellung, Heuschrecke;
- Pflege der Wirbelsäule: Kniekußstellung; Halbkerzenstellung.

5.3.3 Phantasiereisen

Ein wichtiges Teilgebiet der modernen Psychotherapie beschäftigt sich mit der Erforschung menschlicher Phantasieprozesse. Phantasiereisen werden in unterschiedlichen Therapieformen angewendet, so bei der Hypnose, dem katathymen Bilderleben oder in der Gestalttherapie. Die Fähigkeit des Menschen zur *Imagination*, seine bildliche Vorstellungskraft, wird für therapeutische Zwecke ausgenutzt.

Phantasiereisen werden in der Psychotherapie vielfältig eingesetzt. Zum Zweck der Entspannung nutzen sie die Kreativität und Imaginationsfähigkeit des Patienten, dienen aber auch dem Erreichen individueller therapeutischer Zielsetzungen.

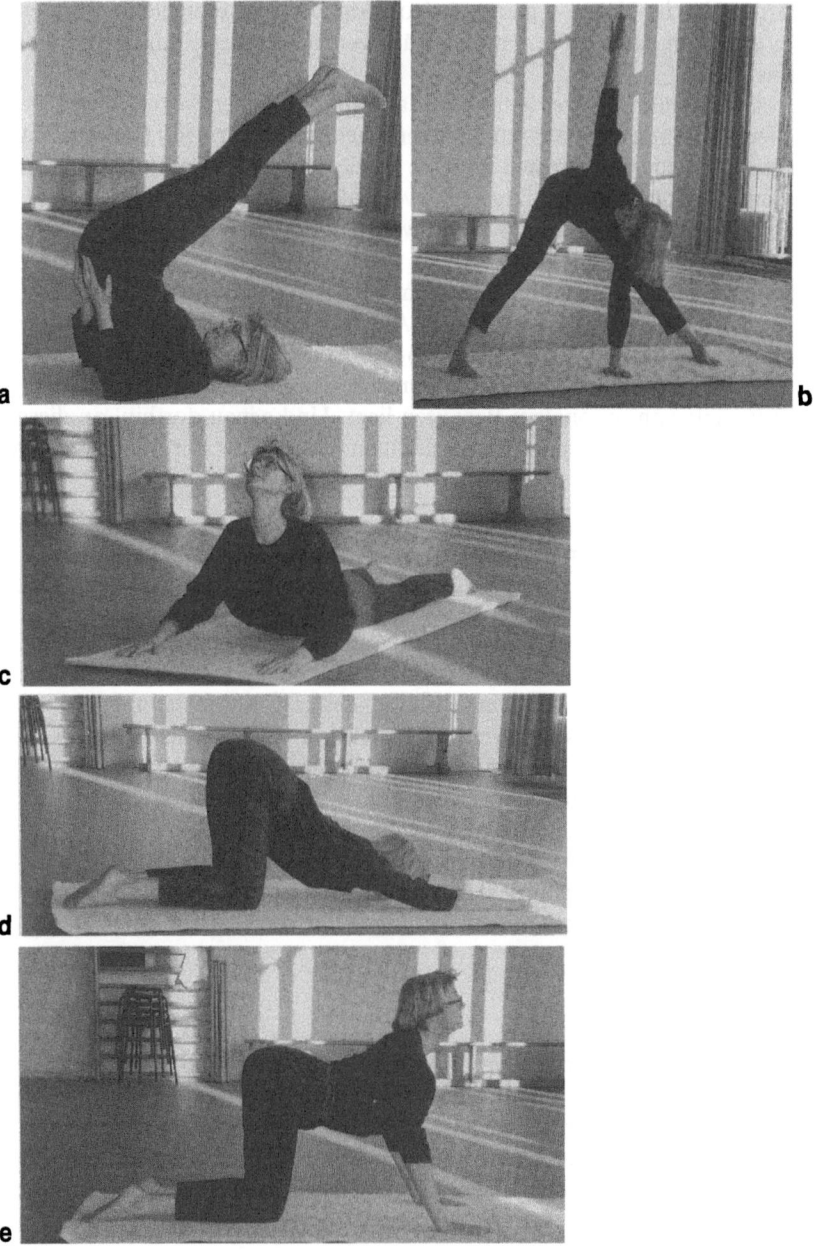

Abb. 5.1 a – e. Übungsbeispiele. **a** Halbkerzenstellung, **b** Dreieckstellung, **c** Kobrastellung, **d** Pantherstellung, **e** Katzenstellung

Seit Menschengedenken erzählen Eltern ihren Kindern eine Gute-Nacht-Geschichte, besonders wenn sie vor Angst oder Aufregung nicht einschlafen können. Phantasiereisen sind Entspannungsgeschichten, die der Therapeut erzählt und die die Patienten später dann auch selbst für sich erfinden können. Sie sind gekennzeichnet durch ein Ansprechen aller Sinneskanäle, wodurch eine lediglich optisch geprägte Imagination zu einem *lebendigen Erlebnis* wird. Dadurch wird die Aufmerksamkeit des Zuhörers so fokussiert, daß es ihm in zunehmendem Maße gelingt, *abzuschalten* und in einen immer tiefer werdenden Entspannungszustand hineinzugleiten. Als Szenarien solcher Geschichten bieten sich u. a. Naturmotive an: Spaziergang durch den bunten Herbstwald; Urlaub auf dem Bauernhof; Picknick auf der Frühlingswiese. Als Beispiel sei der Text einer Phantasiereise mit dem Titel *Ein Nachmittag am Strand* aufgeführt. Der Patient sitzt oder liegt entspannt und hat nicht anderes zu tun, als die Augen zu schließen und zuzuhören.

Geschichte zur Entspannung

Sie haben sich einen Tag freigenommen und sind ans Meer gefahren. Es ist ein wunderschöner Sommertag im Juli und angenehm warm. Sie liegen in einer Sandburg am Strand und schauen nach oben in den tiefblauen Himmel. Nur eine winzig kleine weiße Wolke treibt gemächlich über Sie hinweg landeinwärts. Ihr Körper tankt Sonne. Sie spüren die Wärme der Sonnenstrahlen auf der Haut. Von ganz entfernt dringen fröhliche Stimmen an ihr Ohr. Es sind spielende Kinder, die sich einen gelben Wasserball zuwerfen und die Ferien in vollen Zügen genießen. Nun spüren sie die Wärme von beiden Seiten: die Sonne von oben und von unten den warmen weichen Sand. Sie haben Lust, barfuß am Ufer entlang zu schlendern. Fünf Boote mit bunten Segeln ziehen ruhig am Horizont dahin, bis sie hinter einer felsigen · Landzunge verschwinden. Sie hören das rhythmische Schlagen der Wellen. Das Wasser ist türkis und blau. Sie riechen und schmecken das Salz in der Luft. Während Sie weiterspazieren, entdecken Sie auf einmal eine idyllische, fast menschenleere Bucht, die zum Verweilen einlädt. An der Grenze zwischen Land und Wasser lassen Sie sich nieder und schauen hinaus auf die See. Sonnenlicht spiegelt sich in den glitzernden Wellen. Dieses Naturschauspiel fasziniert Sie so, daß Sie völlig die Zeit vergessen und alles um sich herum. Die Sonne steht nun schon niedrig am Horizont, und der Himmel verändert langsam seine Farben. Es beginnt das Abendrot. Sie fühlen sich eingehüllt in ein traumhaftes Spiel: glutrot, orange, violett. Und je tiefer die Sonne im Meer versinkt, um so ruhiger und gelassener fühlen Sie sich. Immer tiefer und tiefer entspannt. Ein Gefühl der inneren Harmonie und des Einsseins mit sich selbst und der Natur.

Wichtig ist, daß man langsam spricht und zahlreiche Pausen macht zwischen den einzelnen Sätzen. Wenn man von Satzanfang bis zum Satzende hin die Tonhöhe abfallen läßt und – vom Atemtempo des Patienten ausgehend – die Sprechgeschwindigkeit allmählich reduziert, so haben diese meist unbewußt registrierten Signale eine immense Wirkung. Der Patient gleitet fast unwillkürlich Stufe um Stufe in einen tieferen Entspannungszustand.

Weitere therapeutische Nutzung

Phantasiereisen werden in der Psychotherapie auch noch für weitere Ziele eingesetzt. So etwa als *Zeitreisen* im Sinne zukunftsorientierter „coping fantasies", welche zur Bewältigung *vor* einem liegender, schwieriger Lebensaufgaben eingesetzt werden. Patienten müssen u. U. lernen, mit chronischen Krankheiten fertigzuwerden oder nach der Kur zu Hause eine Umstellung ihres krankmachenden, überfordernden Lebensstils zu erreichen.

Zeitreisen in die biographische Vergangenheit dienen etwa zur Aufarbeitung verdrängten psychischen Materials, z. B. traumatisierender Erlebnisse. Dabei ist die Methode jedoch eingebettet in einen größeren therapeutischen Rahmen und darf sicherlich nicht ohne eingehende Diagnostik und Therapieplanung gleich in den ersten Sitzungen angewendet werden.

Phantasiereisen werden auch zur Bearbeitung zurückliegender sowie zukünftiger seelischer Belastungen erfolgreich eingesetzt.

5.3.4 Biofeedbacktherapie

Unter Biofeedback versteht man die Bewußtmachung biologisch-physiologischer Prozesse mit Hilfe einer technischen Apparatur.

Ganz oder teilweise unbewußte körperliche Abläufe wie Herzfrequenz, Blutdruck, Körpertemperatur, Atmung, elektrischer Hautwiderstand oder Muskeltonus werden von einem Sensor gemessen, in einen Verstärker geleitet, dann in optische und/oder akustische Signale transformiert und dem Patienten rückgemeldet. So ist z. B. das Feedback der Herzfrequenz bei der Angstbehandlung, das der Temperatur bei der Migränetherapie und das Feedback zentralnervöser Parameter des EEG (α-Wellen) bei Epileptikern erfolgreich eingesetzt worden. Zum Zwecke der allgemeinen Entspannungstherapie kommt hingegen vorwiegend das Atemfeedback in Frage, während zum Training einzelner Muskelgruppen das Myofeedback eingesetzt wird.

Das Atemfeedback

Das Atem- oder respiratorische Feedback hat zum Ziel, beim Patienten einen tiefen, generalisierten Entspannungszustand zu erreichen; sie/er liegt bequem auf einer Couch und soll sich ganz passiv dem Rhythmus der eigenen Atmung überlassen, während ein Sensor – über dem Bauch angebracht – das Heben und Senken der Atembewegung registriert. Das Auf und Ab der Bewegungen wird in elektrische Spannungsänderungen umgewandelt, welche dem Patienten als akustische und optische Signale angezeigt werden. Das Feedback erfolgt als an- und abschwellender Ton sowie als heller und dunkler werdendes Licht, welches durch die geschlossenen Augenlider wahrgenommen wird. Zu diesem Zweck trägt der Patient Kopfhörer und eine Maske, in welche kleine elektrische Birnen installiert sind. Möglich ist die Rückmeldung auch über Lautsprecher und Lichtquellen im Raum. Beim Üben stellt sich nun mit fortschreitender Dauer eine zunehmend flachere Atmung ein. Der Patient erlebt einen gelösten und wohligen Zustand der inneren Ruhe, den man physiologisch als trophotrope Reaktionslage bezeichnen kann. Als zentralnervöse Effekte lassen sich im EEG eine Verminderung der β-Frequenzen und eine Zunahme der θ-Frequenzen nachweisen. Hinzu kommen eine allgemeine Vigilanzsenkung sowie eine Herabsetzung des Frontalis-EMG-Niveaus. Bezüglich der Behandlungsfrequenz rechnet man mit 3–5 Sitzungen wöchentlich, bei einer Dauer von 30–40 min pro Sitzung. Die Gesamtbehandlungsdauer muß den individuellen Gegebenheiten des Patienten angepaßt werden.

Myofeedback

Mit Hilfe des Myofeedbacks können einzelne Muskeln und Muskelgruppen systematisch entspannt werden, z. B. die oft bei Fehlhaltungen, HWS-Beschwerden oder als Streßfolge verkrampfte Schulter-Nacken-Muskulatur. Mit Oberflächenelektroden werden die elektrischen Muskelfaserpotentiale abgeleitet und an einen Verstärker weitergegeben. Rückmeldung erhält der Patient etwa in Form eines Tonsignals, wobei höhere Töne Muskelanspannung und tiefere Töne zunehmende Entspannung anzeigen (Abb. 5.2).

Die Wirkungsweise der Biofeedbacktherapie wird psychologisch meist mit Hilfe des Paradigmas der *operanten Konditionierung* erklärt. Aber auch

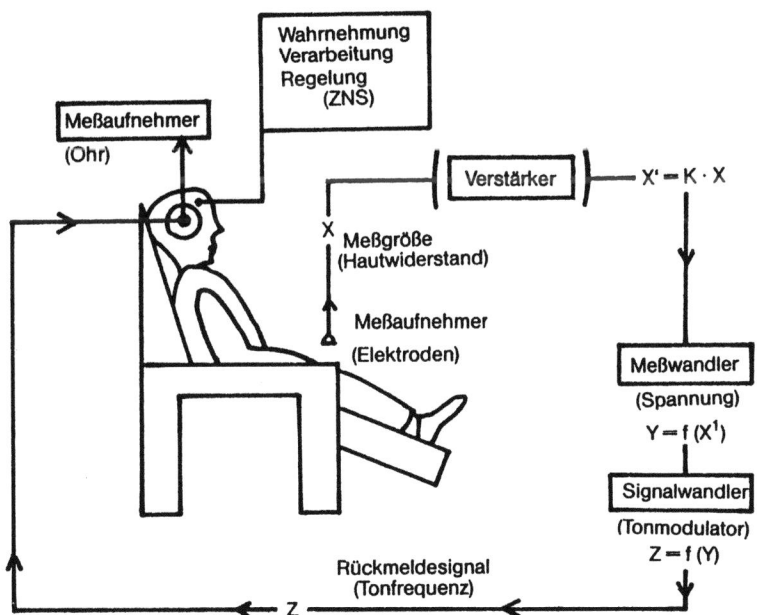

Abb. 5.2. Schematische Darstellung einer Biofeedbackanordnung. (Aus Kröner u. Sachse 1981)

Shaping und *kognitive Mediatoren* dürften eine nicht geringe Rolle spielen. Dabei lernt der Patient schrittweise – und wahrscheinlich verschiedene Hypothesen testend – z. B. den rückgemeldeten Ton niedriger zu machen, und er wird in seinem Bemühen durch den umittelbaren Erfolg, den er ja direkt hören kann, verstärkt. Hinzu kommt während des Nachgesprächs die positiv unterstützende und motivationsfördernde, verbale und nonverbale Rückmeldung des Therapeuten. Neben den oben genannten Einsatzmöglichkeiten kommt das Biofeedback auch im Rahmen der neuromuskulären Rehabilitation und bei zahlreichen psychosomatischen Störungen zum Einsatz.

Biofeedback ermöglicht die bessere Wahrnehmung physiologischer Funktionen und deren gezielte Beeinflussung durch wissenschaftlich beschreibbare Lernprozesse.

Für Patienten, die sich in der Gruppe unwohl fühlen oder die mit dem autogenen Training nicht zurechtkommen, ist das Biofeedback eine echte Alternative.

5.3.5 Hypnosetherapie

Der menschliche Körper reagiert auf Imaginationen. Schon das kleine Kind, das sich vorstellt, im dunklen Keller sitze ein Räuber, oder der im Fahrstuhl an einen Absturz denkende Erwachsene beeinflussen ihr vegetatives Nervensystem mit Hilfe der Einbildungskraft. Das geschieht bisweilen völlig unabhängig von der realen Situation. Die Atmung wird beschleunigt, Herzfrequenz und Puls rasen, Muskeln verspannen sich, Streßhormone werden ausgeschüttet, es erfolgt Schweißausbruch.

Hypnose arbeitet u. a. sehr häufig mit detaillierten therapeutischen Imaginationen, und steigert sie bis zur Halluzination mit allen körperlichen Begleiterscheinungen. Man hört dann tatsächlich das Meer rauschen, die Fliege summen oder spürt die Sonnenwärme auf der Haut. Man hält den eiskalten Schneeball in der Hand und merkt, wie die Kälte in die Hand zieht und sie taub und empfindungslos macht. Einen Stich mit der Nadel in diese Hand kann der Klient nicht mehr spüren. Die Schmerzwahrnehmung ist ausgeschaltet. Da staunt der Laie und der Fachmann wundert sich! Aber das Schöne an der Hypnose ist, daß das alles auch völlig ohne Hypnose funktioniert. Genauer gesagt: Typische hypnotische Phänomene wie Schmerzbeeinflussung, Halluzinationen, Amnesie, Hypermnesie, Altersregression, Katalepsie etc. finden ohne offizielle Einleitung einer hypnotischen Trance auch spontan im Alltag statt. Als Fußballer habe ich es oft erlebt, daß mir nach dem Spiel in der Kabine eine Stelle am Bein fürchterlich weh tat; ich sah nach und entdeckte tatsächlich eine Schürfwunde oder einen Bluterguß. Während des Spiels hatte ich nichts davon bemerkt. Ich war so in das Kampfgetümmel verwickelt, daß ich den Tritt ans Schienbein nicht registrierte.

Hypnotische Phänomene kommen spontan im Alltag vor und sind ganz natürliche Reaktionstendenzen des Organismus.

In dem Augenblick, in dem Sie mit ihrem Pkw eine Vollbremsung machen, um einen Unfall abzuwenden, sind Sie voll konzentriert, und es ist nicht 1% Ihrer Aufmerksamkeit übrig, um das gleichzeitig objektiv vorhandene Ticken Ihrer Autouhr wahrzunehmen. Ihr Gehirn blendet es, um zu überleben, einfach aus. Und das ist gut so. Denken Sie auch an die sog. Geisterfahrer, die diese (unübersehbaren) Autobahnschilder übersehen. Oder wie oft haben Sie schon beim Frühstück den Salzstreuer gesucht, und er stand direkt vor Ihrer Nase?

Etwas *nicht wahrzunehmen*, was da ist, bezeichnet man in der Hypnotherapie als *negative Halluzination*. Aber auch *positive Halluzinationen* kommen im Alltag vor. Man nimmt Dinge war, die *nicht vorhanden* sind. Ich höre das Telefon im Nebenzimmer läuten, und als ich den Raum betrete, sitzt da mein Kollege, frühstückt seelenruhig und behauptet, ich hätte ein blühende Phantasie. Jemand liest das abgelaufene Verfallsdatum und findet, die Wurst schmecke ranzig, während alle anderen, die das Datum nicht gelesen haben, sie ganz appetitlich finden. Bezüglich der *Katalepsie* kennt jeder die Redensart: Sie wurde starr vor Schreck. Sichsteifmachen, ist eine mögliche, vorkommende, menschliche Reaktion. Ich kenne mehrere Menschen, die ihre Hand und den Unterarm so steif machen können, daß sie problemlos und schmerzfrei eine Tischplatte oder einen Backstein durchzuschlagen vermögen. Auch das Erinnern oder Vergessen früherer Lebenssituationen ist im Alltag und völlig ohne Hypnose selbstverständlich vorhanden. Alle genannten Phänomene können durch Entspannung und Konzentration aber noch weitergetrieben, vertieft werden. Und so kommt es manchmal zu erstaunlichen Resultaten, die alle keineswegs übernatürlich, sondern ganz normal sind, weil sie nämlich allesamt zu den Fähigkeiten des Menschen dazugehören. Allerdings kennen die wenigsten diese verborgenen, unbewußt vorhandenen Potentiale. Womit wir bei der Therapie wären. Zu den wichtigsten Strategien hypno-therapeutischer Arbeit gehört die Aktivierung ungenutzter, weil unbewußter Potentiale und schöpferischer Ressourcen des Klienten. Hypnose wird oft aber auch nur einfach zur Entspannung verwendet. Der Klient lernt, Selbsthypnose durchzuführen. Im Grunde ist jede Hypnose immer Selbsthypnose. Die Vorstellung des Magiers, der Dich willenlos macht und Dir dann Befehle erteilt, ist eine komplette, bühnenreife Illusion. Nahezu jeder kann sich zu Hause allein (ohne Hypnotiseur) in Trance versetzen. Man kann sich Wärme suggerieren, und eine bessere Durchblutung des betreffenden Körperteils tritt ein. Man kann sich ein Schweregefühl suggerieren, die betreffenden Muskeln entspannen sich. Durch die Vorstellung einer Treppe, die der Klient hinabsteigt, kann er von Stufe zu Stufe in einen immer tiefer werdenden Entspannungszustand gelangen, bis er einen als Trance bezeichneten, tiefsten Punkt innerer Ruhe erreicht hat. Sodann kann der Trancezustand zu allerlei Erfahrungen therapeutisch genutzt werden:

1) Aufarbeitung vergangener Traumata,
2) Erarbeitung von Bewältigungsstrategien zukünftiger Belastungssituationen,
3) Perspektivenwechsel und innere Distanzierung von gegenwärtigen Konflikten,
4) Unterbrechung gewohnter Verhaltensmuster – u. v. a. m.

Milton Erickson (1901–1980) gilt als Erneuerer der Hypnose in diesem Jahrhundert. Direkten, autoritären – und oft erfolglosen – Suggestionen (*„Du wirst nie mehr rauchen"*) stellte er seine wirkungsvolleren indirekten Suggestionen gegenüber (*„Früher oder später kannst du die Erfahrung machen, daß dich Zigaretten einfach nicht mehr interessieren"*). Er arbeitet mit größeren Freiheitsgraden, welche die Widerstände gegen Veränderung auf seiten des Klienten deutlich herabsetzen.

In der Medizin wird Hypnose mittlerweile breit eingesetzt. Insbesondere Patienten mit Störungen des Vegetativums, Allergien, Schmerzsyndromen, funktionellen kardiovaskulären und gastrointestinalen Erkrankungen, Hauterkrankungen wie Neurodermitis, Psoriasis usw. wird mit diesem Verfahren gut geholfen.

Wie Hypnose sich auf das Immunsystem auswirkt erklärt Bongartz (1990).

Zu den physiologischen Änderungen in Hypnose zählt u. a. auch das Absinken von sog. „Streßhormonen" im Blut, die Abnahme von Katecholaminen (Adrenalin, Noradrenalin) sowie von Glukokortikoiden (z. B. Kortisol). Von diesen Hormonen ist bekannt, daß sie die Immunfunktionen der weißen Blutkörperchen herabsetzen ... [...].
Die *kurzfristige Änderung* der Anzahl wird über den Katecholaminspiegel im Blut vermittelt. Bei aggressiven Imaginationen in Hypnose kommt es bei erhöhtem Katecholaminspiegel zu einer Zunahme, bei entspannenden Imaginationen mit vermindertem Katecholaminspiegel zu einer Abnahme der Leukozyten in den entnommenen Blutproben. Bei diesen Veränderungen bleibt aber die Zahl der Leukozyten in den Blutgefäßen gleich. Lediglich das Verhältnis von Leukozyten, die an den Gefäßwänden haften, zu denen, die im fließenden Blut zirkulieren, verändert sich, wobei die Katecholamine die Haftfähigkeit der Leukozyten beeinflussen. Diese Änderung der Leukozytenzahl per se, von der alle Untergruppen gleichermaßen betroffen sind, ist vermutlich kaum von immunologischer Bedeutung, wohl aber das Anhaften der Leukozyten an den Gefäßwänden bei Hypnose, d. h. die hypnotische Beeinflussung der Substanzen, die das Anhaften der Leukozyten regeln ... [...].
Die *verzögerte Änderung* der Leukozytenzahl tritt etwa 1,5 h nach Hypnose bzw. Streß auf und bedeutet eine „echte" Veränderung der Leukozytenzahlen in den Blutgefäßen (durch Zufuhr aus oder Abgabe in die Blutdepots von Milz und Knochenmark), die vermutlich über Glukokortikoide gesteuert ist.
Nach Hypnose kommt es zu einer Zunahme von den aus T- und B-Zellen bestehenden Lymphozyten und zu einer Abnahme von polymorphkernigen Leukozyten. Nach Streß ist es umgekehrt. Vermutlich steht die Abnahme der polymorphkernigen Leukozyten nach Hypnose, die nach Auswandern aus den Blutgefäßen an allergischen Reaktionen beteiligt sind, mit der Reduktion allergischer Reaktionen durch Hypnose in Beziehung.

Bei der praktischen Durchführung der Hypnose unterscheidet man Induktionsphase, Vertiefung, Nutzung der Trance und Rückführung. Eine mögliche Induktion erfolgt mit der *Augenfixationsmethode*, bei der der Klient aufgefordert wird, sich entspannt hinzusetzen und einen Punkt (z. B. Nagel an der Wand) anzuschauen. Tut er dies, werden seine Augen nach einiger Zeit ermüden, und er wird Teile seines Fixationsobjektes nur noch unscharf sehen. Das weiß der Therapeut natürlich im voraus und suggeriert es ihm kurz vorher. Die Suggestion trifft dann tatsächlich ein. Als nächstes fangen dann die Augen an zu brennen und werden rot, die Lider werden schwer wie Blei, und man kann sie kaum noch offenhalten. Dies alles wird jeweils kurz vorher vom Therapeuten prophezeit, und der Klient erlebt dann auch prompt das Eintreffen dieser Phänomene. Alle Voraussagen werden unmittelbar verifiziert, und der Klient bekommt unbewußt eine sog. „Ja-Haltung". Er merkt, was der Therapeut sagt, und ist es noch so außergewöhnlich, stimmt. In Wirklichkeit tut der Therapeut nichts anderes, als automatisch auftretende körperliche Reaktionen anzusprechen, die er lediglich etwas früher bemerkt (oder vermutet) als der Klient. Man nennt diesen Vorgang *Pacing* und *Leading, Folgen* und *Führen*.

Der Therapeut geht mit dem Klienten mit, wohin dieser auch geht, und zwischendrin, unbemerkt, übernimmt der Therapeut dann die Führung, indem er z. B. sagt: „Und diese innere Ruhe, die du spürst, und das tiefe Atmen, das du wahrnimmst, kann dazu führen, daß du ab nächster oder übernächster Woche die Zigaretten immer öfter vergißt."

Letzteres ist natürlich eine völlig willkürliche, für den Klienten i. allg. nicht verifizierbare Behauptung, aber diese ist geschickt eingebettet in 17 vorausgegangene, verifizierte, geglaubte, gespürte, eingetretene Suggestionen. So spürt der Klient keinerlei Widerstände in sich, auch diese Behauptung einfach zu glauben. Das Erzeugen des Glaubens an die Richtigkeit dieser 17. Suggestion ist entscheidend. Dies ist eine zentrale kognitive Intervention.

Und ich wette, Sie, lieber Leser, denken gerade darüber nach, wieso ausgerechnet 17, womit bewiesen wäre, daß ich dezent beeinflussen kann, was Sie denken.

Klar?! Das nennt man Leading (Führen).

Wie Sie bereits bemerkt haben werden, kommt auch ein bißchen Humor hinzu, eine beschützende Atmosphäre und ein Klient, der wirklich was für sich erreichen will. Denn gegen den eigenen Willen kann niemand hypnotisiert, und noch viel weniger geheilt werden.

5.4 Psychotherapie in der orthopädischen Kurklinik

5.4.1 Rational-emotive Therapie (RET)

Die RET wurde von dem in New York lebenden Professor Albert Ellis konzipiert. Sie fällt in die Kategorie der kognitiven Verhaltenstherapie und hat gerade für Kurpatienten entscheidende Vorteile gegenüber anderen Verfahren. Die Methoden der RET sind effektiv und wirken nicht erst nach monatelangem „Durcharbeiten". Sie sind auch für einfach strukturierte Patienten veständlich und leicht zu erlernen. Zwischen den Sitzungen bekommt der Patient „Hausaufgaben" (praktische Übungen oder das Lesen von Broschüren), so daß die kurze zur Verfügung stehende Zeit intensiv genutzt werden kann.

Zur Theorie der RET

Störungen des Erlebens und Verhaltens werden in der RET durch das sog. *ABC-Schema* erfaßt:

A   äußere Situation,
B   Gedanken, Bewertungen,
C   Gefühle, Verhalten.

Für jedes Problem, das vom Patienten präsentiert wird, fertigt man ein solches ABC-Analyseschema an.

Fallbeispiele

A (Situation): Herr P. hat tägliche Schmerzen nach einer Bandscheibenoperation.
B (Gedanken): Das wird ja nie besser. Es gibt für mich keine Hoffnung. Keiner kann mir helfen. Ich ertrage es nicht mehr.
C (Gefühle): Depression, Verzweiflung.
Ein zweiter Patient interpretiert dieselbe Situation ganz anders.
A: Frau O. hat dieselben Schmerzen wie Herr P.
B: Die Ärzte haben mich verpfuscht. Das hätte nicht passieren dürfen. Man müßte sie alle anzeigen.
C: Ärger, Haß, Wut.

Obwohl die „äußere" Situation für beide die gleiche ist, führen unterschiedliche Gedanken (Interpretationen) zu völlig verschiedenen emotionalen und verhaltensmäßigen Reaktionen. Der Mensch fühlt, wie er denkt! Gedanken können tatsächlich krank machen. In obigen Beispielen kann der Verzweifelte anfangen, über Suizid nachzudenken, der Wütende ein Magengeschwür oder Bluthochdruck entwickeln.

Welcher Art sind nun die Gedanken, die krank machen, oder mindestens große Nachteile für das Individuum mit sich bringen? Es sind allesamt komplett *irrationale, selbstschädigende Ideen*. Diese gilt es in der Therapie zunächst herauszufinden, um sie dann in rationale, selbstfördernde Ideen zu transformieren. Hier nun eine kleine Sammlung sogenannter „irrational beliefs":

Ich muß von allen Menschen meiner Umgebung geachtet, geliebt und respektiert werden.
In allem, was ich tue, muß ich perfekt sein.
Fehler zu machen, ist eine Katastrophe.
Die Welt muß fair sein, sonst kann ich das Leben nicht ertragen.
Um glücklich sein zu können, brauche ich unbedingt X, Y, Z . . . (Sex, Partner, Erfolg, Geld, Gesundheit, etc.).
Gefühle sind einfach so da, da kann man nichts machen.
Ich kann mich nicht selbst akzeptieren, wenn andere mich ablehnen.

Wenn man sich diese *Auswahl irrationaler Ideen* einmal anschaut, stellt man fest, daß sie etwas gemeinsam haben, nämlich den Charakter *absoluter Forderungen* an sich selbst oder die Welt. Die 4 wichtigsten Kategorien sind: 1) Katastrophendenken („Die größte Katastrophe meines Lebens wäre es, wenn ich aufs Sozialamt muß"); 2) niedrige Frustrationstoleranz („Ich halte es nicht aus, wenn ich dieses Jahr wieder nicht befördert werde"); 3) Mußgedanken („Eine Frau muß treu sein", „Ich muß potent sein", „Mein Kind muß aufs Gymnasium"); 4) Selbstverdammung („Ich bin ein elender Versager. Mit meiner kaputten Wirbelsäule gehöre ich auf den Müll").

Die therapeutische Intervention

Der RET-Therapeut geht freundlich aber bestimmt vor. Er konfrontiert seine Patienten mit ihren *irrationalen Ideen* solange bis diese von selbst aufhören, den „Unsinn" weiterhin zu glauben. Eines der wichtigsten Hilfsmittel bei diesem Prozeß ist der sog. „Sokratische Dialog". Bei wichtigen Gedanken des Patienten fragt der Therapeut beharrlich: „Wo ist der Beweis für deine Überzeugung?" (– empirische Überprüfung). Und zweitens: „Was hast du davon, wenn du an diese Überzeugung glaubst?" (– hedonistische Überprüfung). Nehmen wir als Beispiel einen Patienten mit Wirbelsäulenbeschwerden. Solange solche Beschwerden rein medizinisch – etwa als Verschleißerscheinungen – interpretiert und entsprechend behandelt werden, bleiben Heilungserfolge oft nur von kurzer Dauer. Der Druck, der auf der Wirbelsäule lastet, kann durch psychischen Druck überlagert und verstärkt werden, etwa durch die Einstellung: „Ich muß stets fehlerfrei funktionieren." Dieser Erfolgszwang als Druck, unter den man sich selbst setzt, führt seinerseits nun dazu, daß man sinnvolle Körpersignale wie Unwohlsein, Müdigkeit, Erschöpfung, Schmerzen etc. nicht mehr so genau wahrnimmt und sich deshalb auch nicht mehr nach diesen Hinweiszeichen richtet. Chronisches Ignorieren führt aber zu immer stärkeren, intensiveren Körpersignalen bis hin zu krampfhaften Muskelverspannungen mit Schmerzattacken. Der Ort der Manifestation ist konfliktunspezifisch, d. h. es trifft immer das schwächste Glied in der Kette, also denjenigen Körperteil, der durch Vererbung oder frühe schädigende Einflüsse anfällig geworden ist. Es ist allerdings auch eine Erfahrungstatsache, daß viele Menschen mit Rückenschmerzen ungeheure Perfektionisten sind, die chronisch damit beschäftigt sind, „sich zusammenzureißen". Das Therapieziel besteht dann darin, daß sie sich selbst die Erlaubnis erteilen, „sich gehen zu lassen".

Der Patient soll durch konsequente Auseinandersetzung mit den dissonanten Ideen des Therapeuten dahin geführt werden, daß es 1) keinerlei empirische Evidenz dafür gibt, daß ein Mensch z. B. perfekt sein *muß*, und daß es ihm 2) sehr schadet (körperlich und psychisch), wenn er weiterhin glaubt, sich keinerlei Fehler erlauben zu können. Anders ausgedrückt: Hat der Patient „Fehlermachen" bisher als extrem schlimm oder sogar als Katastrophe bewertet, so ist er nach der Therapie bereit, es als „menschlich" oder bestenfalls als „schade" zu bewerten. Er hört auf, sich für Fehler zu kritisieren und entschließt sich statt dessen dazu, Nutzen aus den Fehlern zu ziehen, „Lernfortschritte" zu machen.

Die RET verändert irrationale Glaubensüberzeugungen. Ein darin „gefange-
ner" Mensch ist wie hypnotisiert. Er nimmt bestimmte Gefühle und Körpersignale nicht mehr wahr, sondern schädigt sich selbst. Eine Chronifizierung solcher Prozesse begünstigt somatische Krankheiten an prädisponierten Organen.

Neben dem Sokratischen Dialog gibt es zahlreiche weitere Übungen im Rahmen der RET; so z. B. die *rational-emotive Imagination, rationale Selbstanaly-
se*, den *rationalen Rollentausch* u. v. m.

5.4.2 Gesprächspsychotherapie (GT)

Man kann das, was in einer Gesprächspsychotherapie zwischen Therapeut und
Klient passiert, als einen *Klärungsprozeß* beschreiben. Es ist kein übliches Gespräch zwischen einem Hilfesuchenden und einem Ratgeber. Ratschläge sind
nur höchst selten nützlich, da sie erprobte Wege beschreiben, ausgetrampelte
Pfade, wo es doch gerade darum geht, einen *eigenen gangbaren Weg* zu erfor-
schen.
  Der GT-Therapeut versucht zunächst einmal sich ganz intensiv in sein Gegenüber hinein zu versetzen, hinein zu spüren, hinein zu fühlen. Nicht umsonst
lautet der Untertitel eines Lehrbuches für GT: *Verändern durch Verstehen.*
  Der höchst individuell konstruierte seelische Bezugsrahmen, in dem ein
Mensch lebt, wahrnimmt, denkt, empfindet, wird vom Therapeuten aufgesucht und im Sinne eines Feedback, jedoch *leicht modifiziert*, dem Klienten
rückgemeldet. Der Fachausdruck dafür lautet: Verbalisierung emotionaler Er-
lebnisinhalte des Klienten durch den Therapeuten (VEE).
  Diese leichte Modifikation ist es, die den Klienten zum Nachdenken bringt,
ihm bei der Klärung seines Problems entscheidend weiterhilft. Der Therapeut
spricht dabei über die wirklichen Gefühle, Wünsche, Bedürfnisse des Klienten,
die er hinter dessen verbalen und nonverbalen Signalen vermutet.

Beispiel:
Klientin sagt:
Dieser Scheißkerl verprügelt mich immer wenn er besoffen ist (= Aussage der K. über ihren
Mann, *äußere Realität*)
Therapeut antwortet:
Das macht Sie wütend und hilflos zugleich (= Aussage des T. über die Gefühle der K., *innere
Realität*)

Die Klärung der Gefühle führt zu einer exakteren Selbstwahrnehmung, einem
besseren Auf-sich-Achten, einem liebevolleren Für-sich-Sorgen, als man es bis
dato gewohnt war. So werden keine Rezepte oder Ratschläge verkauft, sondern
dieses Vorgehen wird zu Recht *klientenzentriert* genannt. Ein genaueres Wahrnehmen dessen, was man braucht (Selbstexploration), führt über kurz oder
lang zu einem stabileren Selbstwertgefühl und sekundär zum Verschwinden
neurotischer und psychosomatischer Symptome. In seinem ersten Buch (*Coun-
selling and psychotherapy*, 1942) schreibt Carl Rogers, der Begründer der GT:

Die wichtigste Technik, die zur Einsicht des Klienten führt, ist eine Technik, die vom Berater das Äußerste an Zurückhaltung fordert. Die wichtigste Technik besteht in der Ermutigung zum Ausdruck von Einstellungen und Gefühlen, bis sich das einsichtige Verstehen spontan und von selbst einstellt. Einsicht wird häufig durch Bemühungen des Beraters, sie hervorzurufen, verhindert und bisweilen unmöglich gemacht.

Neben der oben erwähnten Verbalisierung (VEE) gibt es noch weitere wichtige Merkmale des Therapeutenverhaltens. Zu den meistgenannten zählen *unbedingte Wertschätzung* und *Echtheit*. Rogers schreibt 1961 (zit. nach Benesch 1981):

> Je mehr der Klient den Therapeuten als real oder echt, als einfühlend, als ihn uneingeschränkt wertschätzend wahrnimmt, um so mehr wird sich der Klient von einer statischen, gefühllosen, festgelegten, unpersönlichen Art des Funktionierens entfernen und um so mehr auf eine Funktionsweise zubewegen, die gekennzeichnet ist durch ein flüssiges, wechselndes, akzeptierendes Erfahren differenzierter persönlicher Gefühle.

GT ist heute weltweit anerkannt und verbreitet. Besonders mit ihrem Bemühen, Basisvariablen des therapeutischen Prozesses zu beschreiben, diese wissenschaftlich experimentell zu untersuchen und zu verbessern, hat die GT sich Verdienste um die Weiterentwicklung der modernen Psychotherapie erworben. Die GT macht dem Klienten ein ganz besonderes Beziehungsangebot, das er von seinen anderen Sozialkontakten her nicht kennt.

Gesprächspsychotherapie: sich zum Wachsen entschließen durch Achtsamkeit auf den eigenen Gefühlsprozeß.

Das gefühlsklärende, wertschätzende, kongruente und von strengen Gewissensforderungen befreiende Beziehungsmuster übernimmt der Klient für sich selbst. Aus einer interpersonellen Erfahrung wird eine intrapsychische Veränderung. Die GT ist weniger symptom- als wachstumsorientiert, d. h. sie geht davon aus, daß ein emotional reifes Individuum es *sich selbst* in zunehmendem Maße *erlauben kann*, immer mehr Symptome von sich aus fallen zu lassen.

5.4.3 Andere therapeutische Schulen

Es gibt eine Reihe psychotherapeutischer Verfahren und Schulen, die man als anerkannte Richtungen der modernen Psychotherapie bezeichnen muß. Hierzu zählen: Verhaltenstherapie, Gesprächspsychotherapie, RET, Gestalttherapie, Psychodrama, Hypnose, Systemische Familientherapie, Transaktionsanalyse, Bioenergetik, Körperpsychotherapie und Psychoanalyse.

Für den Laien ist es oft unverständlich, wieso es keine einheitliche Psychotherapie gibt, und er findet sich im Dschungel der Angebote nicht zurecht. Dazu ist zu sagen, daß es keine Lernbedingungen gibt, die für *jeden* Menschen ideal sind. Während der eine nur von Einzeltherapie profitiert, weil er sich in

Gruppen schämt und stark gehemmt ist, blüht der andere regelrecht auf in der sozialen Interaktion. Während Klient 1 eher über Körperübungen Zugang zu seinen bisher unterdrückten Gefühlen findet, legt Klient 2 Wert darauf, seine belastende Biographie aufzuarbeiten. Schnelle Symptombeseitigung bei großem Leidensdruck (z. B. bei Panikattacken) ist etwas anderes als Erwachsenwerden. Jede Schule setzt andere Schwerpunkte, hat Vor- und Nachteile. Ein guter Therapeut sollte nicht nur engstirnig eine einzige Methode idealisieren, sondern sich zum Nutzen seiner Patienten lebenslang weiterbilden und offenhalten. Für den Patienten ist die Methode zunächst zweitrangig. Er sollte sich zu Beginn auf sein Gefühl verlassen und sich einen Therapeuten/eine Therapeutin aussuchen, zu dem/der er Vertrauen hat und eine stabile Arbeitsbeziehung aufbauen kann. Trotz verschiedener Wege, welche die oben genannten Schulen beschreiten, kann es heute als erwiesen gelten, daß jede von ihnen in der Lage ist, wesentliche Weiterentwicklungen beim Hilfesuchenden in Richtung seelische Stabilität, emotionale Reife und persönliche Autonomie in Gang zu setzen.

Die Schule, die ein Psychotherapeut vertritt, sagt nur wenig über seine Qualifikation aus und nichts über den Erfolg der Behandlung.

Für die orthopädische Kurklinik eignen sich besonders Verfahren, die innerhalb 4 – 6 Wochen spürbare Veränderungen bewirken können bei 1 – 3 Kontakten pro Woche. Dies gilt v. a. für die beschriebenen Einzeltherapien. Aber auch intensive *Gruppentherapien* bieten sich an, da ein großes Patientenaufkommen – bei durchschnittlich einem Psychologen pro 100 Betten – nicht immer individuelle Betreuung zuläßt. Es gibt themenzentrierte Gruppen (Gewichtsabnahme bei Kniegelenkbeschwerden; streßinduzierte Rückenschmerzen; Leistungsdruck und Bandscheibe; progressive Muskelrelaxation). Daneben gibt es standardisierte Programme zur Veränderung der Trias Kognition – Emotion – Verhalten bei psychosomatischen Beschwerden; und es gibt themenoffene, gruppendynamische, interaktionsbetonte Formen der Gruppentherapie.

Da viele Orthopädie- und Rheumapatienten unter Schmerzen leiden, sind schmerzreduzierende Techniken in einer solchen Klinik besonders wichtig. Hier ist an erster Stelle die Hypnose zu nennen, mit deren Hilfe der Patient sich seine Schmerzen erträglich machen kann, selbst und gerade dann, wenn medizinisch keine Verbesserung des körperlichen Grundleidens mehr möglich ist.

Ein Kuraufenthalt eignet sich besonders gut für psychologische Betreuung, für ein erstes Heranführen des Patienten an *nichtpharmazeutische Veränderungspotentiale*, die in ihm selbst liegen.

Vielfältige Impulse werden gegeben. Der Patient kann Kraft und Motivation gewinnen, nach der Kur eine längerfristige Therapie in Anspruch zu nehmen, wenn er die wohltuenden Wirkungen der psychologischen Vorgehensweise kennengelernt hat.

Im Zweifelsfalle: Psychotherapie statt Pillen! (Leider zweifeln nur sehr wenige.)

Als letzte therapeutische Schule (alle können leider nicht ausführlich beschrieben werden) sei die von dem amerikanischen Psychiater Eric Berne ursprünglich entworfene Transaktionsanalyse (TA) erwähnt. Die TA gilt als eine gut strukturierte Therapieform, die sowohl in der Dyade, als auch in Gruppen angewendet wird. Hier werden die Kommunikationsprozesse untersucht, die, von einem bestimmten Ich-Zustand eines Senders ausgehend, zu einem Empfänger gelangen, wo sie wiederum einen ganz bestimmten Ich-Zustand aktivieren und vice versa. Jeder Mensch kann sich zu einem gegebenen Zeitpunkt in einem der 3 folgenden Ich-Zustände befinden: Eltern-Ich, Erwachsenen-Ich oder Kind-Ich. Letzteres ist ein Zustand, in dem Gefühle und spontane Interaktionen vorherrschen (Lachen, Umarmen, Weinen, Ärger). Befindet sich ein Mensch im Erwachsenen-Ich, so ist er damit beschäftigt, seine Welt rational, logisch, empirisch zu überprüfen („Ist meine Krankheit heilbar, Herr Doktor?"). Im Eltern-Ich geschieht Verhalten in Anlehnung an übernommene, anerzogene Wertemaßstäbe (Man läßt sich nicht gehen, wenn man fremd ist).

Die TA erklärt nun Kommunikationsstörungen zur eigentlichen Ursache psychopathologischer Symptome. Oftmals erscheint v. a. die Flexibilität gestört, mit der jemand seine Ich-Zustände situationsangepaßt wechseln kann, oder einzelne Ich-Zustände fallen ganz aus. So kann man sich leicht vorstellen, daß jemand, der kein funktionsfähiges Eltern-Ich hat, über insuffiziente Wertemaßstäbe verfügt. Dies ist bei extremen Egoisten und Kriminellen der Fall. Ohne Erwachsenen-Ich kann ich nicht denken; es fällt mir schwer, Phantasie und Realität zu unterscheiden. Dies mißlingt ganz besonders allen psychotischen Patienten. Ohne Kontakt zum Kind-Ich bin ich von meinem kreativen Potential und meinen Gefühlen getrennt. Ich entwickele stattdessen neurotische und psychosomatische Symptome.

Literatur

Benesch H (1981) Wörterbuch zur klinischen Psychologie, Bd. 1, dtv, München

Bernstein DA, Borkovec TD (1978) Entspannungstraining. Pfeiffer, München (Handbuch der progressiven Muskelentspannung)

Bongartz W (1990) Hypnose und immunologische Funktionen. In: Revenstorf D (Hrsg) 1990

Davison GC, Neale JM (1979) Klinische Psychologie. Urban & Schwarzenberg, München

Demuth W (1981) Klinische Praxis der Verhaltenstherapie. Enke, Stuttgart

Deutsche Gesellschaft für Verhaltenstherapie (Hrsg) (1980) Theorien und Methoden der Verhaltenstherapie. Mitteilungen der DGVT (Sonderheft II)

Ellis A (1978) Die rational-emotive Therapie, Pfeiffer, München

Ellis A, Grieger R (1979) Praxis der rational-emotiven Therapie. Urban & Schwarzenberg, München

Goldfried MR, Davison GC (1979) Klinische Verhaltenstherapie. Springer, Berlin Heidelberg New York Tokyo

Haring C (1979) Lehrbuch des autogenen Trainings. Enke, Stuttgart

Harris TA (1975) Ich bin o.k., Du bist o.k. Rowohlt, Reinbek
Jacobson E (1938) Progressive Relaxation. Univ. of Chicago Press, Chicago
Kröner B, Sachse R (1981) Biofeedbacktherapie. Kohlhammer, Stuttgart
Lazarus AA (1978) Multimodale Verhaltenstherapie. Fachbuchhandlung für Psychologie, Frankfurt am Main
Müller H (1988) Wer immer Rückgrat zeigen muß. Ärzte-Zeitung 208:9 (vom 24. 11. 88)
Perls FS (1987) Gestalt-Therapie. Klett-Cotta, Stuttgart
Revenstorf D (1990) Klinische Hypnose. Springer, Berlin Heidelberg New York Tokyo
Rogers C (1973) Die klientbezogene Gesprächstherapie. Kindler, München
Schultz JH (1973) Das autogene Training. Thieme, Stuttgart
Stalmann R (1979) Geheimnis Psychosomatik. Kindler, München
Stokvis B, Wiesenhütter E (1961) Der Mensch in der Entspannung. Hippokrates
Tausch R (1974) Gesprächspsychotherapie. Hogrefe, Göttingen
Uhle D (1984) Das rororo-Yoga-Buch für Anfänger. Rowohlt, Reinbek

6 Kurerfolg und Kurnachsorge

G. BLAUMEISER

Wird eine Kur in Anspruch genommen, so stehen Rekonvaleszenz, allgemeine Leistungssteigerung und andere, am Gesunden orientierte hygiogenetische Maßnahmen im Zentrum der Bemühungen. Sie schließen im Sinne einer Gesundheitserziehung und -bildung auch die psychische Ausrichtung des Patienten auf seine verbliebenen Fähigkeiten ein (deren Förderung und Erhaltung). Die schnellen Fortschritte der hochtechnisierten Akutmedizin mit ihren unmittelbaren, für jeden sichtbaren Erfolgen, können häufig den Blick dafür trüben, daß entscheidende Bemühungen der Prävention und Rehabilitation letztlich weit mehr auf dem Sektor der viel mühsameren, langsamer fortschreitenden und sicher oft weniger spektakulären Effekte der hygiogenetisch orientierten Heilverfahrensmedizin liegen. Diese bezieht ihre Erfolge erst indirekt durch Anregung, Training und Erziehung – also durch Auslösung von Entwicklungsprozessen im Sinne der Adaption und Readaption (Hildebrandt u. Gutenbrunner 1985).

Neben dem rein therapeutischen Wert kommt die Kur einem aktiven Erfolgserlebnis gleich, das geeignet ist, für die Gestaltung der Lebensumstände am Heimatort wichtige Impulse zu vermitteln. Die Reduktion von Genuß- und Nahrungsmitteln sowie ein Aktivprogramm während der Kur, das zur wohnortnahen Weiterführung motiviert, kann den Patienten in der Ansicht bestärken, daß übertriebener Konsum den Erfolg seiner eigenen Leistungsbemühungen beeinträchtigen kann. Praktisches Beispiel und eigene Erfahrungen hinsichtlich eines übersteigerten Konsums sind aber sicher eine gute Motivation für ein entsprechendes gesundheitsbewußtes Verhalten am Heimatort – insbesondere, wenn es am Kurort diesbezügliche Unterweisungen gab, das eigene Leistungsniveau im eigenen Interesse weiter zu pflegen. In diesem Sinne können entsprechend ausgerichtete Heilmaßnahmen am Kurort dazu dienen, nicht nur bestehende Leiden zu lindern und die allgemeine Leistungsfähigkeit zu steigern, sondern zusätzlich einen positiven Beitrag zur Verbesserung des gesundheitlichen Zustandes der Bevölkerung und der Lebensqualität zu leisten (Haizmann 1978).

Eine Reihe objektiver Kriterien besitzen für die Gesamtbeurteilung des Erfolges einer Kur ausschlaggebende Bedeutung. Dazu gehören die Behebung labortechnisch erfaßbarer Risikofaktoren, die Normalisierung klinischer Daten, die meßbare Verbesserung von Gelenkfunktionen sowie die beobachtete und kontrollierte Verhaltensweise bei Dauerbelastung.

So sind beispielsweise die wiederholte ergometrische Untersuchung mit Registratur von Wattleistung, Pulsfrequenz, Blutdruck und Atmung einschließlich entsprechender elektrokardiographischer Begleituntersuchungen geeignet, eine objektive und realistische Beurteilung des therapeutischen Erfolges am Kurort zu ermöglichen. Ein weiterer Meßparameter ist die Gewichtsreduktion. Auch die Reduktion notwendiger Medikamente (z. B. Schmerz-, Schlaf-, Abführmittel) kann Anhaltspunkt sein. Zu den subjektiven Kriterien gehören in diesem Zusammenhang Angaben des Betroffenen über Schmerzfreiheit, Regulierung und Harmonisierung vegetativer Funktionen und subjektiv empfundenen Leistungszuwachs. Ein vom Patienten subjektiv erlebter Kurerfolg kann sich auch darin äußern, daß er sich selbst wieder „fit genug" fühlt, seinen Beruf auszuüben, in welchem er früher vielleicht sehr oft arbeitsunfähig war (Haizmann 1978, 1982).

Da sich aus anpassungsphysiologischen Gründen zelluläre und morphologische Strukturveränderungen aufgrund sporttherapeutischer Trainingsreize erst nach 3−4 Wochen regelmäßiger Trainingsbelastung für den Patienten fühlbar und auch objektiv meßbar mitteilen, setzt jede sportmedizinische Kurtherapiekonzeption entweder einen auf 6−8 Wochen verlängerten Kuraufenthalt oder die ernsthafte Fortsetzung der erlernten und motivational zu festigenden Übungen am Wohnort voraus. Jeder sporttherapeutisch induzierte Kurerfolg ist auf ein Langzeittraining angewiesen (deutlich länger als 4 Wochen „Kursport"). Der Idealfall wäre gegeben, wenn die, während der Kur sporttherapeutisch motivierten, Patienten aus ihrem „Kursport" zu Hause zu einer Life-time-Sportart finden würden.

Hieraus ergibt sich die Schlußfolgerung einer wünschenswerten engeren Zusammenarbeit der für den Kurerfolg mitverantwortlichen Therapeuten, aber auch der Kostenträger, z. B. mit Selbsthilfegruppen (Behindertensport, Rheumaliga etc.) und mit privaten und öffentlichen Sportorganisationen.

Es ist wichtig, dem Patienten bereits am Kurort Adressen von Einrichtungen, Vereinen und Organisationen zu geben, die ein jeweils geeignetes sporttherapeutisches wohnortnahes Angebot bereithalten.

Darüber hinaus wäre eine systematischere Kurnachsorge auch unter Einbeziehung des Hausarztes sinnvoll. „Verhaltene" Verhaltenskontrollen z. B. durch die Kur-Kostenträger unter Einschaltung des Hausarztes am Wohnort in der Zeit nach dem Heilverfahren (etwa im Sinne der Gewichtskontrolle, der Genußmittelabstinenz, des Streßabbaus, des Bewegungs- und Sportverhaltens) ließen zweifellos sehr viele Bemühungen der in der Kurmedizin tätigen Ärzte und Therapeuten weniger frustran erscheinen, sofern unterstellt werden kann, daß derartige Verhaltenskontrollen die Disziplin der Patienten im Sinne einer gesünderen Lebensweise beflügeln würde.

Literatur

Hildebrandt G, Gutenbrunner C (1985) Sozialmedizinische Aspekte der Kurortbehandlung. In: Amelung W, Hildebrandt G (Hrsg) Balneologie und medizinische Klimatologie, Bd 3. Springer, Berlin Heidelberg New York Tokyo
Haizmann R (1978) Bewegungstherapie und sportliche Übungen im Rahmen frührehabilitativer Heilmaßnahmen am Kurort. Rehabilitation 17:7−14
Haizmann R (1982) Fünf Jahre Bewegungstherapie − Erfahrungen am Kurort. Rehabilitation 21:1−7

7 Kurtherapeutische Schwerpunkte bei nichtentzündlichen Wirbelsäulenerkrankungen

G. BLAUMEISER

Zu unterscheiden ist einerseits in vertebragene Schmerzsyndrome, die infolge einer pathologischen Haltung auftreten und andererseits in reflektorische Fehlhaltungen bei schmerzhaften Wirbelsäulenprozessen. Überlagerungen, fließende Übergänge und Kumulationseffekte sind möglich.

7.1 Rückenschmerzen infolge einer pathologischen Haltung

Die Wirbelsäule muß als Achsenorgan aufgrund der Gleichgewichtsreaktion jede Änderung der Körperstellung gegen die Schwerkraft ausgleichen. Eine lokale Änderung einzelner Wirbelsäulenabschnitte, seien sie knöchern, angeboren oder erworben, muskulär oder bindegewebig bedingt, erfordert eine Änderung der Kopf-, Schultergürtel- und Beckenstellung sowie dauernde kompensatorische Gegenbewegung. Wenn die Muskulatur nicht in der Lage ist, gegen die Schwerkraft zu halten, kann sich im Laufe der Zeit eine Haltungsänderung oder -schaden herausbilden.

Unter dem Begriff *Haltungsschwäche* versteht man einen funktionellen Zustand muskulärer Insuffizienz des Haltungsapparates mit konstitutioneller Disposition zur Balancestörung der Orthostatik. Diese kann übergehen in den *Haltungsverfall* als Steigerung der pathologischen Entwicklung.

Die diagnostische Differenzierung zwischen gesunder Haltung, Haltungsschwäche und Haltungsverfall kann nach dem Testverfahren nach Mathias erfolgen (vgl. Abb. 7.1).

Bei Kindern und Jugendlichen ist eine Aussage über den Krankheitswert einer Haltungsschwäche oder eines Haltungsverfalls schwierig. Auch ist es unsicher, ob spontane Remissionen der angeblich pathologischen Befunde z. B. in der postpubertären Entwicklungsphase eintreten oder ob die Befundverbesserungen therapieabhängig sind.

Ein *Haltungsschaden* ist ein klinisch manifestierter, pathologischer Skelettzustand infolge muskulärer Insuffizienz des Haltungsapparates mit sekundärer Deformierung des Knochengerüstes.

Neben den sichtbaren Beeinträchtigungen der Haltung zeichnen sich die genannten Haltungsprobleme durch mehr oder weniger starke Schmerzen aus, die zum Teil dauernd vorhanden sind, zum Teil auch bei Belastung bzw. längerem Verharren in einer bestimmen Haltungsform auftreten (Bernbeck u. Dahmen 1983).

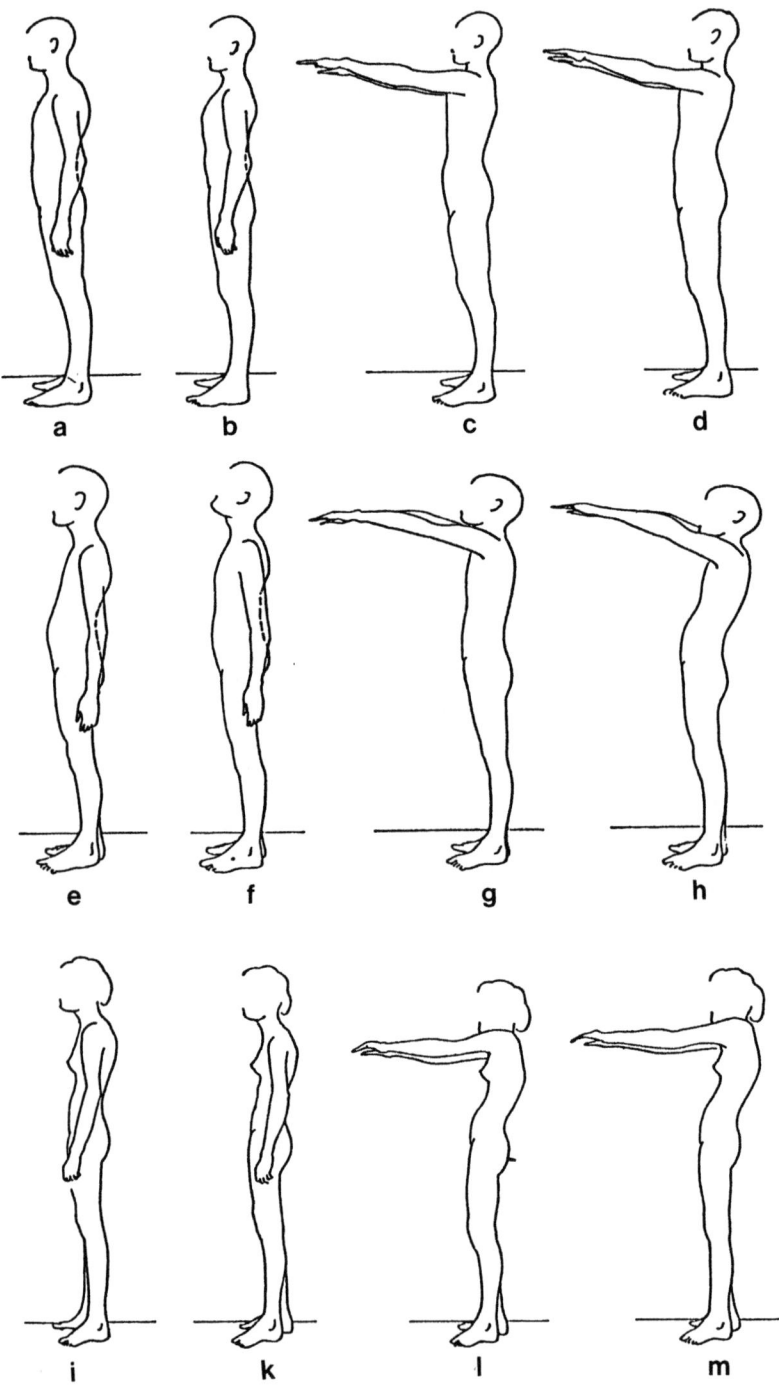

7.1.1 Krankengymnastik, Bewegungstherapie, physikalische Therapie

Bei den aus einer pathologischen Haltung resultierenden Schmerzsyndromen sind Krankengymnastik und Bewegungstherapie die Mittel der Wahl. Die aus primärer oder reaktiver Muskelinsuffizienz bei Wirbelsäulenachsenabweichungen abzuleitenden Beschwerden sind möglichst frühzeitig und unter ständiger motivationaler Förderung sporttherapeutisch wirksam anzugehen. Sowohl die Krankengymnastik als auch die sporttherapeutische Behandlung schließt verhaltensschulende Unterweisungen und praktische Übungen (Rückenschule) mit ein.

Die krankengymnastische Therapie zielt auf eine Lockerung der meist verspannten Wirbelsäulenstreckmuskulatur sowie eine Dehnung der Lendenstreckmuskulatur. Eine physiologische Becken- und Wirbelsäulenhaltung muß eingeübt werden. Es ist auf die Herstellung eines Gleichgewichtes zwischen Bauch- und Rückenmuskulatur hinzuarbeiten. Muskuläre Dysbalancen sind günstig im Sinne eines therapeutischen Krafttrainings behandlungsfähig. Die Dehnung der verkürzten rückwärtigen Beinmuskulatur sowie der Ischiokruralmuskeln gehört zum Standardprogramm. Neben Kräftigungsübungen sollten Mobilisations- und Lockerungsübungen durchgeführt werden.

Bei der Therapie der Skoliose ist im Rahmen eines nur 4- bis 6wöchigen Kuraufenthalts allenfalls eine Vertiefung langfristig ambulanter krankengymnastischer Maßnahmen, ggf. auch unter Einschluß spezieller Skoliosetherapien (z. B. dreidimensionale Atemtherapie nach Lehnert-Schroth) möglich.

Die physikalisch-balneologische Therapie zielt auf eine lokale Überwärmung, Hyperämie und Muskelrelaxierung sowie Anregung des Stoffwechsels hin (Fango, heiße Rolle, Heißluft, Überwärmungsbäder mit medizinischen Zusätzen). Elektrotherapeutisch können hochfrequente Mikro- oder Kurzwellen die Wärmetherapie unterstützen. Ferner zur lokalen Schmerzbehandlung Interferenzströme Hochvolt-Ultraschall. Bei selektiven Sehnen- und Muskelansatzbeschwerden eignen sich Iontophoresen, Ultraschalltherapie, ggf. auch Laser- und Magnetfeldanwendungen.

Bei reflektorischem Hartspann, schmerzhaften Myogelosen sind klassische Massagen der Rückenstrecker therapieunterstützend wirksam. Andererseits ist eine Massage bei reflektorischen Schmerzsyndromen nicht selten beschwerdeverschlimmernd und fehlindiziert. Bindegewebs- und Reflexzonenmassagen können bei schmerzhaften Störungen die in Zusammenhang mit pathologischen Reflexmechanismen stehen, unterstützend zur Krankengymnastik (propriozeptive neuromuskuläre Faszilitation, PNF) wirksam sein.

Abb. 1. Halteleistungstest nach Mathias: *1. Spalte* (*a, e, i*) habituelle Haltung; *2. Spalte* (*b, f, k*) aufgerichtete Haltung; *3. Spalte* (*c, g, l*) aufgerichtete Haltung mit Armvorhalten; *4. Spalte* (*d, h, m*) dasselbe nach 30 s. In der *oberen* Bildreihe ein haltungsgesunder Junge; in der *mittleren* ein haltungsschwacher Junge; in der *unteren* Reihe ein Mädchen mit Haltungsverfall. (Aus Debrunner 1973)

Bei überwiegend trainingsmangelbedingten und muskelinsuffizienzverursachten vertebragenen Schmerzsyndromen ist eine Entspannung der schmerzhaft verspannten Rückenstrecker eher durch eine aktive dynamisch-rhythmische Anspannung, z. B. bei Widerstandsübungen im Sinne eines therapeutischen Krafttrainings als durch passive Massagen zu erreichen (Entspannung durch Anspannung).

7.1.2 Medikamentöse Begleittherapie

Bei Schmerzsyndromen, die primär auf eine pathologische Haltung zurückzuführen sind, kann meist auf eine analgetische und/oder muskelrelaxierende medikamentöse Begleittherapie verzichtet werden. Im Einzelfall, etwa bei einem reduzierten Allgemeinzustand, Untergewichtigkeit oder in geriatrischen Fällen wird zu entscheiden sein, ob zusätzlich die Gabe von medikamentösen Roborantien sinnvoll ist. Geeignet sein kann eine Anregung des Appetits, die Substitution von Vitaminen, Mineralen und Spurenelementen, eine zusätzliche Kohlenhydrat- und Eiweißzufuhr, im Einzelfall auch eine Verbesserung der Eiweißsynthese mit anabolen Hormonen.

7.2 Degenerative Veränderungen der Wirbelsäule

Röntgenpathologische Veränderungen im Sinne degenerativer Umbauvorgänge sind jenseits des 3. Lebensjahrzehnts je nach Ausprägungsgrad altersphysiologisch. Ihnen kommt kein wesentlicher Krankheitswert zu. Besonders frühe altersphysiologische Höhenminderungen sieht man in den Etagen der BWS-Konkavität sowie präsakral, reaktiv einhergehend mit spondylo-osteophytären Kantenabstützungen.

Andererseits sind z. B. berufs- und sporttypische anhaltende Fehl- und Überbelastungen geeignet, vorzeitige, und über das altersübliche Maß hinausgehende degenerative Veränderungen zu provozieren. Insbesondere in der Phase zwischen dem 3. und 5. Lebensjahrzehnt können klinisch faßbare Beschwerden die Folge sein. Bei fortschreitendem Degenerationsprozeß tritt im höheren Lebensalter dann eine segmentale Festigung und Stabilisierung des Achsenorgans ein. Im fortgeschrittenen Alter sind Beschwerden wegen degenerativer Umbauvorgänge an der Wirbelsäule eher selten.

Die Bandscheiben als bradytrophe, nicht vaskularisierte Gewebe sind dem mechanischen Verschleiß besonders unterworfen. Der Wassergehalt des Gallertkernes nimmt mit der Zeit ab, der Faserring wird rissig, bekommt Lücken, Teile des Gallertkerns quellen heraus. Demzufolge wird die vorher straffe, druckelastische Bandscheibe schlaff, das Bewegungssegment instabil, der Bewegungsablauf unregelmäßig und holprig. Plötzliche Schmerzattacken sind mit Einklemmungserscheinungen an den kleinen Wirbelgelenken zu erklären. Das *erste Stadium* ist die Instabilität, gekennzeichnet durch intermittierende Schmerzen bei stärkerer Beanspruchung jedoch auch noch ohne röntgenpathologische Veränderungen. Allenfalls sieht man eine Höhenminderung der Zwischenwirbelräume bei noch intakten Abschlußplatten und regelrechten Wirbelkörperkonturen (Chondrosis intervertebralis).

Im *zweiten Stadium* (der Knochenreaktion) kommt es zu einer Stabilisierung unter Versteifung des Bewegungssegments. Im Röntgenbild sieht man Randzacken an den Wirbelkörpern, weitergehende Verschmälerungen des Intervertebralraumes, Sklerosierung der Deckplatten, Arthrosezeichen und reaktive Spangenbildungen der Wirbelkörper.

Im fortgeschrittenen *dritten Stadium* der Versteifung wird die normale Funktion der Wirbelsäule als funktionelle Einheit gestört. Es entstehen oft Beschwerden in anderen Abschnitten der Wirbelsäule, die die verlorengegangene Beweglichkeit kompensieren müssen. Die beschriebenen Veränderungen treten besonders früh und schwer in Erscheinung bei vorbestehenden angeborenen oder erworbenen Schäden, welche sich ungünstig auf die Statik des komplizierten Achsenorganes auswirken.

Klinisch stehen Rückenschmerzen im Vordergrund. Zudem treten diese sporadisch nach größerer Anstrengung auf, werden dann häufiger und stärker und klingen auch nach längeren Ruheperioden nicht mehr regelmäßig ab. Akute Schübe mit plötzlich einschießenden Schmerzen und fixierten Fehlhaltungen weisen auf temporäre Blockierungen in den Segmenten oder auf Diskushernien hin. Bemerkenswert ist, daß klinische Beschwerden und Befund keineswegs mit den röntgenpathologischen Veränderungen parallel einhergehen müssen (Debrunner 1985).

7.2.1 Physikalisch-balneologische Therapie

Bei akuten Schmerzen ist eine entlastende Lagerung im Bett und auf der Behandlungsliege, ggf. mit einer lokalen direkten Thermotherapie die Methode der Wahl. Bewährt sind Pelloidpackungen, Dezimeterwelle, Rundfellstrahler bzw. diadynamische Ströme. Zur Schmerzlinderung ist auch eine mit viel Einfühlungsvermögen durchzuführende manuelle Massage angezeigt. Als Dauerzug oder rhythmisch angewendet hat die Traktion die Herabsetzung des intradiskalen Drucks zum Hauptziel. Eine Extension kann auch in Form des Perlschen Gerätes, an einer kippbaren Extensionsliege, in Kombination mit lokaler Wärme und Vibrationsmassagen und auch in Kombination mit einem Überwärmungsbad in Form der Extension der HWS in entspannter Sitzposition, z. B. im Thermalwasser, erfolgen.

7.2.2 Krankengymnastik, aktive Bewegungstherapie und Sport

Zur Beurteilung der Ätiologie der Beschwerden verdient die berufliche und/oder häusliche Arbeitsweise des Patienten besondere Aufmerksamkeit. Vor allem Tätigkeiten mit bewegungsarmem Verharren unter leicht vornübergebeugtem Oberkörper im Stehen oder Sitzen sowie beim Arbeiten in gebückter Position, provozieren bei degenerativen Frühveränderungen und gleichzeitigen trainingsmangelbedingten rumpfmuskulären Dysbalancen lumbale und iliolumbale Beschwerden. Durch dauerndes Sitz- oder Stehverharren fehlen die physiologischen Trainingsreize für die Rumpfmuskulatur in einem ausgewogenen Sinne. Die iliolumbalen Bandverbindungen können bei ständiger kompensatorischer Fehlbelastung in ihrem Ansatzbereich entzündlich und schmerzhaft reagieren.

Da Rückenschmerzen in der Mehrzahl der Fälle durch Dekompensation der Muskulatur entstehen, ist die Beseitigung muskulärer Dysbalancen, der Ausgleich einer lumbalen Hyperlordose durch intensives Bauchmuskeltraining ebenso wie die Verhaltensschulung zu einer gesünderen Bewegungs-, Sitz- und Stehweise die wesentliche Therapie.

Da die spondylo-osteophytäre Überbrückung osteochondrotischer Segmente einem physiologischen Vorgang entspricht, mit dem der Organismus das schmerzhafte Segment praktisch einsteift, wäre es unphysiologisch, den Rückenschmerzpatienten, bei dem gravierende röntgenpathologische Veränderungen erkennbar sind, gerade in diesen Abschnitten seiner Wirbelsäule zu mobilisieren, da doch mit den Jahren die Einsteifung in Form einer „Selbstheilung" erfolgte. Der Ehrgeiz, die Wirbelsäule wieder voll beweglich zu machen, ist beim Vorliegen vorzeitiger degenerativer Veränderungen fehl am Platz. Hieraus resultieren nicht selten Rückenbeschwerden nach der Absolvierung wirbelsäulengymnastischer Übungen unter Laienanweisung. Übertriebene Rumpfbeugen, Reklinations-, Neige- und Drehübungen schaden mehr als sie nützen.

Als therapeutisch präventiv und nicht selten auch kurativ wertvolle Sportart bietet sich Schwimmen in einer entlastenden Schwimmlage (Rücken) an, auch entspanntes Joggen mit dem Ziel der rhythmischen Lockerung und Entspannung des Rumpfmuskelkorsetts ebenso wie Gymnastik, therapeutisches Reiten, Tennis etc.

7.2.3 Psychologische Therapiehilfen, Schmerzverarbeitung

Neben dem körperlichen Befund hat bei der Beurteilung von Rückenschmerzen auch die psychische Konstitution und Situation eine besondere Bedeutung. Jede psychisch bedingte Verkrampfung, aus anhaltenden psychischen und seelischen Problemen resultierend, kann zu einer Verschlimmerung bestehender Beschwerden führen oder auch diese auslösen, da sie im pathologischen Sinne den Muskeltonus erhöht. Die Motorik kann allgemein mit dem mehr oder weniger harmonischen Einsatz des Skelettmuskelsystems als „Spiegel der Befindlichkeit" interpretiert werden.

Andererseits kann ein organischer Wirbelsäulenschaden bei anhaltender Schmerzsymptomatik auch zu neurotischen Fehlverarbeitungen führen. Insofern führen somatischer Befund und psychische Befindlichkeit, soziales Umfeld etc. zu sich gegenseitig verschlimmernden Überlagerungen und Beschwerdekumulationen. Bei der Erhebung der Anamnese von Rückenschmerzpatienten ist der Psyche und dem sozialen Umfeld eine besondere Bedeutung zuzumessen. Verbirgt sich hinter den Wirbelsäulenbeschwerden eine Depression, so ist eine psychiatrische Behandlung angezeigt (Kühirt u. Voll 1974).

7.3 Spondylosis hyperostotica als Sonderform

Die Spondylosis hyperostotica ist eine entzündungsfrei verlaufende, proliferative und osteoplastische Systemkrankheit des periossären und den Wirbelkörpern ansetzenden straffen Bindegewebes. Sie tritt überwiegend im höheren Alter auf, es bestehen Beziehungen zu Gicht und zum Diabetes mellitus. Im Vordergrund stehen die allgemeinen Rheumasymptome. Nicht immer werden Schmerzen angegeben. Es entwickeln sich Verkalkungen der ansetzenden Bänder (Ott 1989).

7.3.1 Kurtherapeutische Schwerpunkte

Diese weichen insofern von den Behandlungsprinzipien bei den vorzeitigen osteochondrotisch und reaktiv spondylotisch gekennzeichneten vertebragenen Veränderungen ab, als eine aktive Bewegungstherapie noch weiter in den Hintergrund tritt. Übertriebene Bewegungsübungen provozieren entzündliche Reaktionen und Schmerzen. Neben der Verhaltensschulung (Rückenschule) kommen mehr passiv physikalisch-balneologische Behandlungen zur Detonisierung von Muskelhartspann und elektrotherapeutische Anwendungen zur Analgesie reaktiver Tendomyopathien in Betracht.

7.4 Intervertebrale Diskopathien

Die Beschwerden werden verursacht durch direkten oder entzündlich-ödematösen Druck im Bereich der Neuroforamina auf die Nervenwurzeln infolge einer Nucleus-pulposus-Protrusion oder eines Prolaps.

Unter konstanten asymmetrischen Haltungs- und Funktionsbedingungen werden die Bandscheiben enormen Spitzenbelastungen ausgesetzt. Andererseits ist die Bandscheibe als osmotisches System in ihrem Stoffwechsel von einem ausgewogenen funktionellen Verhältnis der Be- und Entlastung abhängig. Unter vielen prädisponierenden Faktoren führen besonders ungünstige Belastungsbedingungen zu biomechanischen und chemischen Störungen und fördern ihre vorzeitige Degeneration. Entsprechend den biomechanischen Bedingungen unterliegen die am meisten belasteten Bandscheiben auch der stärksten Degeneration. Am häufigsten sind die lumbalen Bandscheiben (L 5, S 1 und L 4, L 5) sowie die zervikalen Bandscheiben (C 5, C 6 und C 6, C 7) betroffen (Wucher 1982).

Für die Diagnostik eines Bandscheibenvorfalles und eine sich daraus ergebende therapeutische Konsequenz ist die klinische Symptomatik primär und der Röntgenbefund (Nativaufnahme, ggf. Computertomogramm, Kernspintomographie, Myelographie, Diskographie) sekundär entscheidend. Die Therapie wird vorrangig durch die Anamnese, den Beschwerdeverlauf und durch die klinischen Befunde einer orthopädisch-neurologischen Untersuchung bestimmt.

Bei einer Protrusion der Bandscheibe in den Bereich des Neuroforamens, d. h. ohne Vorfall oder Sequestrierung von Gallertkernmasse, können tiefgehende Rückenschmerzen sowie Schmerzen beim Pressen und Niesen entstehen. Bei einem Prolaps, d. h. Durchbruch von Bandscheibenkerngewebe in den Spinalkanal, entsteht in der Regel eine Nervenwurzelkompression mit den vorfallhöhentypischen segmental bezogenen ausstrahlenden Schmerzen. Je nach Lokalisation und Volumen des Vorfalles können Hypästhesien, Dysästhesien und Hyperästhesien und motorische Abschwächungen der muskulären Funktion sowie eine Abschwächung oder ein Ausfall der Reflexe folgen (Noack 1989).

7.4.1 Physikalisch-balneologische Therapie

Führt der Bandscheibenvorfall zur Einengung neuronaler Strukturen im Bewegungssegment und zum Ausfall wichtiger motorischer Funktionen, so ist die Indikation zu einer operativen Therapie absolut gegeben. Möglichst engmaschige Verlaufskontrollen des sensiblen und motorischen Befundes sowie der Reflexausfälle bestimmen den Zeitpunkt der operativen Behandlung. Die operative Entfernung des auf die Nervenwurzel druckausübenden Vorfalls sowie die anschließende sorgfältige Ausräumung des Zwischenwirbelraumes darf nicht erst nach dem Eintreten einer vollständigen Parese erfolgen. Die Prognose radikulärer sensibler und motorischer Symptome ist umso günstiger, je weniger es zu einer druckbedingten neuronalen Substanzschädigung gekommen war.

Eine Verschlimmerung von Bandscheibenvorfallbeschwerden kann auch im Rahmen einer stationären Kur beobachtet werden. Folglich sind eingehende klinische und orthopädisch-neurologische Verlaufskontrollen, die auch über sonst übliche kurärztliche Befundkontrollen hinausgehen können, erforderlich.

Die konservative Therapie des Bandscheibenvorfalles hat auch heute noch einen hohen Stellenwert. Die *erste Phase* der konservativen Therapie umfaßt Ruhe, Schmerzbekämpfung und Muskelentspannung, etwa in der Form einer entspannten Bettlagerung (Stufenbett). Am 2. oder 3. Tag können Überwärmungsbäder durchgeführt werden, dies führt zur verbesserten Durchblutung, auch in tieferen Gewebeschichten und übt einen muskelentspannenden Effekt aus.

7.4.2 Krankengymnastik, aktive Bewegungstherapie und Sport

In der *zweiten* *Phase* der konservativen Therapie von Bandscheibenvorfällen und nach erfolgreicher Schmerzbeherrschung greifen krankengymnastische Übungen, die nicht mobilisierend, sondern stabilisierend wirken. Rumpf-, Bauch- und Rückenmuskulatur sollen zunächst isometrisch gekräftigt werden, um die physiologische Muskelführung der Wirbelsäule annähernd wiederherzustellen. Gleichzeitig erfolgt die vorsichtige Dehnung verkürzter Muskelanteile.

Erst in der *dritten* *Therapiephase* kann begonnen werden, die Beweglichkeit des Achsenorganes zu fördern. In der späteren Rehabilitation und gleichzeitig Sekundärprävention kommt dem Schwimmen ein wesentlicher Stellenwert zu. Die Rückenschwimmlage ist gegenüber der Brustschwimmlage zu bevorzugen, es sei denn, der Patient beherrscht auch die Brustschwimmlage stilistisch ausreichend, d. h. er beherrscht Arm- und Beintechnik und taucht beim Ausatmen mit dem Kopf in das Wasser ein.

Nach Beckel (1986) sind Sportarten, die einseitig belasten und mit sehr viel Schwung ausgeübt werden (Tennis, Fußball, Kegeln etc.), nach Bandscheibenoperationen nicht zu empfehlen. Erlaubt sind Schwimmen, Wandern und evtl. Joggen. Entsprechend ergeben sich Konsequenzen und Einschränkungen in der postoperativen beruflichen körperlichen Belastbarkeit. Alle die Wirbelsäule statisch besonders belastenden Tätigkeiten sind zu meiden. Andererseits ist auch darauf hinzuweisen, daß ein „Zustand nach Bandscheibenoperation" keine Diagnose ist und daß durch eine Operation oder erfolgreiche konservative Therapie das Übel des Vorfalles mit seiner Kompression neuronaler Strukturen kausal beseitigt wurde. Viele Patienten empfinden sich als Bandscheibenoperierte postoperativ wie präoperativ gleichermaßen leistungseingeschränkt. In der Regel ist von einer deutlichen postoperativen Verbesserung der Leistungsfähigkeit auszugehen, auch wenn die statische Belastbarkeit aus sekundär-präventiven Gründen teilweise längerfristig eingeschränkt bleibt.

7.4.3 Rehabilitation unmittelbar nach der Nukleotomie

Auch nach operierten Bandscheibenprolapsfällen kann bereits am ersten postoperativen Tag mit Spannungs- und Stemmübungen behandelt werden, um durch gezielte Willkürinnervation der Bauch- und Gesäßmuskulatur eine funktionelle Stabilisierung der Wirbelsäule zu bewirken bzw. um einer bettlägerigkeitsbedingten Atrophie des Rumpfmuskelkorsetts vorzubeugen. Die Entwicklung der sog. Grundspannung hat zum Ziel, ein aktives Muskelkorsett aufzubauen, während des gesamten Rehabilitationsverlaufes bleibt dies eine Grundvoraussetzung.

Neben der aktiv motorischen Stabilisierung der Wirbelsäule kann mit sukzessiver Belastungssteigerung bis zur Alltagsbelastung behandelt werden.

Der zeitliche Beginn einer Belastungssteigerung ist auch abhängig von der Art des stattgehabten operativen Verfahrens. Eine umfangreiche Laminektomie kann statisch ausgiebigere Folgen auf tragende Bereiche des Achsenorganes haben als eine vergleichsweise statisch-schonendere Fensterung (Fenestrotomie), ein mikrochirurgischer Eingriff oder eine Chemonukleolyse. Auch dies ist bei der Planung einer individuellen postoperativen Rehabilitation zu berücksichtigen.

7.4.4 Medikamentöse Begleittherapie

In der konservativen Behandlungsstrategie von Bandscheibenvorfällen kommt der medikamentösen Begleittherapie auch unter Kurbedingungen ein höherer Stellenwert zu. Der Circulus vitiosus einer anhaltenden radikulären Schmerzsymptomatik mit den Folgen der reaktiven Muskelverspannung – Fehlhaltung der Wirbelsäule – Druck auf die Bandscheibe – Einengung des Foramen intervertebrale – Reizung bzw. zusätzliche Kompression der Nervenwurzel – erneute reflektorische Muskelverspannung muß nicht selten primär oder unterstützend medikamentös durchbrochen werden, um kurtypische Behandlungen überhaupt erst einleiten zu können, bzw. um diese effizienter zu machen.

Die Verabreichung von schmerzlindernden und muskelrelaxierenden, antiphlogistischen und antiödematösen (Beseitigung des Wurzelödems) Medikamenten in oraler oder parenteraler Form beseitigt nicht nur den Schmerz aus dem Circulus vitiosus, sondern unterstützt auch die muskuläre Relaxierung – z. B. während der Nachtruhe.

Besonders schmerzhafte Stellen der verspannten Muskulatur können mit Lokalanästhetika im Sinne der Triggerpunktbehandlung umspritzt werden (Roy u. Gutmann 1990).

Die Einbeziehung des gesamten Spektrums der therapeutischen Lokalanästhesie (TL), der Wurzelblockaden, der epi- und periduralen Blockaden, ist häufig auch im Rahmen einer stationären Kurmaßnahme nicht vermeidbar. Andernfalls verstreicht im akuten Schmerzfall ggf. die gesamte, 4- bis 6wöchige Aufenthaltsdauer uneffektiv, da der Patient schmerzbedingt aktiven Rehabilitationsmaßnahmen nicht ausreichend zugänglich wird.

Natürlich ist es fragwürdig, ob akute Wirbelsäulenschmerzpatienten überhaupt als kurfähig anzusehen sind. Im täglichen kurärztlichen Alltag wird man sich aber eher zugunsten des Schmerzpatienten entscheiden. Das heißt, man wird versuchen, die Kurtherapie einzuleiten und fortzuführen, in dem man sich mit einem intensiveren konservativen orthopädischen Therapieaufwand um eine möglichst rasche Schmerzfreiheit und aktive Behandlungsfähigkeit bemüht. Insofern ist ein Großteil der konservativen orthopädischen Therapie auch als integraler Bestandteil kurstationärer ärztlicher Bemühungen anzusehen.

Im Einzelfall kann der orthopädisch-kurstationär tätige Arzt in seiner Verantwortung akuten Schmerzpatienten gegenüber auch in Mißkredit geraten und auf Unverständnis bei einem Klinikbetreiber stoßen, wenn dieser die fachtypischenorthopädischen Ansprüche im Bereich der konservativ zu behandelnden und zu rehabilitierenden Kurpatienten nicht ausreichend zu würdigen weiß und zu restriktiv wirtschaftlich denkend, z. B. Assistenzpersonal, Medikamente etc. auch zur Abdeckung der über eine rein physikalisch-balneologische Therapie hinausgehenden Therapienotwendigkeiten vorenthält.

7.5 Spondylolysen und Spondylolisthesen

Bei einer echten segmentalen Hypermobilität mit ein- oder beidseitigen Spaltbildung im Zwischengelenkstück und nachfolgendem Drehgleiten oder ventralem Gleitvorgang des proximal gelegenen Wirbelkörpers gegen den distalen, ist die statische Belastbarkeit dieses Segmentes so lange als eingeschränkt anzusehen, als durch reaktive spondylo-osteophytäre Überbrückungen noch keine ausreichende Stabilität erreicht worden ist.

Insofern ist eine aktive Bewegungstherapie der entsprechenden Funktionsabschnitte kontraindiziert. Therapieschwerpunkte sind muskelaufbauende, stabilisierende und statisch-entlastbare krankengymnastische und sporttherapeutische Übungen, letzteres schwerpunktmäßig in der Form von Schwimmen und Gymnastik ohne segmentale Dehnungsbeanspruchung.

Da nur ca. 50% der Spondylolistheseträger Beschwerden empfinden und somit die Spondylolisthese in erster Linie ein Röntgenbefund und keine klinische Diagnose ist, ist deren Krankheitswert zu relativieren.

Andererseits sind übertriebene Bewegungsübungen auch bei klinisch stummen, jedoch röntgenpathologisch erfaßten Spondylolisthesen aus präventiven Gründen zu vermeiden. Die gleiche Rücksichtnahme gilt im Hinblick auf berufliche oder sportliche vertebragene Belastungen.

7.6 Osteoporose

Der Begriff der Osteoporose beinhaltet eine Verminderung der Knochenmasse gegenüber der alters- und geschlechtsentsprechenden Norm. Die Knochensubstanz weicht in ihrer Zusammensetzung und Struktur nicht signifikant von der Norm ab, insbesondere ist die Relation zwischen verkalktem Knochengewebe und unverkalkter Knochenmatrix (Osteoid) normal. Bei der Osteomalazie liegt hingegen stets eine deutliche Vermehrung des Osteoids vor (Ringe 1986). 80% der Betroffenen sind Frauen.

Über die Klassifizierung der Osteoporosen, die wesentlichen klinischen und röntgenpathologischen Befunde sowie über die Differentialdiagnose zu anderen metabolischen Osteopathien geben die folgenden Übersichten sowie Tabelle 7.1 Aufschluß.

Einteilung der Osteoporosen (nach Ringe 1986)

I. Primäre Osteoporose
Idiopathisch: juvenil, präsenil, postklimakterisch, senil

II. Sekundäre Osteoporose
  1) endokrin: M. Cushing, Hyperthyreose, Hypogonadismus, nach Hyperparathyreoidismus, Akromegalie, Diabetes mellitus;
  2) gastrointestinal: Mangelernährung, Malabsorption, Hepatopathie;
  3) maligne: diffuses Plasmozytom, diffuse Skelettmetastasierung;
  4) Immobilisation: Paraplegie

Verdacht auf Osteoporose (nach Ringe 1986)

Klinik   *Skelettröntgen*

- Rückenschmerzen   - erhöhte Strahlentransparenz
- Myogelosen   - (Rahmenstruktur der Wirbelkörper,
- Rundrücken   Ballonierung der ZWR,
- Größenabnahme   grobsträhnige Spongiosa)
- Rumpfverkürzung   - WK-Deformierungen (Einbrüche,
- quere Hautfalten   Keil-, Fisch-, Plattwirbel)
- vorgewölbtes Abdomen
- pathologische Frakturen
                          ↓   ↓

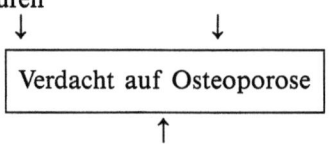

                          ↑
                  Normale Laborbefunde
    (u. a. BSG, Blutbild, Elektrophorese, Ca im Serum,
            P im Serum, alkalische Phosphatase)

7.6.1 Physikalisch-balneologische Therapie

Die klassische Muskelmassage kann die verspannten und schmerzhaften Muskelbereiche nach einer vorbereiteten lokalen Wärmeanwendung (Fango, Heißluft etc.) lockern. Andererseits birgt eine zu kräftig dosierte manuelle Muskelmassage die Gefahr einer Beschwerdeprovokation und im Einzelfall auch einer strukturellen Wirbelkörperschädigung je nach dem Ausmaß der Knochenmasseneinbuße und der Frakturgefährdung. Eher ist eine Bindegewebsmassage mit in diesem Fall nachfolgender lokaler Wärmeanwendung zu empfehlen, um so eine reflektorische Entspannung zu erreichen (Schulz 1990; Miehlke 1975).

Ferner Bewegungs- und Entspannungsübungen im warmen Bewegungs-/Thermalwasser, medizinische Bäder, lokale Analgesie durch Elektrotherapie.

Tabelle 7.1. Differentialdiagnose metabolischer Osteopathien. (Nach Ringe 1986)

Differentialdiagnose	Osteo-porose	Osteo-malazie	Ostitis fibrosa generalisata		
			primärer HPT[a]	sekundärer HPT[a]	
				intestinal	renal
Laborchemie					
Serum:					
– Kalzium	→	↓→	↑	↓	↓→
– Phosphor	→	↓→	↓→	↓→	↑
– alkalische Phosphatase	→(↑)	↑	↑→	↑	↑
– Parathormon	→	↑→	↑	↑	↑
Urin:					
– Kalzium	→(↑)	↓→	↑→	↓	–
– Phosphor	→	→	→	↓→	–
– Hydroxyprolin	→	↑	↑	↑	–

[a] Hyperparathyreoidismus.

7.6.2 Krankengymnastik, aktive Bewegungstherapie und Sport

Entscheidend größere Bedeutung als die passiven physikalisch-balneologischen Behandlungsmaßnahmen haben in der Osteoporosetherapie solche krankengymnastischen Übungen, die dem drohenden oder bereits manifesten Haltungsverfall entgegenwirken. Dazu zählen atemgymnastische Übungen, die nicht nur einer besseren Belüftung der Lungenspitzen, sondern auch der Aufrichtung der oberen Brustwirbelsäule dienen. Durch symmetrische Spannungsübungen für die Rumpfmuskulatur (hier v. a. der langen Rückenstrecker und der schrägen Bauchmuskeln) können die untere BWS und der thorakolumbale Wirbelsäulenübergang stabilisiert werden. Im Idealfall können Osteoporosepatienten allein durch Krankengymnastik und aktive Bewegungs- und Belastungstherapie des Skeletts unabhängig von Orthesen und anderen orthopädischen Hilfsmitteln werden oder davor bewahrt bleiben. Zur Beeinflussung der Prognose ist die Motivation zur Aktivität vorrangig. Die zivilisationsbedingte und bei den überwiegend älteren Patienten nicht selten über Jahrzehnte geübte Bewegungsarmut prägt den Verlauf einer Osteoporose entscheidend mit. Es fehlen nicht nur die physiologischen muskulären und koordinativ schulenden Trainingsreize, sondern v. a. auch die Druckbelastungsreize für die ossären Strukturen der Wirbelsäule und der tragenden Skelettanteile (koxale Femurenden etc.). Sowohl im Sinne der primären wie auch der sekundären Prävention sollten motivational stark wirksame sportliche Übungen wie Tanzen, Wandern, Joggen in flachem Gelände, Skilanglauf und tägliche Gymnastik nach Musik angeboten werden.

7.6.3 Medikamentöse Begleittherapie

Die Domäne des Einsatzes der Östrogene, ggf. in Gestagenkombination, liegt in der Prophylaxe, d. h. in der Verhinderung der Entstehung der Osteoporose. Dies kann gelingen, sofern die Östrogensubstitution bereits zur Zeit der Menopause einsetzt (Ziegler 1990). Fluoridverbindungen stimulieren die Osteoblasten und induzieren die Knochenbildung. Es kommt zur Vermehrung der gesamten Spongiosamasse (Ziegler 1990; Schulz 1990). Kalzitonin ist ein potenter Inhibitor der Osteoklastenaktivität, zusätzlich wirkt es analgetisch. Bei schmerzhaften progredienten Osteoporosen wird Kalzitonin über einen Zeitraum von 6 bis 8 Wochen verabreicht. Diese zeitliche Beschränkung ergibt sich aus der Bildung neutralisierender Antikörper (Schulz 1990).

Eine Kalziumtherapie mit oder ohne Vitamin-D-Kombination kann z. B. die Frakturgefährdung mindern. In der Entstehung der Osteoporose spielt ein langjähriger Kalziummangel mit eine Rolle. Unter der Therapie mit Vitamin-D-Metaboliten wurde eine Abnahme von Wirbelbrüchen sowie eine Zunahme der Knochenmasse beobachtet. Auch Anabolika können eine Zunahme der Knochenmasse bewirken (Ziegler 1990).

Diätetisch ist auf eine ausgewogene vitamin- und eiweißreiche Kost und v. a. auf eine ausreichende Kalziumzufuhr zu achten. Sehr wichtig ist die Pflege des Normalgewichtes, ggf. eine Gewichtsreduzierung sowie der Verzicht auf Nikotin und Alkohol (Brinkmann 1990).

Literatur

Beckel U (1986) Krankengymnastische Behandlung nach Operation eines lumbalen Bandscheibenvorfalls. Z Krankengymnastik 38:85−87
Bernbeck R, Dahmen G (1983) Kinderorthopädie, 3. Aufl. Thieme, Stuttgart New York
Brinkmann KE (1990) Osteoporose. Allgemeine Therapieprinzipien, chirurgisch-orthopädische Maßnahmen. In: Ringe JD (Hrsg) Osteoporose. Programmed, Frankfurt/M
Debrunner HU (1973) Orthopädisches Diagnostikum, 2. Aufl. Thieme, Stuttgart
Debrunner HU (1988) Orthopädie, 2. Aufl. Huber, Bern Stuttgart Toronto
Kühirt M, Voll J (1974) Aufgaben der Rehabilitation bei der Behandlung von degenerativen Wirbelsäulenerkrankungen. Rehabilitation 13:43−48
Miehlke K (1975) Physikalisch-balneologische Therapie der rheumatischen Erkrankungen und der Osteoporose. Z Angew Bäder Klimaheilkd 22:380−387
Miehlke K (1989) Chondroprotektiva − Diskussion ohne Ende. Orthopädie 4/3:25
Noack W (1989) Arthrose und Sport. (Opfermann Arzneimittel, Eigenverlag)
Ott VR (1989) Spondylosis hyperostotica. Orthopaedica 12/2:117
Ringe JD (1986) Präventive und Therapiephase unterscheiden. Med Klin 1/2 (Suppl):16−17
Ringe JD (1990) Fluoridtherapie der Osteoporose nicht voreilig über Bord werfen. Dtsch Ärztebl 87/9:504−505
Roy EP, Gutmann L (1990) „Continous passive motion" in der Behandlung nach Kniegelenkoperationen. Extracta Orthopaedica 13/4:164
Roy EP, Gutmann L (1990) Muskelveränderungen bei ankylosierender Spondylitis. Extracta Orthopaedica 13/4:175
Schulz G (1990) Ätiologie, Diagnostik und Therapie der Osteoporose. Ärztebl Rheinland-Pfalz 43/1:25−32
Ziegler R (1990) Das Dilemma der Osteoporosetherapie. Dtsch Ärztebl 87/11:624−627

8 Kurtherapeutische Schwerpunkte bei nichtentzündlichen Arthropathien

G. BLAUMEISER

Stumme und aktivierte Verlaufsformen der Arthrose, Koxarthrosen, Gonarthrosen, Femurkopfnekrosen, Zustand nach Gelenkersatzoperationen, Fingergelenkpolyarthrosen, Schmerzsyndrome der Schultern, Gelenkinstabilitäten, präarthrotische Deformitäten, Gelenkbinnenschäden, Folgezustände nach Poliomyelitis.

8.1 Stumme und aktivierte Verlaufsformen der Arthrose

Prinzipiell liegt der Arthrose ein Verschleiß des mechanisch belasteten Gelenkknorpels zugrunde. Da die Chondrozytenzahl genetisch festliegt und nicht regenerationsfähig ist, kommt der Arthroseprävention einerseits im Sinne der Vermeidung von chronischen Fehl- und Überbelastungen und andererseits im Sinne der Förderung physiologischer Bewegungsreize zur Optimierung des synovialen Stoffaustausches die entscheidende Bedeutung zu.

Im Krankheitsverlauf entspricht der Arthroseprozeß den normalen altersbedingten degenerativen Veränderungen der hyalinen Gelenkknorpel, allerdings überstürzt im Ablauf und modifiziert von konstitutionellen Schwankungen. Man unterscheidet verschiedene klinische und röntgenpathologische Stadien, die teilweise reversibel ineinander übergehen können. Nach anfangs flüchtigen Prodromen, wie gelegentlichen Arthralgien und Wetterfühligkeit, kommt es zu Ruhe- und später Dauerschmerzen, Nachtschmerzen, Gelenkdeformierungen und reaktiven Muskelarthrophien.

Übersicht über die klinischen Leitsymptome eines arthrotischen Gelenks (nach Wagenhäuser 1976)

Inspektion
Haut o. B.;
abnorme Gelenkkonturen:
    Wulstbildungen, Deformierung, Umfangsvermehrung;
Fehlstellungen:
    Kontrakturen, Subluxationen;
Muskelatrophie:
    Reizphase: Schwellung, Rötung.

Palpation
Gelenkkapsel fibrös verdickt;
Gelenkrand: Osteophytose, Wulstbildung,
Druckdolenzen: Gelenkspalten, Gelenkränder, Periostose, Tendinose, Ligamentose, Tendomyose („Periarthrose");
Muskulatur: hyperton, hypoton, evtl. atrophisch;
  Reizphase: Schwellung (Erguß), Überwärmung.

Funktionsprüfung
Endphasenschmerz;
Bewegungsschmerz;
Gelenkgeräusch (auskultatorisch/palpatorisch);
Reiben, Knarren, Knacken, grobes Knirschen;
Bewegungsausfall (aktiv, passiv),
  Blockierung
  Abnorme Beweglichkeit,
  Kontrakturen (Kapsel, Muskulatur).

Der Begriff „Arthrose" entspricht einer klinischen Diagnose und nicht – wie oft mißverstanden wird – einem röntgenpathologischen Befund. Zur Interpretation und Dokumentation des Krankheitswertes einer Arthrose eignet sich die nachfolgende *Einteilung in 4 klinische Stadien* (nach Matthies u. Richter 1983):

I: mehr subjektive Beschwerden (Anlauf-Ermüdungsschmerz) und/oder objektiver Endphasenschmerz (speziell bei Rotationsbewegungen) und/oder extraartikulärer Fernschmerz;

II: Stärkere Zeichen des Stadiums I und/oder Nachtschmerz. Vorwiegend schmerzhafte Bewegungseinschränkung auch in anderen Richtungen (Adduktion/Abduktion/Flexion/Extension) und/oder leichte Achselabweichung (Deviation);

III: Zeichen des Stadiums II, aber progressiven irreversibler; also nicht nur schmerzhafte Bewegungseinschränkung und Einschränkung der Alltagsfunktion und/oder deutlicher Achselabweichung (Deviation);

IV: schwere Veränderungen mit extremen Deviationen und schwerer Einschränkung der Alltagsfunktionen.

Die sog. „aktivierte Arthrose" ist eine sekundäre entzündliche Gelenkaktivierung mit Ergußbildung, die in jedem Stadium auftreten kann.

Die Deutung röntgenpathologischer Befunde ist mehr oder weniger auch von der individuellen Interpretation und Wertung des Betrachters abhängig. Zur besseren Vergleichbarkeit der arthrosetypischen *Röntgenbefunde* eignet sich eine *Einteilung in die 4 folgenden Stadien:*

I: geringe Sklerose des gelenkbildenden Knochens und/oder geringe Verschmälerung des Gelenkspaltes und/oder geringe Osteophytenbildung;

II: stärkere Sklerose des gelenkbildenden Knochen und deutliche Gelenkspaltverschmälerung und/oder eindeutige Osteophytenbildung und/oder
beginnende Knochenzysten („Geröllzysten") und/oder leichte Achsenab-
weichung (Deviation);

III: praktisch vollständige Aufhebung des Gelenkspaltes und große Knochenzysten („Geröllzysten") und starke osteophytäre Veränderungen und/oder
erhebliche Gelenkfehlstellung (Deviation);

IV: fortgeschrittene Zeichen des Stadiums III und schwere Gelenkdeforma-
tion.

Der Übergang von der stummen zur aktivierten Arthrose wird in der Regel
durch eine Überbeanspruchung oder Fehlbelastung (Beruf, Sport) ausgelöst.

Andere Einflüsse können ausgehen von endogenen Stoffwechselstörungen,
traumatischen Läsionen, klimatischen Einflüssen, psychischem Streß etc. Die
arthrotische Gelenkveränderung ist Ausdruck einer Stoffwechselstörung in der
Gelenkknorpelsubstanz. Das Wasserbindungsvermögen und damit die Elastizität des Knorpels gehen verloren, seine Oberfläche wird rauh, verfärbt sich;
mikroskopisch sind die Fasern verquollen und ungeordnet. Es bilden sich Ris-
se, die sich im Laufe der Zeit vertiefen. Flottierendes Knorpelmaterial kann ab-
gerissen werden, bis auch der subchondrale Knochen von den Degenerations-
vorgängen betroffen wird. Der entsprechende ossäre Bereich verdichtet sich im
Belastungsgebiet durch Neubildung. Die entstehende Knochenglatze kann den
mechanischen Belastungen der Gelenkfunktion nicht standhalten, die Kno-
chenwunden kommunizieren dann mit den dahinterliegenden Markräumen. Es
gelangen Substanzen in den Gelenkbereich, die zu einer Reizung des Stratum
synoviale führen und die Synovitis fördern (Böni et al. 1979).

Im entzündeten Synovialgewebe entsteht ein Faktor „Katabolin", der die
Knorpelzelle zur Freisetzung ihrer proteolytischen Enzyme veranlaßt. Sie zer-
stören die umgebende Knorpelmatrix. Die stumme latente Arthrose wird zur
aktivierten Arthrose (Osteoarthritis).

8.1.1 Balneophysikalische Therapieansätze

In der Regel kommen Arthrosepatienten schmerzbedingt erst im aktivierten
Krankheitsstadium in die ärztliche Praxis. In diesem, oft schon erheblich ru-
heschmerzhaften Stadium, sind Entlastung, nur geführte passive Bewegungen
und isometrische Anspannungsübungen sowie feucht-kalte Wickel oder kalte
Lehmbreipackungen indiziert. In der Phase der aktivierten Verlaufsform ist ein
Patient nicht als kurfähig anzusehen.

Bei stationären Kurpatienten findet man weniger aktivierte schmerzhafte
Arthroseschübe als mehr chronische Beschwerden mit Steifigkeit und Belastungsschmerzen. Liegen keine entzündlichen Veränderungen vor, können wär-
metherapeutische Maßnahmen eingeleitet werden. Heiße Peloidpackungen
(auch Moor, Schlamm, Heusäcke) sind wirkungsvoll. Durch Lockerungsmassagen kann der krankhafte Muskelhypertonus gemindert werden, massiert wer-

den darf nur die gelenkführende Muskulatur, niemals das Gelenk selber! Eine
Galvanotherapie kann überwiegend die Durchblutung fördern und schmerzlindernd auf begleitende Muskelverspannungen wirken.

8.1.2 Krankengymnastik und Verhaltensschulung, aktive Bewegungstherapie und Sport

Im fortgeschrittenen Arthrosestadium kann die Schmerzbeseitigung alleinigen
Vorrang vor der angestrebten Beweglichkeitsverbesserung haben. Sofern der
Gelenkspalt noch röntgenologisch ausreichend weit erscheint und grobe Destruktionen fehlen, ist auch eine weitergehende Wiederherstellung der Funktion anzustreben. Beugekontrakturen der Hüft- und Knieglenke müssen krankengymnastisch beseitigt werden, ebenso sind die Patienten über eine kontrakturvermeidende Lagerung ihrer arthrotischen Gelenke, z. B. beim Sitzen und
Liegen, aufzuklären.

Krankengymnastische Traktionsübungen in axialer Extremitätenrichtung
und tangentiale Dehnungsübungen fördern die Elastizität fibröser Strukturen
und der Gelenkkapsel, sie mindern die intraartikuläre Druckbelastung der korrespondierenden Gelenkflächen und verbessern die Beweglichkeit. Alle krankengymnastischen Arbeiten am Gelenk werden für den Patienten schmerzerträglicher und auch effizienter, wenn zusätzlich Kälte appliziert wird (Kaltluft,
Stickstoff, Eisabreibungen, Eissprays etc.).

Die Funktionstherapie gestaltet sich zunächst nach der Formel „Bewegen
ohne Belastung" am günstigsten im temperierten Wasser. Zusätzlich isometrisches Training der Gelenkantagonisten und später isokinetisches, gelenkschonendes Aufbautraining zur Verbesserung der muskulären Gelenkführung. Mit
ansteigender Belastbarkeit Schulung der Bewegungsökologie und Sicherheit.

Auch im Hinblick auf die Prognose notwendig werdender operativer Maßnahmen kommt der präoperativen Pflege und Besserung der Muskelfunktion
und der Schulung der Bewegungskoordination große Bedeutung zu. Nach entsprechend gründlicher krankengymnastischer präoperativer Behandlung stellt
sich postoperativ Gehfähigkeit und Bewegungssicherheit um so schneller wieder ein. Für das tägliche häusliche Üben bietet das Fahrradfahren und/oder
Training am Fahrradergometer (Heimtrainer) eine gute Möglichkeit, die bereits
kurstationär eingeleitet werden kann (Siebert et al. 1989).

Der Arthrosepatient muß lernen, sich rationell zu bewegen, also weniger gehen und dabei kürzere Schritte machen. Ein eventuell langjährig entwickeltes
und an den Befund „harmonisch" adaptiertes Gangbild, das ausreichend sicher und schmerzarm die Fortbewegung gestattet, sollte beibehalten werden.
Plötzlich „therapeutisch" erzwungene Änderungen, d. h. Anpassungsversuche
des Gangbildes an den Normalzustand, führen nicht selten zu ungewohnten
Wirbelsäulenfehlbelastungen und provozieren den Teufelskreis zwischen Hüftgelenk- und Wirbelsäulenbeschwerden.

Insbesondere längeres Gehen und Stehen auf harter Unterlage kann
schmerzauslösend wirken. Ein sehr sinnvolles Fortbewegungsmittel ist das

Fahrrad, hier verlagert der Patient sein Körpergewicht auf den Sattel, während die Gelenke der unteren Extremitäten entlastet und rhythmisch bewegt werden. Der Patient muß lernen, im Alltag Dreh- und Spreizbewegungen zu meiden und vor einer Belastung seine Gelenke zunächst locker einzupendeln. Bezüglich des Sitzens eignet sich eine um etwa 10° nach vorne geneigte Sitzfläche, die nicht zu tief ist. Eine Vielzahl funktioneller Hilfsmittel, die bereits während eines kurstationären Heilverfahrens nahezubringen und zu trainieren sind, können die Alltagsverrichtungen des Arthrotikers erleichtern und seine Unabhängigkeit lange erhalten.

Die Reduktion des Körpergewichts auf Normalgewicht ist eine kurtherapeutische Selbstverständlichkeit.

Bei der Wahl einer arthroseverträglichen Sportart dürfen bei dieser keine Extrembewegungen (insbesondere Dreh- und Spreizbewegung) keine abrupten Bewegungen und v. a. keine wesentlichen intraartikulären Druckbelastungen auftreten. Es soll eine Sportart mit gleichmäßigen rhythmischen Bewegungen und geringen Bewegungsenergien gewählt werden. Geeignet ist sportliches Wandern, besonders in einem ebenen, allenfalls leicht hügeligen Gelände. Tischtennis, Federball und Tennis sind dann zu tolerieren, wenn der Patient akzeptiert, daß nicht jeder Ball erreicht werden muß, auch Golf und von den Wintersportarten Skilanglauf und Eiscurling.

Schwimmen ist wegen der gleichzeitigen intraartikulären Druckentlastung bei gelenkschonenden Wasserwiderstandsbewegungen der Extremitäten v. a. als Kraul- oder Rückenkraultechnik geeignet. Rotations- und Abduktionsbewegungen der Knie- und Hüftgelenke können beim Brustschwimmen Beschwerden provozieren. Empfehlenswert sind ferner eine Muskelpflege in Form eines gelenkschonenden isokinetischen Kraft-Fitneß-Trainings an Maschinen und natürlich arthrosespezifische gymnastische Übungsprogramme.

Bei der Wahl einer Arthrosesportart müssen die sportartspezifischen Bewegungsabläufe in bezug auf den individuellen Krankheitsbefund berücksichtigt werden (Noack 1989). Bei einer Schulterarthrose ist weniger das Tennisspielen als Wandern und Joggen adäquat. Bei Sprunggelenk- und Kniearthrosen eignet sich weniger Laufen, Hüpfen und Springen als Radfahren und Schwimmen.

Für den Patienten ist es andererseits auch bedeutsam, daß eine regelmäßige sportliche Bewegung seine vitalen Funktionen kräftigt. Insofern muß aus ärztlicher Sicht bei der Sportempfehlung ganzheitlich und nicht zu fachspezifisch „gelenkbezogen" gedacht werden.

8.1.3 Medikamentöse Begleittherapie

Bei akut aufflammenden Reizzuständen können neben oralen und parenteralen Antiphlogistika (Salizylate, Pyrazolderivate, Antraninsäurederivate u. ä. Verbindungen, Indol-/Inden-Derivate, Phenylkarbonsäure und Pyrolderivate) auch kurzfristig intraartikuläre Glukokortikoide eingesetzt werden. Sie führen sehr rasch zu einem Rückgang der lokalentzündlichen Veränderungen. Eine längerfristige intraartikuläre Kortisongabe verschlechtert die Prognose durch

Schädigung der Chondrozytenfunktion. Präventiv- und prognoseverbessernd soll sich ein vermehrter bzw. zumindest ausreichender Magnesium- und Vitamin-E-Gehalt der Nahrung auswirken. Als Basistherapie werden Knorpelschutztherapeutika empfohlen, die am günstigsten in der Frühtherapie einzusetzen sind. Es handelt sich um Mukopolysaccharidpolyschwefelsäureester, Glukosamine, Proteinaseinhibitoren sowie um ein standardisiertes Präparat aus Knorpelgewebe und Knochenmark von Kälbern.

8.2 Koxarthrosen, Gonarthrosen

Die größte klinische Bedeutung haben die Verschleißleiden der Hüft- und Kniegelenke. Deren Symptomatik ist geprägt von dumpfen Schmerzen variabler Intensität, die ausstrahlen können und sich im Falle von Hüftarthrosen häufig in „Kniefernschmerzen" mitteilen. Bereits im Frühstadium können Schmerzen zu Beginn einer Bewegung auftreten. In späteren Phasen herrschen Ermüdungs- oder Belastungsschmerzen vor. Ruheschmerzen treten nur in fortgeschrittenen Krankheitsphasen auf. Das Röntgenbild ist initial fast ohne Befund, später zeigt sich eine Verschmälerung des Gelenkspaltes, es kommt zu osteolytischen Reaktionen der Druckaufnahmezonen, Zysten- und Randwulstbildungen in den gelenkbildenden Knochen, Muskelspasmen sowie Bewegungseinschränkungen aufgrund der Kapselentzündung (Böni et al. 1979).

Bei den Gonarthrosen ist häufig der Abschnitt des retropatellaren Gelenkraumes vorrangig betroffen, während medialer und lateraler Gelenkabschnitt weitgehend intakt bleiben können. Typische Gelenkbeschwerden werden bei Alltagsbewegungen, die unter einer vermehrten retropatellaren Druckbelastung ablaufen, registriert (Bergabgehen, Treppensteigen, Arbeiten in der Hocke und in der Kniebeuge).

Da prognostisch im Rahmen der Kurbehandlung eine Arthrose – je nach Stadium – auch mit der Notwendigkeit einer späteren operativen Gelenkersatzversorgung gerechnet werden muß, kommt der Pflege und dem Training der gelenkführenden Muskulatur ein besonderer Stellenwert zu. Um postoperativ nach erfolgreichem endoprothetischem Gelenkersatz die verbesserte Gelenkfunktion dem Patienten zur Anhebung seiner Lebensqualität auch vollständig nutzbar zu machen, ist im Sinne einer ganzheitlichen Behandlungsweise die Förderung der allgemeinen Koordination des komplexen Stoffwechsels und der vitalen Funktionen im weitesten Sinne mit in ein kurtherapeutisches Konzept einzubeziehen. Was nützt eine optimale Endoprothesenversorgung, wenn der Patient hinsichtlich der Allgemeinfunktionen so geschwächt bleibt, daß er nicht mehr gehfähig wird.

8.3 Femurkopfnekrosen

Nekrosen an gelenktragenden Skeletteilen finden sich häufiger an den Femurköpfen ein- oder beidseitig vorkommend, seltener am Oberarmkopf, Knie-, Fuß- oder Handgelenk.

In der Ätiologie spielen Stoffwechselbelastungen oder -entgleisungen, z. B.
beim chronischen Alkoholismus, eine Rolle. Ebenso aber auch berufs- oder
sportbedingte statische Extrembelastungen.

Im Gegensatz zur Koxarthrosis deformans bleibt bei der Hüftkopfnekrose
der Gelenkspalt im Röntgenbild lange unauffällig und breit. Die Strukturveränderungen bei der Nekrose sind häufig im vorderen oberen Kopfsegment lokalisiert, schließlich verschmälert sich der Gelenkspalt, der Prozeß mündet in
eine schwere Koxarthrose.

Folgende Übersicht (nach Debrunner 1973) gibt Aufschluß über die

Ätiologie der Femurkopfnekrose des Erwachsenen

---

 1. Trauma
 2. Kortikosteroidmedikation
 3. Morbus Cushing
 4. Idiopathische Hüftkopfnekrose
 5. Stoffwechselstörungen
    a) Hyperurikämie
    b) Gicht
    c) Hyperlipämie
    d) Hypercholesterinämie
    e) Lipoidspeicherkrankheiten
 6. Hämolytische Blutkrankheiten
    a) Sichelzellanämie
    b) Thalassämie
 7. Kollagenosen
    a) Lupus erythematodes disseminatus
 8. Caissonkrankheit
 9. Gelenkinfektionen (Osteomyelitis)
10. Tumoren
11. Röntgenbestrahlung
12. Persistierende juvenile Osteochondrosen

Im Rahmen einer kurstationären Therapie ist naturgemäß die Ätiologie der Femurkopfnekrose zu würdigen. Neben den allgemeinen Arthrosebehandlungs-
richtlinien sind u. a. eventuell vorliegende Stoffwechselstörungen, bei der idio-
pathischen Hüftkopfnekrose Alkoholmißbrauch etc. therapeutisch und diätetisch mit zu berücksichtigen.

8.4 Zustand nach Gelenkersatzoperationen

Liegen die Indikationsvoraussetzungen zur alloarthroplastischen Gelenkver-
sorgung vor, so können direkte arthropathische Veränderungen (beispielsweise
Beinverkürzung bei Protrusionen der Hüftpfanne, Rotations- und Beugefehl-

stellungen des koxalen Femurendes, Achsenfehlstellungen am Kniegelenk etc.) zwar korrigiert werden. Die durch wiederhergestellte Gelenkmechanik gegebenen Möglichkeiten können jedoch postoperativ nicht immer von Anfang an in vollem Umfang genutzt werden, weil die in den präoperativen Jahren entwickelten Kontrakturen, Muskelatrophien und koordinativen Defizite entgegenstehen. Diese langfristig entwickelten pathologischen Folgen des eigentlichen Gelenkuntergangs, bilden somit eine wesentliche Zielrichtung der postoperativen rehabilitativen Bemühungen. Anzustreben ist, die Muskulatur wieder differenziert, koordiniert, kraftvoll, ausdauernd und schnell kontrahieren zu können und andererseits so dehnfähig und elastisch zu machen, daß annähernd physiologische Bewegungsausmaße ermöglicht werden.

Die Rehabilitation kann bereits am Operationstag beginnen. Bezogen auf das Hüftgelenk kommen isometrische Übungen der Beuger und Strecker unter früher Einbeziehung der Abduktoren zur Anwendung. Mit Hilfe aktiver Entspannungstechniken werden die Bewegungsausmaße vergrößert. Die Bewegungsverbesserung muß mit der Zunahme der erforderlichen Muskelfunktion parallel verlaufen. Das Üben soll zunächst in den Stellungen Rücken- oder Seitlage, Sitzen bei angepaßter Höhe, Stand sowie Fortbewegung durchgeführt werden. Das operierte Bein kann mit Hilfe von Unterarmstützen je nach durchgeführten Operationsverfahren (zementfrei/zementiert) frühzeitig belastet werden. Bei der Gangschulung ist dem Ausgleich evtl. bestehender Beinlängendifferenzen besondere Aufmerksamkeit zu widmen. Dazugewonnene Möglichkeiten, das Hüftgelenk aktiv zu bewegen, können dazu dienen, Ausgleichsbewegungen und Hinkmechanismen abzubauen. Später können Übungen im Bewegungsbad folgen (Funke 1987).

Die Rehabilitation nach einer Alloarthroplastik des Kniegelenkes beginnt ebenfalls unmittelbar postoperativ. Bei Reizzuständen, Schwellungen und Bewegungsschmerzen sind lokale und ggf. parenterale abschwellende Maßnahmen erforderlich. Der Übergang von den anfänglichen Spannungsübungen der Beinmuskulatur zur Mobilisation wird vom Reizzustand des Kniegelenkes bestimmt. Eine ausschließlich aktive Behandlung ist unzureichend, sie verhindert die notwendige Überschreitung der Schmerzschwelle, ohne die ein vergrößerter Bewegungsradius nicht realisiert werden kann. Die vom Krankengymnasten assistierte Ausdehnung der Bewegungsfähigkeit wird für den Patienten durch lokale Kryotherapie erträglicher und somit auch effektiver. Ist ein größeres Bewegungsausmaß erreicht, können Pendelübungen durchgeführt werden (später auch gegen Widerstand). Die Gehschulung erfolgt in den gleichen Belastungsstufen wie beim Hüftgelenk. Bei der Polyarthritis als Basisdiagnose der endoprothetischen Versorgung, ist oft eine längere Entlastung mit Gehstützen erforderlich.

In der Rehabilitationsklinik sind selbstverständlich die in der Akutklinik eingeleiteten medikamentösen Thrombose-Embolie-Pneumonie- und sonstigen vital-prophylaktischen Maßnahmen unter den entsprechenden Labor-(ggf. Röntgen-)kontrollen fortzuführen.

Schließlich dient die krankengymnastische Frühbehandlung nicht nur dem Ziel einer zügigen Funktionswiederherstellung, sondern ist ebenso unersetzlich zur Thrombose-, Embolie- und Pneumonieprophylaxe.

8.5 Fingerpolyarthrosen

Nach ihrer Lokalisation werden Fingerpolyarthrosen klassifiziert in:

a) Befall der Endgelenke, häufig in Verbindung mit Heberdenknoten;
b) Befall der Mittelgelenke, teilweise in Verbindung mit Bouchard-Knoten;
c) Befall der Karpometakarpalgelenke des Daumen (Rhizarthrose).

Frauen sind häufiger als Männer von einer Polyarthrose der Fingergelenke betroffen. Die Erkrankung ist vorwiegend hereditär bedingt. Diskutiert werden hormonelle Dysregulationen und Durchblutungskomponenten, welche durch mechanische Überanspruchungen begünstigt werden können. Aufgrund degenerativer, nicht entzündlicher Veränderungen des hyalinen Gelenkknorpels kommt es zu reaktiven Alterationen an den Weichteilen, zur Knorpel- und Knochendegeneration in den Randwulstbildungen. Diese stellen das Substrat der knotigen, klinisch das Gelenk charakterisierenden Erscheinungen dar. Schmerzen, Funktionseinschränkungen, Morgensteifigkeit und besonders Kältesensibilität sind wesentliche Symptome. Röntgenologisch findet man neben den üblichen Arthroseveränderungen eine Osteophytose im Kapselansatzbereich sowie kleine zystoide Spongiosadefekte und eine Ossifikation im Kapselbereich durch Metaplasie.

Weiterhin können arthrotische Veränderungen der Finger mit einer Polyarthritis kombiniert sein.

Therapeutische Schwerpunkte

Häufig ist die Polyarthrose ein überwiegend kosmetisches Problem und nicht therapiebedürftig.

Bei steifigkeitsbedingten Funktionseinbußen ohne akut-entzündliche Komponenten kommen balneologische Maßnahmen und krankengymnastische Bewegungsübungen in Frage. Besonders günstig, weil mit einer Bewegungstherapie gekoppelt, eignen sich „Bewegungsbäder" in erwärmtem Sand, Fangokneten, medizinische Teilbäder. Krankengymnastisch ferner tangentiale Dehnungen und Traktionen der periartikulären Weichteile. Bei Schmerzzuständen haben sich Analgetika und Antiphlogistika bewährt.

Nur bei sehr starken Schmerzen und ausgedehnten funktionellen Einschränkungen sind operative Arthrodesen oder Alloarthroplastiken indiziert.

Zur Vermeidung einer Beschwerde- und Befundprogredienz sollten manuell anspruchsvolle Tätigkeiten (Beruf, Haushalt, Freizeit) und v. a. der Umgang mit kaltem Wasser gemieden werden.

8.6 Schmerzsyndrome der Schulter

Die diversen Schmerzsyndrome im Bereich oder in der Umgebung der Schulter werden diagnostisch oft zu komplex als „Schulter-Arm-Syndrom" oder „Periarthritis humeroscapularis" benannt. Für die Therapie der topographisch im

Schultergelenkbereich lokalisierten Beschwerden ist eine differenzierte ätiologische Betrachtung notwendig.

Sofern die in den Schulterarmbereich ausstrahlenden Beschwerden die *Folgen einer radikulären Irritation bei zervikalem Bandscheibenvorfall* sind, kann die Differentialdiagnose durch neurologische Zusatzuntersuchungen, Dermatomkennzeichnungen, motorische Ausfälle und Reflexabschwächungen sowie durch weiterführende röntgenologische Untersuchungsmethoden (Funktionsaufnahmen, Computertomographien, Kernspintomographien) gesichert werden. Naturgemäß liegt der therapeutische Ansatz in der Beseitigung der auf den Nerv einwirkenden Druckbelastung im Neuroforamen entsprechend der Richtlinien der konservativen Behandlung eines Bandscheibenvorfalles. Gleichermaßen bestimmen zervikale Ursachen wie eine Discitis intervertebralis, Metastasen oder Tumoren das therapeutische Vorgehen.

Mit dem *Impingementsyndrom* wird eine Engesituation unter dem knöchernen bzw. ligamentären Schulterdach beschrieben. Die Folge ist ein mechanischer Kontakt der Supraspinatussehne mit ihrem Peritendineum an das Lig. coracoacromiale. Die dadurch ausgelösten Reibungserscheinungen verursachen schmerzhafte Irritationen der Bursa subacromialis. Verursacht werden diese Beschwerden durch Bewegungen des Armes nach schräg vorne. Bevorzugt sind Personen zwischen dem 3. und 5. Lebensjahrzehnt. Tätigkeiten in Überkopfposition, auch sportliche Übungen wie Volleyball und Tennis, prädisponieren für diese Erkrankung. Die von den Patienten geklagten Beschwerden sind bewegungsabhängig und strahlen in Schulter und Oberarm, nicht selten bis in die Finger aus. Auch nächtliche Schmerzen sind möglich.

Klinisch findet sich ein charakteristischer Palpationsschmerz über dem Lig. coracoacromialis, der sich beim passiven nach vorne Führen des Armes verstärkt. Die Beweglichkeit im Schultergelenk ist oft eingeschränkt, und bei der Abduktion treten die Schmerzen typischerweise während eines „schmerzhaften Bogens" („painfull arc") im Bereich zwischen 70 und 120° Seithebung auf.

Bei 80–90% der Patienten mit Impingementsyndrom sind Behandlungen mit konservativen Maßnahmen erfolgreich. In Frage kommen Dehnungsübungen, subakromiale Infiltrationen mit Lokalanästhetika und Kortikosteroiden sowie individuell Wärme- oder Eisanwendungen sowie analgetische Elektrotherapie. Eine Beschwerdepersistenz über 6 Monate hinaus wird als Indikation zum operativen Eingriff angesehen. Dabei wird das Lig. coracoacromiale und das äußere Blatt der Bursa subacromialis (bei Verdickung auf das innere Blatt) reseziert und Kalkablagerungen in der Rotatorenmanschette entfernt. Besteht eine Enge unter der Akromionspitze, so wird auch diese abgetragen (Hermann et al. 1990).

Nach Schultergelenktraumata (Kontusionen, Distorsionen) verursachen periartikuläre Hämatombildungen nicht selten fibröse Verklebungen der Verschiebeschichten. Zur differentialdiagnostischen Klärung von Substanzschäden an der Kapsel oder im Bereich der Rotatorenmanschette eignen sich weiterführende radiologische Untersuchungen (Arthrographien, Kernspintomographien, auch Sonographien).

Bei der Behandlung posttraumatischer Schmerzzustände einschließlich schwerer Verletzungen wie subkapitaler Oberarmfrakturen, ist eine sehr frühzeitige Mobilisierung erforderlich. Diese wird vom Patienten durch eine schmerzmindernde kryotherapeutische Begleittherapie günstiger toleriert. Eine längerfristige Ruhigstellung führt unweigerlich zu einer schmerzhaften und überwiegend therapierefraktären Schultersteife („das Dreiecktuch ist das Leichentuch der Schulter").

8.7 Präarthrotische Deformitäten, Gelenkinstabilitäten, Gelenkbinnenschäden

Die präarthrotische Deformität ist von dem Begriff Präarthrose zu unterscheiden. Während eine präarthrotische Deformität noch keine arthrotische, klinische oder röntgenologische Kennzeichnung aufweist, kann man unter einer Präarthrose ein Frühstadium einer Arthrose verstehen. Die präarthrotische Deformität prädestiniert jedoch das – wie auch immer – fehlkonfigurierte Gelenk zur Einmündung in eine spätere Arthrose.

Zu den wichtigsten präarthrotischen Deformierungen im Bereich der Hüfte zählen die Luxatio coxae congenita, die Epiphysiolysis capitis femoris, ein Zustand nach M. Perthes, Folgezustände nach Entzündungen sowie Folgezustände nach Frakturen.

Wesentliche präarthrotische Deformitäten im Bereich der Knie- und Fußgelenke sind gravierende Achsenfehlstellungen (O-Beine, X-Beine, Genua retro-/antecurvata). Ferner kongenitale oder posttraumatische Deformierungen der knöchernen Gelenkbinnenstrukturen einschließlich der Patella, ferner kongenitale oder posttraumatische Deformierungen der Meniszi oder Folgezustände nach einer Osteochondritis dissecans.

Im Rahmen einer kurtherapeutischen Behandlung ist v. a. eine Verhaltensaufklärung der Patienten vom Krankengymnasten oder Sporttherapeuten erforderlich. Naturgemäß eignen sich die durch eine präarthrotische Deformierung gekennzeichneten qualitativ minderwertigen Gelenke nicht zu einer exponierten sportlichen oder beruflichen Belastung. Die Entwicklung der Arthrose kann nur durch eine konsequente langfristige Schonung der betroffenen Gelenke hinausgezögert werden. Nach der Formel „Bewegen ohne Belastung" kann eine ausreichende muskuläre Führung angestrebt oder erhalten werden.

In gleicher Weise, wie den präarthrotisch deformierten Gelenken mit ihren z. B. kongenital inkongruenten Gelenkflächen, droht auch den Extremitätengelenken, die von Natur aus auf eine straffe Bandführung angewiesen sind, dies jedoch durch traumatisierende Einwirkungen verloren haben, nach einer gewissen Zeit die Einmündung in die Arthrose. Die bei einer Bandinstabilität kontinuierlichen intraartikulären pathologischen Druck- und Scherkräfte, die auf die nicht mehr ausreichend korrespondierenden hyalinen Gelenkknorpelflächen ebenso wie auf Kapselanteile einwirken, provozieren und fördern vorzeitige degenerative Strukturveränderungen. Vor allem die im Sport verletzungsdisponierten Knie- und Sprunggelenke riskieren nach häufigen, sich kumulativ aufbauenden, Bandteilverletzungen schließlich bleibende Bänderinsuffizienzen mit der Folge einer frühen Arthrose.

Bis zu einem gewissen Maße kann eine kräftig auftrainierte Muskulatur Defizite in der Bandführung kompensieren. So gewährleistet ein sehr kräftiger und funktionsfähiger M. quadriceps weitgehend die Kniegelenkstabilität trotz verletztem vorderen Kreuzband. Ein vollständiger Kompensationsmechanismus ist jedoch nicht möglich.

Am Schultergelenk kann bei einer habituellen oder auch posttraumatisch sekundären Schultergelenkluxation ein Muskelkrafttraining die Schultergelenkführung kompensatorisch verbessern.

Das kurtherapeutische Behandlungsziel schließt neben der Verbesserung der muskulären Führung durch Kräftigung der lokalen Muskulatur auch eine Verhaltensschulung des Patienten mit ein. Luxationsfördernde oder -auslösende Bewegungen des Schultergelenks müssen im Alltagsverhalten ausgeschaltet werden. Ebenso sind berufs- oder sporttypische Fehlbelastungen eines instabilen Gelenkes zu meiden.

Bei nachgewiesenen *Gelenkbinnenschäden*, hierzu zählen am Kniegelenk am häufigsten Meniskusläsionen, -risse, ferner auch freie Gelenkkörper, traumatisch abgesprengte Knorpel-/Knochenstücke, evtl. auch Gelenkkapselzotten, ist eine frühzeitige operative Sanierung vor der Einleitung aktiv oder passiv übender konservativer Maßnahmen vorzuziehen. Ein nachgewiesener Gelenkbinnenschaden verliert, sofern er operativ zugänglich ist, an Risiko hinsichtlich der späteren Entwicklung zur Arthrosis deformans. Zudem sind belastende, aktive Behandlungskonzepte an − durch flottierende Meniskusteile, Knorpel-/Knochenstücke, freie Gelenkkörper etc. − geschädigten Gelenken nicht umsetzbar, ohne deren Prognose zusätzlich zu verschlechtern.

8.8 Folgezustände nach Poliomyelitis

Infolge der virusbedingten Zerstörung der Vorderhornzellen des Rückenmarkes resultieren schlaffe Lähmungen. Der gelähmte Muskel kann überdehnt werden, während sein nicht gelähmter Antagonist sich verkürzt. Es resultieren Kontrakturen und Schlottergelenke. Folge der trophischen Störungen sind Wachstumshemmungen der betroffenen Extremität, die um so ausgeprägter sind, je jünger der Patient zum Zeitpunkt der Erkrankung war.

In der Frühbehandlung liegen die Therapieziele in der Verhinderung von Gelenkkontrakturen, der Unterstützung der neuromuskulären Regeneration sowie im Einsatz palliativer Hilfen und/oder operativer Reparationen des Haltungs- und Bewegungsapparats bei irreversiblen muskulären Ausfällen. Ruhe und Bewegung wird in zeitlich dosierter Reihenfolge appliziert. Zunächst sollte eine Schmerzminderung unter weitgehender Ruhigstellung und Entlastung der betroffenen Körperregion erfolgen. Feucht-warme Umschläge und Packungen können die Beschwerden lindern sowie die Blutzirkulation fördern. Das gleiche gilt für vorsichtige Streichmassagen und Klopfreize der betroffenen Muskulatur. Nachdem nach ca. 8 Wochen die Frühbehandlung in eine funktionelle Phase übergeht, sind passive gymnastische Übungen mit geführten Bewegungen, kreislauffördernde Wechselbäder, Unterwassermassagen

Tabelle 8.1. Eine Empfehlung zu: Welche Sportarten bei degenerativen Leiden im reizfreien Stadium? [+ positiv, (+) positiv mit fallbezogenen Einschränkungen, 0 ohne Einfluß, – negativ]
Es wird vorausgesetzt, daß die evtl. erforderliche Technik der Sportart (z. B. Reiten o. ä.) beherrscht wird und gelenkbezogen modifiziert werden kann. Von Mannschaftssportarten ist wegen erhöhter Verletzungsgefahr abzuraten. (Krause, zit. nach Lübs 1983)

Betroffenes Gelenk	Gymnastik in der Entlastung	Schwimmen Temperatur >25°C	Larglauf weicher Boden	Skilang-lauf	Radfahren	Tanzen	Tennis	Golf	Rudern	Reiten
Fußgelenk	(+)	+	–	–	–	–	–	–	+	+
Kniegelenk	+	(+)	(+)	(+)	(+)	–	–	0/–	(+)	(+)
Hüftgelenk	+	+	+	(+)	+	–/(+)	0/(+)	(+)	(+)	(+)
LWS	+	+	(+)	+	(+)	+	(+)	(+)	–	0
HWS	+	0	0	+	–	(+)	+	0	–	0/–
Schultergelenk	+	+	0/(+)	+	+	(+)	(+)	0/–	(+)	
Ellenbogen-Handgelenk	(+)	0	0			0/–		–	–	–
Osteoporose	+	+	+	+	–	(+)	–	(+)	–	–

und stoffwechselaktivierende und analgetisch wirksame Elektrotherapie angezeigt.

Mit Stützapparaten und Bandagen können mangelhaft muskulär gesicherte Gelenke stabilisiert und die Wuchslenkung bei Neigung zu Fehlbelastungen passiv gesteuert werden. Eine operative Behandlung bei Restzuständen nach Poliomyelitis besteht ggf. in Tenotomien, Sehnenraffungen, plastischen Muskelverpflanzungen, Epiphysenarretierungen, Osteotomien und Arthrodesen (Bernbeck u. Dahmen 1983).

Neben der aktiven Bewegungstherapie einzelner Muskelgruppen ist bei der Poliomyelitis die funktionelle Bewegungstherapie – also die Übungstherapie mittels normaler Gebrauchsbewegungen – wichtig. Beingelähmte werden in der Gehschule geübt. Falls die Muskelkraft nicht ausreicht, können schwerelose Gehübungen zunächst im Gehbad trainiert werden (Debrunner 1988).

Die orthopädische Behandlung von Poliospätfolgen hat wie bei allen Behinderungen, die den Bewegungsapparat betreffen, die kompensatorische Leistungsverbesserung der erhaltenen Funktionen, die Schulung der Bewegungsökonomie und die Adaptation an eine geeignete behindertengerechte Sportart als Life-time-Sportart zum Ziel. Dabei ist nicht nur die kompensatorische Kräftigung erhaltener Funktion des Bewegungsapparats, sondern auch eine bewegungsinduzierte Förderung kardiopulmonaler (vitaler) Funktionen anzustreben.

Eine Übersicht über empfehlenswerte Sportarten bei degenerativen Leiden (in reizfreiem Stadium) vermittelt Tabelle 8.1.

Literatur

Bernbeck R, Dahmen G (1983) Kinderorthopädie, 3. Aufl. Thieme, Stuttgart New York
Böni A, Mathies J, Miehlke K, Müller W (1979) Arthrose, Diagnose und Therapie, Bd 1. Programmed, Frankfurt am Main
Debrunner HU (1973) Orthopädisches Diagnostikum. 2. Aufl. Thieme, Stuttgart
Debrunner HU (1988) Orthopädie, 2. Aufl. Huber, Bern Stuttgart Toronto
Felder M, Wagenhäuser FJ (1986) Die medikamentöse Therapie der Arthrose. Orthopädie 15:379–387
Funke EM (1987) Krankengymnastische Behandlung bei TEP des Hüftgelenks. Z Krankengymnastik 39:719–723
Hermann B (1980) Das chronische Impingement-Syndrom an der Schulter. Fortschr Med 108/20:41–45
Lübs ED (Hrsg) (1983) Chronische Erkrankungen und Sport. Perimed, Erlangen (Beiträge zur Sportmedizin, Bd 18)
Mathies H, Richter J-E (1983) Arthrose. Pharmazeutische Verlagsgesellschaft, München
Noack W (1989) Arthrose und Sport. (Opfermann Arzneimittel, Eigenverlag)
Siebert WE, Refior HJ, Siebert B, Senn E (1989) Physikalische Therapie der Coxarthrose. Orthop Prax 25:223–226
Wagenhäuser FJ (1976) Therapierwoche 26. 48:8067

9 Kurtherapeutische Schwerpunkte bei der Behandlung des extraartikulären Rheumatismus

H. HEIDMANN

„Extraartikulärer Rheumatismus" ist nach Müller u. Schilling (1977) ein Sammelbegriff, unter den ätiologisch und klinisch völlig heterogene Krankheitsprozesse mit Lokalisation in den verschiedenen Weichteilgeweben des Bewegungsapparats subsumiert werden. Mehr als bei anderen orthopädisch-rheumatologischen Erkrankungen ist für die Diagnose und Differentialdiagnose der klinische Befund entscheidend.

9.1 Erkrankungen der Muskulatur (Myosen, Tendomyosen)

9.1.1 Synopsis der Krankheitsbilder

Richtungweisend beim sog. Muskelrheumatismus sind Schmerzen und Funktionseinschränkungen in den einzelnen Muskeln und Muskelgruppen, besonders bei Druck und Belastung. Ein erhöhter Spannungszustand der Muskulatur kann auch elektromyographisch objektiviert werden. Häufig sind diese Myopathien mit Insertionstendinosen kombiniert, wobei sich umschriebene Hauptschmerzpunkte (Triggerpunkte) an den Sehnenansatzstellen und im Verlauf einer Sehne palpieren lassen. Die Muskelsteifigkeit, insbesondere bei Bewegungsbeginn, ist ein weiteres wichtiges Kennzeichen. Nicht selten findet man eine Beteiligung mehrerer Muskelgruppen (tendomyotische Kette). Bei der klinischen Untersuchung lassen sich ein generalisierter Hartspann oder generalisierte knotige Verhärtungen (Myogelosen) der betroffenen Muskeln nachweisen (vgl. Abb. 9.1).

Als Auslösemechanismus kommen u. a. Überanstrengungen, psychische Faktoren und thermische Reize wie z. B. Kälte in Betracht. Das Schmerzerlebnis ist vielgestaltig; seine Bewertung ist abhängig von konstitutionellen und sonstigen individuellen Faktoren. Der Ursprung des Schmerzes liegt entweder in einer trophisch bedingten Sauerstoffnot des Muskelgewebes oder in den sekundären entzündlichen Reaktionen im Sehnenansatzbereich.

Insbesondere bei polytoper Lokalisation sind psychische Faktoren (Neurosen, depressive Syndrome) im Sinne einer fehlerhaften Schmerzverarbeitung und -bewältigung des Patienten zu berücksichtigen.

Bei der „generalisierten Tendomyopathie" handelt es sich um Tendomyosen und Ligamentosen v. a. in der Schulter-, Nacken- und Lumbalregion, kombiniert mit Insertionstendinosen im Ellbogen-, Hand-, Hüft- und Kniegelenkbe-

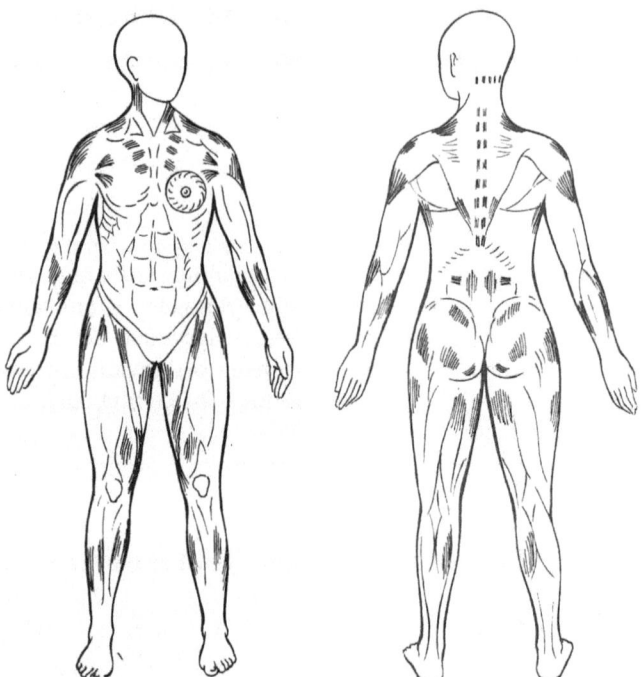

Abb. 9.1. Lieblingslokalisation von Hartspann und Myogelosen. (Aus Heipertz u. Schmitt ²1984)

reich. Diffuse multilokuläre Schmerzen, die „überall und immer" vorhanden sind, charakterisieren das Vollbild dieses Syndroms. Häufig beobachtet man auch Dys- und Parästhesien der Hände im Rahmen eines ein- oder doppelseitigen Karpaltunnelsyndroms.

Die *Laborwerte* sind normal.

Differentialdiagnostisch kommen entzündliche, infektiöse, parasitäre, aber auch die seltenen paraneoplastischen Muskelerkrankungen in Betracht. Die Polymyalgia rheumatica unterscheidet sich durch die Beschleunigung der Blutsenkungsgeschwindigkeit (vgl. 11.1).

Sozialmedizinische Beurteilung

Obwohl die Beschwerdesymptomatik im Einzelfall hartnäckig sein kann und insbesondere bei der generalisierten Tendomyopathie therapeutische Maßnahmen erst mit einer gewissen Latenz Wirkung zeigen, bedingt der Muskelrheumatismus in der Regel keine Leistungseinschränkung im Erwerbsleben.

9.1.2 Balneophysikalische Therapieansätze

Bei der zu verordnenden Therapie sollte man zunächst zwischen einem akuten Zustand (myalgische Schmerzattacke) und einem chronischen Beschwerdebild differenzieren. Im *akuten schmerzhaften Stadium* bewähren sich *Kälteanwendungen* wie Eisbeutel (0±8 °C) oder auch Kältekompressen durch ihren analgetischen Effekt. Des weiteren können auch *detonisierende Vibrationsmassagen* durchgeführt werden, wobei es gilt, die schmerzhafte Muskelgruppe aus einer Dehnlagerung heraus lockernd und durchblutungsfördernd zu massieren. *Bindegewebsmassagen* können ebenfalls zur Anwendung kommen; sie werden im akuten Stadium gelegentlich jedoch schlechter toleriert als die klassischen Massageverfahren.

Zugleich sollte eine *Elektrotherapie mit Analgesieströmen* durchgeführt werden, wobei sich hier insbesondere die Interferenzstrombehandlung oder eine Behandlung mit diadynamischen Strömen anbieten. Bei einer bipolaren Interferenzstrombehandlung wird die Intensität schrittweise gesteigert, bis ein leichter initialer Schmerz provoziert wird. Dauerkontraktionen der Muskulatur sind dabei zu vermeiden.

Im *chronischen Stadium* liegt oft eine funktionsmechanische Überbeanspruchung entweder von tonischen oder phasischen Muskeln vor; therapeutisch müssen Dysbalancen zwischen diesen beiden Muskelgruppen ausgeglichen werden. Als Ursache hierfür sind häufig Fehlbeanspruchungen aus statischer Ursache am Skelett, Überbeanspruchung im Beruf, Freizeit und Sport sowie Beanspruchung z. B. durch stereotype Arbeitshaltung wie auch psychogene Einwirkungen zu nennen. Hier bewähren sich insbesondere *Wärmeanwendungen.* In Frage kommen z. B. Wannenbäder von 35–40 °C, Fango- oder Moorpackungen bis 45 °C oder Paraffinpackungen bis ca. 60 °C. Wärme kann jedoch auch in Form einer Hochfrequenztherapie zugeführt werden; insbesondere Kurz- und Mikrowellenbestrahlungen erzeugen in der Muskulatur eine lokale Tiefenhyperthermie.

Als weiterer therapeutischer Ansatz kommt auch eine *Ultraschallbehandlung* des Muskels in Längsverlauf oder in Form von Umkreisungen der Myogelosen in Frage. Das Spektrum der allgemein roborierenden Maßnahmen wie *Sauna, Hydrotherapie nach Kneipp* oder auch *Bürstenmassagen* ergänzen das Therapiespektrum. Balneophysikalische Behandlungsformen sollten kombiniert eingesetzt werden, um den größtmöglichen therapeutischen Effekt zu erzielen. Im Rahmen einer Kurortbehandlung gehören hierzu insbesondere die funktionelle Bewegungstherapie und die Krankengymnastik.

9.1.3 Aktive Bewegungstherapie und Krankengymnastik

Bevor man eine Bewegungstherapie beim myalgischen Syndrom einleitet, sollte stets versucht werden, die Ursache zu eruieren. Besondere Aufmerksamkeit im Rahmen einer allgemeinen Trainingstherapie verdienen dabei die sog. Haltemuskeln, da ihre funktionelle Ausgewogenheit und Leistungsfähigkeit an der Entstehung von Myogelosen und Myotendinosen beteiligt sind.

Das myalgische Syndrom ist oft Folge einer Überforderung eines Muskels durch tonische Haltearbeit, während die Tendinosen und Insertionstendinosen durch chronische Überbeanspruchung mit dynamischer Bewegungsarbeit zustande kommen.

Eine Bewegungstherapie wird überwiegend aktiv gestaltet und dient zur Entspannung der Muskulatur, Harmonisierung von Bewegungsabläufen und einer verbesserten Ökonomisierung der Muskelarbeit. Übungsbehandlungen können im Trockenen, im Wasser (z. B. Bewegungsbad von 33–35 °C) oder auch im Schlingentisch unter weitgehender Aufhebung der Schwerkraft stattfinden.

Ziele einer krankengymnastischen Bewegungstherapie sind eine Detonisierung und Hyperämisierung des Muskelgewebes mit Muskelkräftigung sowie die Wiedergewinnung einer optimalen Gelenkführung durch die Muskulatur.

Darüber hinaus soll der schmerzfreie Bewegungsraum möglichst erhalten oder gar erweitert werden. Durch Lockerung und rhythmische Aktivierung blockierter hypertoner Muskelanteile müssen Bewegungsabläufe wieder Schritt für Schritt optimiert werden. Dabei sind Bewegungen im Wasser (z. B. bei der *Wassergymnastik*) bei langsamer Bewegung unter Verminderung der Schwerkraft leichter ausführbar. Auf der anderen Seite muß beachtet werden, daß bei schnellen Bewegungsabläufen im Wasser durch den Wasserwiderstand die Belastung um ein Vielfaches zunehmen kann.

Die krankengymnastische Übungsbehandlung kann entweder dynamisch (isotonisch) unter Muskelverkürzung oder statisch (isometrisch) ohne Muskelverkürzung erfolgen.

Hierbei wird dem Patienten das Gefühl der An- und Entspannung der Muskulatur bewußt gemacht, wobei die Behandlung entweder aktiv oder aktiv assistiv (unterstützt) durchgeführt wird. Außerdem dienen diese Übungen der Stabilisierung der Wirbelsäule und einer Entlastung der Gelenke über die Kräftigung der Muskulatur. Auch ein sog. *Stretchingprogramm* zur Dehnung verkürzter Muskelanteile bietet sich an, wobei ein Dehnen mit vorgeschalteter isometrischer Kontraktion und nachfolgender Dehnung nach der PNF-Methode (*p*roprioceptive *n*euromuskuläre *F*aszilitation) als besonders wirkungsvoll anzusehen sind. Die Dehnbarkeit von verspannten Muskelanteilen kann dabei durch ein Aufwärmen vor der Übungsbehandlung erhöht werden.
    Eine Morgen- oder *Frühgymnastik in einer Gruppe* ist ebenfalls geeignet, einer möglichen Chronifizierung der Symptomatik entgegenzuwirken. Hierbei

wird außerdem das Miteinanderumgehen und Aufeinanderzugehen in der Gemeinschaft wieder eingeübt (soziale Wiedereingliederung). Der Patient wird dabei angehalten, die erlernten Übungen auch zu Hause täglich weiterzuführen, um so aus dem Circulus vitiosus auszubrechen, der zwischen anfänglichem Muskelschmerz, reaktiver Verspannung und hierdurch bedingter Schmerzintensivierung besteht.

Auch durch Haltungskorrekturübungen können muskuläre Dysbalancen korrigiert und dem Patienten der Zusammenhang zwischen Haltung und Schmerz verdeutlicht werden. Über diese *Haltungsübungen* kann auch auf verschiedene Probleme des Alltags- und Berufslebens wie Schreibtischhaltung, stereotype einseitige Bewegungsabläufe am Arbeitsplatz, Sitzhaltung etc. eingegangen werden, und man kann den Patienten instruieren, wie er auch in diesen Situationen durch Haltungstraining Muskelverspannungszuständen vorbeugen kann (sog. „low back school program").

Die klassische Bewegungstherapie, die sich nur auf einzelne Muskelgruppen bezieht, wird heute nur noch selten angewandt. Vielmehr kommen Methoden zur Geltung, die dem physiologischen Bewegungsablauf gerechter werden und die auf neurophysiologischer Grundlage basieren.

Die *PNF-Methode* nach Kabat und Knott (Knott u. Voss 1970) gilt heute als wesentlicher Bestandteil einer krankengymnastischen Übungsbehandlung von persistierenden myofaszialen Schmerzzuständen (vgl. auch unter 3.3.1, S. 88).

Das Spektrum therapeutischer Maßnahmen kann auch ergänzt werden durch Übungen auf dem Hocker, auf der Matte oder aber auch durch die *Stemmführung nach Brunkow* (Brunkow 1977). Hierbei werden fehlerhafte Bewegungsmuster bzw. -automatismen über eine Stemmführung der Extremitäten gehemmt, dabei wird im Unterbewußtsein eine Bahnung für neue normale Bewegungsmuster geschaffen.

Übungen auf dem *Pezzi-Ball* nach Klein-Vogelbach ([3] 1984) führen ebenfalls zu aktiver Beanspruchung der an der Aufrichtung und Körperhaltung beteiligten Muskulatur. Mit dieser Methode ist die Behandlung von einzelnen Muskelgruppen ebensogut möglich wie ein Training der gesamten Körpermuskulatur. Die Instabilität des Balls wird dabei ausgenutzt, um zu einer verbesserten Stabilisierung der Körperhaltung zu kommen (Abb. 9.2).

Alle krankengymnastischen Übungen in der Behandlung des nichtentzündlichen Rheumatismus können mit einer Kryo- oder Thermotherapie sowie mit hydrotherapeutischen Maßnahmen kombiniert werden. Je nach Schmerzintensität müssen jedoch Abstufungen gemacht werden, die von einer vorsichtigen, schrittweisen Förderung einer adäquaten Leistungsfähigkeit der Muskulatur bis zum Aufbau einer Trainingsbelastbarkeit reichen.

Die Bewegungsreize in der Krankengymnastik müssen kritisch dosiert werden, dennoch kommt es nicht selten in der Initialphase einer Behandlung zu einer leichten Befundverschlechterung, ehe sich ein anhaltender therapeutischer Effekt einstellt.

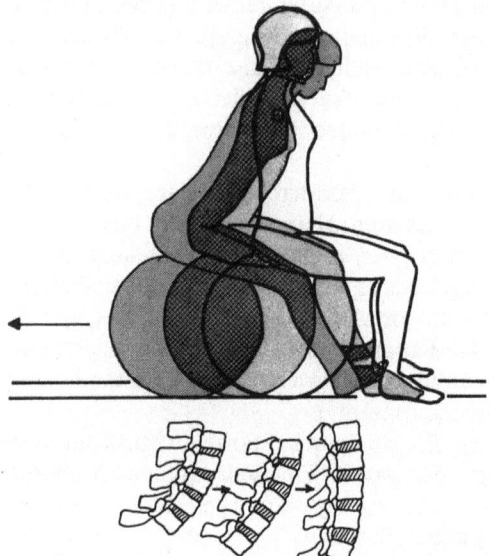

Abb. 9.2. Ballübung zum Erlernen einer spontanen extensorischen Stabilisation der LWS mit lumbosakraler Verankerung. (Aus Klein-Vogelbach [3] 1984)

Dem Kurarzt kommt dabei die Aufgabe zu, aus der Vielfalt physikalisch-therapeutischer Maßnahmen einen Therapieplan aufzustellen, der dem Patienten Beschwerdebesserung oder zumindest eine Linderung bringt. Er hat die Möglichkeit, dabei auf der Klaviatur der physikalischen Medizin zu spielen und befundabhängig die jeweils angemessenen Register zu ziehen.

Wichtige balneophysikalische Therapieansätze beim myalgischen Syndrom

1. Passive Maßnahmen:
– Thermo- und Kryotherapie,
– detonisierende Massagen,
– Interferenzstrom, Ultraschall.

2. Aktive Maßnahmen:
– allgemeine Bewegungstherapie zur Wiederherstellung des Muskelgleichgewichts, Haltungskorrekturübungen,
– spezielle krankengymnastische Übungen (PNF etc.),
– Stretching,
– Schwimmen.

Die hier angeschnittenen kurtherapeutischen Möglichkeiten müssen u. U. jedoch durch medikamentöse Maßnahmen ergänzt werden.

9.1.4 Medikamentöse Begleittherapie

Im Vordergrund der Behandlung steht beim myalgischen Syndrom neben der Funktionsverbesserung der Schmerz! Dieser läßt sich oftmals durch alleinige balneophysikalische Maßnahmen erst mit einer gewissen Latenz beeinflussen. Durch eine geeignete medikamentöse Begleittherapie kann in vielen Fällen nicht nur der Schmerz symptomatisch, sondern auch gleichzeitig der pathogenetische Mechanismus beeinflußt werden, indem der Circulus vitiosus von Schmerzen und Muskelspasmus durchbrochen wird und hierdurch Muskelverspannungen vermindert und beseitigt werden. Bei überwiegend lokal begrenzter Ausbreitung von schmerzhaften Muskelverspannungen besteht therapeutisch auch die Möglichkeit, den Prozeß lokal anzugehen. Myofasziale Triggerpunkte, die oftmals mit Akupunkturpunkten übereinstimmen, kann man z. B. erfolgreich mit einer *therapeutischen Lokalanästhesie* (TLA) behandeln. Charakteristisch für diese Therapie ist, daß die An- oder Hypästhesie nach abklingender Einwirkungszeit in eine länger andauernde An- oder Hypalgesie übergehen kann (vgl. auch 3.2.1). Eine Infiltrationstherapie mit einem Lokalanästhetikum (z. B. Impletol oder Meaverin) ist bei Hyperalgesien, Dysästhesien, Unterhautzellverquellungen sowie bei referenzzonengestörten tieferliegenden Gewebestrukturen indiziert. Dabei wird das Lokalanästhetikum in das Korium eingebracht, bis eine nadelgroße Quaddel entsteht. Auch Kortikoide können lokal injiziert werden, bei den nichtentzündlichen Myopathien sind sie jedoch nur in Ausnahmefällen indiziert, z. B. wenn aus besonderem Anlaß eine rasche therapeutische Wirkung herbeigeführt werden soll.

Die sog. Muskelrelaxanzien sind aufgrund ihres Angriffspunkts sekundär wirksam. Sie führen über eine Hemmung polysynaptischer Reflexe zu einer Relaxierung eines erhöhten Muskeltonus und können somit Schmerzen reduzieren, die durch die erhöhte Anspannung der Einheit Muskel-Sehne ausgelöst werden.

Geringe Ansprechbarkeit durch hier genannte Therapieansätze oder aber eine größere Tiefenlage der Verspannungen erfordern Behandlungsstrategien mit allgemeiner wirkenden Effekten. Hier ist in erster Linie die große Gruppe der *nichtsteroidalen Antirheumatika* zu nennen, welche sowohl analgetische als auch entzündungshemmende Wirkkomponenten beinhalten (z. B. Diclofenac, Piroxicam, Ibuprofen u. a.). Ihre therapeutische Wirkung ist an eine Hemmung der Prostaglandinsynthese gebunden. Unverzichtbar sind sie in vielen Fällen von floriden entzündlich-rheumatischen Erkrankungen; sie können im Einzelfall jedoch auch beim akuten myalgischen Syndrom in niedriger bis mittlerer Dosis eingesetzt werden. In Anbetracht potentieller Nebenwirkungen muß man sich jedoch stets das Nutzen-Risiko-Verhältnis vor Augen halten (vgl. dazu 3.2.2).

Tabelle 9.1. Ausgewählte Muskelrelaxanzien, die polysynaptische Reflexe hemmen

Pharmakon *(Handelsname)*	Dosierung beim Erwachsenen
Chlormezanon (Muskel-Trancopal)	400 – 1200 mg/Tag
Chlorzoxazone (Paraflex)	750 – 1500 mg/Tag
Diazepam (Valium)	20 – 40 mg/Tag
Tetrazepam (Musaril)	50 – 200 mg/Tag

Da insbesondere bei der generalisierten Tendomyopathie auch psychogene Faktoren eine Rolle spielen, kommen bei Kurpatienten, bei denen der Schmerzzustand Ausdruck eines depressiven Zustands ist, manchmal auch Antidepressiva in niedriger bis mittlerer Dosis (z. B. Ludiomil oder Saroten) in Betracht. Hierdurch gelingt es oftmals, die Schmerzschwelle wirkungsvoll anzuheben, insbesondere wenn zuvor physikalisch-therapeutische Maßnahmen keine Befundbesserung erbrachten. In allen Fällen, wo weichteilrheumatische Beschwerden als Angst-, Erregungs- oder Depressionsäquivalent auftreten, sollte stets auch eine Psychotherapie erwogen werden. In diesem Rahmen wirken das autogene Training nach Schultz oder die progressive Muskelrelaxation nach Jacobson oft günstig, indem sie den Circulus vitiosus von Emotionen und körperlichen Spannungen unterbrechen (vgl. auch 5.3.1).

Für die Therapie von leichteren myalgischen Schmerzzuständen reichen in der Regel *gewöhnliche Analgetika* (z. B. Ben-u-ron oder Develin ret.) aus.

Es sollten vor jeder medikamentösen Begleittherapie Erfolg oder Mißerfolg früherer Therapien sorgfältig erfragt werden. Es hat keinen Sinn, dem Kurpatienten wieder ein Medikament zu verordnen, das schon früher nicht ausreichend gewirkt hat oder das Nebenwirkungen hervorrief.

Als Grundsatz für die Dosierung einer medikamentösen Begleittherapie gilt: „So viel wie notwendig, so wenig wie möglich."

Zu warnen ist insbesondere vor einer ungezügelten, polypragmatischen Verordnung von Antirheumatika zur Kupierung von Schmerz- und Beschwerdezuständen, die auch einer konsequent durchgeführten balneophysikalischen Therapie im Rahmen einer Kurortbehandlung zugänglich sind.

9.2 Lokalisierte und generalisierte Periarthropathien

9.2.1 Synopsis der Krankheitsbilder

Periarthropathien äußern sich in umschriebenen oder multilokulären Schmerz- und Funktionseinschränkungen größerer Körpergelenke, am häufigsten im Bereich der Schulter-, Hüft- und Kniegelenke lokalisiert. Dabei kann die Beweglichkeit eines Gelenks je nach Ausprägungsgrad und Art des Prozesses unterschiedlich eingeschränkt sein. Periartikuläre Strukturen wie Gelenkkapsel oder Sehnenansätze, gelegentlich aber auch Bursen, stellen die Schmerzquellen dar. Bei der Periarthrosis humeroscapularis (PHS) als häufigste Erkrankung aus dieser Gruppe lassen sich (nach Schilling 1983) verschiedene Formen differenzieren:

Bei der *akuten Form* infolge einer Kristallbursitis kommt es zu massiven Schmerzen im gesamten Schultergelenkbereich, so daß reflektorische Bewegungen vermieden werden (s. Abb. 9.3).

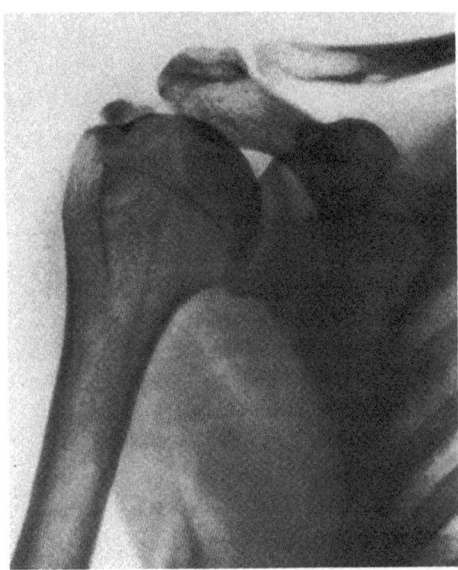

Abb. 9.3. Akute Bursitis calcarea rechts mit größerem Kalkdepot oberhalb des Tuberculum majus. (Aus Idelberger 1978)

Der *chronisch tendinotischen Form* liegt meist eine mittelgradige Funktionseinschränkung zugrunde, Bewegungsschmerzen treten insbesondere bei Widerstandsübungen auf. Typisch ist bei der Untersuchung ein schmerzhafter Bogen („painful arc") (Abb. 9.4).

Sehnen und Sehnenansätze des M. supraspinatus, des M. infraspinatus und des M. subscapularis sind häufig befallen. Von einem solchen *Sehnenmuster* unterscheidet sich das *Kapselmuster* der ankylosierenden Form der PHS, wobei es hier zu Schrumpfungsprozessen des Gelenkkapselgewebes mit konsekutiver Gelenkeinsteifung kommt. Bei der Periarthrosis coxae sind die Insertionstendopathien vorwiegend an den Trochanteren lokalisiert. Eine schmerzhafte Druckpalpation in diesem Bereich ist typisch und wegweisend für die Unterscheidung anderer wichtiger Hüftgelenksleiden. Der Periarthrosis genus liegen ebenfalls Insertionstendinosen, Sehnenansatzreizungen oder Bursopathien zugrunde. Bevorzugte Lokalisation von schmerzhaften Insertionstendopathien ist der Pes anserinus am medialen Tibiakondylus.

Periarthropathien können lokalisiert oder multilokulär auftreten. Die Periarthrosis humeroscapularis ist hartnäckig und neigt zu Rezidiven. Die Periarthrosis coxae oder genus führen nur selten zu Funktionsausfällen.

Laborbefunde

Bei der PHS acuta evtl. leichte vorübergehende BSG-Beschleunigung, meist jedoch unauffälliges Labor ohne Nachweis von Entzündungsparametern.

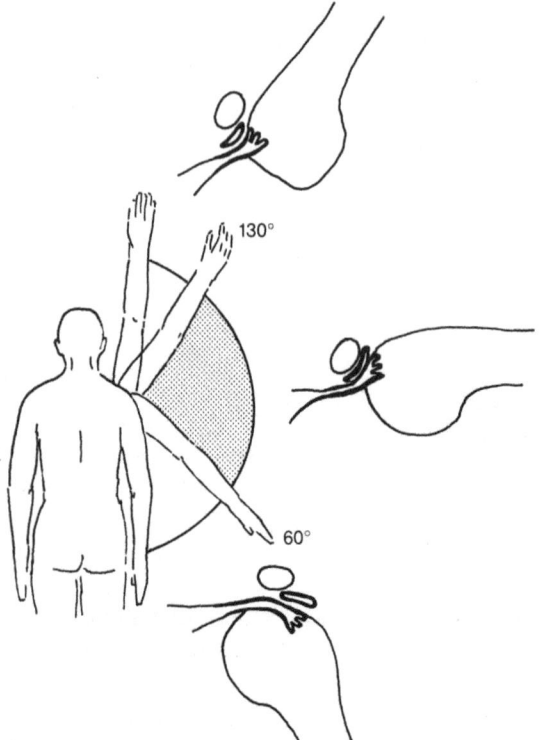

Abb. 9.4. Abduktionsphänome beim Rotatorenmanschettensyndrom: Die Abduktion schmerzt nur zwischen 60 und 130°. (Aus Krämer 1983)

Röntgenbefund

Oftmals lassen sich Kalkeinlagerungen in den degenerativ veränderten Sehnen nachweisen. Außerdem kommt es bei der Periarthrosis humeroscapularis zu einem Humeruskopfhochstand in der Scapulapfanne. Sehnenrupturen lassen sich mittels Kontrastmittelarthrographie nachweisen, wobei es in diesen Fällen zu einem Kontrastmittelaustritt am unteren Ende der Sehnenscheide kommt. Bei der chronischen Supraspinatusinsertionstendopathie kommt es nicht selten zu einer spornförmigen Aufrauhung am Tuberculum majus.

Ein negativer Röntgenbefund schließt das Vorliegen einer Periarthrosis niemals aus, ebenso beweisen pathologische Röntgenbefunde keineswegs, daß der Patient auch akute Beschwerden hat.

Sozialmedizinische Beurteilung

In begründeten Einzelfällen besteht gelegentlich eine vorübergehende mittelgradige Leistungseinschränkung, wobei insbesondere Überkopfarbeiten erschwert oder unmöglich sein können. Unter konsequenter Therapie läßt sich das Beschwerdebild jedoch in aller Regel soweit bessern, daß dauerhafte Funktionseinschränkungen nur in Ausnahmefällen aus der Erkrankung resultieren.

9.2.2 Balneophysikalische Therapieansätze

Je nachdem, ob funktionelle Störungen oder ein perakuter Schmerz im Vordergrund der Beschwerden stehen, werden die unterschiedlichen PHS-Formen entsprechend ihrer Leitsymptomatik behandelt. Mittel der Wahl bei der *PHS acuta* ist zunächst die Ruhigstellung und *schmerzfreie Lagerung*. Unter den balneophysikalischen Therapieansätzen dominiert die *Kryotherapie* (z. B. Eispackungen oder lokale Wickel); *Massagen* werden zunächst nur vorsichtig im Umkreis des Schmerzes durchgeführt. Das Therapieprogramm kann durch eine *Ultraschallbehandlung* örtlich oder segmental ergänzt werden, andere elektrotherapeutische Maßnahmen werden in diesem Stadium oft nur schlecht toleriert. Bei der PHS acuta treten kurtherapeutische Therapieansätze zunächst in den Hintergrund, entscheidend ist eine hochdosierte Analgetika-Antiphlogistika-Gabe!

Im *subakuten Stadium der PHS* kann anstelle der Kryotherapie eine *milde Wärmetherapie* zur Anwendung kommen. Hier ist oftmals auch eine *Elektrotherapie* (z. B. mit Interferenzströmen) indiziert. In diesem Stadium werden auch Massagen mit erwärmenden Griffen (Knetungen und Zirkelungen) verordnet. Insbesondere die „*deep friction*" (tiefe Reibung) trägt zumeist zu einer Besserung entscheidend bei. Zusätzlich müssen gelegentlich pathologische Reflexmechanismen mit den verschiedenen Methoden der *Reflextherapie* (Segmentmassage, Chirotherapie) durchbrochen werden, bevor man eine bewegungstherapeutische oder krankengymnastische Übungsbehandlung durchführen kann.

Eine *gezielte Injektionstherapie* (z. B. mit Meaverin) der Sehnenansätze oder der gereizten Kapselstrukturen beschleunigt nicht selten den gewünschten therapeutischen Erfolg!

Je chronischer die Periarthrosis humeroscapularis ist, desto mehr gewinnt die balneophysikalische Therapie gegenüber medikamentösen Behandlungsansätzen an Bedeutung.

Die *multilokulären Periarthro- und Tendopathien* machen in der Regel ein Vorgehen mit generalisiert wirkenden Kurmaßnahmen erforderlich. Hier bewähren sich insbesondere *Thermal- oder Peloidbäder*. In vielen Fällen dominiert jedoch eine psychosomatische Genese der Beschwerden, so daß es ohne psychotherapeutische Begleittherapie manchmal nur zu kurz anhaltenden Behandlungseffekten kommt.

9.2.3 Krankengymnastik und aktive Bewegungstherapie

Krankengymnastik und Bewegungstherapie verfolgen das Ziel, das physiologische Gelenkspiel wiederherzustellen und eine Kontrakturprophylaxe zu unterstützen. Je chronischer die Periarthrosis ist, desto mehr gewinnt die aktive oder passive Übungstherapie in der Behandlungsstrategie an Bedeutung. Insbesondere die Dehnung verkürzter Muskelanteile durch Dekontraktionsübungen, aktive Entspannungstechniken mit Lockerungsübungen, manuelle Traktionen in Kombination mit Bewegungsübungen (Rotation, Elevation) sowie Mobilisationen stellen die entscheidenden Behandlungsschwerpunkte dar. Liegen Funktionseinschränkungen im Schultergelenkbereich vor, so versucht man, den Bewegungsraum zu vergrößern. Gleichzeitig wird ein flüssiger Bewegungsablauf trainiert. Gebrauchsübungen sind dabei stets zu integrieren. Muskelkräftigung durch isometrische Übungen (z. B. der M. deltoideus) sowie das Einüben komplexer Bewegungen (z. B. mit der PNF-Methode) stellen weitere Therapieschwerpunkte dar. Nicht zuletzt ist auch eine Korrektur der Wirbelsäulenhaltung geeignet, zur Beschwerdelinderung beizutragen (vgl. Brügger-Methode).

Zur Intensivierung der mobilisierenden Behandlung kann auch unterstützend die Ergotherapie herangezogen werden.

9.2.4 Medikamentöse Begleittherapie

Auch mittels begleitender Pharmakotherapie besteht die Möglichkeit, entweder lokal durch Injektion oder Salbenauftragungen oder aber durch die perorale Einnahme geeigneter Medikamente entscheidend zur Befundbesserung beizutragen. Die *PHS acuta* wird hochdosiert mit Analgetika/Antiphlogistika behandelt.

Im akuten Schmerzzustand sind darüber hinaus lokale Infiltrationen angezeigt (z. B. Scandicain, Meaverin). Je nach Ausprägung der Symptomatik werden auch Steroide verabreicht! Bei der *chronisch tendinotischen Form* der PHS kommen mitunter auch peri- oder intraartikuläre Injektionen in Frage. Weiterhin kann man sich hier die *lokal-reflektorisch wirkenden Externa* in Form von Rheuma- oder Traumasalben für die Therapie nutzbar machen. Unter einer lokal-reflektorischen Wirkungsweise versteht man die Erzeugung eines Wärme- oder Kältereizes am Applikationsort. Über nervale Reflexmechanismen kommt es auch in den tiefer gelegenen Gewebsanteilen zu einer Wirkung. Einen ganz anderen therapeutischen Ansatz haben die *lokalen Externa mit systemischer Wirkungsweise*.

Dabei werden Antirheumatika oder Antiphlogistika als Salbe oder Gel appliziert, die Resorption erfolgt durch die Haut. Die transkutane Resorptionsrate der meisten Antirheumatika ist jedoch relativ schlecht und erreicht bei vielen Präparaten nur maximal 10% der oralen Applikation (vgl. Panse et al. 1974). Die meisten Rheuma- und Traumasalben sind Kombinationspräparate. Im Zusammenhang mit dieser Behandlungsform sollte man die psychologische Wirkung von Einreibungen nicht außer acht lassen; der Patient spürt die Zuwendung des Therapeuten zu seinem erkrankten und schmerzenden Gelenk.

Schließlich können auch Salben, z. B. Dolobene-Gel, auf dem Weg der *Iontophorese* in das Gewebe eingebracht werden und so zu einer effektiven Schmerzlinderung führen.

9.2.5 Psychologische Therapiehilfen

Einer besonderen Erwähnung bedürfen die multilokulären Periarthropathien sowie die mechanisch nicht erklärbare Polytopie bestimmter Sehnenansatzschmerzen, bei denen vielfach eine psychosomatische Genese dominiert. In diesem Rahmen findet man häufig Störungen der Schmerzempfindung und -verarbeitung. Gerade hier kann eine Kurorttherapie durch begleitende psychologische Hilfen dazu beitragen, den konflikthaften Hintergrund der Beschwerden zu klären und damit letztlich erfolgreicher sein als eine nur symptomorientierte ambulante physikalische Therapie am Wohnort. Dabei ist für den Erfolg einer Psychotherapie wesentlich, ob der Patient einen seelischen Leidensdruck entwickelt hat oder ob er auf die Deutung von psychosomatischen Zusammenhängen überhaupt emotional reagiert. Emotionale Belastungen, Mutlosigkeit oder Verzweiflung etc. können im Rahmen eines weichteilrheumatischen Beschwerdebildes zu Muskel- und Bänderverspannungen führen, wobei die genannten Beschwerden nicht selten einen neurotischen oder depressiven Hintergrund aufweisen. Durch eine begleitende Psychotherapie, welche ein verbessertes Konfliktbewußtsein vermittelt, kann mitunter die Rückbildungstendenz von psychosomatischen Störungen entscheidend gefördert werden. Dabei kommt dem *autogenen Training* (s. auch 5.3.1) mit dem Ziel einer Schmerzdistanzierung und Entspannung besondere Bedeutung zu. Hilfreich sind natürlich auch *Einzel-* und *Gruppentherapien*, um die emotionalen Hintergründe der Beschwerden zu erkennen (Abb. 9.5).

Eine Badekur bietet hierfür einerseits eine günstige Rahmenbedingung, darf jedoch nicht als probater Ersatz für die Lösung von Konfliktsituationen mißverstanden werden.

9.3 Erkrankungen der Sehnen, Sehnenscheiden und Bänder

9.3.1 Synopsis der Krankheitsbilder

Entzündliche und nichtentzündliche Insertionstendopathien stellen innerhalb des weichteilrheumatischen Syndroms wichtige Krankheitsbegriffe dar. Häufig treten sie als Ausdruck eines Überlastungsschadens oder degenerativer Strukturveränderungen an bestimmten Prädilektionsstellen in Gelenknähe auf (z. B. Epicondylitis humeri) und führen entweder zu umschriebenen Schmerzen oder auch zu einer Schmerzausstrahlung entlang der Sehne in den zugehörigen Muskel. Meist läßt sich ein lokalisierter Druckschmerz an der Insertionsstelle

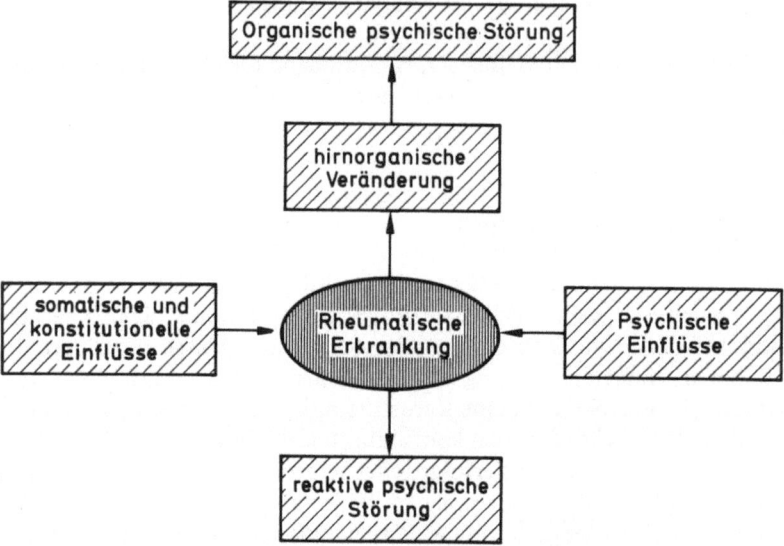

Abb. 9.5. Psychosomatische Faktoren und Weichteilrheumatismus (Müller). (Aus Hohmann et al. 1983)

der Sehne palpieren oder bei Dehnung ein entsprechender Dehnungsschmerz auslösen. Motorische, physische und psychische Reizbelastungen unterschiedlichster Art tragen nach heutigem Kenntnisstand bei der Epikondylopathie entscheidend zur Bescherdesymptomatik bei, letztlich ist jedoch die Ätiopathogenese noch weitgehend ungeklärt.

Im Bereich des Schultergürtels und der Schulterblätter gibt es eine auf Druck palpatorisch erfaßbare Insertionstendopathie, die auch pseudoradikulär ausstrahlen kann (Skapulokostalsyndrom), s. dazu Abb. 9.6).

Entzündliche Veränderungen der Sehnen und ihrer Gleitgewebe (z. B. Tenosynovitiden) findet man häufig bei der chronischen Polyarthritis, aber auch anderen entzündlichen Systemerkrankungen. Besondere Formen der Sehnen- und Sehnenscheidenveränderungen stellen die Tendovaginitis stenosans (De Quervain) oder Sehnenluxationen (z. B. das Tractus-iliotibialis-Schnappen im Bereich der Hüften) dar.

Laborbefunde

Bei den lokalen Weichteilerkrankungen auf primär degenerativer Grundlage finden sich keine auffälligen Laborparameter. Bei entzündlicher Genese (Tenosynovitiden) entsprechen die Laborbefunde der entzündlichen Grunderkrankung.

Röntgenbefund

Bei den degenerativen Sehnenveränderungen finden sich nicht selten röntgenologisch nachweisbare Verkalkungen, meist in der Nähe der Ansatzstelle; bei

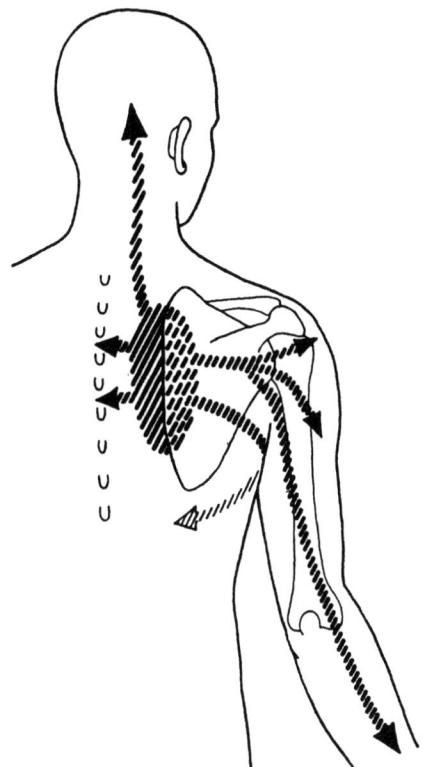

Abb. 9.6. Skapulokostalsyndrom (nach Mumenthaler). (Aus Hohmann et al. 1983)

den Insertionstendinitiden liegt manchmal eine sichtbare Auffaserung der Knochenstruktur an den Sehnenansatzstellen vor. Wie bei den Periarthropathien schließt jedoch ein negativer Röntgenbefund eine klinisch gestellte Diagnose nicht aus!

Sozialmedizinische Beurteilung

Hartnäckige und therapierefraktäre Beschwerden können im Einzelfall zu einer vorübergehenden Einschränkung der beruflichen Leistungsfähigkeit führen. Bei rezidivierender Symptomatik kommen gelegentlich auch einmal berufsfördernde Maßnahmen in Betracht. Im allgemeinen ist das berufliche Leistungsvermögen jedoch auf Dauer nicht wegen einer Sehnen- oder Sehnenscheidenerkrankung beeinträchtigt, insbesondere dann, wenn Möglichkeiten einer adäquaten Entlastung am Arbeitsplatz bestehen.

9.3.2 Balneophysikalische Therapieansätze

Zumeist stehen analgetische Therapieziele im Vordergrund. Ein kausales Therapieprinzip besteht in der Entlastung, welche jedoch keine mechanisch komplette Gelenkimmobilisation darstellt, sondern besser einer *Funktionsentlastung* entsprechen sollte. Der Gipsverband stellt daher nur eine vorübergehende Ausnahme im Therapiekonzept dar. Insbesondere die Korrektur stereotyper Haltungs- und Bewegungsmuster ist wichtig und muß im Sinne einer physiologischen Verteilung von Bewegungsabläufen trainiert werden, um so funktionell die schmerzhaft überlasteten Weichteile zu entlasten. Gelegentlich müssen auch Muskelverkürzungen krankengymnastisch gedehnt werden. *Friktionsmassagen* verbessern hauptsächlich die mechanischen Eigenschaften der Weichteile und können auch Verklebungen in den Gleitschichten lösen. Die Kryotherapie bietet zwar gute analgetische Wirkung, ihre gleichzeitige Durchblutungs- und Stoffwechseldrosselung ist jedoch für die pathologischen Bedingungen der nichtentzündlichen Tendopathien ungünstiger als *lokale Wärmeapplikationen*. Eine *Ultraschallwellenbestrahlung* der Sehnen, insbesondere in deren Übergangszonen zu Muskeln und Knochen, führt oft zu einem spürbaren Rückgang der Beschwerden. Im Rahmen der Elektrotherapie kommt der Iontophorese ganz ähnliche therapeutische Bedeutung zu wie bei den Periarthropathien. Die alleinige Applikation z. B. von Interferenzströmen ist jedoch oftmals einer Kombinationstherapie mit *Vierzellenbädern* und *ansteigenden Armbädern* unterlegen (Mucha u. Wannske 1989).

Das subjektive Ansprechen auf eine bestimmte Therapieform sollte aber auch hier entscheidend sein für die Fortsetzung oder das Abbrechen einer Behandlung.

Belastungsbedingte Sehnenschmerzen können schließlich auch zu reflektorisch bedingten Bewegungshemmungen führen und eine Art „Kraftlosigkeit" einer Extremität bedingen. Hier muß die Krankengymnastik physiologische Bewegungsmuster trainieren und die funktionell schmerzreflektorisch geschonten Muskeln in einen normalen Bewegungsablauf reintegrieren.

9.3.3 Medikamentöse Begleittherapie

Die systemische Applikation mit nichtsteroidalen Antirheumatika spielt hier nur eine untergeordnete Rolle. Lokalinfiltrationen mit einem geeigneten Lokalanästhetikum sind ähnlich wie bei den Periarthropathien oft hilfreich und führen bei einem hohen Prozentsatz zu einer spontanen Befundbesserung! Rheuma- und Traumasalben können den gewünschten Therapieeffekt unterstützen.

Literatur

Barz B (1978) Die konservative Therapie des Rotatorenmanschetten-Syndroms. Orthop Prax 7:504–506

Brunkow R (1977) Exterozeptive und propriozeptive Bahnung normaler physiologischer Bewegungsmuster bei Patienten verschiedenen Alters mit Hyperkinesien, extrapyrimidalmotorischen Störungen und Spina bifida. Krankengymnastik 29:109–112

Fehr K, Mielke W, Schattenkirchner M (1989) Rheumatologie in Praxis und Klinik. Thieme, Stuttgart

Fricke R (1983) Pharmakotherapie und physikalische Therapie extraartikulärer Bindegewebserkrankungen. „colloquia rheumatologica" 14. Geigy, Basel, S 66–77

Günther R, Jantsch H (1986) Physikalische Medizin, 2. Aufl. Springer, Berlin Heidelberg New York Tokyo

Heipertz W, Schmitt E (1984) Wirbelsäulenerkrankungen – Diagnostik und Therapie. Springer, Berlin Heidelberg New York Tokyo, S 11

Henke T, Bruns J, Dahmen G (1988) Lokale Externa – Rheuma- und Traumasalben in der Orthopädie. Orthop Prax 1:55–56

Hoffmann CF (1982) Die konservative Behandlung von Insertionstendopathien. Orthop Prax 12:944–946

Hohmann D, Kügelgen B, Liebig K (1983) Neuroorthopädie 1 – Halswirbelsäulenerkrankungen mit Beteiligung des Nervensystems. Springer, Berlin Heidelberg New York

Idelberger K (1978) Lehrbuch der Orthopädie, 2. Aufl. Springer, Berlin Heidelberg New York

Jacobson E (1938) Progressive Relaxation. Univ of Chicago Press, Chicago

Josenhans G (1986) Krankheiten der Bewegungsorgane aus internistischer Sicht. In: Verband Deutscher Rentenversicherungsträger (Hrsg) Leitfaden für die sozialmedizinische Begutachtung in der gesetzlichen Rentenversicherung. Fischer, Stuttgart New York, S 172–194

Klein-Vogelbach S (^{3}1984) Funktionelle Bewegungslehre, Bd 1, 3. Aufl. Springer, Berlin Heidelberg New York Tokyo, S 140

Knott M, Voss DE (1970) Komplexbewegungen. Bewegungsanbahnung nach Dr. Kabat. Fischer, Stuttgart

Kohlrausch A, Widmer K, Rulffs W (1983) Indikations- und Verordnungshinweise für die Physikalische Therapie. Deutsch Ärzteverlag, Köln

Koob E, Schuh R (1975) Die ambulante medikamentöse und physikalische Therapie des Supraspinatussyndroms. Orthop Prax 5:315–320

Krämer J (1983) Orthopädie, 2. Aufl. Springer, Berlin Heidelberg New York

Müller R, Schilling F (1977) Differentialdiagnose rheumatischer Erkrankungen. Aeskulap, Basel, S 151–172

Müller R, Schilling F (1977) Differentialdiagnose rheumatischer Erkrankungen. Aesopus, München Lugano

Mucha C, Wannske M (1989) Ergebnisse einer kontrollierten Studie zur physikalischen Therapie der Epicondylopathia humeri. Z Phys Med Baln Klim 18:137–147

Oerke HP, Horst M, Jacobsen U (1977) Behandlungsstrategie der Epicondylopathie. Orthop Prax 4:263–264

Panse P, Zeiller P, Zollner E (1974) Zur perkutanen Resorption von antiphlogistisch wirksamen Substanzen. Arzneim Forsch 24:1298–1301

Peter E (1981) Tendomyosen und Tendinosen. In: Mathies H (Hrsg) „colloquia rheumatologica" (Weichteilrheumatismus). Banaschewski, München-Gräfelfing, S 36–41

Schilling F (1983) Klinik des extraartikulären Rheumatismus („Weichteilrheumatismus"). In: Fricke R (Hrsg) „colloquia rheumatologica". Banaschewski, München-Gräfelfing, S 44–65

Schmidt KL, Weber H (1985) Balneo- und Klimatherapie einzelner Erkrankungen. In: Deutscher Bäderverband eV Bonn (Hrsg) Deutscher Bäderkalender. Flöttmann, Gütersloh

Schmidt KL (1988) Balneotherapie rheumatischer Erkrankungen. Deutscher Bäderverband eV, Bonn (Schriftenreihe)

Schultz IH (1973) Das autogene Training, 14. Aufl. Thieme, Stuttgart
Störig E (1978) Die sogenannte Periarthritis humero-scapularis und ihre ärztliche Behandlung. Orthop Prax 3:235–237
Vogler P, Camrath J (1975) Physiotherapie. Thieme, Stuttgart
Wagenhäuser F (1981) Periarthropathia humeroscapularis. In: Mathies H (Hrsg) „colloquia rheumatologica" (Weichteilrheumatismus). Banaschewski, München-Gräfelfing, S 51–70
Zeidler H (1983) Psychosomatik des Weichteilrheumatismus. In: Fricke R (Hrsg) „colloquia rheumatologica". Banaschewski, München-Gräfelfing, S 86–105

10 Kurtherapeutische Schwerpunkte wichtiger entzündlicher Gelenk- und Wirbelsäulenerkrankungen

H. HEIDMANN

10.1 Chronische Polyarthritis und ihre verschiedenen Stadien

10.1.1 Synopsis des Krankheitsbildes

Die chronische Polyarthritis gehört zu den entzündlichen Erkrankungen des rheumatischen Formenkreises. Frauen sind etwa dreimal so häufig betroffen wie Männer, der Häufigkeitsgipfel der Erstmanifestation liegt bei Frauen um das 55. und bei Männern um das 30. Lebensjahr. Polyartikuläre, überwiegend symmetrische Schmerzen, Schwellungen und Funktionseinschränkungen hauptsächlich der Fingergrund- und Mittelgelenke kennzeichnen das Krankheitsbild, in etwa 20% der Fälle beginnt die Symptomatik mono- oder oligoartikulär an den großen Gelenken. Initial können auch Weichteilstrukturen wie Sehnen und Sehnenscheiden befallen sein. Die Krankheitsgenese und die auslösenden Krankheitsfaktoren sind bisher noch nicht eindeutig identifiziert!

In den frühen Krankheitsstadien überwiegen synovitische Gelenkschwellungen und Morgensteifigkeit. Mit zunehmender Progredienz kommt es neben röntgenmorphologisch nachweisbaren Erosionen und Destruktionen auch zur allmählichen Ausbildung von Gelenkdeformitäten. Hierzu gehören typischerweise die ulnare Abweichung der Fingergrundgelenke, sowie die „Knopfloch- oder Schwanenhalsdeformitäten" (s. dazu auch Abb. 10.1).

Das Spätstadium der Erkrankung ist durch fortgeschrittene Knorpel-Knochen-Destruktionen, Subluxationen, Gelenkinstabilitäten, fixierte Beugekontrakturen und Gelenkankylosen gekennzeichnet (s. Abb. 10.2).

Einzelne Krankheitsverläufe können sowohl mit als auch ohne Schübe unterschiedliche Progredienz aufweisen. Neben rasch progredienten Verläufen gibt es benigne Verlaufsformen mit oligosymptomatischem Charakter.

Prinzipiell ist das Leiden chronisch, Spontanremissionen ad integrum stellen retrospektiv die Diagnose in Zweifel.

Je nach klinischem Funktionszustand unterscheidet man 4 verschiedene Krankheitsstadien. Dabei können Patienten mit einer chronischen Polyarthritis Stadium I ihren Alltagstätigkeiten unbehindert nachgehen, diese Fähigkeit ist bei Patienten mit einer chronischen Polyarthritis Stadium II gerade noch ausreichend. Patienten im Stadium III sind bereits hochgradig eingeschränkt und solche im Stadium IV sind entweder rollstuhlpflichtig, bettlägerig, auf jeden Fall auf fremde Hilfe angewiesen.

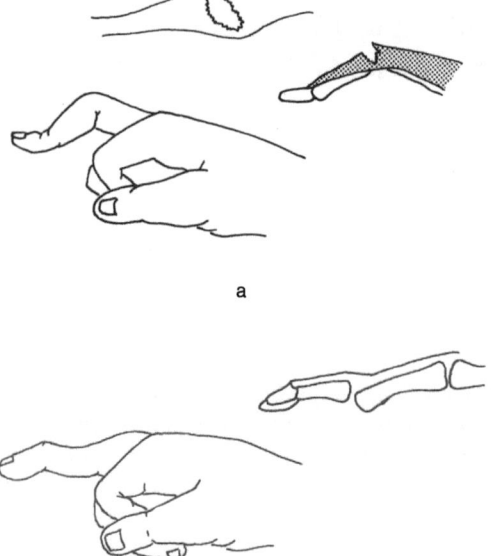

a

b

Abb. 10.1. a Knopflochdeformität, **b** Schwanenhalsdeformität. (Aus Krämer 1983)

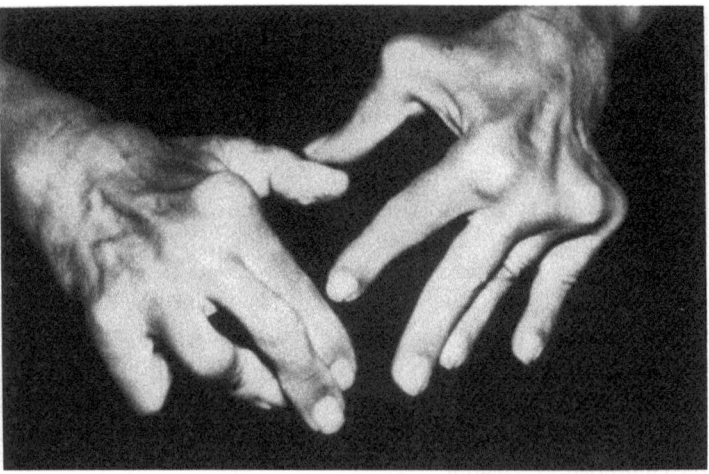

Abb. 10.2. Chronische Polyarthritis (Spätstadium der Erkrankung). (Aus Krasemann et al. 1987)

Die klassische Form der chronischen Polyarthritis ist durch subkutane Rheumaknoten und durch den Nachweis von Rheumafaktoren in hohen Titern gekennzeichnet. Naturgemäß schwieriger gestaltet sich die Diagnostik der Erkrankung in den Frühstadien. Ist die klinische Symptomatik typisch oder liegen schon beweisende röntgenmorphologische Veränderungen vor, so kann die Diagnose definitiv gestellt werden. Hingegen erlaubt der Nachweis einer extraartikulären Synovitis zunächst nur eine diagnostische Einstufung im Sinne einer *„möglichen chronischen Polyarthritis"*; wenn gleichzeitig serologische Immunphänomene oder humorale Entzündungsparameter eine Systemerkrankung nahelegen, so spricht man von einer *„wahrscheinlichen chronischen Polyarthritis"* (nach Schilling 1985). In beiden Fällen handelt es sich zunächst um rheumatologische Beobachtungsfälle.

Für die Kurorttherapie relevant ist ferner die Einteilung in ein akutes, subakutes oder chronisches Arthritisstadium. Prinzipiell sind Patienten aller Stadien für eine Kurorttherapie geeignet, insbesondere dann, wenn wohnortsnah eine adäquate Behandlung nicht gewährleistet ist.

Je fortgeschrittener das Krankheitsstadium, um so eher sind stationäre Kuren indiziert!

Maligne Krankheitsfälle mit viszeralem Befall, solche mit medikamentös nur schwer beherrschbaren Krankheitsschüben, aber auch multimoribunde ältere Patienten sind jedoch von einer Kur auszuschließen.

Laborbefunde

BSG und *CRP* (C-reaktives Protein) als humorale Entzündungsparameter ermöglichen die Trennung von entzündlichen und nichtentzündlichen Rheumaerkrankungen. Sie sind hinweisend für die Krankheitsaktivität und haben Bedeutung für die Verlaufskontrolle. Im Rahmen der Entzündungsanämie sind *Serum-Fe* und *Hämoglobin* oftmals erniedrigt. In den akut entzündlichen Phasen ist typischerweise das α_2-*Globulin* in der Serumelektrophorese erhöht. Die sog. *Rheumafaktoren* sind in den Anfangsstadien häufig nicht nachweisbar, im späteren Verlauf bei etwa 70% positiv (Titer je nach Methode). Das Fehlen von Rheumafaktoren schließt eine chronische Polyarthritis also keinesfalls aus, ebenso wie der Nachweis nicht als beweisend für die Diagnose herangezogen werden kann. Streptokokkenantikörper sind nicht nachweisbar. Vereinzelt werden auch *antinukleäre Antikörper* (ANA) gefunden, in höheren Titern sind sie Zeichen für eine autoimmune Prägung des Krankheitsbildes. Allgemein gilt, daß die Laboruntersuchungen in der Rheumatologie aus differentialdiagnostischen Überlegungen voll ausgeschöpft, aber auch nicht überbewertet werden sollten.

Röntgenbefunde

Der Röntgenbefund gibt Auskunft über Art und Ausmaß der Erkrankung, bei Verlaufsbeobachtungen auch über die Progredienz. Anfangs lassen sich meist nur indirekte *periartikuläre Weichteilzeichen* als Folge der Schwellung und Kapselverdickung nachweisen. Eine *gelenknahe bandförmige Osteoporose* als

Zeichen einer Störung der Spongiosastruktur gilt ebenfalls als Frühzeichen. Im weiteren Verlauf kommt es zum *Schwund der subchondralen Grenzlamellen*, zur Bildung marginaler *Usuren* sowie zu einer *konzentrischen Gelenkspaltverschmälerung*. Spätstadien der Erkrankung sind durch *Mutilationen, Subluxationen* und knöcherne *Ankylosen* gekennzeichnet.

Sozialmedizinische Beurteilung

Die sozialmedizinische Beurteilung ist abhängig von dem Ausprägungsgrad der Erkrankung und der damit verbundenen Behinderung. Dabei kann das berufliche Restleistungsvermögen ganz, teilweise oder im Anfangsstadium der Erkrankung u. U. noch gar nicht gemindert sein. Bei polyartikulärem Befall sind zumutbare Arbeitsverrichtungen von den Anforderungen abhängig, die an die Handfunktion und Gehfähigkeit gestellt werden. In diesem Rahmen muß auch die Wegefähigkeit mitbeurteilt werden, v. a. dann, wenn die unteren Extremitäten mitbetroffen sind. Sowohl die Einschätzung der beruflichen Einsatzfähigkeit als auch die Frage von sinnvollen Berufsförderungsmaßnahmen erfordern bei jedem Polyarthritiker immer eine individuelle Beurteilung seines verbliebenen Leistungsvermögens!

Leidet ein Patient an einer entzündlichen Gelenkerkrankung, so sind beinahe alle Seiten des Lebens betroffen.

Psychologisch wird der Verlust von Funktionen abhängig von der Persönlichkeit und den Ansprüchen, die im Alltagsleben und in der Alltagsarbeit an das Individuum gestellt werden, sehr unterschiedlich empfunden. Das Gefühl von Unsicherheit und der dauernde Eindruck, von anderen abhängig zu sein (soziale Umgebung, Behörden, Familie etc.), machen das Leben schwer. Auch diese Aspekte müssen im Rahmen einer Rehabilitationskur beachtet werden, wobei nach Ausschöpfung aller therapeutischer Möglichkeiten letztlich entschieden werden muß, ob und in welchem Maße die Leistungsfähigkeit auf Dauer eingeschränkt ist.

10.1.2 Empfehlungen zur balneophysikalischen Therapie

Die balneophysikalischen Therapieansätze bei der chronischen Polyarthritis müssen dem jeweiligen Krankheitsstadium, der Funktionsklasse und der Entzündungsaktivität angepaßt werden. Eine Darstellung etwa im Sinne eines rezeptartigen Vorgehens ist bei der Erstellung eines Kurverordnungsplanes daher nicht möglich! Trotz vielfältiger Kombinationsmöglichkeiten von Kurverordnungen ist eine Polypragmasie fehl am Platz, vielmehr muß die zur Verfügung stehende Therapiezeit von 4 bis maximal 6 Wochen sinnvoll zur Erreichung der Therapieziele benutzt werden.

Ziele der Physikalischen Therapie sind:
- Schmerzlinderung,
- Verminderung der entzündlichen Prozeßaktivität,
- Erhaltung, Verbesserung oder Wiederherstellung der Bewegungsfunktion.

Im *akuten Stadium* der Erkrankung werden antiphlogistisch wirksame Maßnahmen wie z. B. *kalte Peloidpackungen* oder *Eiswickel* appliziert. Auch eine elektrische Querdurchflutung mit Gleichstrom *(Galvanisation)* oder *diadynamische Stromformen* beinhalten analgetische Effekte. Zur Verbesserung der trophischen Situation werden auch *leichte Streichmassagen* unter Aussparung der Gelenke durchgeführt, klassische Massagen oder gar Bindegewebsmassagen werden im akuten Schub in aller Regel vom Patienten nicht toleriert.

Je akuter ein Schub, desto schonender muß zunächst die physikalische Therapie dosiert werden!

Eine Balneotherapie ist zunächst kontraindiziert! Sehr wichtig ist im akuten Stadium der Erkrankung eine wirkungsvolle *Kontrakturprophylaxe* durch entsprechende Lagerung der Extremitätengelenke in Streckstellung (ggf. unterstützt durch Sandsack!) bzw. in entsprechender Gebrauchshaltung. Individuell anmodellierte Nachtschienen für die Hände dienen ebenfalls einer *funktionsgerechten Lagerung*.

Wenn die Akutsymptomatik abgeklungen ist, kann durch die Anwendung milder Wärme eine Linderung der Entzündungssymptome erzielt werden. Im *subakuten Stadium* kann auch die *Balneotherapie* eingesetzt werden. Zweck ist dabei nicht nur die Erhaltung der Gelenkbeweglichkeit und Detonisierung der Muskulatur, sondern auch eine Umstimmung der Reaktionsweise des Organismus (s. auch 3.3.4). Wenn möglich sollten die Bäder mit der Krankengymnastik oder Bewegungstherapie kombiniert werden! In der Reizskala wirken schwache Kochsalzthermen, NaCl-Sole und Solethermen recht mild, reizintensiver sind Akratothermen und radioaktive Wässer, am intensivsten sind Schwefelquellen und Peloide.

Die Morgensteifigkeit der Hände läßt sich z. B. gut in einem warmen, nicht heißen *Teilbad* überwinden. In diesem Stadium der Erkrankung spielen auch *ergotherapeutische Maßnahmen* im Sinne eines Funktions- bzw. Selbsthilfetrainings eine große Rolle und sollten systematisch in den Behandlungsplan integriert werden.

Im inaktiven Stadium der chronischen Polyarthritis können wie bei der Kurorttherapie der Arthrosen auch *Wärmepackungen* (Paraffin, Fango) und elektrotherapeutische Wärmeanwendungen appliziert werden, ggf. kommen auch vorsichtig dosierte Überwärmungsbäder in Betracht. Das *Fangokneten* der Hände dient der manuellen Funktionsverbesserung. Weiterhin können *klassische Massagen* oder bei deutlichen Unterhautverbackungen auch *Bindegewebsmassagen* verordnet werden.

10.1.3 Krankengymnastik und aktive Bewegungstherapie

Aktive Bewegungstherapie und Krankengymnastik stellen die zentralen Pfeiler unter den physikalischen Behandlungsmethoden der chronischen Polyarthritis dar. Funktionsdefizite dürfen niemals akzeptiert werden, solange eine Chance zur Besserung besteht! Für eine funktionserhaltende Übungstherapie gibt es im Rahmen einer Kurortbehandlung daher keine Alternative. Lediglich in hochakuten Schubphasen der Erkrankung wird vielfach eine Immobilisationstherapie favorisiert und die Übungstherapie abgelehnt.

Ziele der Bewegungstherapie sind:
- Erhaltung oder Wiedergewinnung der Gelenkbeweglichkeit,
- Korrektur von Gelenkfehlstellungen, Verbesserung der Gelenkführung,
- Einübung von ökonomischen Kompensationsbewegungen,
- Erhaltung oder Wiedergewinnung der Muskelkraft,
- Erhaltung oder Verbesserung des Bandapparates.

Je akuter das Krankheitsbild ist, um so vorsichtiger muß zunächst eine aktive Übungstherapie sein, mit dem Nachlassen der Entzündungsaktivität können die Gelenke stärker gefordert werden.

Allerdings muß die Kontrakturentwicklung in der sog. „intrinsic"-Muskulatur der Hände, im Hüftgelenk, im Bereich der Schultern und im Kniegelenk von Anfang an, besonders aber während entzündlicher Schübe konsequent verhindert werden (Senn u. Baviera 1985). Da auch die Muskulatur am Krankheitsprozeß beteiligt ist (oft Tonuserhöhung statisch arbeitender Muskelgruppen!), sollten krankengymnastische Behandlungen zugleich auch immer eine Detonisierung bzw. Wiederherstellung der ursprünglichen Muskelfunktionen anstreben! PNF-Komplexbewegungen nach Kabat und Knoth (Knoth u. Voss 1970) bieten hierfür die besten Voraussetzungen. Darüber hinaus gilt es, auch einzelne schwächere Muskelgruppen – meist die Strecker – isoliert zu trainieren, um Beugefehlstellungen zu vermeiden. Muskel- und Sehnenverkürzungen erfordern Bewegungs- und Dehnungsreize unter dosierter Steigerung. Gelegentlich kommt auch ein isometrisches Training von Inaktivitätsatrophie bedrohter Muskelgruppen in Frage.

In jedem Fall ist es notwendig, daß die entzündeten Gelenke im Bereich ihres physiologischen Bewegungsausmaßes durchbewegt werden. Solche Bewegungen werden dabei in erster Linie aktiv, allenfalls aktiv unterstützt durchgeführt, auf einen achsengerechten Bewegungsablauf ist dabei zu achten. Die Schmerzgrenze sollte nie überschritten werden, auch wenn in fortgeschrittenen Krankheitsstadien bestehende Bewegungseinschränkungen vermehrt passive Dehnungen erfordern, um das vorhandene Bewegungsausmaß zu vergrößern. Zur Unterstützung der Mobilisation bieten sich auch eine Therapie im Wasser oder im Schlingentisch an. Dort kommt es durch die Abnahme der Eigenschwere zu einem günstigen Einfluß auf die Muskulatur und zur Bewegungserleichterung.

Im subakuten Stadium der chronischen Polyarthritis können auch dosierte Traktionsmobilisationen einzelner Gelenke innerhalb des schmerzarmen Bewegungsraums durchgeführt werden. Weiterhin sind die Erhaltung der Gehfähigkeit durch Koordinationsschulung, in schweren Fällen ggf. auch ein Gehtraining mit Gehhilfen Therapieschwerpunkte und dienen der Erhaltung der funktionellen Selbstständigkeit und Unabhängigkeit des Patienten.

Koordinations- und Geschicklichkeitsübungen für die Feinmotorik der Finger (z. B. Übungen des Spitzgriffs) sind ebenso wichtig wie Übungen gegen eine sich anbahnende Ulnardeviation und gegen Beugefehlstellungen. Die Einübung ökonomischer Kompensationsbewegungen ist dann notwendig, wenn bereits teilfixierte Fehlstellungen vorliegen. Im Rahmen einer zeitlich begrenzten Kurorttherapie ist es oftmals notwendig, bestimmte Behandlungsschwerpunkte zu setzen. Dabei ist zu berücksichtigen, daß bestimmte Gelenkfunktionen unterschiedliche Wertigkeit für Alltagsverrichtungen, aber auch für berufliche Tätigkeiten haben. So ist z. B. die Beugung des Ellenbogens funktionell bedeutsamer als die Streckung, umgekehrt ist am Kniegelenk krankengymnastisch immer eine volle Streckung anzustreben, während eine Beugung von 90° ausreicht.

Die ambulante Fortsetzung einer übungstherapeutischen Behandlung ist beim Polyarthritiker stets zu befürworten, damit die Kur mehr als nur ein kurzfristiges Intermezzo mit zeitlich begrenztem Erfolg darstellt.

10.1.4 Medikamentöse Basis- und Begleittherapie

Bei dem oft so harmlos erscheinenden Beginn einer chronischen Polyarthritis muß der Kurarzt stets das mögliche Endstadium der Erkrankung vor Augen haben, das es zu verhindern gilt. Mit der Stellung der Diagnose wird auch die Einleitung einer systematischen Therapie notwendig. Nichtsteroidale Antirheumatika (NSAR), Basistherapeutika sowie Glukokortikoide, die in Frage kommen, sind bereits im Abschn. 3.2 kurz charakterisiert. Die Differentialindikationen, d. h. welche Präparate bei welchem Patient zu welchem Zeitpunkt allein oder in Kombination eingesetzt werden, richten sich sowohl nach dem Stadium und der humoral-systemischen Entzündungsaktivität der Erkrankung, aber auch nach der Verträglichkeit und den Begleiterkrankungen.

Ziele der Therapie sind (nach Miehlke 1976):
- Unterdrückung der immunpathologischen Vorgänge,
- Beherrschung der Gelenkentzündungen und -schmerzen,
- Besserung und Erhaltung der Funktionen von Gelenken und Muskeln,
- Verhinderung von Gelenkdeformitäten.

Differentialindikationen (nach Mathies 1977):
Cloroquin (Quensyl, Resorchin) hat bei geringer Nebenwirkungsquote auch eine relativ geringe Erfolgsquote. Für die Therapie kommen Frühfälle mit geringer Aktivität in Frage, bei denen man einen Therapieversager riskieren und auf einen eventuellen Erfolg länger warten kann, ohne wesentliches zu versäumen.
Goldpräparate (Aureotan, Tauredon etc.) haben eine bessere Erfolgsquote und kommen für alle Fälle einer chronischen Polyarthritis in Frage, die keine Indikation mehr für Cloroquin, jedoch prinzipiell für eine Basistherapie sind.

D-Penicillamin (Metalcaptase, Trolovol) kommt alternativ für Goldpräparate in Frage.

Basistherapeutika haben unterschiedlich lange Anlaufzeiten bis zu ihrem Wirkungseintritt (Cloroquin bis zu 6 Monate, Gold etwa 3 Monate, D-Penicillamin ca. 6 Wochen). Ihre Wirksamkeit oder Unwirksamkeit ist also erst nach dieser Zeit beurteilbar.

10.2 Arthritis psoriatica

10.2.1 Synopsis des Krankheitsbildes

Die Arthritis psoriatica ist ebenfalls eine chronisch verlaufende entzündlich destruierende Gelenkerkrankung bei Psoriasis der Haut und/oder der Nägel. Eine Stammskelettbeteiligung (Spondylitis psoriatica) kann sich im Rahmen der Erkrankung entwickeln, deren Symptomatik meist schwächer ausgeprägt ist als bei der Spondylitis ankylosans (M. Bechterew). Prinzipiell können alle stammnahen und stammfernen großen und kleine Gelenke befallen sein, wobei im Bereich der Finger und Zehen meist ein longitudinales Befallsmuster vorliegt („Wurstfinger"). Außerdem werden im Gegensatz zur chronischen Arthritis vornehmlich die Fingerendgelenke befallen.

Wie bei der chronischen Polyarthritis kann es zu Destruktionen, Subluxationen, v. a. aber auch zu Mutilationen kommen; mehr oder weniger lange Remissionen kennzeichnen den Krankheitsverlauf, der mit oder ohne Schübe unterschiedliche Progredienz aufweisen kann.

Die psoriatischen Hautveränderungen können auch fehlen („Arthritis psoriatica sine psoriase"), oder auch nur diskret in Form versteckter kleiner Hautherde vorhanden sein, nach denen man suchen muß (Kopfhaar, Nabel, Analregion). Eine Psoriasis der Haut kann vor der Gelenkerkrankung schon bestehen, gleichzeitig mit ihr oder aber auch erst nach Beginn der arthritischen Gelenkmanifestation auftreten. Tenosynovitiden und weiche Gelenkschwellungen werden seltener als bei der chronischen Polyarthritis beobachtet.

Laborbefunde

Die BSG ist je nach Aktivität der Erkrankung beschleunigt, das CRP positiv; ggf. sind Serumeisen erniedrigt, Serumkupfer erhöht, nicht selten liegt eine hypochrome Anämie vor (Entzündungsanämie). Bei einer Wirbelsäulenbeteiligung oder einer Sakroiliitis ist das Histokompatibilitätsantigen HLA B_{27} in einem Teil der Fälle (ca. 25%) positiv.

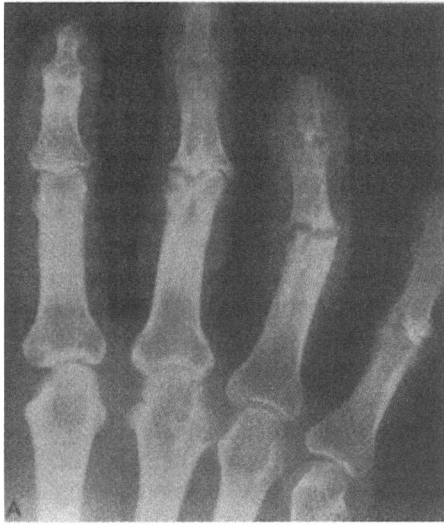

Abb. 10.3. Röntgenaufnahmen vom Befall der proximalen und distalen Interphalangialgelenke bei Psoriasis arthritis. An typischen Veränderungen finden sich eine Gelenkspaltverschmälerung, eine knöcherne Ankylose sowie marginale und zentrale Erosionen. (Aus Kalden et al. 1988)

Röntgenbefunde

Röntgenologisch ist eine Kombination von Knochenanbau- und abbauprozessen charakteristisch. Kapselansatzläsionen, Protuberanzen, Kortikalisarrosionen und Periostossifikationen gehören zu den radiologischen Frühzeichen, später kommt es ggf. zur Bildung von marginalen Erosionen, osteolytischen Mutilationen und Synostosierungen (in diesem Zusammenhang s. auch Abb. 10.3).

Bei einer Stammskelettbeteiligung finden sich typischerweise sog. Parasyndesmophyten (stierhornförmige Knochenspangen) im Bereich der Wirbelsäule.

Sozialmedizinische Beurteilung

Prinzipiell sind die Kriterien die gleichen wie bei der chronischen Polyarthritis (s. 10.1.1).

Bei Psoriasisbefall der Hände sind zusätzlich Beschäftigungen, die durch starke Verschmutzungen oder den Umgang mit potentiellen Hautreizstoffen gekennzeichnet sind, nicht geeignet. Ebenso kommen lebensmittelverarbeitende manuelle Tätigkeiten nicht in Betracht, ggf. müssen hier geeignete Umschulungsmaßnahmen eingeleitet werden.

10.2.2 Empfehlungen zur balneophysikalischen Therapie

Bezüglich der Arthritis gelten auch hier ganz ähnliche Prinzipien, wie im Abschn. „Chronische Polyarthritis" bereits aufgeführt. Je nach Stadium und Aktivität müssen die Kurverordnungen immer individuell an die Belastbarkeit des Patienten angepaßt werden!

Eine zusätzliche Bedeutung in der Behandlungsstrategie der Psoriasiskomponente hat jedoch die sog. Thermalsolephototherapie. Sie basiert auf den positiven Erfahrungen der Thalassoheliotherapie am Toten Meer, wo eine Kombinationsbehandlung mit salzreichem Meerwasser und Sonnenlicht oft gute Besserungseffekte bei Psoriasiskranken bewirkt.

Durch eine entsprechende Kurverordnung in Form von Solebädern mit anschließender Ultraviolettbestrahlung ist es möglich, diese Klimatherapie auch in unseren Breiten nachzuvollziehen. Schwefelwässer im Rahmen der Balneotherapie stellen ebenfalls eine sinnvolle Verordnung dar (nach Niepel u. Manca 1971).

Eine Spondylitis psoriatica wird wie die Spondylitis ankylosans (M. Bechterew) behandelt (s. dazu 10.2 und 10.3).

10.2.3 Krankengymnastik und aktive Bewegungstherapie

Die Arthritis psoriatica unterliegt denselben bewegungstherapeutischen Kriterien wie die chronische Polyarthritis.

10.2.4 Medikamentöse Basis- und Begleittherapie

Nichtsteroidale Antirheumatika (NSAR) sind immer dann indiziert, wenn eine entsprechend schmerzhafte Gelenksymptomatik vorliegt. Die sog. Basistherapeutika („disease modifying drugs") sind vorwiegend jenen Fällen der Arthritis psoriatica vorbehalten, bei denen entzündliche Veränderungen an mehreren Gelenken bestehen und eine Progredienz erkennen lassen (nach Kaiser 1984).

Das Chloroquin gilt nach allgemeiner Ansicht als Kontraindikation, da es zu einer Exazerbation der Psoriasis führen kann. Die Wirksamkeit einer parenteralen Goldtherapie ist ausreichend bestätigt, D-Penicillinamin hingegen scheint weniger wirksam zu sein als bei der chronischen Polyarthritis (Mathies 1977). Dosierung und Durchführung einer Goldbasistherapie entsprechen den für die CP gültigen Schemata.

Das aromatische Retinoid Tiganson kann ebenfalls als Basistherapeutikum angesehen werden, sollte jedoch schwereren Fällen vorbehalten werden (Nebenwirkungen!) und eignet sich von daher gesehen nicht für den primären Einsatz im Rahmen einer Kurortbehandlung.

10.3 Seronegative Arthritiden – Beispiel: Morbus Reiter

10.3.1 Synopsis des Krankheitsbildes

Unter den sog. seronegativen (= Rheumafaktor negativ) Arthritiden ist das Reiter-Syndrom das bekannteste Krankheitsbild. Unter diese Krankheitsgruppe fallen jedoch auch andere, vorwiegend reaktive Gelenkaffektionen wie z. B. postenteritische oder postinfektiöse Arthritiden.

Beim M. Reiter werden vorwiegend junge Männer von einer Mono- oder Oligoarthritis der unteren Extremitäten befallen, die typische Symptomentrias Urethritis, Konjunktivitis und Arthritis beobachtet man nur in einem Teil der Fälle. Diagnostisch hilfreich im Rahmen der Erkrankung sind auch Hautveränderungen wie Mundschleimhautulzerationen oder eine Balanitis circinata. Der akute M. Reiter heilt meist verzögert (ad integrum!) ab, er kann in einem Teil der Fälle jedoch auch rezidivieren oder in ein chronisches Stadium übergehen (chronisches Reiter-Syndrom).

Bei einem entzündlichen Befall der Iliosakralgelenke und der Wirbelsäule ist der Übergang zu einer Spondylitis ankylosans gegeben.

Laborbefunde

Das HLA B_{27} als prädisponierendes Antigen ist in ca. 60–80% der Fälle positiv. Im akuten Stadium der Erkrankung ist die BSG deutlich, im chronischen Stadium je nach Krankheitsaktivität beschleunigt.

Röntgenbefunde

Erosive Gelenkveränderungen sind im akuten Stadium eher selten, destruktive Veränderungen können sich jedoch im chronischen Stadium entwickeln. Bei Befall der Iliosakralgelenke (ISG) sieht man ein Nebeneinander von Destruktions-, Sklerose- und Ankylosezeichen, in den frühen Krankheitsstadien zunächst einseitig auftretend. Im Wirbelsäulenbereich finden sich nicht selten Syndesmophyten oder sog. Parasyndesmophyten (intervertebrale henkelförmige Knochenspangen), wenn sich eine Spondylitis entwickelt hat.

Sozialmedizinische Beurteilung

Im akuten Stadium besteht ggf. eine befristete Einschränkung der beruflichen Leistungsfähigkeit, im chronischen Stadium können unterschiedliche bleibende Funktionseinschränkungen resultieren, insbesondere dann, wenn sich eine Spondylitis ankylosans entwickelt hat. Gelegentlich müssen dann auch berufsfördernde Maßnahmen mit in Betracht gezogen werden!

10.3.2 Kurtherapeutische Schwerpunkte

Während die Behandlung des akuten Reiter-Syndroms in aller Regel in einem Rheumafachkrankenhaus stattfindet, ist bei chronischen Verlaufsformen eine kombinierte kurörtliche Therapie durchaus indiziert (nach Schmidt 1988).

Zusätzlich kommen u. E. auch Fälle im abklingenden Schub in Betracht, wobei allerdings zur allgemeinen Kurfähigkeit gehört, daß vorausgegangene Urogenital- oder Darminfekte abgeklungen sein müssen. In akuten und subakuten Stadien sind Belastungstoleranz und Übungsfrequenz mit den Behandlungsprinzipien einer rheumatoiden Mono- oder Oligoarthritis vergleichbar.

Je deutlicher akute arthritische Symptome im Vordergrund der Beschwerden stehen, desto mehr muß die krankengymnastische Bewegungstherapie ein dosiertes Übungstempo, Geheinschränkungen und gelenkentlastende Maßnahmen berücksichtigen.

Später in der Remissionsphase können dann auch zunehmend dynamische Kraftübungen und stärkere Widerstandsübungen sowie Gelenkmobilisationen in den Behandlungsplan integriert werden. Beim Übergang der Erkrankung in eine Spondylitis ankylosans gelten die gleichen therapeutischen Richtlinien, die auch beim M. Bechterew relevant sind (s. dazu 10.5.2 – 10.5.4).

Was die Verordnung von Bädern betrifft, so sind diese im chronischen Stadium der Erkrankung prinzipiell indiziert, allerdings können schwere Reiter-Dermatosen gelegentlich eine Kontraindikation darstellen.

Bei einer Chronifizierung des Gelenkleidens ist auch die Einleitung einer Basistherapie (z. B. Goldtherapie) während der Kur durchaus in Erwägung zu ziehen, denn sie erweist sich in vielen Fällen als wirksam (vgl. Mathies 1977).

10.4 Akut rezidivierende und chronische Gichtarthritis

10.4.1 Synopsis der Krankheitsbilder

Die Gicht als Stoffwechselleiden stellt den Prototyp einer Zivilisationskrankheit dar. Typisch für einen Gichtanfall ist das Auftreten einer akuten schmerzhaften Monarthritis im Bereich der unteren Extremitäten, wobei meist das Großzehengrundgelenk betroffen ist. Die chronische Form der Gichtarthritis zeigt häufig einen oligoartikulären Gelenkbefall.

Dem akuten Gichtanfall geht in der Regel eine vorübergehende Erhöhung (Harnsäure über 8 mg/dl!), gelegentlich auch eine rasche Abnahme der Serumharnsäurekonzentration voraus.

Mit ansteigendem Harnsäurespiegel nimmt die Wahrscheinlichkeit von Gichtattacken und begleitenden Nierenkomplikationen zu.

Vor allem begünstigen Übergewicht, üppige Fleischmahlzeiten sowie körperliche Inaktivität und Alkoholkonsum bei entsprechender Disposition eine Gichtmanifestation, die sowohl artikulär, aber auch extraartikulär (z. B. Schleimbeutel) lokalisiert sein kann. Differentialdiagnostisch muß bei einer akuten Arthritis auch an eine sog. Pseudogicht (Chondrokalzinose) gedacht werden, wobei sich in der Synoviaanalyse dann nicht Urat-, sondern Kalziumpyrophosphatkristalle nachweisen lassen.

Laborbefunde

In der Regel findet sich eine BSG-Beschleunigung und mäßige Leukozytose im oder nach dem Anfall. In der überwiegenden Mehrzahl der Fälle liegt eine Hyperurikämie vor. Beweisend für die Diagnose ist die Synoviaanalyse mit dem Nachweis von doppelbrechenden phagozytierten Uratkristallen! Im anfallsfreien Intervall sind bei der akut rezidivierenden Gichtarthritis keine pathologischen Laborbefunde verifizierbar.

Röntgenbefunde

Die akute Gichtarthritis weist keinen röntgenpathologischen Befund auf. Bei der chronischen Arthritis urica lassen sich zystoide Knochentophi, paraartikuläre Usuren mit Spornbildung, große Stanzdefekte und tophöse Weichteilverdickungen, gelegentlich auch Zeichen einer arthrotischen Reparatur im Sinne einer sekundären Gichtarthrose nachweisen.

Sozialmedizinische Beurteilung

Bei progredienten Verlaufsformen einer chronischen Gichtarthritis können erhebliche Gelenkdeformierungen und Funktionseinschränkungen an Händen und Füßen vorliegen, welche die Leistungsfähigkeit im Erwerbsleben mittel- bis schwergradig einschränken. Manuelle Tätigkeiten, die eine ausreichende Geschicklichkeit und Greifkraft erfordern, können dann für den betroffenen Patienten unmöglich werden, problematisch sind auch beim Befall der Zehengrundgelenke stehende Tätigkeiten. Die akut rezidivierende Gichtarthritis bedingt eine vorübergehende Arbeitsunfähigkeit, in aller Regel aber keine Einschränkung der beruflichen Leistungsfähigkeit.

10.4.2 Balneophysikalische Therapieansätze

Indikationen für eine Kurorttherapie sind v. a. die chronische polyartikuläre Gicht ohne und mit Arthrosen (Schmidt 1988). Beim Gichtanfall oder im anfallsfreien Intervall hat eine Bädertherapie wenig oder allenfalls prophylaktische Bedeutung. Notwendige diätetische Maßnahmen oder eine allgemeine Verbesserung der körperlichen Konstitution sowie vorbeugende Maßnahmen gegen mögliche Komplikationen, die durch Immobilisation bedingt sind (Fehlhaltung, Fettleibigkeit), stellen nur eine relative Indikation für eine Kurorttherapie dar.

Im chronischen Stadium schließt die Behandlung der Gicht eine Vielzahl von Maßnahmen ein, z. B. Trinkkuren zur Diureseanregung v. a. bei Uratnephrolithiasis oder Bäderbehandlungen in Sole-, Kochsalz- und Radonquellen. Eine gezielte krankengymnastische Bewegungstherapie zur Funktionsverbesserung befallener Gelenke ist ebenfalls in den Kurplan zu integrieren und muß auf die jeweiligen individuellen therapeutischen Notwendigkeiten abgestimmt werden.

Nicht selten liegt bei Gichtpatienten die Hyperurikämie in Kombination mit einer Fettstoffwechselstörung, einer Hepatopathie oder einer kardiovaskulären Erkrankung (z. B. Herzinsuffizienz) vor, so daß in diesen Fällen Behandlungsansätze auch für diese Begleiterkrankungen mitberücksichtigt werden müssen! Darüber hinaus ist eine Ernährungsumstellung durch eine geeignete Diätberatung meist indiziert!

Hier muß der Gichtkranke davon überzeugt werden, daß er purinreiche Kost (z. B. üppige Fleischmahlzeiten), aber auch seinen Alkoholkonsum stark einschränken muß. Weiterhin soll er dazu angehalten werden, seine tägliche Kost auch hinsichtlich der Fette und Kohlenhydrate auf das für den Körper tatsächlich notwendige Quantum zu reduzieren.

10.4.3 Medikamentöse Therapie

Die Vermehrung der Harnsäure im Serum und in den Körperflüssigkeiten führt konzentrationsabhängig zu einem Ausfall von Harnsäurekristallen. Ziel der Gichttherapie ist daher eine konstante Normalisierung des Harnsäurespiegels entweder durch eine Hemmung der Harnsäuresynthese (urikostatisch) oder durch vermehrte Ausscheidung von Harnsäure durch die Nieren (urikosurisch). Prinzipiell ist eine Dauertherapie der Hyperurikämie von der Therapie im akuten Gichtanfall zu unterscheiden. Die *Dauertherapie* der Hyperurikämie ist zeitlich unbegrenzt und ist immer dann indiziert, wenn eine chronische Gichtmanifestation vorliegt, eine frühzeitige Nierenbeteiligung ohne Gelenkentzündung vermutet werden kann oder die Serumharnsäurekonzentration ständig über 8 mg/dl liegt.

Die wichtigste urikostatische Substanz ist das Allopurinol (z. B. Zyloric). Sie hemmt wirkungsvoll die Harnsäurebildung und wird in Abhängigkeit der Harnsäurekontrollen in einer Dosis von 100 – 600 mg/Tag eingesetzt. Urikosurika (z. B. Benemid) fördern hingegen eine erhöhte Harnsäureausscheidung durch die Nieren. Sie sind bei komplikationsloser asymptomatischer Hyperurikämie indiziert.

Im akuten Gichtanfall wird entweder Indometacin (z. B. Amuno-Supp. 200 oder 300 mg am 1. Tag) verordnet oder ersatzweise bzw. bei Versagen der antiphlogistischen Therapie das klassische Symptomatikum Colcicin (z. B. Colcicum-Dispert in einer anfänglichen Tagesdosis von 6 – 8 mg).

Nur in seltenen Fällen, in denen ein Gichtanfall nicht allein durch die Verordnung von Indometacin oder Colcicin kupiert werden kann, ist eine kurzfristige i. v. Kortisonapplikation empfehlenswert.

Auf längere Sicht sollte neben der hier skizzierten medikamentösen Therapie die Eliminierung der Harnsäure durch reichliches Trinken (v. a. alkalische Wässer), durch Überwärmung (Bäder, Sauna) und durch ausreichende körperliche Aktivität gefördert werden. Gerade hier kann die Kurorttherapie, die derartige Behandlungsziele verfolgt, im prophylaktischen Sinne zusätzlich Nutzen bringen.

10.5 Morbus Bechterew und andere seronegative Spondylitiden

10.5.1 Synopsis der Krankheitsbilder

Unter den sog. seronegativen Spondylitiden ist die Spondylitis ankylosans (M. Bechterew) die häufigste und auch bekannteste Erkrankung. Zu dieser Krankheitsgruppe zählen ferner die Spondylitiden, die beim M. Reiter (vgl. 10.3), bei der Psoriasis, beim M. Behçet sowie bei einigen entzündlichen Darmerkrankungen (M. Crohn, Colitis ulcerosa) auftreten.

Das gemeinsame Charakteristikum dieser Rheumaerkrankungen ist das Fehlen von Rheumafaktoren und die enge Assoziation zum HLA B_{27}.

Kennzeichnend für die seronegativen Spondylitiden sind ferner eine entzündliche Manifestation am Achsenskelett, gelegentlich zunächst nur in Form einer Sakroiliitis röntgenologisch nachweisbar, aber auch extraartikuläre Manifestationen (z. B. Augen, Urogenitaltrakt).

Die Ähnlichkeit der verschiedenen Krankheitsbilder aus diesem Formenkreis hat die Frage nach einer möglichen gemeinsamen Ursache aufkommen lassen, bei weitgehend unbekannter Ätiologie ist diese Frage bislang nicht eindeutig zu beantworten. Aufgrund der bisher bekannten Tatsachen scheint die Annahme berechtigt zu sein, daß bei Patienten mit entsprechender genetischer Disposition das prädisponierte Krankheitsbild zum Tragen kommt, wenn auslösende Faktoren hinzutreten.

Spondylitis ankylosans (M. Bechterew)
Die Spondylitis ankylosans tritt häufig zwischen dem 15. und 30. Lebensjahr hauptsächlich bei Männern auf und stellt eine Systemerkrankung mit vorwiegendem Befall des Stammskeletts, gelegentlich auch der stammnahen peripheren Gelenke dar.

Die Prognose ist anfangs ungewiß, neben gutartigen Verlaufsformen gibt es vereinzelt auch rasch progrediente Krankheitsbilder, die bis zu einer knöchernen Totalversteifung der Wirbelsäule führen (Abb. 10.4).

Vollständige Remissionen sind jedoch in jeder Krankheitsphase möglich. Als erste klinische Symptome werden meist tiefsitzende Kreuzschmerzen bzw. eine Morgensteifigkeit der Wirbelsäule angegeben. Nicht selten werden schon in Frühstadien ein Thoraxkompressionsschmerz sowie eine verminderte Entfaltbarkeit der Wirbelsäule beobachtet. Eine Iritis in der Vorgeschichte läßt sich gelegentlich eruieren. Beim Fortschreiten des Krankheitsprozesses treten die für die Diagnose entscheidenden Symptome (tiefsitzende Kreuzschmerzen, eingeschränkte Wirbelsäulenbeweglichkeit) entsprechend stärker in den Vordergrund.

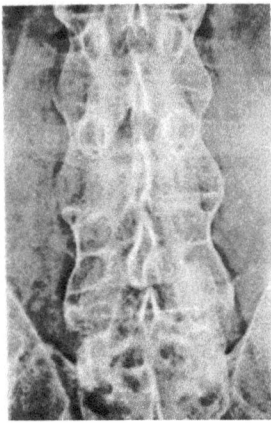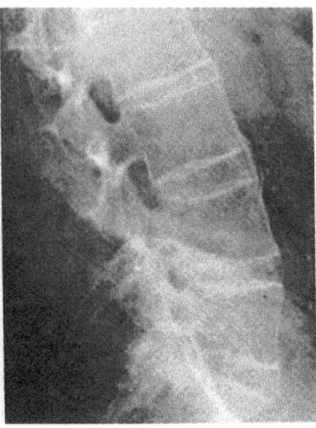

Abb. 10.4. Lendenwirbelsäule bei fortgeschrittener Spondylitis ankylosans. **a** a.-p.-Bild: Bambusstab, **b** seitlich. (Aus Müller 1981)

Laborbefunde

Die BSG ist in Abhängigkeit des humoral systemischen Entzündungsprozesses meist gering bis mittelgradig beschleunigt. In der Elektrophorese findet man gelegentlich eine α_2-Globulinerhöhung. Das Histokompatibilitätsantigen HLA B_{27} ist in über 90% der Fälle positiv, die Rheumafaktoren sind negativ. Die Synoviaanalyse weist bei einer Monarthritis des Kniegelenks die Kriterien eines Entzündungsergußes auf.

Krankheitsspezifische Laborbefunde existieren nicht. Auch der positive Nachweis des HLA B_{27} ermöglicht auch nur eine Wahrscheinlichkeitsaussage in den Fällen, wo die Diagnose radiologisch noch nicht gesichert werden kann.

Röntgenbefunde

Röntgenologisch zeigen sich schon im Frühstadium der Erkrankung Veränderungen an den Kreuz- bzw. Darmbeingelenken zunächst mit einer Pseudoerweiterung der Gelenkspalten durch Deminralisation. Später entwickelt sich dann das „bunte Iliosakralbild" (Dihlmann 1974).

Marginale Erosionen, perlschnurartige Usuren sowie brückenartige Gelenkspaltverschmälerungen sind hierfür kennzeichnend (s. Abb. 10.5).

Im fortgeschrittenen Stadium entwickeln sich im Wirbelsäulenbereich die Syndesmophyten, die überbrückenden Charakter aufweisen. Gelegentlich findet man auch eine Spondylodiszitis mit Knochendefekten an den Wirbelkörperschlußplatten bei gleichzeitiger Bandscheibenverschmälerung.

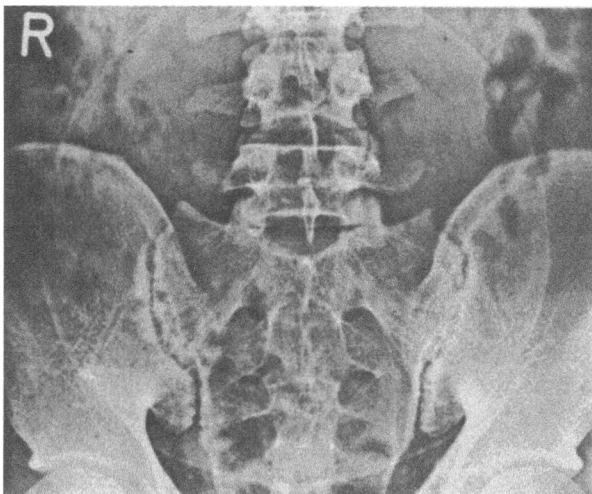

Abb. 10.5. Sacroiliitis bei Spondylitis ankylosans mit Destruktionen und subchondralen Sklerosen. (Aus Müller 1981)

Sozialmedizinische Beurteilung

Die mit der Erkrankung verbundene mögliche Einschränkung der Leistungsfähigkeit im Erwerbsleben kann sehr different sein, wobei das Krankheitsbild stets individuell beurteilt werden muß. Bei abortiven Formen resultieren mitunter überhaupt keine Leistungseinschränkungen, bei progredienten, zur Wirbelsäulenversteifung neigenden Krankheitsverläufen kann diese komplett aufgehoben sein, insbesondere dann, wenn zusätzlich periphere Arthritiden vorliegen. Bei einer mäßig progredienten Verlaufsform sind zunehmend Arbeiten erschwert bzw. unmöglich, die eine Bückbewegung erforderlich machen. Beim Befall der HWS können gelegentlich Überkopfarbeiten oder Arbeiten, die eine rasche Kopforientierung erfordern (Pkw-Fahren, Kranfahren etc.) nicht mehr verrichtet werden. Auch bei zunächst wenig ausgeprägten Krankheitssymptomen bedeutet die gesicherte Diagnose einer Spondylitis ankylosans prinzipiell eine Gefährdung der beruflichen Leistungsfähigkeit, wobei stationäre Heilbehandlungsmaßnahmen in Form von Kuren zur gesundheitlichen Stabilisierung und zur Stärkung der körperlichen Restleistungsfähigkeit dienen.

10.5.2 Balneophysikalische Therapieansätze

Die Spondylitis ankylosans (M. Bechterew) stellt außerhalb von akuten Schubsituationen eine der dankbarsten Indikationen für eine kombinierte Kurortbehandlung dar, wobei im Vergleich zu Patienten mit einer chronischen Polyarthritis die Belastbarkeit von Bechterew-Patienten generell größer ist. Exazerbationen des Krankheitsbildes im Sinne von Krankheitsschüben sind auch bei der

Anwendung thermotherapeutischer Verfahren seltener. Unter den balneophysikalischen Behandlungsansätzen kommen neben *Stanger-, Sole-* und *Schwefelbädern* zur allgemeinen vegetativen Umstimmung weiterhin manuelle *Lockerungsmassagen, Heißluftbehandlungen* und *Packungen* in Frage. Gerade die Wärmebehandlung wird von vielen Patienten als große Erleichterung empfunden, weil sie reflektorisch zur Entspannung und zur Verbesserung der mechanischen Eigenschaften der Gewebe führt und damit die Voraussetzung für die notwendige Bewegungstherapie optimiert. Wegen ihrer guten Effekte auf den allgemeinen Krankheitsprozeß haben sich neben der serienmäßigen Applikation von Fangopackungen auch *Saunabesuche* (1- bis 2mal/Woche) bewährt. Elektrotherapeutische Maßnahmen (z. B. eine Längsgalvanisation der Wirbelsäule) werden oftmals in das Therapieprogramm integriert. Besonders lokalisierte Schmerzen (Fersenschmerzen, Schmerzen im Bereich der Kostovertebralgelenke) können mit *Ultraschall* behandelt werden. Dort, wo die entsprechenden örtlichen Voraussetzungen vorhanden sind (z. B. in Badgastein, Bad Kreuznach) sollten *Radoninhalationen* im Stollen im Kurplan nicht fehlen. Kryotherapeutische Maßnahmen spielen außer bei akuten Mono- oder Oligoarthritiden peripherer Extremitätengelenke bei der Spondylitis ankylosans eher eine untergeordnete Rolle.

Die Schwerpunkte der balneophysikalischen Maßnahmen liegen jedoch nicht nur in der Verbesserung oder Erhaltung der Wirbelsäulen- und Gelenkfunktion, sondern v. a. auch in der *Atemtherapie*. Infolge der Thoraxwandstarre ist die Lungenatmung oftmals im Sinne einer restriktiven Ventilationsstörung behindert, der Patient weicht zunehmend auf eine Bauchatmung aus. In diesen Fällen muß zur Verbesserung der Atemfunktion besonders die Brust- und Flankenatmung entsprechend reaktiviert werden.

10.5.3 Krankengymnastik und aktive Bewegungstherapie

Ziel der Krankengymnastik und Bewegungstherapie ist die Mobilisation der zur Versteifung neigenden Wirbelsäulenabschnitte, ggf. auch der peripheren Gelenke. Entsprechende Übungen sollen aber auch die physische Ausdauer erhalten und steigern sowie eine Schmerzerleichterung bewirken. Eine regelmäßige Übungstherapie vermag durchaus eine zunehmende Versteifung des Achsenorgans zu verlangsamen, wobei die Krankheit selbst − wie bereits erwähnt − in jedem Stadium zum Stillstand kommen oder in einen langsamen unterschwelligen Verlauf übergehen kann.

Wenn die Erkrankung trotz allem fortschreitet, so ist entscheidend, daß die Versteifung der Wirbelsäule in gerader Stellung erfolgt und eine starke kyphotische Deformierung verhindert wird!

Obwohl auch einige Patienten mitunter krankeneinzelgymnastisch betreut werden müssen, werden in der Kur Übungsbehandlungen hauptsächlich in der

Gruppe durchgeführt. Dabei auftretende Gruppeneffekte, wie z. B. gegenseitige Motivation ggf. auch Hilfestellungen sowie Informationen der Betroffenen
untereinander, stellen wertvolle psychologisch therapeutische Parameter dar.
Die krankengymnastischen Behandlungsstrategien der Spondylitis ankylosans
sind z. T. aufgrund fehlender wissenschaftlicher Vergleichsmöglichkeiten der
verschiedenen Therapieangebote vielgestaltig und inhomogen.

Von großem Nutzen sind jedoch:
- Bodenübungen auf der Matte,
- Hockergymnastik,
- Übungen aus dem Vierfüßlerstand (Klappsches Kriechen),
- Übungen an der Sprossenwand,
- Übungen im Schlingentisch,
- Dehn- und Entspannungslagerungen,
- Bewegungsbäder,
- sportlich-spielerische Übungen.

Dabei dienen die *Übungen auf der Matte* v. a. einer Kräftigung der geschwächten Muskulatur, welche durch Widerstandsübungen oder durch langsam
durchgeführte aktive Bewegungen gegen die Schwerkraft erzielt werden soll.
Gleichzeitig können verkürzte oder kontrakte Muskeln gedehnt und die
Rückenmuskulatur gestärkt werden.
Übungen auf dem Hocker dienen ebenfalls zur Kräftigung der Rücken-
streckmuskulatur, zur Korrektur von ungünstigen Beckenstellungen, aber auch
zur Mobilisation der Wirbelsäule. *Übungen aus dem Vierfüßlerstand* eignen
sich besonders zur Wirbelsäulenmobilisation. *Behandlungen an der Sprossenwand* begünstigen durch die Dehnung der oftmals verkürzten Pektoralis-/
Bauch- und Iliopsoasmuskulatur eine Haltungskorrektur, außerdem werden
die Rückenstrecker gekräftigt und damit die Wirbelsäulenextension verbessert.
Bewegungsübungen im Schlingentisch unter partieller Aufhebung der Schwerkraft ermöglichen eine gezielte Mobilisation einzelner Bewegungssegmente sowie Bewegungen gegen federnden Widerstand. *Dehn- und Entspannungslagerungen* dienen ebenfalls einer Haltungskorrektur, indem sie der tendentiellen
Kyphosierung der Brustwirbelsäule entgegenwirken.
Die *Unterwasserbewegungstherapie* erleichtert physiologische Bewegungsabläufe durch den Auftrieb und trägt zur Muskeldetonisierung bei. *Übungs-
und Gruppenspiele* (z. B. ein adaptiertes Volleyballspiel) werden von den meisten Kurpatienten als willkommene Abwechslung und Ergänzung zu den gezielten krankengymnastischen Übungen angesehen und besitzen einen zusätzlichen Trainingseffekt für das Herz-Kreislauf-System. In Abhängigkeit der Mobilität und des Krankheitsstadiums müssen gelegentlich auch krankeneinzel-
gymnastische Behandlungen durchgeführt werden, die hauptsächlich ein passives Durchbewegen sowie manuelle Dehnungen der Wirbelsäule in den verschiedenen Bewegungsebenen beinhalten. Im Einzelfall können auch Mobilisationen aus der manuellen Medizin sinnvoll sein (z. B. zur Behandlung blockierter
Rippenwirbelgelenke).

Im Rahmen einer krankengymnastischen Einzeltherapie kommen darüber hinaus gelegentlich auch spezielle Mobilisationstechniken (z. B. Maitland-Mobilisationstechniken) oder krankengymnastische Behandlungen auf neurophysiologischer Grundlage (PNF) zur Anwendung. Aus dem Gesamtarsenal möglicher Kurmaßnahmen muß stets ein adäquates Behandlungskonzept zusammengestellt werden, wobei dem Patienten neben seinen Anwendungen auch genügend Gelegenheit zu intensiver Erholung gegeben werden muß.

Krankengymnastik und sportliche Aktivitäten (bevorzugt Schwimmen!) sind diejenigen Maßnahmen, die der Patient eigenverantwortlich auch nach seiner Kur zu Hause weiter fortsetzen sollte!

10.5.4 Medikamentöse Begleittherapie der Spondylitis ankylosans

Bei dieser Erkrankung gibt es keine ursächlich wirksame Therapie. Basistherapeutika (z. B. Gold) sind bei der unkomplizierten Form der Spondylitis ankylosans offenbar weniger effektiv als bei der chronischen Polyarthritis, eine Goldbehandlung wird deshalb als Basistherapie nur bei Beteiligung peripherer Gelenke empfohlen (vgl. Mathies 1984!).

Im Rahmen der symptomatischen Therapie wirken Glukokortikoide nicht entscheidend besser als die nichtsteroidalen Antirheumatika. Diese werden in schmerzadäquater Dosis nach den gleichen Richtlinien wie bei anderen entzündlichen Gelenkerkrankungen eingesetzt, sie sollen aber auch eine schmerzarme Funktionsverbesserung unter der physikalischen Therapie ermöglichen.

Literatur

Adermayer W, Ambs-Schulz M, Weber-Falkensammer H (1985) Krankengymnastik in der wohnortnahen Versorgung von Patienten mit rheumatischen Erkrankungen (besonders chronische Polyarthritis). Z Krankengymnastik 37/9:586–589

Amelung W, Hildebrandt G (1986) Balneologie und medizinische Klimatologie, Bd 3. Springer, Berlin Heidelberg New York Tokyo

Belart W, Brune K, Miehlke K (1980) Tabulae rheumatologicae, Therapie – Rehabilitation. Aesopus, Basel München

Brattström M (1986) Soziale und psychologische Konsequenzen von entzündlichen Gelenkerkrankungen. Orthopäde 15:359–360

Dihlmann W (1974) Das „bunte" Sacroiliacalbild – das röntgenologische Frühkriterium der ankylosierenden Spondylitis. Fortschr Röntgenstr 121:564

Dihlmann W (1983) Therapie der entzündlich-rheumatischen Krankheiten. Mediamed, Ravensburg

Drexel H (1980) Physikalische Therapie und Krankengymnastik unter Berücksichtigung der Möglichkeiten am Wohnort. In: Mathies H (Hrsg) „colloquia rheumatologica" (Arthritis – Arthrose). Banaschewski, München-Gräfelfing

Hofmann C (1984) Therapie der Psoriasis. In: Albrecht J (Hrsg) „colloquia rheumatologica" (Psoriasis, Psoriasis arthritis). Banaschewski, München-Gräfelfing, S 61–69

Hyde S (1983) Physiotherapie in der Rheumatologie. Enke, Stuttgart

Fehr K, Miehle W, Schattenkirchner M (1989) Rheumatologie in Praxis und Klinik. Thieme, Stuttgart, S 6.23–6.29

Fellmann N (1984) Die rheumatischen Spondylitiden und ihre Bewegungstherapie. Z Krankengymnastik 36/1:16−29

Franke M, Wirbser R (1986) Krankengymnastische Befundaufnahme und Behandlung der chronischen Polyarthritis aus ärztlicher und krankengymnastischer Sicht. Z Krankengymnastik 38/8:565−570

Fricke R (1985) Aktive krankengymnastische Übungstherapie chronisch entzündlicher Gelenkerkrankungen. Heilbad Kurort 37:179−180

Huber T (1977) Zur Frühdiagnose des Morbus Bechterew. Orthop Prax 5/XIII:361−364

Josenhans G (1986) Krankheiten der Bewegungsorgane aus internistischer Sicht. In: Verband Deutscher Rentenversicherungsträger (Hrsg) Leitfaden für die sozialmedizinische Begutachtung in der gesetzlichen Rentenversicherung. Fischer, Stuttgart New York, S 172−194

Kaiser H (1984) Therapie der Psoriasis arthritis. In: Albrecht J (Hrsg) „colloquia rheumatologica": Psoriasis, Psoriasis arthritis. Banaschewski, München-Gräfelfing, S 70−76

Kalden JR, Baenkler HW, Botzenhardt U (Hrsg) (1988) Klinische Rheumatologie. Springer, Berlin Heidelberg New York Tokyo

Knoth M, Voss E (1970) Komplexbewegungen, Bewegungsbahnung nach Dr. Kabat. Fischer, Stuttgart

Kohlrausch A, Widmer K, Rulffs W (1983) Indikations- und Verordnungshinweise für die physikalische Therapie. Deutscher Ärzteverlag, Köln, S 38−41

Krämer J (1983) Orthopädie, 2. Aufl. Springer, Berlin Heidelberg New York

Krasemann E, Laaser U, Schach E (1987) Sozialmedizin, Schwerpunkte: Rheuma und Krebs. Springer, Berlin Heidelberg New York Tokyo

Maitland GD (1983) Treatment of the glenohumeral joint by passive movement. Physiotherapy 69/1:3−7

Mathies H (1977) Medikamentöse Behandlung entzündlicher Gelenk- und Wirbelsäulenerkrankungen. In: Mathies H (Hrsg) „colloquia rheumatologica" 1: Sinnvoller Einsatz heutiger Therapiemöglichkeiten in der Praxis. Banaschewski, München-Gräfelfing, S 8−14

Mathies H (1978) Merkmale der wichtigsten rheumatischen Erkrankungen. Eular, Basel

Mathies H (1984) Polymyalgia rheumatica und Riesenzellarteritis. In: Schattenkirchner M (Hrsg) „colloquia rheumatologica": Kollagenosen und Vaskulitiden. Banaschewski, München-Gräfelfing, S 69−74

Mathies H (1989) Allgemeinpraktischer Leitfaden für Diagnose und Therapie rheumatischer Erkrankungen. Eular, Basel

Mertz DP (1980) Hyperurikämie, Gicht. Edition m+p, Dr. W. Rudat, Hamburg Neu-Isenburg

Miehlke K (1976) Die medikamentöse Behandlung der chronischen Polyarthritis. Orthop Prax 2/XII:115

Mucha C (1986a) Physikalische Therapie Rheumatologischer Erkrankungen − Bewegungstherapie. Z Phys Med Baln Klim 15:283

Mucha C (1986b) Zur krankengymnastischen Übungstherapie bei entzündlich-rheumatischen Erkrankungen. Rheuma 1:1−13

Mucha C, Mucha E, Rosenstock G (1986) Durchführungskriterien einer ambulanten krankengymnastischen Gruppentherapie bei Patienten mit ankylosierender Spondylitis. Z Krankengymnastik 38/2:100−113

Müller W (1981) Die seronegativen rheumatischen Spondylitiden. Orthopäde 10:133−154

Niepel G, Manca S (1971) Die Kurbehandlung rheumatischer Krankheiten. Z Bäder- Klimaheilkd 18:294

Ostendorp U, Küster-Trilling R (1983) Die Bedeutung der Krankengymnastik bei der Behandlung der chronischen Polyarthritis. Z Krankengymnastik 35/11:621−628

Pfenninger B (1984) Ergotherapie bei Erkrankungen und Verletzungen der Hand, 2. Aufl. Springer, Berlin Heidelberg New York Tokyo (Rehabilitation und Prävention 8)

Schattenkirchner M (1977) Medikamentöse Therapie der Gicht. In: Mathies H (Hrsg) „colloquia rheumatologica" 1: Sinnvoller Einsatz heutiger Therapiemöglichkeiten in der Praxis. Banaschewski, München-Gräfelfing

Schilling F (1985) Diagnostik und Differentialdiagnose rheumatischer Erkrankungen. In: Gotzen R (Hrsg) „colloquia rheumatologica". Diagnostik und Therapie rheumatischer Erkrankungen. Banaschewski, München-Gräfelfing

Schmidt KL, Schäfer U (1982) Rehabilitationsprobleme bei der ankylosierenden Spondylitis. Aktuelle Rheumatologie 7 (Sonderheft 2):130–138

Schmidt KL, Weber H (1985) Balneo- und Klimatherapie einzelner Erkrankungen. In: Deutscher Bäderverband eV (Hrsg) Deutscher Bäderkalender. Flöttmann, Gütersloh

Schmidt KL (1988) Balneotherapie rheumatischer Erkrankungen Deutscher Bäderverband eV, Bonn

Senn E, Baviera B (1985) Einführung in die krankengymnastische Therapie/Physiotherapie. In: Senn E, Weber-Falkensammer H (Hrsg) Chronische Polyarthritis. perimed, Erlangen, S 86–140

Sturm E (1990) Gicht – die unbekannte Krankheit. Deutsch Ärzteblatt 19:B1112–1114

11 Therapieleitlinien zur Kurortbehandlung sogenannter pararheumatischer Erkrankungen

H. HEIDMANN

11.1 Polymyalgia rheumatica

11.1.1 Synopsis des Krankheitsbildes

Die Polymyalgia rheumatica verursacht zumeist symmetrische heftige Schmerzen im Schulter- und/oder Beckenbereich und führt zu Einschränkungen der aktiven Beweglichkeit der befallenen Muskulatur. Typisch ist eine ausgeprägte Morgensteifigkeit der Muskulatur, die sich im Verlauf des Tages bessert. Nicht selten kommen Allgemeinsymptome wie leichtes Fieber, Schwäche, Müdigkeit, depressive Verstimmungen aber auch vorübergehende Arthralgien kleinerer oder größerer Gelenke hinzu. Die Erkrankung kann subakut oder langsam beginnen und klingt nach ca. 1–3 Jahren meist ohne Folgen ab. Allerdings findet man in einer Zahl der Fälle eine begleitende Arteriitis temporalis, die inadäquat behandelt, ernsthafte Folgen haben kann (z. B. Erblindung infolge eines Mitbefalls von Retinaarterien). Die Ätiologie der Polymyalgia rheumatica ist bislang ungeklärt, ein Autoimmunmechanismus wird diskutiert, bislang liegen jedoch keine gesicherten Belege hierfür vor.

Laborbefunde und Histologie

Am auffälligsten ist eine deutlich beschleunigte BSG (BSG nach Wiederholung initial >40 mmHg[1]/h). Eine Entzündungsanämie, eine Erhöhung der α_2-Globuline, gelegentlich eine Leukozytose stellen weitere typische Laborparameter dar. Die Kreatinkinase (CK) ist im Gegensatz zu anderen Myositiden (z. B. Polymyositis) nicht erhöht, Rheumafaktoren lassen sich nur ausnahmsweise nachweisen.

Eine Temporalisbiopsie ergibt nicht selten auch in jenen Fällen, bei denen man eine Temporalarterienbeteiligung primär nicht erwarten konnte, den Nachweis einer Riesenzellarteriitis.

Sozialmedizinische Beurteilung

Unter der Voraussetzung einer adäquaten Therapie ergeben sich prinzipiell nur kurzzeitige Einschränkungen der beruflichen Leistungsfähigkeit. Nur in wenigen Ausnahmefällen kann die Erkrankung die Erwerbsfähigkeit eines Patien-

---

[1] 1 mmHg = 133,3 Pa.

ten erheblich gefährden oder gar aufheben, besonders dann, wenn eine begleitende Arteriitis bereits zu bleibenden Folgeerkrankungen entsprechender Organe geführt hat (z. B. Angina pectoris, Myokardinfarkt, Erblindung).

11.1.2 Empfehlungen zur balneophysikalischen Therapie

In der Phase des akuten Krankheitsschubes stellt die Polymyalgia rheumatica keine Indikation für eine krankengymnastische oder physikalische Therapie dar. Hier kommen höchstens entspannende Lagerungen für den Patienten in Frage. Krankengymnastische Behandlungsansätze können ggf. die Beschwerden im Schulter- und/oder Beckengürtelbereich sogar noch verstärken! Unter erfolgreicher medikamentöser Therapie ist die schmerz- und funktionseingeschränkte Muskulatur sehr bald wieder funktionsfähig. Ist hingegen die akute Krankheitsphase weitgehend überwunden, so können *PNF-Techniken* sowohl für die Kräftigung der Muskulatur als auch für die Wiedererlangung des Bewegungsspielraums vorteilhaft sein. Da der Schwerpunkt noch vorhandener Restbeschwerden hauptsächlich im Schulter- bzw. Beckengürtelbereich liegt, ist ein *Mattentraining* im Rahmen der Bewegungstherapie geeignet. Ist die Erkrankung abgeklungen, so können auch *Bäder* (ggf. mit Medikamentenzusatz!) und leichte Lockerungsmassagen zur weiteren Muskeldetonisierung zur Anwendung kommen. Im Einzelfall ist auch eine *manuelle Therapie* bei Blockierungen oder zur Beseitigung einer Dysbalance zwischen tonischer und phasischer Muskulatur indiziert.

11.1.3 Stellenwert der medikamentösen Therapie

Die Therapie erfordert praktisch immer den Einsatz von Glukokortikoiden, wobei die Ansprechbarkeit des Krankheitsbildes hierauf so typisch ist, daß es als diagnostisches Kriterium mit herangezogen werden kann! Therapieziele sind die Prophylaxe arteriitischer Gefäßkomplikationen und Beschwerdefreiheit. In unkomplizierten Fällen der Polymyalgia rheumatica genügt eine Kortisonstoßtherapie, z. B. beginnend mit 20–30 mg Prednison/Tag oder einem äquivalenten Kortikoid (z. B. Decortin, Ultracorten), die meist rasch auf unter 10 mg täglich abgebaut werden kann. Die Therapiedauer ist hierbei zeitlich begrenzt. Höhere Anfangsdosen (20–60 mg/Tag) sind bei arteriitischen Gefäßkomplikationen erforderlich, in diesen Fällen ist auch eine Langzeittherapie mit einer Erhaltungsdosis indiziert, wobei sich die Tagesdosis nach dem klinischen Bild und den Entzündungsparametern bemißt.

11.2 Morbus Raynaud

11.2.1 Synopsis des Krankheitsbildes

Beim primären Raynaud-Syndrom handelt es sich um funktionelle Vasospasmen im Bereich der akralen peripheren Gefäße. Diese werden durch Kälte oder Streß induziert und können sich durch Wärmeeinfluß oder durch pharmakologische Effekte wieder lösen. Das Krankheitsbild entspricht einer Angioneurose, wobei feuchte kühle Akren typisch sind, die zunächst eine Zyanose, später dann eine reaktive Hyperämie zeigen. Der Raynaud-Anfall kann außerdem mit Parästhesien und peripheren Schmerzen einhergehen. Differentialdiagnostisch ist das sekundäre Raynaud-Syndrom zu unterscheiden, das im Gefolge einer anderen ätiologischen Grunderkrankung auftritt (z. B. Halsrippensyndrom, Kryoglobulinämie, progressive Sklerodermie).

Insbesondere die Sklerodermie beginnt nicht selten mit Raynaud-Anfällen.

Diagnostik

Für die Routinediagnostik im Rahmen eines kurörtlichen Heilverfahrens eignet sich ein *Kälteprovokationstest* mit Eiswasser, der bei prädisponierten Patienten positiv ausfällt. Anschließende Wärme oder die Gabe von Nitroglyzerin führen rasch zu einer Normalisierung der Durchblutungsverhältnisse, sofern ein Fingerarterienverschluß nicht vorliegt. Die Laborbefunde sind beim primären Raynaud-Syndrom unauffällig, bei den sekundären Formen abhängig von der jeweiligen Grunderkrankung.

Sozialmedizinische Beurteilung

Bei ausgeprägten und länger anhaltenden Beschwerden kann die Leistungsfähigkeit im Erwerbsleben reduziert sein. Gelegentlich sind berufliche Umschulungen oder ein Arbeitsplatzwechsel sinnvoll, in Einzelfällen kommen auch Zeitberentungen in Frage. Gewisse Arbeiten kommen prinzipiell nicht in Frage, z. B. Preßlufthammerarbeiten, Tätigkeiten unter Nässe- und Kälteexpositionen. Erfahrungsgemäß ist jedoch eine mittel- bis schwergradige Einschränkung der Leistungsfähigkeit bei den meisten Patienten nicht zu befürchten.

11.2.2 Leitlinien für die Kurortbehandlung

Schwerpunkte im Rahmen einer Kurortbehandlung stellen ein Gefäßtraining zur Verbesserung des Blutstroms in den Digitalarterien, eine Normalisierung der vegetativen Regulation (Sympathikusdämpfung!) sowie die Beseitigung von Risikofaktoren dar. Ein Nikotinverbot ist obligat! Vorteilhafte Durchblutungsreaktionen können z. B. durch thermindifferente CO_2-Bäder oder auch durch hydroelektrische Zellenbäder mit vagotonisierenden Impulsströmen erzielt werden. Auch aktive Bewegungsübungen (Faustschluß- und Rollenübungen) sowie isometrische Spannungsübungen durch Andrücken der Fingerkuppen gegen eine Unterlage können zur Verbesserung der Durchblutungsstörung hilfreich sein. Ferner sind alle allgemeinroborisierenden Maßnahmen, die zu einer Korrektur vegetativer Störeinflüsse beitragen können, therapeutisch geeignet. Manchmal können auch ein autogenes Training, ein Biofeedback oder eine psychotherapeutische Intervention zu einer Reduktion von Raynaud-Anfällen führen, da auch chronische Konfliktsituationen nicht selten die Anzahl und Häufigkeit von Raynaud-Anfällen beeinflussen.

11.2.3 Möglichkeiten einer medikamentösen Begleittherapie

Medikamentös ist eine Anfallprophylaxe mit lokal applizierten Nitroglyzerinpräparaten, Kalziumantagonisten u. U. auch mit einigen vasoaktiven Substanzen wie Dusodril möglich. Neuerdings wird gegen die akuten vasospastischen Reize erfolgreich Prostaglandin E i.v. gegeben; die Wirkung kann über Wochen andauern. Wenn der Verdacht auf Induktion der Raynaud-Symptomatik durch β-Blocker, hormonelle Antikonzeptiva oder Ergotaminderivate besteht, so sind diese Substanzen während einer Kur möglichst abzusetzen.

Literatur

Siehe Ende Kap. 12.

12 Kollagenosen – Allgemeines zu den Möglichkeiten und Grenzen einer Therapie durch Kurverordnungen

H. Heidmann

Die sog. Kollagenosen (*Lupus erythematodes, Sklerodermie, Dermato-* und *Polymyositis* u. a.) stellen nur unter bestimmten Bedingungen eine Indikation für eine Kurorttherapie dar, da es sich z. T. um schwere Allgemeinleiden handelt, die im Rahmen akuter Krankheitsexazerbationen stets Krankenhausaufenthalte erforderlich machen! Leichtere Krankheitsformen ohne viszerale Beteiligung können hingegen durchaus von einer kombinierten Balneotherapie profitieren, wenn eine adäquate ambulante Versorgung nicht mehr möglich, andererseits eine Krankenhausbehandlung noch nicht zwingend notwendig ist. Zwar sind grundlegende Besserungen hinsichtlich der Krankheitsprognose von einer Kurorttherapie nicht zu erwarten, eine symptomatische Linderung der Beschwerden ist jedoch oftmals möglich.

12.1 Lupus erythematodes

Der systemische Lupus erythematodes (SLE) befällt hauptsächlich Frauen im 2. und 3. Lebensjahrzehnt. Es handelt sich um eine Bindegewebserkrankung unklarer Ätiologie, wobei zahlreiche Phänomene jedoch den Verdacht auf eine Autoimmungenese nahe legen. Während der *Lupus erythematodes disseminatus* eine erste Prognose mit hoher Mortalität aufweist und durch die viszeralen Manifestationen (z. B. Nierenbefall, Endokarditis oder Pleuritis) den Gesamtorganismus in Mitleidenschaft zieht, handelt es sich beim *Lupus erythematodes discoides* in erster Linie um eine chronische Dermatose, die das Gesamtbefinden des Erkrankten über viele Jahre hin nur unwesentlich tangiert. Die Patienten beider Krankheitsvarianten weisen daher eine unterschiedliche Kurfähigkeit auf. Der systemische Lupus erythematodes ähnelt durch den oligo- oder polyartikulären Gelenkbefall nicht selten der klinischen Symptomatik einer chronischen Polyarthritis, jedoch finden sich nur äußerst selten röntgenerosive Veränderungen. Darüber hinaus kommt es an lichtexponierten Körperstellen zu verschiedenartigsten Hautveränderungen, wobei das klassische „Schmetterlingserythem" zwar pathognomisch für das Krankheitsbild ist, aber nur eine Variante der verschiedenen Hautmanifestationen darstellt. Haarausfall, vaskulitische Ulzera, Fieberschübe aber auch zentralnervöse Störungen kennzeichnen nicht selten das Krankheitsbild, das entweder mehr oder weniger lange Remissionen, aber auch stetig progrediente Verlaufsbilder aufweisen kann. Die starke variable Symptomatik hängt von der jeweiligen Lokalisation des Prozesses ab, die prognostisch bedeutsamste Krankheitsmanifestation ist die entzündliche Beteiligung der Nieren.

Charakteristisch bei den Laboruntersuchungen ist neben den allgemeinen Entzündungsparametern der Nachweis antinukleärer Faktoren (ANF) sowie jener von Antikörpern gegen native Doppelstrang-DNS.

Sozialmedizinische Beurteilung

Beim Lupus erythematodes discoides ist die Leistungsfähigkeit im Erwerbsleben in aller Regel nicht gefährdet, in fortgeschrittenen Fällen des systemischen Lupus erythematodes ist die Leistungsfähigkeit meist dauerhaft aufgehoben.

Medikamentöse Therapie

Im Rahmen einer Kurorttherapie lassen sich manche blande Fälle mit Chloroquin gut in den Griff bekommen, wobei diese Basistherapie bei Lupus erythematodes sehr viel wirksamer als bei der chronischen Polyarthritis ist. Gold und D-Penicillamin sind kontraindiziert! Aktive Krankheitsfälle sowie jene mit viszeraler Komplikation erfordern eine immunsuppressive Therapie und/oder eine höher dosierte Therapie mit Glukokortikoiden. Eine solche Medikation sollte jedoch nur in einer Spezialklinik oder unter Krankenhausbedingungen erfolgen! In der Regel handelt es sich dabei ohnehin um Patienten, die primär nicht kurfähig sind. Polyarthritische Beschwerden können wie bei der rheumatoiden Arthritis mit nichtsteroidalen Antirheumatika behandelt werden.

Weitere Maßnahmen

Eine funktionserhaltende balneophysikalische Therapie zielt darauf ab, die Muskelkraft zu erhalten, wenn möglich auch zu verbessern, wobei *aktive Bewegungsübungen gegen Widerstand* geeignet sind, die Muskeltätigkeit anzuregen. Kurtherapeutische Behandlungsansätze richten sich ggf. auch nach der begleitenden Polyarthritis, wobei insbesondere die Dehn- und Streckfähigkeit der Hand- und Fingergelenke gefördert werden sollen. In akuten Krankheitsphasen ist oft eine aktive Therapie nicht möglich, in diesen Fällen müssen zunächst die Hände durch eine geeignete Schienung so lange in funktionsfähiger Stellung gehalten werden, bis die akuten Symptome und damit auch die Schmerzen abgeklungen sind. Wenn im Rahmen einer beginnenden viszeralen Manifestation eine Lungen- oder Pleuramitbeteiligung nachgewiesen wird, stellt die Normalisierung der Lungenfunktionsparameter ein vorrangiges Behandlungsziel dar. Entsprechende Maßnahmen umfassen dann eine *gezielte Förderung der Zwerchfellatmung* und *Thoraxbeweglichkeit*.

In Abhängigkeit der Krankheitsaktivität kommen ggf. auch *Unterwasserbewegungstherapien*, *krankengymnastische Übungen* in der Gruppe, *Bindegewebsmassagen* aber auch *elektrotherapeutische Maßnahmen* in Frage.

Aktinische Reize im Rahmen einer Heliotherapie sind beim Lupus erythematodes kontraindiziert!

12.2 Sklerodermie

Die progressive systemische Sklerose (Sklerodermie) führt in Folge einer Störung der Kollagensynthese zu charakteristischen Hautindurationen und damit zu einem Funktionsverlust von Fingern und Händen. Im Gesicht entwickelt sich eine grobe Hautfältelung um den Mund herum, und es kommt zu einer Veränderung des Gesichtsausdrucks. Die Erkrankung verläuft mit und ohne viszerale Organmanifestation (ggf. Lungen- oder Ösophagusbeteiligung). Ein Großteil der Patienten zeigt ein begleitendes Raynaud-Syndrom der Akren. Eine Polymyositis oder milde Polyarthritis stellen mögliche Manifestationen der Erkrankung am Bewegungsapparat dar. Bei fortschreitendem Gelenkbefall kommt es zu Gelenkkontrakturen bedingt durch das „Zu-eng-Werden" des Weichteilmantels. Röntgenologisch zeigen sich mitunter reaktionslose Akroosteolysen sowie eine Calcinosis interstitialis lokalisata. Der Krankheitsverlauf ist unterschiedlich, meist progredient, gelegentlich aber auch durch Stillstände oder vorübergehende Besserungen gekennzeichnet.

Sozialmedizinische Beurteilung

In den meisten Fällen besteht eine erhebliche Einschränkung der beruflichen Leistungsfähigkeit auf Dauer! Schon in den Initialstadien der Erkrankung können oftmals manuelle Tätigkeiten nicht mehr verrichtet werden.

Medikamentöse Therapie

Da die bei der Sklerodermie beobachteten Indurationen mit einer Zunahme des unlöslichen Kollagens einhergehen, erscheint eine Behandlung mit einem Kollagenproduktionshemmer (z. B. D-Penicillamin) sinnvoll, obwohl die Ergebnisse verschiedener Therapiestudien nicht eindeutig sind. Vasodilatatoren sind nur von zweifelhaftem Wert. Zeichnet sich eine zunehmende Progredienz der Erkrankung ab, so ist unter prognostischen Gesichtspunkten in jedem Fall eine Indikation zur Einleitung einer immunsuppressiven Therapie gegeben. Für diese Patienten kommt eine Kurortbehandlung primär nicht mehr in Frage!

Weitere Maßnahmen

Geeignete Fälle einer blanden nichtprogredienten generalisierten Sklerodermie oder Patienten mit einer lokalisierten Sklerodermie können unter kurklinischen Bedingungen durchaus behandelt werden. Dabei sind die Vermeidung von Kontrakturen und die Erhaltung der Muskelkraft die Hauptziele therapeutischen Bemühens.

Insbesondere die Wärmeanwendung sind geeignet, die schlechten mechanischen Eigenschaften des Haut-/Unterhautgewebes zu verbessern, sie können die Haut wieder weicher, dehnbarer und verschieblicher machen. Hier bieten sich beispielsweise *Wärmeparaffinbäder* an, im Anschluß daran sollte sich stets ein passives Dehnen der Finger und Handgelenke anschließen. Eine geeignete Methode zur Vermeidung und Behandlung von Kontrakturen stellt auch die sog. *Bindegewebsmassage* dar, die zumindest durch die applizierten Zug- und Scherkräfte vorübergehend die sklerosierenden Bindegewebsschichten weiten und dehnen kann. Da bei der Sklerodermie eine Muskelschwäche fast immer vorhanden ist, kommen im Rahmen der Krankengymnastik auch *Kräftigungsübungen der Muskulatur* des Schulter- und Nackenbereichs und der oberen Gliedmaßen zur Anwendung. *Atemübungen* sind ebenfalls in den Kurverordnungsplan zu integrieren. Gelegentlich kommen auch Ruheschienen oder Streckverbände zur *Kontrakturprophylaxe* in Frage, ihre Anwendung muß jedoch stets mit aktiven Übungen kombiniert werden. *CO_2- oder Thermalbäder* können eine Verbesserung der Hautdurchblutung bewirken. Obwohl kurtherapeutische Behandlungsansätze rein palliativen Charakter haben und oft nur vorübergehend wirken, können sie zumindest das subjektive Wohlbefinden des Patienten steigern, sofern es sich um ein blandes Krankheitsbild handelt.

Beim Vorliegen manifester entzündlicher Erscheinungen der Haut und Unterhaut oder Muskulatur sind Massagen oder Wärmeanwendungen nicht indiziert.

12.3 Poly- und Dermatomyositis

Poly- und Dermatomyositis gehören zu der Krankheitsgruppe der entzündlichen Myopathien, deren Ätiologie bislang ebenfalls ungeklärt ist. Klinisches Hauptmerkmal beider Erkrankungen ist eine allgemeine Muskelschwäche, insbesondere der Schulter- und Beckengürtelmuskulatur. Diese kann bei subakuten Krankheitsverläufen so gering sein, daß sie der Patient kaum merkt, in späteren Stadien progredienter Verlaufsformen entwickeln sich hingegen oftmals deutliche Muskelatrophien und Weichteilkontrakturen, teilweise kommt es auch zu Kalkablagerungen im interstitiellen Muskelgewebe. Gelenksymptome können ebenfalls vorhanden sein und vom klinischen Aspekt Ähnlichkeiten mit einer milden chronischen Polyarthritis aufweisen. Die Dermatomyositis ist durch zusätzliche Hautveränderungen („Weißflecken-Lila-Erytheme") gekennzeichnet, eine Assoziation mit malignen Tumoren liegt gelegentlich vor. Der Nachweis erhöhter Muskelenzyme im Serum, insbesondere der Kreatininphosphokinase (CPK, CK) sowie das Ergebnis der Muskelbiopsie sichern die Diagnose einer entzündlichen Myopathie. Der Verlauf beider Erkrankungen, die sich sehr ähneln, ist variabel und unberechenbar; neben rasch progredienten Verlaufsformen mit letalem Ausgang gibt es auch Fälle mit nur geringfügigen Krankheitszeichen und Funktionsbehinderungen. Insbesondere Patienten mit solchen Verläufen können von einer kombinierten Kurorttherapie profitieren.

Medikamentöse Therapie

Die Behandlung der Glukokortikoiden ist bei beiden Erkrankungen oftmals sehr erfolgreich, über die geeignete Dosierung gibt es jedoch unterschiedliche Ansichten. Solche Patienten, die auf eine Steroidtherapie nicht ansprechen, werden auch immunsuppressiv behandelt (z. B. mit Methotrexat). Für diese Patientengruppe gilt − wie bereits an anderer Stelle zuvor ausgeführt −, daß eine solche Therapiemaßnahme nicht unter kurklinischen Bedingungen eingeleitet werden kann, sondern vielmehr Aufgabe einer Spezialklinik oder Krankenhausabteilung darstellt. Die Dauer einer immunsuppressiven Therapie richtet sich in erster Linie nach den klinischen Symptomen, wobei Exazerbationen des Krankheitsbildes durch eine flexible Handhabung der therapeutischen Kombinationen aufgefangen werden müssen, andererseits eingetretene Remissionen auch einen Auslaßversuch rechtfertigen können.

Weitere Maßnahmen

Ziele einer geeigneten balneophysikalischen Therapie sind die Vermeidung von Kontrakturen, eine Kräftigung der Muskulatur, ggf. auch das Wiedererlangen von verlorengegangenem Bewegungsspielraum. Atemübungen sind bei jenen Patienten angebracht, bei denen ein Befall der Atemmuskulatur vorliegt. Im übrigen gelten auch hier ähnliche Therapieprinzipien wie bei den anderen bereits beschriebenen Kollagenosen.

Literatur
zu Kapitel 11 und 12

Dihlmann W (1983) Therapie der entzündlich-rheumatischen Krankheiten. Mediamed, Ravensburg

Fehr K, Miehle W, Schattenkirchner M (1989) Rheumatologie in Praxis und Klinik. Thieme, Stuttgart, S 6.28−6.29

Helmke K (1987) Frühformen systemisch-entzündlicher Bindegewebserkrankungen und Probleme der Diagnostik undifferenzierter Kollagenosen. In: Zeidler H (Hrsg) „colloquia rheomatologica" 36: Frühformen rheumatischer Erkrankungen. Banaschewski, München-Gräfelfing

Heidrich H (1984) Das Raynaud-Syndrom − Definition, Klinik, Diagnostik und Therapie. Herz Gefäße 4:273−281

Hyde S (1983) Physiotherapie in der Rheumatologie. Enke, Stuttgart

Josenhans G (1986) Krankheiten der Bewegungsorgane aus internistischer Sicht. In: Verband Deutscher Rentenversicherungsträger (Hrsg) Leitfaden für die sozialmedizinische Begutachtung in der gesetzlichen Rentenversicherung. Fischer, Stuttgart New York

Knauth K, Reiners B, Huhn R (1986) Physiotherapeutisches Rezeptierbuch. Steinkopff, Darmstadt

Mathies H (1984a) Polymyalgia rheumatica und Riesenzellarteriitis. In: Schattenkirchner M (Hrsg) „colloquia rheumatologica" 19: Kollagenosen und Vaskulitiden. Banaschewski, München-Gräfelfing

Mathies H (1984b) Allgemeinpraktischer Leitfaden für Diagnose und Therapie rheumatischer Erkrankungen. Eular, Basel

Mathies H, Wagenhäuser FJ (1978) Merkmale der wichtigsten rheumatischen Erkrankungen. Eular, Basel (Compendia Rheumatologica)

Schattenkirchner H (Hrsg) (1984) Kollagenosen und Vaskulitiden. Banaschewski, München-Gräfelfing („colloquia rheumatologica" 19)

Schmidt KL (1988) Balneotherapie rheumatischer Erkrankungen. Deutscher Bäderverband eV, Bonn (Wissenschaftl Reihe)

Schoop W (1986) Krankheiten der periferen Arterien. In: Verband Deutscher Rentenversicherungsträger (Hrsg) Leitfaden für die sozialmedizinische Begutachtung in der gesetzlichen Rentenversicherung. Fischer, Stuttgart

Trinkl W, Rösing K, Rösing C (1989) Polymyalgia rheumatica. Deutsch Ärzteblatt 86/21:B1142–1145

13 Probleme der Multimorbidität bei orthopädisch-rheumatologischen Kurpatienten

G. BLAUMEISER

13.1 Diagnostik, differentialdiagnostische Maßnahmen und deren Angemessenheit im Rahmen eines stationären Heilverfahrens

Das Ziel eines stationären Heilverfahrens ist die Wiederherstellung, Erhaltung oder die Verbesserung der Leistungsfähigkeit des Patienten, so daß dieser weiterhin den Anforderungen seines bisherigen Arbeitsplatzes gerecht oder ggf. in einen neuen Arbeitsprozeß eingegliedert werden kann.

Von den Kostenträgern der Kuren wird immer wieder betont, *daß die tragende Säule einer stationären Kurbehandlung in der Therapie zu sehen sei.* Die zweite Säule bestehe in der Durchführung (fachübergreifender) gesundheitsbildender Maßnahmen, wie z. B. in der Aufklärung der Patienten über Risikofaktoren und der Förderung eines vertieften Gesundheitsbewußtseins. Derzeit geschieht dies in den einheitlich in allen Kurkliniken plazierten Seminaren mit dem Titel *„Gesundheit selber machen".* Diese medizinisch, pädagogisch und psychologisch den Kurpatienten gerecht werdende Seminarreihe wird von allen Rentenversicherungsträgern gefördert. Ihre Bedeutung wird durch die obligatorische Durchführung der Seminare in den Vormittagsstunden, gleichwertig zu allen anderen kurmedizinischen Therapien unterstrichen. Die Patienten sind zur Teilnahme verpflichtet.

Erst an nachrangiger dritter Stelle sind kurstationäre diagnostische Maßnahmen vorgesehen. Die traditionelle ärztliche Denkweise, daß vor der Therapie eine eingehende Diagnostik zu erfolgen hat, wird durch diese Änderung in der Hierarchie nicht gestört; denn es wird davon ausgegangen, daß alle erforderlichen diagnostischen Maßnahmen *vor* Beginn einer stationären Kurmaßnahme extern z. B. unter der Regie des Hausarztes durchgeführt worden sind. *Insofern ist die Beibringung sämtlicher aktueller Vorbefunde bei Kurbeginn entscheidend wichtig für den Verlauf* und für eine möglichst schonende zusätzliche diagnostische Belastung des Patienten.

Nicht wenige Patienten bieten wichtige außerorthopädische fachübergreifende Befunde (internistisch, neurologisch etc.). Andererseits prägen beispielsweise kardio-pulmonale oder Stoffwechselbefunde neben den pathologischen Veränderungen am Bewegungsapparat entscheidend den Grad einer aktiven Belastbarkeit. Diese wiederum soll aber vorrangiger Bestandteil eines zeitgemäßen orthopädischen Heilverfahrens sein.

Je vollständiger aktuelle Befundunterlagen (in Form schriftlicher Dokumentationen, Laborbefunde, Röntgenbilder u. a.) bei Kurbeginn vorgelegt werden, um so zügiger kann ein therapeutisches Konzept individuell entwickelt und umgesetzt werden. Je mehr Zeit in der Kurklinik für differentialdiagnostische Abklärungen unklarer Befunde aufzuwenden ist, um so weniger bleibt an Behandlungszeit übrig.

Eine stationäre Kurmaßnahme ruht in der Reihenfolge auf den Säulen:

1) Therapie,
2) gesundheitsbildende Maßnahmen,
3) Diagnostik.

Der Kurarzt ist auf die vollständige Vorlage aller aktuellen medizinischen Befunde bei Kurbeginn angewiesen.

Eventuell notwendig werdende differentialdiagnostische Maßnahmen im Kurverfahren können die Effizienz kurtherapeutischer Bemühungen in Frage stellen, da zu wenig Behandlungszeit bleibt.

Bei aller Klarheit und Logik des Anspruches an ein kurstationäres Heilverfahren im Sinne der vorrangigen Therapie ist aus der praktischen Erfahrung darauf hinzuweisen, daß in der relativen Ruhe einer Kurbehandlung manche bislang nicht erkannte und bisweilen auch spektakuläre Erkrankung erstmals festgestellt werden konnte.

13.2 Therapieausschlüsse und Behandlungsrisiken bei aktiven, belastenden Kurmaßnahmen

Bei der Erstellung eines physikalisch-balneologisch-krankengymnastischen und sporttherapeutischen Behandlungsplanes, darf man sich nicht allein von der orthopädischen Grunderkrankung bzw. von den Leistungsdefiziten am Bewegungsapparat leiten lassen.

Bei älteren und bei multimorbiden Patienten kann die aktive Belastbarkeitsreserve deutlich eingeschränkt sein. Stehen und langsames Gehen im Thermalwasser entspricht beispielsweise bereits einer Belastungsintensität von 70 W. Die orthopädische Indikation zur Durchführung von z. B. Bewegungsbädern im Thermalwasser bedarf immer einer individuellen Relativierung unter Berücksichtigung fachfremder Befunde. Therapeutisch gedachte Sportarten wie Gymnastik, Spiele, Wandern, Joggen u. a. bergen wegen der damit verbundenen Kreislauf- und Stoffwechselbelastung ein erhöhtes Risiko. Einer DPA-Mitteilung zufolge (*Zeitschrift der BfA* 1990) ereignen sich die meisten − nicht durch Unfall verursachten − Todesfälle bei der Ausübung besonders gesunder Sportarten wie Golf oder Joggen. Fast immer liegt diesem plötzlichen Tod eine bis dahin unentdeckte Erkrankung des Herz-Kreislauf-Systems, ggf. in Verbindung mit einem „blanden" Infekt, zugrunde. Einem erhöhten Risiko bei der Ausübung bewegungsaktiver Maßnahmen unterliegen generell Menschen jenseits des 4. Lebensjahrzehnts, ferner Hypertoniker, Raucher sowie Patienten mit Anomalien im Blutgefäßsystem. Frauen sind weniger gefährdet als Männer. Das Risiko steigt mit zunehmendem Lebensalter.

Im ambulanten Bereich ist einer erstmaligen gesundheitssportlichen Betätigung jenseits des 40. Lebensjahres eine Eignungsuntersuchung vorzuschalten. Im Rahmen einer stationären Heilmaßnahme muß dagegen ohne Alterslimitierung und vor der Durchführung belastender sporttherapeutischer Behandlungen die Anfertigung eines EKG, einer ergometrischen Untersuchung und eventuelle Zusatzuntersuchungen obligatorisch sein.

Bei der Therapieplanung ist ferner an mögliche und bisher noch nicht diagnostizierte degenerative Veränderungen im zentralen Nervensystem zu denken, ebenso auch an eine verminderte Elastizität der zerebralen Gefäße.

Trainingsbedingte Erhöhungen des intrathorakalen, intravasalen und intrazerebralen Drucks (z. B. in Form einer Preßatmung bei gymnastischen Übungen, Krafttrainings etc.) sind risikoreich und müssen bei den Befunden einer Gefäßsklerose, Hypertonie etc. gemieden werden.

Plötzliche, ungewohnte und ekzessive Belastungen bei Patienten, deren kardiovaskuläres und pulmonales System bereits leistungsreduziert ist, können zu Todesfällen führen. Ekzessivbelastungen sind im Rahmen einer stationären Heilmaßnahme ohnehin kontraindiziert. Übermotivierte, „wettkampfeingestellte" Patienten neigen zu einer Überforderung ihrer physiologischen Grenzen.

Das in der Kur entwickelte und gestartete Bewegungstraining soll schließlich so individuell zutreffend sein, daß es auch nach der Kur risikolos und gesundheitsfördernd zu Hause fortgeführt werden kann.

Bezüglich weitergehender Ausführungen zur Indikation oder Kontraindikation belastender sporttherapeutischer Maßnahmen s. auch Kap. 4.

13.3 Therapiepräferenzen

Der Therapieplan ist auf eine breite Basis, möglichst bereits auswärts, der Kur vorangehender (aber ausreichend aktueller) diagnostischer Maßnahmen zu stellen, um einerseits Kontraindikationen bestimmter physikalisch-balneologischer und sporttherapeutischer Behandlungen feststellen und andererseits durch die Wahl geeigneter kurtherapeutischer Maßnahmen ggf. einen ganzen Komplex von Beschwerden, Behinderungen und Leistungseinbußen adäquat behandeln zu können.

Die Förderung der koordinativen Fähigkeiten, die Kräftigung und Balancierung der Skelettmuskulatur, die Verbesserung der Flexibilität und Gelenkigkeit sowie die Minderung von Schmerzen am Bewegungsapparat sind die Grundintentionen der Behandlung orthopädischer Basisbefunde. Deren Verbesserung dient letztlich einer effektiveren Funktion und Trainierbarkeit vital wichtiger Funktionen, z. B. im Sinne einer Regulierung und Harmonisierung vegetativer Funktionen, des Stoffwechsels, der Psyche etc. Eine ausreichende Funktion des Bewegungsapparates ist naturgemäß die Voraussetzung, herzwirksame Trainingsreize zur Verbesserung der aeroben Ausdauerkapazität zu setzen. Sollten Belastbarkeitsvoraussetzungen für ein kardiopulmonales Training in vollem Umfang nicht mehr vorliegen und auch nicht mehr wiederzuerlangen sein, so kann dennoch der Patient z. B. von einer verbesserten Gelenkigkeit bei gleichzeitig geminderter Schmerzhaftigkeit und von einer gesteigerten Bewegungssicherheit erheblich profitieren.

Literatur

Siehe Ende Kap. 14.

14 Anschlußheilbehandlung (AHB-Verfahren)

G. BLAUMEISER

Der umfassende allgemeingültige Arbeitskatalog zur Anschlußheilbehandlung zielt ab auf internistische, neurologische, orthopädische und chirurgische Nachbehandlungsnotwendigkeiten und solche Indikationen, die die Symbiose von Ärzten mehrerer Fachgebiete beanspruchen. Diesem Ziel diente der Aufbau eines Netzes von Kliniken, die sowohl apparativ wie personell den Ansprüchen der Versorgung des angesprochenen Patientenkreises gerecht werden konnten. Die Sachkompetenz auch der Rehabilitationskliniken in Diagnose und Therapie muß sich im Dialog zwischen Akutkrankenhaus und Anschlußheilbehandlungsklinik erweisen. Die möglichst nahtlose und termingerechte wechselseitige Information dient einerseits der erfolgreichen Nutzung des Versorgungsangebotes an die Patienten und erleichtert andererseits auch die anschließende häusliche Versorgung der Patienten durch den niedergelassenen Arzt in der Praxis. Eine zusätzliche sozialmedizinische Versorgung bei problematischen Wiedereingliederungsbemühungen ist in einer Kur-(AHB-)Klinik schneller und kompetenter praktikabel, da aufbauend auf den klinischen Beobachtungen und Erfahrungen unter ärztlicher Anleitung zusätzliche Fachdienste und -disziplinen nutzbar sind (z. B. Psychologie, Berufsförderung, Sozialdienste; Berghoff 1985).

14.1 Organisatorische Gesichtspunkte

Eine Anschlußheilbehandlung ist einbettet in das Gesamtkonzept der medizinischen, beruflichen, schulischen und sozialen Rehabilitation. Die größte Zahl der Kuren wird von den Rentenversicherungträgern getragen, wobei das Ziel die Erhaltung, Besserung und Wiederherstellung der Erwerbsfähigkeit ist. Diese schwerpunktmäßige Kurfinanzierung durch die Rentenversicherungsträger hat für die Integrationsstellung und die Auswahl der Kurpatienten insofern Folgen, daß nicht nur medizinische, sondern auch ökonomische Kriterien zugrunde gelegt werden. Es wird sowohl eine Verbesserung des Gesundheitszustandes als auch eine Verbesserung der Arbeitsfähigkeit bezweckt. Bei Nichterwerbstätigen können die gesetzlichen Krankenkassen, die gesetzliche Unfallversicherung, aber auch Sozialhilfebehörden und Kriegsopferversorgungswerke Kostenträger der Kurfinanzierung sein.

Eine Sonderform nehmen die Anschlußheilbehandlungen ein, da sie nicht so sehr Kuren im klassischen Sinne, sondern vielmehr medizinische Rehabilitationsmaßnahmen sind, die sich unmittelbar an einen Akutkrankenhausaufenthalt anschließen (Hildebrandt u. Gutenbrunner 1985).

In der nahtlosen Verlegung des ggf. operativ behandelten Patienten aus der Akutklinik direkt in eine AHB-Klinik liegen die besonderen Vorzüge dieses Verfahrens. Oftmals kann nur so das gute Operationsergebnis konzeptionsgemäß zur vollen funktionellen Entfaltung kommen.

Etwaige postoperative häusliche Zwischenaufenthalte gefährden durch die Unterbrechung der Therapiekette nicht selten das Behandlungsergebnis sehr kostenaufwendiger Operationen.

Die Genehmigung zur Durchführung von AHB-Verfahren qualifiziert die Kurkliniken in besonderem Maße. Sie dokumentiert deren besondere Fachkompetenz und Qualität der personellen, apparativen und räumlichen Ausstattung.

Die Indikation zur Durchführung eines AHB-Verfahrens wird vom behandelnden Akutklinikarzt gestellt, die Kostenübernahme in der Regel im Nachhinein durchgeführt. Die Anschlußheilverfahren werden in technisch gut ausgerüsteten bzw. spezialisierten Kliniken durchgeführt. Kostenträger sind Krankenkassen sowie Rentenversicherungsträger (Hildebrandt u. Gutenbrunner 1985).

14.2 Anschlußheilbehandlungsverfahren in der Orthopädie

Generell ist unter Berücksichtigung der Anschlußheilbehandlungsindikationen in folgenden Fällen eine orthopädische Anschlußheilbehandlung sinnvoll:

1) bei Schäden in mehreren Bereichen des Bewegungsapparates, zusätzlichen Erkrankungen anderer Organe, Organsystemen oder Behandlungsnotwendigkeit unter Entlastungsvorschriften;
2) bei Patienten mit chronischen Schmerzproblemen, mit psychosomatischen Erkrankungen und besonders ängstlichen Patienten; diesen kann während einer Anschlußheilbehandlung vermehrte medizinische und psychologische Zuwendung zukommen;
3) bei Patienten, die zusätzlich die Versorgung mit orthopädischen Hilfsmitteln benötigen; diese können in der Anschlußheilbehandlung durch die enge Zusammenarbeit mit dem Orthopädietechniker und -schuhmacher optimal versorgt werden.

In der Regel dient die umfassende konservative Therapie der orthopädischen AHB-Kliniken einer gezielten funktionellen Behandlung im Rahmen der Krankengymnastik, Bewegungs- und Sporttherapie, der Ergo- und physikalischen Therapie.

Nach oft subtilen und kostenaufwendigen operativen Eingriffen an den Gliedmaßen, Gelenken und an der Wirbelsäule, ist eine längerfristige intensive krankengymnastische und funktionelle bewegungstherapeutische Trainingsphase notwendig, damit die Muskelkraft wiederhergestellt und physiologische Bewegungsmuster neu erlernt werden. In enger Abstimmung mit dem Operateur ist die Dosierung von rehabilitativen Belastungsreizen und die Toleranz einer jeweiligen Gelenkmobilität festzulegen. Dabei ist auch die Tragezeit von Orthesen, der Gebrauch von Miedern, Bandagen etc. im Rehabilitationskonzept mit zu berücksichtigen. In diesen Fällen hat sich eine zusätzliche ergänzende Heilbehandlung nach Abschluß der knöchernen Stabilisierung, z. B. zur Korsettentwöhnung, bewährt (Kühirt 1985).

Einfache und zu Hause fortzuführende Übungen sowie Unterweisungen über ein korrigiertes, der Gesundheit dienendes, Alltagsverhalten beschließen das Verfahren (Finde-Klee u. Büttner 1988).

Eine besondere Indikation zur Durchführung einer orthopädischen Anschlußheilbehandlung kann das *Sudeck-Syndrom*, die posttraumatische Reflexdystrophie, darstellen. Ebenso unsicher wie die Pathogenese sind oftmals pragmatische Therapiekonzeptionen. Der Verlauf und die Zeitdauer der Sudeck-Stadien (*1*: akutes Stadium, *2:* dystrophisches Stadium, *3*: Stadium der Atrophie) ist nicht vorhersehbar, die Beurteilung der Prognose ist stets schwierig.

Sowohl ein zu wenig an Bewegungen, als auch an zuviel (schmerzhaftes forciertes Erzwingen) kann das Krankheitsbild unterhalten und fördern. Physikalische Therapien (aufsteigende Galvanisation, einschleichende Kryotherapie) bieten sich an. Bei starken Schwellungen sind Lymphdrainagen hilfreich. Weiterhin werden entspannende Maßnahmen, Maßnahmen zur Entstauung und Durchblutungsförderung sowie zur Mobilisation und Kräftigung angeordnet. Um die Funktionen für das Alltagsleben wiederherzustellen, müssen Gebrauchsbewegungen geschult werden (Fialka u. Sadil 1986).

Literatur
zu Kapitel 13 und 14

Berhoff A (1985) Anschlußheilbehandlungen − gelungener Brückenschlag zwischen Akutkrankenhaus und Rehabilitationsklinik. In: *BfA Aktuell 1985* (10 Jahre AHB Bundesversicherungsanstalt für Angestellte, Berlin)

Fialka V, Sadil V (1986) Physikalisch-therapeutische Möglichkeiten beim Morbus Sudeck. Z Krankengymnastik 38:781−784

Finde-Klee R, Büttner K (1988) Die Wirksamkeit stationärer Rehabilitationsmaßnahmen in der Nachsorge bandscheibenoperierter Patienten. Orthop Prax 1:6−10

Hildebrandt G, Gutenbrunner C (1985) Sozialmedizinische Aspekte der Kurortbehandlung. In: Amelung W, Hildebrandt G (1985) Balneologie und medizinische Klimatologie, Bd 3. Springer, Berlin Heidelberg New York Tokyo

Kühirt M, Voll J (1974) Aufgaben der Rehabilitation bei der Behandlung von degenerativen Wirbelsäulenerkrankungen. Rehabilitation 13:43−48

Kühirt M (1985) Empfehlungen und Erfahrungen im AHB-Verfahren aus der Sicht eines in der Rehabilitation tätigen Orthopäden. In: *BfA Aktuell 1985* (10 Jahre AHB Bundesversicherungsanstalt für Angestellte, Berlin)

15 Differentialdiagnostische Leitsymptome und Befunde in der kurklinischen Behandlung von Patienten mit orthopädisch-rheumatischen Beschwerden

H. Heidmann

15.1 Zur Differentialdiagnose von Schmerzzuständen der großen Extremitätengelenke

15.1.1 Kniegelenkschmerzen

1) Degenerativ (Gonarthrose)	osteophytäre Randwulstbildungen, subchondrale Sklerosierung, Geröllzystenbildung und Gelenkspaltverschmälerung
2) Retropatellare Veränderungen Patella partitia (Hemmungsmißbildung):	erlangt nur selten klinische Bedeutung!
Patelladysplasie:	Jägerhut-, Kieselstein- oder Halbmondform der Patella, pathologischer Patellaöffnungswinkel
Chondropathia patellae:	kein röntgenpathologischer Befund, aber retropatellare Schmerzen
Retropatellararthrose:	arthrotische Randwülste, subchondrale Sklerosierung, Gelenkspaltverschmälerung; klinisch: Gleithemmung, retropatellarer Druckschmerz
Habituelle Patellaluxation:	begünstigt durch pathologische Patellaform oder zu niedrige äußere Begrenzung des Gleitlagers
3) Osteonekrosen (Osteochondrosis dissecans):	ggf. Röntgennachweis des Dissekats; klinisch oft Blockierung mit federnder Streck- oder Beugehemmung bei freiem Gelenkkörper, intermittierender Hydrops
4) Neurogene Osteoarthropathie (Charcot-Gonarthrose):	Abschmelzen von Teilen der artikulierenden Knochenanteile, später Gelenkruine, Instabilität
5) Meniskusaffektionen:	klinische Zeichen der Blockierung und Streckhemmung, Rotationsschmerzen;

	rezidivierende Ergußbildung; arthroskopische Sicherung der Diagnose!
6) Insertionstendinosen:	Spontanschmerz am medialen Tibiacondylus, lokale Druckempfindlichkeit des Pes anserinus
7) Bursitiden und Poplitealzysten (Baker-Zyste):	Druck- und Spontanschmerz, ggf. lokale klinische Entzündungszeichen
8) Knie-Band-Instabilitäten:	*Röntgen:* Nachweis vermehrter Aufklappbarkeit, klinisch: Einknicken im Gelenk, Instabilitätsgefühl, Schubladenphänomen, Rotationsinstabilität; Hämarthros →Arthroskopie
9) Entzündliche rheumatische Gelenkaffektionen, chronische Polyarthritis:	Weichteilzeichen (Volumenvermehrung, Ergußbildung), Demineralisation und Gelenkspaltverschmälerung, später: arthritische Direktzeichen (Erosionen, Usuren, Destruktionen und Ankylosierung)
10) Arthritis psoriatica, M. Reiter, Spondylitis ankylosans (SPA):	beim M. Reiter meist kein pathologisches Röntgenäquivalent; Monarthritis beim männlichen Jugendlichen immer verdächtig auf SPA!
11) Entzündliche Stoffwechselkrankungen Arthritis urica, Chondrokalzinose:	Urat- bzw. Kalziumpyrophosphatkristallopathie
12) Bakterielle Gonitis (septische Arthritis):	Beginn subakut mit Fieber, Schwellung, Schmerz, allgemeinem Krankheitsgefühl; Erregernachweis in der Kultur
13) Tuberkulose:	Demarkierung tuberkulöser Knochennekrosen und Herde
14) Para- und postinfektiöse Gonarthritis:	z. B. im Rahmen viraler Infekte, in der Regel kein röntgenpathologischer Befund!
15) Gut- und bösartige kniegelenksnahe Tumoren:	Femurkondylus und Tibiakopf als Prädilektionsorte!
16) Weitere Kniegelenkbinnenaffektionen (Reizung des Hoffa-Fettkörpers, Plica-Syndrom):	klinische Pseudoeinklemmungserscheinungen, Hydrops

15.1.2 Hüftgelenkschmerzen im Erwachsenenalter

1) Angeboren oder in der frühen Kindheit erworben, dysplastisches Hüftgelenk:	Röntgen: Flachpfanne, Störung der Torsionsverhältnisse, fehlende Zentrierung Kopf-Pfanne
Kongenitale Hüftluxation:	Falschgelenkbildung der luxierten Hüfte mit dem Os ilium
2) Degenerative und nichtentzünd-liche Affektionen Koxarthrose (primär, sekundär):	Sklerosierung von Kopf und/oder Pfanne, Gelenkspaltverschmäle-rung, später Kopfentrundung und Destruktion
Femurkopfnekrose (aseptische Osteonekrose):	Röntgen: Nebeneinander von fleckiger Strukturverdichtung und -aufhellung, oft dreiecksförmig im oberen Kopfsegment lokalisiert, evtl. Tomographie notwendig
Algodystrophie:	Röntgenbefund anfänglich: ohne Befund, später: Auslöschung der Grenzlamelle, Knochenentkalkung mit transitorischem Charakter
3) Periarthrosis coxae Bursitis subtrochanterica oder ilio-pectinea:	klinisch: Schmerzen im Bereich des Trochanter major, passive Fle-xion und Außenrotation der Hüfte äußerst schmerzhaft bei der Bursi-tis iliopectinea!
Insertionstendinosen:	lokale peritrochantäre Druckdo-lenzen palpabel
4) Hüft- und Leistenschmerzen bei radikulärer Irritation von L4:	häufig bedingt durch eine Band-scheibenproblematik! (z. B. BS-Protrusion)
5) Entzündliche Affektionen infektiöse Arthritis:	häufig hämatogen (z. B. durch Staphylokokken bedingt), Erreger-nachweis durch Gelenkpunktion!
Tuberkulose:	Röntgen: Erweiterung des Gelenk-spalts, Abszeßbildung, diagnosti-sche Sicherung durch Synovialis-biopsie!

Monarthritis bei rheumatoider Arthritis:	konzentrische Gelenkspaltverschmälerung, Femurkopferosionen, randständige Osteolysen
Monarthritis bei Spondylitis ankylosans (M. Bechterew):	Neigung zu knöcherner Ankylose nach arthritischer Zerstörung des Gelenkknorpels
Reiter-Syndrom:	schwere Hüftgelenkzerstörung nur selten!

6) Knochenumbauprozesse und Knochentumoren

Coxalgie beim M. Paget:	Röntgen: Gelenkspaltverschmälerung mit juxtaartikulärem Paget-Umbau
Osteoides Osteom:	Defekt mit zentraler Verkalkung und osteosklerotischem Randsaum

15.1.3 Schultergelenkschmerzen

1) Degenerative Veränderungen

Omarthrose und Akromioklavikulargelenkarthrose:	Gelenkspaltverschmälerung, subchondrale Spongiosasklerosierung, Randosteophyten, zystische Aufhellung der Knochenstruktur
2) HWS radikulär bedingt (durch Nervenwurzelirritation), Zervikobrachialsyndrom:	klinisch: Schulterschmerzen ohne Funktionseinschränkung, ggf. Einengung der Foramina intervertebraliae

3) Weichteilverkalkungen und Enthesiopathien

Periarthrosis humeroscapularis:

Bursitis calcarea:	subakut auftretend!
chronisch tendinotische Form der PHS:	kein röntgenpathologischer Befund oder Nachweis von Sehnenansatzverkalkungen, klinische schmerzhafte Funktionseinschränkung!
4) Humeruskopfnekrose!	vgl. Femurkopfnekrose!
5) Neuralgische Schulteramyotrophie:	selten! klinische akut einsetzende Schmerzen, passagere Schwäche und Sensibilitätsstörung im Schultergelenkbereich

6) Entzündliche Veränderungen

Omarthritis bei chronischer Poly-arthritis:	regionale Osteoporose, Höhertre-ten des Humeruskopfes, Erosio-nen, Destruktionen
Osteomyelitis des proximalen Hu-merus:	Defekt im Rahmen einer partiellen knöchernen Nekrose, ggf. Seque-sterbildung
Polymyalgia rheumatica:	BSG-Beschleunigung, klinisch: morgendliche Steifigkeit im Schul-tergürtelbereich!

15.2 Zur Differentialdiagnose von Schmerzzuständen im Bereich der Wirbelsäule

15.2.1 Schmerzen und Funktionseinschränkungen im HWS-Bereich *

1) Degenerativ (Zervikalarthrose):	Röntgen: Osteochondrose, Spon-dylose, Unkovertebralarthrose, kli-nisch ggf. segmentale Blockierung
Spondylosis hyperostotica:	ventral die untere HWS über-brückende Verknöcherungen
2) Entzündlich (Zervikalarthritis):	entzündlich erworbene Blockwir-belbildung, atlantoaxiale Disloka-tion
Chronische Polyarthritis:	Porose, Diszitis (reaktionslose Bandscheibenzermürbung), Spon-dylodiszitis, destruierende Inter-vertebralarthritis, Segmentlocke-rung, Dislokationen, Kopfgelenk-arthritis
Spondylitis ankylosans:	Syndesmophytose der HWS, Inter-vertebralankylose, atlantoaxiale Dislokation
3) Infekte:	Diszitis, Spondylitis
4) Tumoren	
5) Fehlbildungen: (z. B. Klippel-Feil-Syndrom)	Blockwirbel

---

* Mod. nach Müller und Schilling (1977).

15.2.2 Schmerzen und Funktionseinschränkungen im LWS-Bereich

1) Angeborene Fehlbildungen lumbosakraler Übergangswirbel:	straffe Gelenkverbindung zum Sakrum, gelegentlich kombiniert mit einer einseitigen Verbindung des Querfortsatzes L 5 mit dem Kreuzbein
Enger Spinalkanal:	Im CT Abnahme des sagittalen Durchmessers des Spinalkanals, klinisch ggf. neurogene Claudicatio
2) Störungen der Wirbelsäulenstatik Skoliosen (haltungsbedingt und strukturell):	Röntgen: Veränderung der Wirbelkörper-Form (rotatorische Deformität)
Kyphosen:	vermehrte nach hinten konvexe Verbiegung der BWS
3) Funktionelle Fehlbeanspruchung der Muskulatur und Bänder:	klinisch: paravertebraler Muskelhartspann, druckdolente Dornfortsätze
4) Segmentale Funktionsstörungen (Segmentlockerung, Blockierung) Facettensyndrom:	bei der klinischen Funktionsuntersuchung oft endgradige Schmerzangabe, Feindiagnostik im Sinne der manuellen Medizin ist angezeigt!
5) Degenerative Veränderungen, Diskushernien Spondylose, Spondylarthrose, Osteochondrose:	Röntgen: Bandscheibendegeneration, Randkantenausziehungen der WK, Engstellung der kleinen Wirbelgelenke
Spondylosis hyperostotica (als Sonderform):	Röntgen: Überschießende Osteophytose, Längsbandverknöcherung der WS, Kapselverknöcherung der Iliosakralgelenke
Bandscheibenprotrusion, -prolaps:	Wurzelreiz- bzw. kompressionssymptomatik. Diagnose durch CT und lumbale Myelographie
6) Spondylolisthese, Spondylolyse:	Unterbrechung der Interartikularportion, Verschiebung benachbarter Wirbelkörper
7) Baastrup-Syndrom:	Berührung, gelegentlich Neoarthrosenbildung benachbarter Dornfortsätze, typischer Hyperlordosierungsschmerz!

8) Osteoporose, Osteomalazie:

Röntgendiagnostik der Osteoporose im Frühstadium nicht möglich, später Nachweis einer verminderten Strahlendichte und Wirbelkörperdeformierung, bei Osteomalazie gelegentlich „Looser-Umbauzonen"

9) Folgezustand nach Verletzungen Wirbelkörperfrakturen, Wirbelsäulendistorsion:

Nach Berstungsbrüchen oftmals überbrückende Spondylophytenbildung, nach Kompressionsfrakturen z. T. keilförmige Deformitäten

10) Entzündliche Veränderungen Spondylitis ankylosans (M. Bechterew):

Röntgen: zunächst Sakroiliitis, zunehmende Verknöcherung der Wirbelsäulenlängsbänder, klinisch: anfangs nachts weckende Kreuzschmerzen, Morgensteifigkeit der WS

infektiöse Spondylitis, Spondylodiszitis (bakteriell, tuberkulös):

Röntgen: Osteolysen, Abszeßbildung, nekrotisierende Knochenfragmente, Tomogramme und Szintigraphie sind indiziert, ggf. Knochenbiopsie

11) Knochenumbauprozesse und Tumoren
M. Paget des Stammskeletts:

Röntgen: unregelmäßig verdichtete Knochenpartien, grobfleckige Trabelkelzeichnung, Rahmenstruktur der Wirbelkörper

Primäre Wirbelsäulentumoren (z. B. Osteoblastom):

selten!

metastatische Wirbelläsionen:

osteolytische oder osteoklastische Herde, oft scharf begrenzt

Spinale Neoplasien (z. B. Meningeome, Neurinome)!

Diagnose durch CT!

12) Extravertebrale Rückenschmerzen

bei gynäkologisch, urologischen oder internen Affektionen

13) Funktionelle Lumbalgien bei psychoreaktiven Störungen

in der Regel kein röntgenpathologischer Befund!

Literatur

Debrunner H (1987) Orthopädisches Diagnostikum, 5. Aufl. Thieme, Stuttgart New York

Dihlmann W (1987) Gelenke – Wirbelverbindungen, 3. Aufl. Thieme, Stuttgart New York

Heipertz W, Zicher L (1986) Krankheiten der Bewegungsorgane aus orthopädischer Sicht. In: Verband Deutscher Rentenversicherungsträger (Hrsg) Leitfaden für die sozialmedizinische Begutachtung in der gesetzlichen Rentenversicherung. Fischer, Stuttgart

Hohmann D, Kügelken B, Liebig K, Schirmer M (1988) Halswirbelsäulenerkrankungen mit Beteiligung des Nervensystems. Springer, Berlin Heidelberg New York Tokyo (Neuroorthopädie, Bd I, S 182)

Josenhans G (1986) Krankheiten der Bewegungsorgane aus internistischer Sicht. In: Verband Deutscher Rentenversicherungsträger (Hrsg) Leitfaden für die sozialmedizinische Begutachtung in der gesetzlichen Rentenversicherung. Fischer, Stuttgart

Mathies H (1978) Rückenschmerzen aus orthopädischer Sicht. In: Wirth W (Hrsg) „colloquia rheumatologica" 2: Rückenschmerzen – Wirbelsäulenerkrankungen. Banaschewski, München-Gräfelfing, S 24–41

McRae R (1989) Klinisch-orthopädische Untersuchung, 2. Aufl. Fischer, Stuttgart New York

Müller W, Gamp R (1983) Rheumadiagnostik in Praxis und Labor. Behring Diagnostika

Müller W, Schilling F (1977) Differentialdiagnose rheumatischer Erkrankungen. Aesopus, München Lugano

Runge M (1987) Knochen und Gelenke – Radiologische Übungen. Springer, Berlin Heidelberg New York Tokyo

Waertel G (1967) Typische orthopädische Krankheitsbilder am Kniegelenk. In: Wessinghage D, Zacher J (Hrsg) „colloquia rheumatologica". Banaschewski, München-Gräfelfing, S 59–85

Winkel D, Vleeming A, Fischer S (1985) Nichtoperative Orthopädie der Weichteile des Bewegungsapparats, Teil 2: Diagnostik. Fischer, Stuttgart New York

Sachverzeichnis

Springer-Verlag und Umwelt

Als internationaler wissenschaftlicher Verlag sind wir uns unserer besonderen Verpflichtung der Umwelt gegenüber bewußt und beziehen umweltorientierte Grundsätze in Unternehmensentscheidungen mit ein.

Von unseren Geschäftspartnern (Druckereien, Papierfabriken, Verpackungsherstellern usw.) verlangen wir, daß sie sowohl beim Herstellungsprozeß selbst als auch beim Einsatz der zur Verwendung kommenden Materialien ökologische Gesichtspunkte berücksichtigen.

Das für dieses Buch verwendete Papier ist aus chlorfrei bzw. chlorarm hergestelltem Zellstoff gefertigt und im ph-Wert neutral.

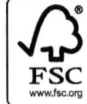